Jamila Aiyana Roth

Die Pflegerinnen der hessischen Landesheilanstalten in der Zeit des Nationalsozialismus

kassel
university
press

Die vorliegende Arbeit wurde vom Fachbereich Gesellschaftswissenschaften der Universität Kassel als Dissertation zur Erlangung des akademischen Grades einer Doktorin der Philosophie angenommen.

Gutachter: Prof. Dr. Winfried Speitkamp
Prof. Dr. Edith Glaser

Tag der mündlichen Prüfung: 12. Oktober 2020

Bibliografische Information der Deutschen Nationalbibliothek
Die Deutsche Nationalbibliothek verzeichnet diese Publikation in der Deutschen Nationalbibliografie; detaillierte bibliografische Daten sind im Internet über http://dnb.dnb.de abrufbar.

Zugl.: Kassel, Univ., Diss. 2020
ISBN 978-3-7376-0986-9
DOI: https://doi.org/10.17170/kobra-202208176673

https://kup.uni-kassel.de | kup@uni-kassel.de

Druck: CPI Druckdienstleitungen GmbH, Ferdinand-Jühlke-Straße 7, 99095 Erfurt
Printed in Germany

Diese Arbeit widme ich meiner Mutter Gabriele Roth

Die Pflegerinnen der hessischen Landesheilanstalten in der Zeit des Nationalsozialismus

Inhaltsverzeichnis

1. Vorwort 10

I. Grundlegendes 11

2. Einleitung 12

2.1. Zielsetzung und Methodik der Arbeit 14
2.2. Die ausgewerteten Quellen 19
2.3. Aktueller Forschungsstand 24
2.4. Die Rolle des Pflegepersonals im Spiegel der Forschung 27
2.5. Die Theorie der „Totalen Institutionen“ und die Rolle des Pflegepersonals 43

3. Die Geschichte der hessischen Landesheilanstalten 47

3.1. Die Organisation und Trägerschaft der hessischen Landesheilanstalten . . 47
3.2. Die Landesheilanstalt Eichberg 50
3.2.1. Die Geschichte der Landesheilanstalt Eichberg vor 1933 50
3.2.2. Die Geschichte der Landesheilanstalt Eichberg von 1933 bis 1945 . 52
3.2.3. Lage, Bau und Ausstattung der Landesheilanstalt Eichberg 56
3.3. Die Landesheilanstalt Hadamar 60
3.3.1. Die Geschichte der Landesheilanstalt Hadamar vor 1933 60
3.3.2. Die Geschichte der Landesheilanstalt Hadamar von 1933 bis 1945 . 62
3.3.3. Lage, Bau und Ausstattung der Landesheilanstalt Hadamar 65
3.4. Die Landesheilanstalt Marburg 67
3.4.1. Die Geschichte der Landesheilanstalt Marburg vor 1933 67
3.4.2. Die Geschichte der Landesheilanstalt Marburg von 1933 bis 1945 . 69
3.4.3. Lage, Bau und Ausstattung der Landesheilanstalt Marburg 72
3.5. Die Landesheilanstalt Merxhausen 73
3.5.1. Die Geschichte der Landesheilanstalt Merxhausen vor 1933 73
3.5.2. Die Geschichte der Landesheilanstalt Merxhausen von 1933 bis 1945 74
3.5.3. Lage, Bau und Ausstattung der Landesheilanstalt Merxhausen . . 78
3.6. Die Landesheil- und Pflegeanstalt Gießen 79
3.6.1. Die Geschichte der Landesheil- und Pflegeanstalt Gießen vor 1933 . 79

3.6.2. Die Geschichte der Landesheil- und Pflegeanstalt Gießen von 1933 bis 1945 . . . 81
3.6.3. Lage, Bau und Ausstattung der Landesheil- und Pflegeanstalt Gießen 85
3.7. Die Landesheil- und Pflegeanstalt Philippshospital . . . 87
3.7.1. Die Geschichte der Landesheil- und Pflegeanstalt Philippshospital vor 1933 . . . 87
3.7.2. Die Geschichte der Landesheil- und Pflegeanstalt Philippshospital von 1933 bis 1945 . . . 88
3.7.3. Lage, Bau und Ausstattung der Landesheil- und Pflegeanstalt Philippshospital . . . 93

II. Arbeitsalltag und Rahmenbedingungen 95

4. Kontext 96
4.1. Die Geschichte der Pflege und ihre besonderen Rahmenbedingungen in der Zeit des Nationalsozialismus . . . 96
4.1.1. Psychiatrische Einrichtungen im Kaiserreich und in der Weimarer Republik . . . 96
4.1.2. Die Bedeutung von Eugenik und Rassenhygiene für das Pflegepersonal . . . 100
4.1.3. Die Kranken und ihre Wege in die Landesheilanstalten . . . 103
4.1.4. Die medizinische Behandlung der Kranken . . . 108
4.1.5. Die Arbeitstherapie und ihre Bedeutung für die NS-Psychiatrie . . 113
4.2. Die Verbrechen gegen Kranke und Menschen mit Behinderung in der Zeit des Nationalsozialismus und die Rolle des Pflegepersonals . . . 115

5. Rahmenbedingungen der Arbeit der Pflegerinnen in den Landesheilanstalten in Hessen 123
5.1. Die Gleichschaltung der Pflegeorganisationen und die Veränderungen in der Personalverwaltung des Pflegepersonals im Nationalsozialismus 123
5.2. Die Hausordnungen der Landesheilanstalten und ihre Bedeutung für den Pflegealltag . . . 128
5.3. Die Dienstanweisungen für die Pflegerinnen der Landesheilanstalten 138
5.4. Das Bild und die Rolle der pflegenden Frau in der Zeit des Nationalsozialismus . . . 145
5.4.1. Das Verhältnis zwischen Pflegerinnen und dem Direktor 149
5.4.2. Das Verhältnis zwischen den Pflegerinnen und dem Verwaltungsleiter 150
5.4.3. Das Verhältnis zwischen Pflegerinnen und den Ärzten 152

5.4.4. Das Verhältnis zwischen den Pflegerinnen und Pflegern 154
5.4.5. Das Verhältnis zwischen Pflegerinnen und männlichen Kranken . . 155
5.5. Anforderungen an Pflegerinnen der Landesheilanstalten 156
5.5.1. Die normativen Anforderungen 156
5.5.2. Die Anforderungen im Alltag 159
5.6. Die Rekrutierung, das Sozialprofil und die Fluktuation der Pflegerinnen . 161
5.7. Das Selbstbild der Pflegerinnen der Landesheilanstalten 181
5.7.1. Hierarchie und Strukturen innerhalb der Anstalt 183
5.7.2. Die Hierarchie innerhalb des Pflegepersonals 184
5.8. Das Ansehen der Pflegerinnen in der deutschen Bevölkerung in der Zeit des Nationalsozialismus 186
5.8.1. Ausbildung und Verdienst der Pflegerinnen 186
5.8.2. Werbemaßnahmen 196
5.9. Nationalsozialistische Gesundheitspropaganda und Dienstauszeichnungen . 197
5.9.1. Zeitgenössische Propagandafilme 198
5.9.1.1. Nationalsozialistische Spielfilme 200
5.9.1.2. Nationalsozialistische Dokumentarfilme 203
5.9.2. Zeitgenössische Fachzeitschriften und Zeitungen 207
5.9.3. Dienstauszeichnungen 211
5.10. Regulierung des Privatlebens der Pflegerinnen in den Anstalten 216
5.10.1. Das Heiratsverbot 217
5.10.2. Die Vereinbarkeit von Mutterschaft und Beruf 218
5.10.3. Exkurs: Die Sexualmoral in der Zeit des Nationalsozialismus 223
5.10.4. Freizeitgestaltung innerhalb der Anstalten 226
5.10.5. Netzwerke der Pflegerinnen 231

6. Die Arbeitsbedingungen und der Arbeitsalltag der Pflegerinnen zur Zeit des Nationalsozialismus 235

6.1. Arbeitsbedingungen der Pflegerinnen in den hessischen Landesheilanstalten in der Zeit des Nationalsozialismus 235
6.1.1. Die Arbeitszeiten und Urlaubsregelungen für Pflegerinnen 235
6.1.2. Die Renten und Pensionen der Pflegerinnen 238
6.1.3. Die Kost und Logis der Pflegerinnen 238
6.1.4. Die Dienstkleidung der Pflegerinnen 242
6.1.5. Gewalt im Dienstalltag 247
6.1.6. Der Umgang mit psychischen Erkrankungen im Pflegepersonal . . 255
6.2. Beschreibungen des Pflegealltags in den Personal- und Prozessakten 260

7. Fallstudien zu den Pflegerinnen der Landesheilanstalten 267
7.1. Die Aushilfspflegerinnen . . . 267
7.1.1. Aushilfspflegerin Irma S. in der Landesheil- und Pflegeanstalt Gießen (1943–1944) . . . 267
7.1.2. Aushilfspflegerin Friederike R. in der Landesheilanstalt Merxhausen (1934–1935) . . . 272
7.2. Die Lernpflegerinnen . . . 277
7.2.1. Lernpflegerin Elfriede T. in der Landesheilanstalt Marburg (1936–1937) 277
7.2.2. Lernpflegerin Lina R. in der Landesheilanstalt Merxhausen (1938–1939) 279
7.3. Die ausgebildeten Pflegerinnen . . . 285
7.3.1. Pflegerin Therese H. in der Landesheil- und Pflegeanstalt Gießen (1933–1941) . . . 285
7.3.2. Pflegerin Lucie F. in der Landesheil- und Pflegeanstalt Philippshospital (1941–1945) . . . 289
7.4. Die Abteilungspflegerinnen . . . 293
7.4.1. Abteilungspflegerin Helene H. in der Landesheilanstalt Hadamar (1928–1940) . . . 293
7.4.2. Abteilungspflegerin Katharina H. in der Landesheil- und Pflegeanstalt Philippshospital (1939–1976) . . . 296
7.5. Die Oberpflegerinnen . . . 301
7.5.1. Die Oberpflegerin Frieda M. in der Landesheilanstalt Eichberg (1927–1934 & 1941–1942)[1] . . . 301
7.5.2. Oberpflegerin Barbara G. in der Landesheil- und Pflegeanstalt Philippshospital (1921–1945) . . . 308

8. Die „Aktion T4“ sowie die zweite Phase der NS-„Euthanasie“ in den hessischen Landesheilanstalten 313
8.1. Die Rolle der Pflegerinnen bei den Krankenmorden . . . 313
8.2. Widerstand und Mittäterschaft von Pflegerinnen . . . 316

III. Nachkriegsprozesse und Gedenken nach 1945 320

9. Die Entnazifizierung des Personals sowie dessen Kontinuitäten 321

10. Die Krankenmorde im Spiegel der Nachkriegsprozesse 332
10.0.1. Die Nachkriegsprozesse . . . 332
10.0.1.1. Die Hadamar-Prozesse . . . 334

[1] Die angegebenen Dienstzeiten beziehen sich auf die Landesheilanstalt Eichberg.

10.0.1.2. Der Fall Huber 338
10.0.1.3. Der Fall Kneissler 344
10.0.2. Der Eichberg-Prozess 348
10.0.2.1. Der Fall Schürg 350
10.0.2.2. Der Fall Kallmünzer 355
10.0.3. Die Rolle von Gender in den hessischen Nachkriegsprozessen 357
10.0.4. Begnadigungen und die heutige Bewertung der Prozesse 360

11. Ausblick **362**
11.1. Gedenken und Entschädigung der Opfer durch Vertretungen und Organisationen des Pflegepersonals 362
11.2. Angebote der Gedenkstätten und Museen 362
11.3. Gegen das Vergessen: Die NS-Vergangenheit in der heutigen Pflegeausbildung 366
11.4. Interviews mit heutigen PflegerInnen 367

IV. Fazit **371**

12. Fazit **372**
12.1. Zusammenfassung der Ergebnisse und Einordnung in den Forschungsstand 372
12.2. Diskussion der verwendeten Methode 388
12.3. Diskussion der Konsequenzen der Ergebnisse 391

13. Quellenverzeichnis **394**

14. Literaturverzeichnis **403**

15. Verzeichnis der Abbildungen und Tabellen **446**

1. Vorwort

An erster Stelle gebührt mein Dank Prof. Dr. Winfried Speitkamp für die Annahme meiner Arbeit sowie für seine Anregungen, Kritik und Unterstützung bei der Erstellung. Auch Frau Prof. Dr. Edith Glaser gebührt dieser Dank für ihre Bereitschaft, das Zweitgutachten zu übernehmen, und für ihr Interesse. Mein besonderer Dank gilt Frau Prof. Dr. Christina Vanja und Herrn Dr. Motz und seinem Team im LWV-Archiv für ihre tatkräftige Unterstützung bei der Arbeit im Archiv und für ihre wertvollen Ratschläge.

Ferner bedanke ich mich bei Carina Gabriel-Kinz für den fachlichen Austausch und ihre motivierende Begleitung durch die Promotionszeit. Des Weiteren möchte ich mich bei Marie Hermann und Sophie Hillerich für ihre kritische Durchsicht bedanken. Bianca Danz danke ich insbesondere für ihre emotionale Unterstützung und ihr stets offenes Ohr. Meiner Schwester Lateefah Roth und meiner Mutter Gabriele Roth danke ich für ihre liebevolle Unterstützung und das Vertrauen in meine Fähigkeiten.

Schließlich möchte ich mich bei der Stiftung der Deutschen Wirtschaft für die Förderung meiner Promotion und die Bereitstellung ihres großartigen Netzwerks bedanken. Durch ihre finanzielle Förderung konnte ich die Arbeit innerhalb von drei Jahren fertigstellen. Mein Dank gilt darüber hinaus allen Personen, die ich auf dem Weg zu dieser Arbeit kennenlernen durfte und die mich mit ihrem Interesse an meiner Arbeit darin bestärkt haben, diese Arbeit zu vollenden.

Teil I.

Grundlegendes

2. Einleitung

Wenn heute professionell pflegende Frauen in der Zeit des Nationalsozialismus untersucht werden, wird häufig von Interessierten die Frage nach den zu dieser Zeit in den Anstalten pflegenden Männern gestellt, als ob eine eingehende Betrachtung dieser berufstätigen Frauen allein nicht genug wäre und ihre Geschichte ohne die Betrachtung des männlichen Pendants unvollständig bliebe.[1] Da die Anstaltswelt jedoch durch die unsichtbare Geschlechterachse getrennt war, arbeiteten und lebten die beiden Gruppen der Pflegenden völlig unabhängig voneinander, sodass es im Alltag – abgesehen von einigen wenigen Festen und Feierlichkeiten – keine Berührungspunkte zwischen ihnen gab. Es handelte sich somit um zwei voneinander getrennte und in sich geschlossene Bereiche der Anstalten.

Während Frauen häufig nur wenige Jahre bis zur Heirat in den Anstalten beruflich tätig waren, blieben die männlichen Pfleger nach ihrer Heirat im Anstaltsdienst und bezogen sogar mit ihren Familien Diensthäuser bzw. -wohnungen auf dem Anstaltsgelände. Im Krieg gingen die Männer dann an die Front und die Frauen sprangen – wie auch in anderen Arbeitsfeldern – ein, um die vorher durch Männer ausgeführten Tätigkeiten zu übernehmen.

Die Geschichte von Pflegerinnen und Pflegern ist demnach getrennt voneinander zu betrachten, da ein Vergleich der beiden Geschlechter lediglich Unterschiede in den bereits bekannten Rahmenbedingungen, wie etwa dem Gehalt, hervorbringen würde. Eher böte sich hier stattdessen ein Vergleich der Pflegerinnen mit KZ-Wärterinnen zu dieser Zeit an. Es handelte sich bei dieser Gruppe nämlich ebenfalls um junge berufstätige Frauen aus den unteren sozialen Schichten, die als Täterinnen in der sonst männerdominierten Gewaltherrschaft der Nationalsozialisten in Erscheinung traten.

Aufgrund der verspäteten Professionalisierung der Krankenpflege sowie der verspäteten Entwicklung der Pflegegeschichte in Deutschland stellt das Thema „Pflegepersonal in den Landesheilanstalten in der Zeit des Nationalsozialismus“ aus wissenschaftlicher Sicht eine Forschungslücke dar. Insbesondere gilt dies für das weibliche Pflegepersonal, da der wissenschaftliche sowie der gesellschaftliche Fokus lange Zeit auf den „großen Männern“ in den Gesundheitsberufen lag.

In der vorliegenden Arbeit soll daher der Fokus auf den in der Pflege tätigen Frauen in

[1] In der vorliegenden Arbeit wird der Begriff „PflegerInnen“ als Sammelbegriff für männliche Pflegepersonen und Pflegerinnen verwendet. Das Geschlecht der pflegerisch handelnden Person wird zudem verdeutlicht, indem der Begriff „Pfleger“ nur für männliche Pflegepersonen verwendet wird.

der Zeit ab 1939 liegen. Dort, wo sie in ihrem Arbeitsumfeld auf Männer trafen, wurden ihre Beziehungen zu diesen selbstverständlich untersucht. Daneben wurden auch die besonderen Ansprüche analysiert, die zu dieser Zeit an Pflegerinnen gestellt wurden, sowie die Rolle der zeitgenössischen Vorstellungen von Gender bei der Verurteilung weiblicher Pflegender in den Nachkriegsprozessen.

Für die Aufarbeitung der NS-Verbrechen und für das damit verbundene Gedenken der Opfer ist eine Auseinandersetzung mit der hier präsentierten Thematik bedeutsam. So wird durch die Erforschung des Pflegepersonals eine weitere, bisher vernachlässigte Tätergruppe erstmals kollektivbiographisch präsentiert. Die Untersuchung der Rolle der Pflegerinnen bei den Zwangssterilisationen und Morden zeigt auf, wie aus vermeintlich ganz normalen, unbescholtenen Bürgerinnen Mörderinnen und deren Helferinnen bzw. Mitwisserinnen werden konnten. Dabei ist die Frage nach der Vereinbarkeit der im Alltag ausgeübten Verbrechen mit dem eigenen Verständnis von Weiblichkeit sowie dem eigenen Unrechtsempfinden zentral.

Für die Gesellschaft ist es nicht nur von Bedeutung, über die NS-Geschichte zu lernen, sondern vielmehr, aus ihr zu lernen. Die Pflegerinnen sind deshalb von zentraler Bedeutung, weil ihr Handeln und Unterlassen direkte Konsequenzen nicht nur für das Wohlergehen der Pfleglinge hatte, sondern sie damit auch über Leben und Tod entschieden. Pflegepersonen sind jene zentralen Akteure im Gesundheitswesen, die am meisten Kontakt zu den Kranken haben. Ihr Alltag und ihre Arbeitsumstände beeinflussen unweigerlich den Genesungsprozess der PatientInnen . Die Arbeit von gutem Pflegepersonal kann daher nicht genug gewürdigt werden.

Darüber hinaus stößt die präsentierte Thematik dringende aktuelle Debatten wie etwa zur Pränataldiagnostik und zur Sterbehilfe an. So wirft die eingehende Beschäftigung mit dem Thema „Zwangssterilisationen und Krankenmorde in der Zeit des Nationalsozialismus" wichtige Fragen auf und stellt Konzepte, beispielsweise zum Gesundheitsbegriff sowie dem Wert (ungeborenen) Lebens, wichtigen Reflexionen anheim: Gibt es überhaupt „lebensunwertes" Leben? Was genau macht ein Leben lebenswert? Was ist eigentlich Gesundheit und wer kann als gesund bezeichnet werden? Der Fortschritt in der Pränataldiagnostik sowie die damit verbundenen Schwangerschaftsabbrüche werfen demnach wichtige ethische Fragen auf. Auch die Debatte um die Sterbehilfe steht dem in nichts nach: So wurden die Krankenmorde in der Zeit des Nationalsozialismus euphemistisch als „Euthanasie" oder „Gnadentod" bezeichnet und deren Ausübung von vielen der Pflegerinnen in Retrospektive als Dienst aus reiner Nächstenliebe verklärt.[2]

[2] Der Begriff „Euthanasie" stammt aus der griechischen Antike und bedeutet „guter Tod". Er beschreibt einen „leichten Tod" ohne vorhergehende lange Erkrankung. Vgl. Benzenhöfer, Udo, Der gute Tod? Geschichte der Euthanasie und Sterbehilfe, Göttingen: Vandenhoeck & Ruprecht, 2009, S. 13. Die Nationalsozialisten missbrauchten diesen Begriff, sodass er heute in Deutschland negativ konnotiert ist und nur noch gekennzeichnet verwendet wird.

Spätestens seit der 2009 ratifizierten UN-Behindertenrechtskonvention sind Menschen mit Behinderung, zumindest theoretisch, gleichgestellt. In der Praxis jedoch sehen sich Menschen mit Behinderung und chronischer Erkrankung noch immer mit diskriminierenden Praktiken und Gegebenheiten konfrontiert. Vor allem psychische Erkrankungen stellen auch heute ein großes Tabuthema in unserer Gesellschaft dar. Es scheint, als habe die nationalsozialistische Propaganda der eiskalten Kostenkalkulation und der vermeintlichen Minderwertigkeit die Zeit in mancher Hinsicht überdauert.

In einer Zeit, in der die Grenzen und Hemmungen des Sagbaren und Machbaren schwinden und gleichzeitig eine zunehmende Verrohung der Umgangsformen dem kritisch Beobachtenden nicht verborgen bleibt, ist es umso wichtiger, auf historische Parallelen aufmerksam zu machen, damit sich die schrecklichen Ereignisse aus der Vergangenheit nicht wiederholen.

2.1. Zielsetzung und Methodik der Arbeit

Zu den zahlreichen Verbrechen, die während der Zeit des Nationalsozialismus verübt wurden, zählen die Krankenmorde und die Zwangssterilisationen, die mithilfe des Pflegepersonals ausgeführt wurden. Insgesamt fielen den Krankenmorden zwischen 1939 und 1945 laut derzeitigem Forschungsstand etwa 200.000 Menschen im Deutschen Reich zum Opfer, hinzu kommen die Opfer in den besetzten Gebieten, sodass die endgültige Opferzahl die Grenze von 300.000 überschreitet.[3] Ungefähr 400.000 Menschen wurden in dieser Zeit, so die Historikerin Gisela Bock, aufgrund vermeintlicher „Erbkrankheiten" zwangssterilisiert.[4] Der Krankenmord der Nationalsozialisten wird von einigen HistorikerInnen als Auftakt und Teilaspekt der sogenannten „Endlösung der Judenfrage" gesehen.

Die Anstalten auf dem Gebiet des heutigen Bundeslandes Hessen waren in hohem Maße an dem Programm der Krankenmorde beteiligt. In den zahlreichen Anstalten der hessischen Gebiete wurden Menschen mit Behinderung und chronischen Erkrankungen gezielt getötet.[5] Allein im Bezirksverband Nassau wurden der Kasseler Historikerin Christina Vanja zufolge „in der ersten Hälfte der 1940er Jahre rund 20.000 psychisch kranke, geistig behinderte, sozial benachteiligte oder ‚rassisch' verfolgte Menschen ermordet".[6] Die Landesheilanstalt Hadamar spielte dabei als überregionales Tötungszentrum reichsweit eine zentrale Rolle.[7]

[3]Vgl. Faulstich, Heinz, Die Zahl der „Euthanasie"-Opfer, in Euthanasie und die aktuelle Sterbehilfe-Debatte, Frankfurt: Campus-Verlag, 2000, S. 218.

[4]Vgl. Bock, Gisela, Zwangssterilisation im Nationalsozialismus: Studien zur Rassenpolitik und Frauenpolitik, Band 48, Schriften des Zentralinstituts für sozialwissenschaftliche Forschung der Freien Universität Berlin, Opladen: Westdeutscher Verlag, 1986, S. 8.

[5]Hessen bestand 1933–1945 aus der Provinz Hessen-Nassau und dem Volksstaat Hessen.

[6]Vgl. Vanja in Sandner, Peter, Verwaltung des Krankenmordes: Der Bezirksverband Nassau im Nationalsozialismus, Band 2, Reihe „Forschung psychosozial", Gießen: Psychosozial Verlag, 2003, S. 7.

[7]Vgl. Sandner Verwaltung S. 298. Die „T4"-Anstalt Hadamar war verantwortlich für die preußischen

Die Pflegerinnen der Anstalten waren an der Durchführung dieser Verbrechen in unterschiedlicher Weise beteiligt. Ohne ihre Zuarbeit wären diese Taten nicht möglich gewesen, weil sie für die konkrete Ausführung der Mordpolitik verantwortlich waren. Dies geschah, indem sie die Patientinnen für die Abreise in die Zwischen- und Tötungsanstalten vorbereiteten, sie teilweise dorthin begleiteten und, in der Phase der regionalen Krankenmorde, die tödlichen Medikamente verabreichten. Die leitende Frage der Untersuchung lautet daher, welche Rolle die Vernichtungspolitik der Nationalsozialisten gegenüber Menschen mit psychischen Erkrankungen und Behinderungen im Arbeitsalltag der pflegenden Frauen in den heute hessischen Landesheilanstalten in dieser Zeit spielte, und wie diese vor Gericht nach 1945 ihre Vergangenheit so reflektierten und deuteten, dass daraus ein „sinnvolles“ und „gutes“ Leben wurde.[8]

Vor Gericht beriefen sich die des Mordes angeklagten Frauen nach dem Krieg vielfach auf einen angeblichen „Befehlsnotstand“ und ihre für diese Zeit übliche Erziehung zum Gehorsam.[9] Die Furcht vor Bestrafungen bei Arbeitsverweigerung und Kritik wurde häufig von ihnen zu ihrer Verteidigung ins Feld geführt. Trotz dieser Bedingungen sind Fälle von aktivem Widerstand und offener Kritik an den NS-Verbrechen bekannt.[10]

Der Historiker Winfried Speitkamp stellt fest: „Was das Verhalten einzelner Personen in den Jahren 1933 bis 1945 angeht, sind die Grenzen zwischen Überzeugung und Opportunismus, zwischen Opportunismus und Pragmatismus, zwischen Pragmatismus und Resistenz, zwischen Resistenz und Widerstand schwer zu ziehen.“[11] Es wird demnach in der folgenden Untersuchung nicht nur der Frage nachgegangen, wie sich die Pflegerinnen ab 1933 in den staatlichen (zum Tatzeitpunkt kommunalen) Landesheilanstalten des heutigen Bundeslandes Hessen angesichts der NS-Verbrechen gegen Menschen mit psychischen Erkrankungen und Behinderungen verhalten haben, sondern auch, welche Handlungsspielräume angesichts dieser Verbrechen und Rahmenbedingungen überhaupt zur Verfügung standen.

Um diese Fragen zu beantworten, werden neben den Akten aus den Anstalten selbst die Gerichtsakten der Nachkriegsprozesse analysiert. Darüber hinaus soll untersucht werden,

Provinzen Hessen-Nassau, Westfalen und Hannover, die Rheinprovinz sowie für das Land Hessen-Darmstadt. Aufgrund des Sitzes in der Tiergartenstr. 4 wird die Organisation, die die Krankenmorde verwaltete, seit den Nachkriegsprozessen „T4“ genannt.

[8] In der vorliegenden Arbeit wird der Sammelbegriff „Landesheilanstalten“ für die sechs untersuchten Anstalten verwendet, von denen jedoch zwei den Namen „Landesheil- und Pflegeanstalt“ trugen. Die unterschiedlichen Namen haben in der unterschiedlichen Ursprungsfunktion der Anstalten ihre Begründung. Siehe: 4.2.3 Die Kranken und ihre Wege in die Landesheilanstalten.

[9] Siehe: 10.1 Die Nachkriegsprozesse.

[10] Z. B. Schwester Anna Bertha Königsegg oder Schwester Maria Restitutia (Helene Kafka) in Österreich. Vgl. Kiel-Römer, Ursula / Süß, Martina / Steppe, Hilde, Widerstand des Pflegepersonals, in Steppe, Hilde (Hrsg.): Krankenpflege im Nationalsozialismus, 9. Auflage, Frankfurt am Main: Mabuse-Verlag, 2001, S. 191ff.

[11] Speitkamp, Winfried, Eschwege: Eine Stadt und der Nationalsozialismus, Band 81, Veröffentlichungen der Historischen Kommission für Hessen, Marburg: Historische Kommission für Hessen, 2015, S. 6.

wie die Pflegerinnen ihr Verhalten während der Verbrechen in den Gerichtsverfahren nach 1945 rechtfertigten und welche Bedeutung ihr Geschlecht sowie die zeitgenössischen Vorstellungen hiervon für die Rechtsprechung hatten. Diese Arbeit ist somit ein Beitrag zur Frauen- und Gendergeschichte, da zum einen die Situation von berufstätigen Frauen im NS-Regime untersucht wird und zum anderen, welche Vorstellungen von Weiblichkeit für die Verurteilung der Pflegerinnen nach dem Krieg von Bedeutung sind. Zudem wird die Beziehung der pflegenden Frauen zu den Männern in ihrem Arbeitsumfeld untersucht und der Frage nachgegangen, welchen Einfluss Vorstellungen von Gender auf sie hatten.

Darüber hinaus stellt die vorliegende Studie einen Beitrag zur Pflegegeschichte dar und baut auf vorangegangenen Forschungen, insbesondere auf den Studien von Hilde Steppe, Thomas Foth und Bronwyn Rebekah McFarland-Icke auf.[12] Gleichzeitig leistet diese Arbeit einen Beitrag zur Forschung über die NS-„Euthanasie“ sowie zur Generationengeschichte, da das NS-Regime als prägendes Ereignis für diese Generation pflegender Frauen gesehen werden kann.[13] „Das erste zentrale Anliegen des Generationenansatzes besteht darin, das komplexe Zusammenspiel zwischen individualgeschichtlichen (biographischen) und gesellschaftshistorischen Entwicklungen beschreibbar zu machen.“[14] In dieser Arbeit wird daher den Gemeinsamkeiten und Besonderheiten der gesellschaftshistorisch bedingten Eigenschaften der Pflegerinnengeneration kollektiv – wie auch individualbiographisch – über die Erstellung von Fallstudien nachgegangen. Ziel ist der Versuch einer Kollektivbiographie in Anlehnung an Wilhelm Heinz Schröder.[15]Das Alleinstellungsmerkmal dieser Arbeit liegt in der eingehenden Untersuchung der Personalakten der Pflegerinnen, der öffentlichen Anstalten sowie der deutschen und amerikanischen Prozess- und Ermittlungsakten aus der Nachkriegszeit.

[12]Siehe: Steppe, Hilde (Hrsg.): Krankenpflege im Nationalsozialismus, 9. Auflage, Frankfurt am Main: Mabuse-Verlag, 2001; Siehe: Foth, Thomas, Caring and Killing: Nursing and Psychiatric Practice in Germany, 1931–1943, Band 7, Pflegewissenschaft und Pflegebildung, Göttingen: V&R unipress, 2013; Siehe: McFarland-Icke, Bronwyn Rebekah, Nurses in Nazi Germany: Moral Choice in History, Princeton und NJ u. a.: Princeton University Press, 1999.

[13]„Nach Karl Mannheim kann eine Geburtskohorte nur dann zur Generation werden, wenn eine ‚Generationslagerung‘ vorhanden ist. Dies ist der Fall, wenn historische Großereignisse in die formative Lebensphase – diese erstreckt sich ungefähr auf den Lebensabschnitt zwischen 15 und 25 Jahren – einer Geburtenkohorte fallen.“ Schäffler, Eva, Zeitgeschichte als Generationengeschichte: Chancen und Risiken aus theoretischer Perspektive und am Beispiel der ‚Wendegeneration‘, in Fasora, Lukas / Hiebl, Ewald / Popelka, Petr (Hrsg.): Generationen in der Geschichte des langen 20. Jahrhunderts, Mitteleuropäische Perspektiven, Wien: Lit Verlag, 2017, S. 188. Der Begriff „Generation“ wird daher als horizontaler Generationenbegriff (vgl. ebd., S. 185f.), Ulrike Jureit folgend, als „die unterstellte dauerhafte und gleichartige Wirkung von Sozialisationsbedingungen auf eine Gruppe von Menschen als kollektive Erfahrung“ aufgefasst. Jureit, Ulrike, Generationenforschung, in Zeitgeschichte, Göttingen: Vandenhoeck & Ruprecht, 2012, S. 352.

[14]Corsten, Michael, Generation, sozialer Kontext und historische Zäsur, in Fasora, Lukas / Hiebl, Ewald / Popelka, Petr (Hrsg.): Generationen in der Geschichte des langen 20. Jahrhunderts, Mitteleuropäische Perspektiven, Wien: Lit Verlag, 2017, S. 8.

[15]Vgl. Schröder, Wilhelm Heinz, "Kollektivbiographie als interdisziplinäre Methode in der Historischen Sozialforschung, Eine persönliche Retrospektive", Köln: Historical Social Research – Historische Sozialforschung, 2011.

Die Auswahl des Untersuchungsgebietes lässt sich mit der guten Quellenlage begründen, der die Zugänglichkeit und Erschließung des Archivs des Landeswohlfahrtsverbands zugrunde liegt.[16] Auch ergibt sich zur Geschichte der einzelnen hessischen Landesheilanstalten eine breite Forschungsgrundlage, wie die LWV-Schriftenreihe zeigt.[17] Schließlich war Hessen selbst mit über 20.000 Mordopfern ein Zentrum der „Euthanasie"-Verbrechen, wie Regionalstudien, beispielsweise von Peter Sandner, eindrücklich zeigen.[18] Der Fokus der Regional- und Lokalgeschichte bietet zudem, wie Winfried Speitkamp in seiner Studie zur hessischen Stadt Eschwege in der Zeit des Nationalsozialismus darlegt, „gute Möglichkeiten, neue Einsichten in die Funktionsweise, die Machtübernahme und die Machtdurchdringung des Nationalsozialismus ebenso wie in die Mechanismen des Übergangs in die Nachkriegsordnung und der Auseinandersetzung mit belastender Vergangenheit zu gewinnen."[19]

Um die Lebenssituation der Pflegerinnen nachvollziehen zu können, werden zunächst die Rahmenbedingungen wie etwa Gehalt, Pension, Urlaub, Kost und Logis, Ausbildung der Pflegerinnen sowie ihre Dienstkleidung als gemeinschaftsstiftendes Instrument untersucht. Um der Frage nach dem Arbeitsalltag der Pflegerinnen nachzugehen, werden einige kollektive Daten, wie z. B. Eintritts- und Austrittsalter, Konfession, Familienstand, Einzugsbereiche der einzelnen Anstalten sowie die soziale Stellung der Herkunftsfamilie, erhoben. Karrierewege von Oberpflegerinnen werden gesondert analysiert. Die Zugehörigkeit zu NS-Organisationen und deren Auswirkung auf die „Karriere" von Pflegerinnen ebenso wie die Frage, welcher arbeitsspezifischen Propaganda sie ausgesetzt waren, werden darüber hinaus untersucht.

Zusätzlich wird den Auswirkungen der allgemeinen Extremsituation in den Anstalten auf die Gesundheit der Pflegerinnen und dem Umgang mit psychischen und psychosomatischen Erkrankungen im Pflegepersonal nachgegangen. Des Weiteren wird untersucht, wie sich die Pflegerinnen untereinander und im Hinblick auf Geschlechterhierarchien verhielten: Wie wurde mit Streitigkeiten umgegangen? Wie wirkte sich die Lebensmittelknappheit während des Krieges auf die Situation der weiblichen Pflegenden aus?

Hinzu kommt eine Untersuchung des Umgangs mit Mutterschaft unter verheirateten und unverheirateten Pflegerinnen. Eng verknüpft mit diesen unterschiedlichen Fragen sind die Anforderungen an die Pflegerinnen vonseiten der nationalsozialistischen Gesellschaft, aber auch von den Anstalten selbst. Außerdem wird betrachtet, welches Selbstbild und Selbstverständnis die Pflegerinnen hatten, weil dies einen Einblick in Handlungsmuster und Einstellungen ermöglicht. Neben den Netzwerken der einzelnen hessischen

[16] Der Landeswohlfahrtsverband (LWV) ist der Nachfolgeträger der ausgewählten psychiatrischen Einrichtungen.

[17] Informationen zur historischen Schriftenreihe des LWV; Siehe: https://www.lwv-hessen.de/lwv-politik/publikationen/aktuelle-uebersicht/historische-schriftenreihe.html (Zugriff:13.04.2021).

[18] Siehe: Sandner Verwaltung.

[19] Speitkamp Eschwege S. 7.

Anstalten und deren Verbindungen mit der sogenannten T4-Zentrale in Berlin wird der Frage nach Unterschieden unter dem weiblichen Pflegepersonal in den einzelnen hessischen Anstalten in ländlichen oder urbanen Gebieten nachgegangen. Die Auswirkungen der unterschiedlichen Funktionen der einzelnen Anstalten als sogenannte „Zwischenanstalten“ oder „Tötungsanstalten“ werden ebenfalls analysiert.[20] Zuletzt bleibt die Frage nach der konkreten Beteiligung der Pflegerinnen an den dort verübten Verbrechen.

Um die gestellten Forschungsfragen zu beantworten, wurden Archivalien aus verschiedenen Archiven sowie Forschungsliteratur verwendet. Es wurden jeweils zwei Anstalten aus den historischen Landesteilen des heutigen Bundeslandes Hessen ausgewählt: Die Landesheil- und Pflegeanstalten Gießen und das Philippshospital für den Volksstaat Hessen, die Landesheilanstalten Merxhausen und Marburg für den Regierungsbezirk Kassel der Provinz Hessen-Nassau sowie die Landesheilanstalten Eichberg und Hadamar für den Regierungsbezirk Wiesbaden derselben Provinz. Dabei wurde jeweils eine Anstalt aus ländlichen Gebieten sowie eine Anstalt aus einem urbanen Gebiet gewählt. Die beiden Tötungsanstalten Hadamar und Eichberg wurden aufgrund ihrer Funktion ausgewählt. Die Analyse umfasst zwar die Jahre 1933-1945, der Interessenschwerpunkt lag dabei jedoch auf der Zeit ab 1939.

Die Landesheil- und Pflegeanstalt Gießen wurde aufgrund ihrer Nähe zum „Institut für Erb- und Rassenpflege“ ausgewählt, was in Hessen eine Besonderheit darstellte.[21] Die Landesheil- und Pflegeanstalt Philippshospital wurde wegen ihrer Größe und der hohen Todesrate unter den Pfleglingen ausgewählt, was die Vermutung einer gezielten Krankentötung nahelegt.[22] Die Landesheilanstalt Merxhausen ist aufgrund ihrer Funktion als Frauenanstalt ausgewählt worden,[23] die Landesheilanstalt Marburg als Kontrast hierzu, da dort die Patientinnen mit besseren Heilungsprognosen untergebracht waren.[24]

Zum Zwecke einer quantitativen Analyse der Personalakten wurden Daten aus 618 Personalakten ausgewertet und die Ergebnisse in statistischen Diagrammen präsentiert. Für die nicht zugänglichen Personalakten aus der Landesheilanstalt Eichberg wurden Daten von weiteren 87 Personen, basierend auf einer Aufstellung aus den Prozessakten des Nachkriegsprozesses, in die statistischen Erhebungen mit aufgenommen.[25]

Eine qualitative Analyse erfolgte hingegen, indem zehn Pflegerinnen für einzelne Fallstudien ausgewählt und präsentiert wurden. Bei der Auswahl der Fallbeispiele wurden jeweils zwei Frauen aus den verschiedenen Rängen der Pflegerinnen ausgewählt. Es handelt sich meist um besondere Biographien, die aufgrund ungewöhnlicher Vorkommnisse eine

[20] Vgl. Klee, Ernst, „Euthanasie“ im Dritten Reich: „Vernichtung lebensunwerten Lebens“, vollständig überarbeite Neuausgabe Frankfurt am Main: Fischer Taschenbuch Verlag, 2010, S. 215ff.
[21] Siehe: 3.6. Die Landesheil- und Pflegeanstalt Gießen.
[22] Siehe: 3.7. Die Landesheil- und Pflegeanstalt Philippshospital.
[23] Siehe: 3.5. Die Landesheilanstalt Merxhausen.
[24] Siehe: 3.4. Die Landesheilanstalt Marburg.
[25] Siehe: HHStAW, Abt. 461, Nr. 32442/1, S. 1986ff.

deutlich bessere Quellenlage aufweisen. Die vorhandenen rückblickenden Interviews mit den beiden ehemaligen Pflegerinnen aus dem Philippshospital stellen eine Besonderheit dar, da es nicht gelang, andere noch lebende ehemalige Pflegerinnen für die vorliegende Arbeit aufzufinden. Was die ehemaligen Oberschwestern Helene Schürg und Irmgard Huber betrifft, so wurden diese wegen ihrer allgemeinen Bekanntheit aufgrund ihrer Verurteilungen in den Nachkriegsprozessen ausgewählt. Zusätzlich liegt Sekundärliteratur zu diesen beiden Fällen vor.

2.2. Die ausgewerteten Quellen

Die wichtigsten Quellen dieser Arbeit stellen die Akten der Landesheilanstalten Merxhausen, Marburg, Gießen, Hadamar, Eichberg und des Philippshospitals dar, die im Archiv des Landeswohlfahrtsverbandes Hessen in den Beständen 10 (Eichberg), 11 (Gießen), 12 (Hadamar), 16 (Marburg), 17 (Merxhausen) und 18 (Philippshospital) erfasst sind. Untersucht wurden Sach-[26] und Personalakten[27]. Hinzu kommen die Versorgungsakten der einzelnen ehemaligen Mitarbeiterinnen (Bestand 100), welche der 1953 gegründete Landeswohlfahrtsverband Hessen führte. Zu den Sachakten zählen überwiegend die Akten der Verwaltung wie etwa Dienstanweisungen,[28] Arbeitszeiten,[29] Besoldung des Pflegepersonals,[30] Informationen zur Anstaltsbibliothek,[31] Filme,[32] Festlichkeiten und Besuche,[33] Belegungsstatistiken,[34] Dokumente der Geschäftsführung[35] und dergleichen. Die Sachakten der Landesheilanstalt Merxhausen beispielsweise liefern einen guten Einblick in die Vorgänge und Regelungen der Anstalt sowie in die Aufgaben und Arbeitsbedingungen des Pflegepersonals. Zudem lässt sich einiges über die Ausbildung der Lernpflegerinnen anhand der Ausbildungs- und Prüfungsordnung erfahren.[36]

Die Hausordnungen der Anstalten sowie die Dienstanweisung für die Pflegerinnen zählen ebenfalls zu den Sachakten. Sie dienten dazu, das Verhalten der Pflegerinnen und bis zu einem gewissen Punkt das der Patientinnen zu lenken und alle Vorgänge innerhalb der Anstalt zu regeln. Selbstverständlich verlief der Alltag nicht genau nach Plan, die

[26] Z. B. Archiv des Landeswohlfahrtsverbandes Hessen Bestand 17 Nr. B.
[27] Z. B. LWV-Archiv, Bestand 17 Nr. P. Dieses Kapitel ist eine überarbeitete und erweiterte Version aus Roth, Jamila Aiyana, Die Pflegerinnen der Landesheilanstalt Merxhausen in der Zeit des Nationalsozialismus: Wissenschaftliche Hausarbeit im Rahmen der Ersten Staatsprüfung für das Lehramt an Gymnasien im Fach Geschichte, Universität Kassel, Kassel: 2015.
[28] Z. B. LWV-Archiv, Bestand 17, B 035 (Dienstanweisungen für die Oberpflegerin).
[29] Z. B. LWV-Archiv, Bestand 17, B 068 (Arbeitszeit des Pflegepersonals).
[30] Z. B. LWV-Archiv, Bestand 17, B 063 (Besoldung des Pflegepersonals).
[31] Z. B. LWV, B17 Nr. 321 (Inhaltsverzeichnis der Unterhaltungsbibliothek); Z. B. LWV B17 Nr. 319 u. LWV B17 Nr. 312 (Bibliothek der Anstalt).
[32] Z. B. LWV-Archiv, Bestand 17, B 290 (Filme).
[33] Z. B. LWV-Archiv, Bestand 17, B 295 (Festlichkeiten und Besuche).
[34] Z. B. LWV-Archiv, Bestand 17, B 547 (Belegungsstatistik des Landeshospitals).
[35] Z. B. LWV-Archiv, Bestand 17, B 007 (Geschäftsführung).
[36] Z. B. LWV-Archiv, Bestand 17, B 074 (Ausbildung), S. 71–73.

Ordnungsvorgaben konnten lediglich einen Rahmen hierfür bieten: Regeln und Ordnungen wurden bewusst „unterlebt“ und Grauzonen ausgenutzt, was gewiss nicht nur für Pfleglinge, sondern auch für das Pflegepersonal zutraf. Die Historikerin Christina Vanja bezeichnet die Analyse von Ordnungsregeln, Aufnahmeverfahren, Hausordnungen, Speiseregularien etc. sowie von Strafreglements bei Verstößen gegen die Ordnung für die Forschung über Verwahrungsorte als zentral.[37] Wichtige Aspekte hierbei seien nicht nur die Frage nach dem „Geist“ der Ordnung, sondern die ihr zugrunde liegenden Vorstellungen und Zielsetzungen.[38] Die Hausordnung für die Landesheilanstalt Merxhausen beispielsweise, welche der Dienstanweisung übergeordnet war, stammte zwar aus dem Jahr 1865, war aber für die gesamte Zeit des Nationalsozialismus weiterhin von Bedeutung.

So behielt beispielsweise die Merxhäuser Dienstanweisung für die Pflegerinnen aus dem Jahr 1907 bis mindestens 1945 ihre Gültigkeit. Es war typisch für den Nationalsozialismus, dass die Verwaltung keine Ressourcen daran „verschwendete“, die Hausordnung oder Dienstanweisung zu überarbeiten und zu aktualisieren. Da die Hausordnung der Anstalt und die Dienstanweisung der Pflegerinnen die einzelnen Schritte und Verhaltensweisen im Dienstalltag vorgaben, hätten sie einen enormen Einfluss auf den Alltag des Pflegepersonals haben können. Es ist aus den Quellen nicht zu entnehmen, wie die Ordnungen im Einzelnen interpretiert wurden. Sie werden dennoch innerhalb der Arbeit berücksichtigt, da man davon ausgehen kann, dass sie zumindest im Groben befolgt wurden, weshalb sie einen guten Einblick in die Aufgabenbereiche der Pflegerinnen ermöglichen.

Anhand der Personalakten hingegen, welche für die Fallstudien und die Statistik verwendet wurden, treten Details über Einzelschicksale der Pflegerinnen, anderer Angestellter und Beamter oder einzelner Patientinnen zutage. Die zahlreichen Personalakten der Pflegerinnen in den Anstalten zählen daher zu den Hauptquellen dieser Arbeit.

> „Eine Personalakte ist vordergründig der Spiegel eines beruflichen Lebens. Zugleich dient sie der historischen Forschung als zeitgeschichtliches Dokument, in welchem sich die epochalen Entwicklungen und Brüche wie unter einem Brennglas bündeln. Schließlich bietet jede Personalakte auch Aufschlüsse über die Verwaltung, in der sie angelegt und geführt worden ist.“[39]

Rainer Hering stellt treffend fest, dass Personalakten nicht nur für die individualbiographische Forschung von Bedeutung sind, sondern auch für Kollektivbiographien oder men-

[37] Vgl. Vanja, Christina, Orte der Verwahrung – Metaphern und soziale Wirklichkeit, in Ammerer, Gerhard (Hrsg.): Orte der Verwahrung, Geschlossene Häuser, Leipzig: Leipziger Universitätsverlag, 2010 S. 39.

[38] Vgl. ebd.

[39] Lilienthal, Georg, Eine Personalakte – Spiegel eines (Berufs-)Lebens und zeitgeschichtliches Dokument: Die Personalakte Dr. Friedrich Stöffler, in Vanja, Christina (Hrsg.): Reichtum der Quellen. Vielfalt der Forschung. 30 Jahre Archiv des Landeswohlfahrtsverbandes, Band 17, Historische Schriftenreihe des Landeswohlfahrtsverbandes Hessen: Quellen und Studien, Petersberg: Dr. M. Imhof, 2017, S. 72.

talitätsgeschichtliche Untersuchungen, die oft anders nicht erstellt werden können.[40] So beschreibt Franz-Werner Kersting in seinem Erfahrungsbericht aus regional- und psychiatriegeschichtlicher Sicht, dass viele Ärzte-Personalakten forschungsrelevante Aspekte der Alltagswirklichkeit des untersuchten Personenkreises, wie „etwa das Leben und Arbeiten in einer ‚Totalen Institution' (Erving Goffman), das Arzt-Patient-Verhältnis, das Verhältnis Anstalt - ‚Außenwelt', beruflich-individuelle Problemlagen oder außerdienstliche Aktivitäten und Beanspruchungen für wissenschaftlich-standespolitische, parteigebundene und militärische Zwecke" enthielten.[41] Dies ist auch für die Personalakten der Pflegerinnen der ausgewählten hessischen Anstalten der Fall.

Die Personalakten im Archiv des Landeswohlfahrtsverbandes Hessen dürfen in der Regel zehn Jahre nach dem Tod der betreffenden Person wissenschaftlich genutzt werden.[42] Im Rahmen dieser Arbeit wurden 618 Personalakten gesichtet und quantitativ analysiert.[43] Gesamtziel der Aktenanalyse war es, das Leben und die Arbeitswelt der Pflegerinnen zu rekonstruieren. Es galt zu rekonstruieren, inwieweit sich die Vernichtungspoltik der Nationalsozialisten auf den Pflegealltag auswirkte, welche Pflegerinnen daran beteiligt waren, wie sie zusammen- und zugearbeitet haben und somit die Vernichtung in Hessen ermöglichten. Die Akten wurden hierfür nach deskriptiven Aspekten sowie Einzelschicksalen hinsichtlich der Forschungsfragen untersucht. Es handelt sich hierbei um Versorgungsakten des Anstaltsträgers selbst sowie (überwiegend) um Personalakten, die in der jeweiligen Anstalt geführt wurden.

„Grundsätzlich hat sich der Inhalt einer Personalakte in den letzten 180 Jahren nicht sehr verändert."[44] Die Personalakten der Pflegerinnen beinhalten neben den Informationen zur Person und dem Personalbogen Hinweise zum Wirken der Person.[45] Darüber hinaus enthalten sie mehrheitlich die Bewerbung der Pflegerin samt Lebenslauf sowie Schul- und Arbeitszeugnisse. Auch die Heiratsurkunde der Eltern sowie ggf. der Pflegerin selbst sind gelegentlich beigefügt. Neben der Geburtsurkunde und einem Führungszeugnis ist häufig der jeweilige Arbeitsvertrag enthalten. Zusätzlich sind Gehaltsabrechnungen sowie

---

40 Vgl. Hering, Rainer, Personalakten in der historischen Forschung: Parteimitgliedschaften Hamburger Hochschullehrer in der Weimarer Republik in Tiemann, Katharina (Hrsg.): Archivischer Umgang mit Personalakten, Texte und Untersuchungen zur Archivpflege, Landschaftsverband Westfalen-Lippe, Münster: Westfälisches Archivamt, 2004, S. 104.

41 Kersting, Franz-Werner, Benötigt die Forschung Personalakten? Ein Erfahrungsbericht aus regional- und psychiatriegeschichtlicher Sicht, in Archivischer Umgang mit Personalakten, Münster: Landschaftsverband Westfalen-Lippe, Westfälisches Archivamt, 2004, S. 93.

42 Vgl. Lilienthal Personalakte S. 74.

43 Merxhausen: 159 Stück, Gießen: 119 Stück, Marburg: 50 Stück, Hadamar: 28 Stück und Philippshospital: 262 Stück. Hinzu kommen Informationen zu 87 Pflegerinnen aus der Landesheilanstalt Eichberg, deren Personalakten nicht überliefert wurden.

44 Rehm, Clemens / Treffeisen, Jürgen, Perspektiven der Personalaktenbewertung– Zwischen Samplebildung und Totalüberlieferung. Erfahrungen aus Baden-Württemberg, in Tiemann, Katharina (Hrsg.): Archivischer Umgang mit Personalakten, Texte und Untersuchungen zur Archivpflege, Münster: Landschaftsverband Westfalen-Lippe, Westfälisches Archivamt, 2004, S. 46.

45 Vgl. ebd.

dienstliche Beurteilungen überliefert. Aufschlussreich sind Fragebögen zur Zugehörigkeit zu den etwaigen NS-Organisationen und das damals übliche Treuegelöbnis auf Adolf Hitler sowie der sogenannte „Ariernachweis“. Manchmal enthalten die Personalakten der Pflegerinnen auch Aktenvermerke zu besonderen dienstlichen Vorkommnissen, Disziplinierungsmaßnahmen und Kündigungsschreiben. Des Weiteren sind Korrespondenzen zwischen dem Direktor der jeweiligen Anstalt und den Pflegerinnen sowie andere dienstliche Korrespondenzen mit Behörden bezüglich der jeweiligen Pflegerinnen überliefert.

Den Personalakten sind in einigen Fällen ein Nachweis über das Ruhestandsgehalt sowie Berichte über (dienst-)ärztliche Untersuchungen und Befunde beigefügt. Manchmal enthalten diese dienstärztlichen Berichte Intelligenzprüfungen der Pflegerinnen, die bei der Einstellung erfolgten. Ausnahmen bilden hingegen schriftliche Prüfungsergebnisse und Tätigkeitsbeschreibungen der Pflegerinnen selbst. Insbesondere für die Landesheil- und Pflegeanstalt Gießen sind häufig Fotos der Pflegerinnen in den einzelnen Akten enthalten. Für Pflegerinnen, die über 1945 hinaus beschäftigt waren, liegt in einigen Fällen der ausgefüllte Entnazifizierungsbogen bei. Insgesamt variiert die Anzahl der einzelnen überlieferten Dokumente von Fall zu Fall. Einige Akten enthalten zahlreiche Dokumente, andere bestehen wiederum aus nur ein bis zwei Dokumenten (häufig Gehaltsberechnungen). Besonders aufschlussreich sind die Aktenvermerke zu ungewöhnlichen Vorkommnissen, wie etwa zu Konflikten oder Unfällen, vor allem aber auch Selbstzeugnisse, wie beispielsweise Briefe der Pflegerinnen an die Anstaltsleitung. Leider sind diese Selbstzeugnisse eher selten enthalten. Es handelt sich bei den Personalakten um Obrigkeitsakten, die in machen Fällen mehr über das Anstaltssystem aussagen als über die einzelne darin beschriebene Pflegerin.

Eine weitere Hauptquelle dieser Arbeit bilden die Prozessakten der hessischen Nachkriegsprozesse, die im Hessischen Landesarchiv (Hessisches Hauptstaatsarchiv Wiesbaden) aufbewahrt werden. Der Bestand (ABT 461) umfasst eine große Anzahl an Akten. Sie können über das LWV-Archiv als PDF-Datei genutzt werden. Insgesamt handelt es sich hierbei um 99 einzelne PDF-Dateien. Bei der Analyse dieser Quellen muss beachtet werden, dass es sich um Prozessakten handelt, was bedeutet, dass die sich äußernden Personen eine eigene Agenda mit ihren Aussagen verfolgten und versuchten, den Prozess zu ihrem Vorteil zu beeinflussen. „Aussagen vor Gericht sind immer – mal mehr, mal weniger offensichtlich – interessengeleitet, nicht selten bewusst oder unbewusst verfälschend.“[46] Trotz allem, so Jürgen Finger, Sven Keller und Andreas Wirsching, stellen Prozessakten und anderes nach 1945 entstandenes Schriftgut einen unverzichtbaren Fundus an Erkenntnissen für zentrale Teile der Geschichte des Nationalsozialismus und des Zweiten Weltkriegs dar.[47]

[46] Finger, Jürgen / Keller, Sven / Wirsching, Andreas, Einleitung, in Vom Recht zur Geschichte, Göttingen: Vandenhoeck & Ruprecht, 2009, S. 14.
[47] Ebd., S. 15.

Zusätzliche Quellen bilden Artikel aus zeitgenössischen Fachzeitschriften und das damals in den Anstalten verwendete Lehrbuch für die Ausbildung der Pflegerinnen wie auch zeitgenössische Propagandafilme, die die NS-Gesundheitspolitik rechtfertigen sollten und das Krankenbild in der Bevölkerung in dieser Hinsicht beeinflussten.[48] Hinzu kommen Akten aus den Entnazifizierungsverfahren (Spruchkammerakten) der Nachkriegszeit, welche im Bundesarchiv in Berlin verwahrt werden. Bei den Spruchkammerakten gilt es zu berücksichtigen, dass es sich hier um offensichtliche Selbstdarstellung handelte und der Vorwurf vom sogenannten „Persilschein" in vielen Fällen gerechtfertigt erscheint.

Die Akten der Landesheilanstalten Merxhausen, Gießen, Marburg, Hadamar, Eichberg und dem Philippshospital können im Archiv des Landeswohlfahrtsverbandes mithilfe des Computerprogramms „Saperion" auf Suchbegriffe wie „Personal", „Pflegepersonal", „Nationalsozialismus", „Hausordnung", „Ausbildung" und ähnliche Begriffe durchsucht werden. Im Juli 2018 fand ein Wechsel des LWV-Archivs zum Computerprogramm „Arcinsys" statt, welches auch vom hessischen Landesarchiv verwendet wird.[49]

Die gefundenen Quellen wurden anschließend nach Relevanz ihrer Inhalte für die Fragestellung ausgewählt, quellenkritisch hinterfragt und interpretiert. Es muss betont werden, dass es sich bei den Personal- und Versorgungsakten um Dokumente handelt, die aus der Feder der Anstaltsleitungen und ihrer MitarbeiterInnen stammen. Die Pflegerinnen selbst kommen darin nur selten zu Wort und sind größtenteils bereits verstorben, sodass sie keine Gelegenheit haben, sich zu dem über sie Notierten zu äußern.

Um Aussagen über das damalige Pflegepersonal treffen zu können, wird einer gruppenbiographischen Vorgehensweise gefolgt, einzelne Fallbeispiele werden repräsentativ aufgegriffen und präsentiert. Es ist dabei wichtig, eine hinreichend große Gruppe an Akten zu untersuchen, um entsprechende Entscheidungen und Verallgemeinerungen treffen zu können. Zum Zweck eigener statistischer Erhebungen wurden zudem aus dem Computerprogramm „Arcinsys" Informationen von Personalakten aus der Laufzeit von 1933 bis 1945 mit dem Programm Microsoft Excel bearbeitet. Hierbei soll mehr über die durchschnittliche Verweildauer sowie die Altersstruktur und soziale Zugehörigkeit der Pflegerinnen in den Anstalten erfahren werden.

Ein Großteil der Akten im LWV-Archiv ist in einem guten bis sehr guten Zustand. Ob die Akten jedoch vollständig erhalten sind bzw. ob Dokumente nach dem Ende des NS-Regimes entwendet wurden, lässt sich nur für den Einzelfall vermuten. Es muss da-

[48] Die Propagandafilme Nr. 1–7 wurden im Bundesarchiv in Berlin gesichtet. Titel Nr. 7 war im Internet auf der Plattform YouTube mit polnischen Untertiteln verfügbar. Es handelt sich um folgende Filme: Was Du ererbt ... (1938), BArch, B-106879-1; ERBKRANK (1935 /1936), BArch, B-120775-1; OPFER DER VERGANGENHEIT (1937), BArch, B-138073-1; Alles Leben ist Kampf (1937), BArch, B-138872-1; ABSEITS VOM WEGE (1935), BArch, B-70966-1; Die Sünden der Väter, BArch, K-183428-1; Erbkrank II. Teil u. die Sünden der Väter (1935), BArch, K-126211-1; BArch, K-126211-2; Ich klage an! (1941).

[49] Für die Seite des LWV-Archivs siehe: https://arcinsys.hessen.de/arcinsys/start.action?oldNodeid= (Zugriff: 20.10.2019).

von ausgegangen werden, dass einige Dokumente absichtlich entfernt wurden. So fehlen beispielsweise sämtliche Personalakten der Pflegerinnen der Landesheilanstalt Eichberg. Jene Daten des Pflegepersonals dort wurden mithilfe der Nachkriegsprozessakten rekonstruiert und gegebenenfalls mit Informationen aus überlieferten Versorgungsakten angereichert. Bezüglich des Datenschutzes muss erwähnt werden, dass dieser erst zehn Jahre nach dem Tod erlischt. Da eine Prüfung der Sterbedaten sämtlicher Pflegerinnen zu aufwändig erschien, wird das Pflegepersonal einheitlich nur mit dem Vornamen und dem ersten Buchstaben des Nachnamens erwähnt. Diese Handhabung wird ebenso auf die erwähnten Ärzte angewandt. Ausgenommen hiervon sind die bekannten Angeklagten in den Nachkriegsprozessen sowie die Direktoren der einzelnen Anstalten, da diese der Öffentlichkeit ohnehin bekannt sind.

2.3. Aktueller Forschungsstand

> „Die ‚Euthanasie'-Verbrechen, die mitten im Deutschen Reich stattfanden, leiteten die rassistische Massenvernichtung von Menschen in ganz Europa ein. Ihre Erforschung besitzt entsprechend eine politische Dimension, die weit über das Thema ‚Heilanstalten' hinausgeht."[50]

In unterschiedlicher Weise beteiligt an diesen Verbrechen war das Pflegepersonal der Anstalten. Die Geschichte der Pflege hat, anders als in den USA und England, im deutschsprachigen Raum eine eher kurze Tradition.[51] Bis Ende der 1970er Jahre war sie von einer „Opfer-", „Heroen-" oder Ereignisgeschichte geprägt.[52]

Der Journalist Ernst Klee lieferte ab 1983 die ersten breiter beachteten Überblicksdarstellungen zur Geschichte der Krankenmorde im Nationalsozialismus, während Hans-Walter Schmuhls Dissertation „Rassenhygiene, Nationalsozialismus, Euthanasie" 1987 die erste monographische geschichtswissenschaftliche Darstellung bot.[53] Der Journalist und Historiker Götz Aly veröffentlichte seine zahlreichen Untersuchungen zur „Aktion T4" erstmals in den 1980er Jahren, zuletzt 2013.[54] Peter Sandner beschreibt diese Beiträge aus den achtziger Jahren als sich hauptsächlich der Geschichte einzelner Anstalten

[50] Vanja, Christina, Plädoyer für eine Geschichte der Heilanstalten, in Stollberg, Gunnar / Vanja, Christina / Kraas, Ernst (Hrsg.): Krankenhausgeschichte heute, Historia hospitalium, Berlin und Münster: Lit, 2011, S. 101.

[51] Vgl. Faber, Anja, Pflegealltag im stationären Bereich zwischen 1880 und 1930, Band 53, Medizin, Gesellschaft und Geschichte, Stuttgart: Franz Steiner Verlag, 2015, S. 27.

[52] Vgl. Hähner-Rombach, Sylvelyn (Hrsg.): Alltag in der Krankenpflege: Geschichte und Gegenwart, Band 32, Medizin, Gesellschaft und Geschichte, Beiheft, Stuttgart: Franz Steiner Verlag, 2009, S. 7.

[53] Vgl. Sandner Verwaltung S. 10.

[54] Siehe: Aly, Götz, Reform und Gewissen: „Euthanasie" im Dienst des Fortschritts, Band 2, Beiträge zur nationalsozialistischen Gesundheits- und Sozialpolitik, Berlin: Rotbuch, 1985 und Aly, Götz, Die Belasteten: Euthanasie 1939–1945: eine Gesellschaftsgeschichte, Frankfurt am Main: S. Fischer, 2013.

widmend und zudem aus anderen Disziplinen wie etwa der Medizin, den Sozialwissenschaften, der Theologie und Pädagogik stammend.[55] Die Autoren der neueren Forschung widmen sich nun auch den Opfern der NS-Verbrechen, wie etwa der Sammelband „Das Vergessen der Vernichtung ist Teil der Vernichtung selbst“: Lebensgeschichten von Opfern der nationalsozialistischen „Euthanasie“, herausgegeben von Petra Fuchs u. a., zeigt.[56] Dieses von der DFG geförderte Forschungsprojekt stellt einen Meilenstein in der Erforschung der „Euthanasieverbrechen“ dar, so wurde zum ersten Mal eine große Anzahl an Krankenakten aus vielen verschiedenen Anstalten untersucht.[57]

Die Rolle der Eugenik in der NS-„Euthanasie“ wird in den Beiträgen eines Sammelbandes, herausgegeben von Andreas Hedwig und Dirk Petter, eingehend analysiert.[58] Darin enthalten ist ein Überblicksbeitrag über die Krankenmorde im Nationalsozialismus von Gerrit Hohendorf.[59] Der Medizinhistoriker stellt darin neben der historischen Debatte um die „Euthanasie“ den Zusammenhang zwischen Eugenik und „Euthanasie“, deren Ermächtigung sowie deren Beginn in Polen dar.[60] Auch das „Kindereuthanasie“-Programm, die „Aktion T4“, der Zusammenhang zwischen „Euthanasie“ und Holocaust wie auch die Situation nach dem Krieg werden darin dargestellt.

Ein weiterer für diese Arbeit relevanter Beitrag des erwähnten Sammelbandes ist der Aufsatz von Andreas Eichmüller, der sich mit der Strafverfolgung der „Euthanasie“-Morde nach 1945 beschäftigt.[61] Eichmüller schildert das Überdauern von bereits vor der NS-Zeit

[55] Vgl. Sandner Verwaltung S. 10.

[56] Siehe: Fuchs, Petra / Rotzoll, Maike / Müller, Ulrich / Richter, Paul / Hohendorf, Gerrit (Hrsg.): „Das Vergessen der Vernichtung ist Teil der Vernichtung selbst“: Lebensgeschichten von Opfern der nationalsozialistischen „Euthanasie“, 3. durchgesehene Auflage, Göttingen: Wallstein Verlag, 2014.

[57] Im Rahmen des Forschungsprojektes wurden 3.002 Krankenakten von Opfern der „Euthanasie“ und eine Vergleichsprobe von 563 Akten von „Euthanasie“-Überlebenden aus dem Bundesarchiv empirisch-statistisch ausgewertet. Die Ergebnisse dieser Auswertung wurden dem kollektivbiographischen Ansatz folgend vorgestellt. Im Fokus stand die Frage, nach welchen Kriterien die Vernichtung der Opfer erfolgte und wie sich der Selektionsprozess im Einzelnen gestaltete. Hinzu traten Opfer-Biographien, um der Individualität der sonst anonymen Opfer gerecht zu werden. Vgl. ebd., S. 10f; 53.

[58] Siehe: Hedwig, Andreas / Petter, Dirk (Hrsg.): Auslese der Starken – „Ausmerzung“ der Schwachen: Eugenik und NS-Euthanasie im 20. Jahrhundert, Schriften des Hessischen Staatsarchivs Marburg, Marburg: Hessisches Staatsarchiv Marburg, 2017.

[59] Siehe: Hohendorf, Gerrit, Die Patientenmorde im Nationalsozialismus zwischen „rassenhygienischer Ausmerze“, ökonomischem Kalkül und der vermeintlichen Erlösung vom Leiden, in Hedwig, Andreas / Petter, Dirk (Hrsg.): Auslese der Starken – „Ausmerzung“ der Schwachen, Marburg: Hessisches Staatsarchiv Marburg, 2017, Schriften des Hessischen Staatsarchivs Marburg, 2017.

[60] Ebd. Die medizinhistorische Debatte um die „Euthanasie“, welche erst seit Ende des 19. Jahrhunderts medizinische lebensverkürzende Maßnahmen beinhaltete, beschränkte sich in Deutschland zunächst auf „Einzelstimmen und weltanschauliche Kreise wie den Deutschen Monistenbund“. Ebd., S. 81. Dieser wurde von Ernst Haeckel gegründet und trat für eine „Weltanschauung auf naturgesetzlicher Grundlage“ ein. Vgl. ebd. Die Debatte verlagerte sich in den 1920er Jahren, infolge der schlechten Wirtschaft, von der bisher diskutieren Tötung auf Verlangen immer mehr auf die „Vernichtung lebensunwerten Lebens“. Vgl. Schwartz, Michael, „Euthanasie“-Debatten in Deutschland (1895–1945). Vierteljahrshefte für Zeitgeschichte, 46, Nr. 4, 1998, S. 620f. Für Michael Schwartz bedeutete die politische Zäsur von 1933 für die „Euthanasie“-Diskussion einen „kaum zu überschätzenden Bruch im Sinne einer Enthemmung“. Ebd., S. 621.

[61] Siehe: Eichmüller, Andreas, Die Strafverfolgung der „Euthanasie“-Morde nach 1945, in Auslese der

entwickelten, verbreiteten und dann radikalisierten Vorstellungen eines „lebensunwerten“ Lebens von Schwerbehinderten und deren „Erlösung“ durch einen „Gnadentod“ über den Zusammenbruch von 1945 hinaus, die er sowohl in der Justiz, der Medizin als auch in der Bevölkerung ausmacht, und sieht darin einen Hauptgrund für die „milde Sichtweise vieler Gerichte in Westdeutschland auf das massenhafte Morden“.[62]

Insgesamt muss zwischen der Geschichte der Krankenpflege in allgemeinen Krankenhäusern und der Pflegegeschichte in den Landesheilanstalten, heute psychiatrische Einrichtungen, unterschieden werden: Erstere ist deutlich besser erforscht. Zudem muss zwischen der Geschichte öffentlicher Einrichtungen und privater Einrichtungen, wie z. B. kirchlicher Institutionen, differenziert werden. Die Unterschiede zwischen dem Konzept der Eugenik, das zuerst um 1900 nach dem Ersten Weltkrieg und dann in der Weimarer Republik populär wurde, und den Krankenmorden der Nationalsozialisten sind zu betonen und werden in der neueren Forschung deutlich gemacht.[63]

Erving Goffmans Begriff der „Totalen Institutionen“ beschreibt im Zusammenhang mit psychiatrischen Einrichtungen im Amerika der 1960er Jahre Institutionen, die streng von der Außenwelt abgeschnitten sind und deren Insassen jederzeit derselben Autorität unterliegen, während ihnen die gleiche Behandlung zuteil wird.[64] Die Phasen des Tagesablaufs sind in einer solchen Institution streng geplant und von expliziten formalen Regeln durchzogen, die der Durchsetzung der offiziellen Ziele der Institution dienen.[65] Dabei besteht eine strikte Trennung zwischen Insassen und Aufsichtspersonal, die zu einer feindlichen Haltung der beiden Gruppen gegeneinander führt.[66] Christina Vanja ist zuzustimmen, dass „Aspekte der Interaktion im Irrenhaus“ bisher viel zu wenig erforscht sind.[67] In der vorliegenden Arbeit wird deshalb unter anderem auf diese Aspekte eingegangen.

Zusammenfassend lässt sich feststellen, dass der Blick der Forschung in Bezug auf die Krankenmorde lange Zeit nicht auf das Pflegepersonal gerichtet war. Die vorliegende Arbeit leistet demnach einen Beitrag zur relativ jungen Disziplin der Pflegegeschichte in Deutschland.

Starken – „Ausmerzung“ der Schwachen, Schriften des Hessischen Staatsarchivs Marburg, Marburg: Hessisches Staatsarchiv Marburg, 2017.

[62] Ebd., S. 161.

[63] Vgl. Kaminsky, Uwe, Eugenik als Sozialutopie und Gesellschaftspolitik, in Auslese der Starken – „Ausmerzung“ der Schwachen, Schriften des Hessischen Staatsarchivs Marburg, Marburg: Hessisches Staatsarchiv Marburg, 2017, S. 22ff.

[64] Vgl. Bretschneider, Falk, Die Geschichtslosigkeit der „Totalen Institutionen“. Kommentar zu Erving Goffmans Studie „Asyle“ aus geschichtswissenschaftlicher Perspektive, in Scheutz, Martin (Hrsg.): Totale Institutionen, Wiener Zeitschrift zur Geschichte der Neuzeit, Innsbruck: Studien-Verlag, 2008, S. 138.

[65] Vgl. ebd.

[66] Vgl. ebd.

[67] Vgl. Vanja, Christina, Das Irrenhaus als „Totale Institution“? Erving Goffmans Modell aus psychiatriehistorischer Perspektive, in Scheutz, Martin (Hrsg.): Totale Institutionen, Wiener Zeitschrift zur Geschichte der Neuzeit, Innsbruck: Studien-Verlag, 2008, S. 129.

2.4. Die Rolle des Pflegepersonals im Spiegel der Forschung

Die Etablierung der Geschichte der Pflege ging von ehemaligen Krankenpflegerinnen aus. Die Pionierin der Pflegegeschichte und ehemalige Krankenschwester Hilde Steppe lieferte 1981 mit ihrem Werk „Krankenpflege im Nationalsozialismus“ das Standardwerk zur Pflegegeschichte im Nationalsozialismus.[68] Steppe, die über die Geschichte der jüdischen Krankenpflege promoviert hat, setzte sich in besonderem Maße für die Akademisierung der Pflegeberufe ein. Andere ehemalige Pflegerinnen wie Dorothe Falkenstein, Karen Nolte und Sabine Braunschweig folgten ihr und schrieben die Geschichte der Pflege fort.

Die Akademisierung der Pflegeberufe ist, Hans-Ulrich Dallmann und Andrea Schiff zufolge, im Vergleich zu anderen europäischen Ländern und den USA eine nachzuholende Entwicklung.[69] Sie begann mit ersten gescheiterten Modellprojekten in den 1980er Jahren in West- und mit Studiengängen in Ostdeutschland und war zunächst aus politischen Gründen, so die Pflegewissenschaftler, auf Fachhochschulen beschränkt.[70] Zudem setzten diese in den 1990er Jahren entstandenen Studiengänge zumeist eine „einschlägige Berufsausbildung“ voraus und waren überwiegend auf die Bereiche Pflegepädagogik und Pflegemanagement beschränkt.[71] Heute existieren ein pflegewissenschaftliches Kerncurriculum sowie ein Fachqualifikationsrahmen für diese meist dualen Studiengänge.[72]

Seit dieser fortschreitenden Akademisierung der Pflege im deutschsprachigen Raum in den 1990er Jahren tritt die Pflegegeschichte aus dem Schatten der Medizingeschichte heraus.[73] In den 1980er Jahren wurde auf neue Forschungsschwerpunkte wie etwa die Aufarbeitung der Rolle des Pflegepersonals in der Zeit des Nationalsozialismus oder die Frauenrolle im Pflegeberuf gesetzt.[74] Bis Mitte der 1990er Jahre beschränkten sich die meisten Werke auf chronologische Darstellungen von Ereignissen und Persönlichkeiten.[75]

Angelika Ebbinghaus argumentierte 1995, dass die Frauenforschung in den 1980er Jahren im Nationalsozialismus „die extremste Zuspitzung des Patriarchats“ gesehen habe.[76] Aus Sicht der damaligen Frauenforschung, so kritisiert die Historikerin, seien Frauen „per se Opfer nationalsozialistischer Politik und hatten diese nicht zu verantworten.“[77] Frau-

[68] Siehe: Steppe Krankenpflege.
Dieses Kapitel ist eine überarbeitete und erweiterte Version aus Roth Pflegerinnen.
[69] Vgl. Dallmann, Hans-Ulrich / Schiff, Andrea, Bedingungen einer guten Pflege. Aktuelle Entwicklungen in der Akademisierung der Pflege und in der Pflegepraxis, in Jahrbuch für christliche Sozialwissenschaften, Münster, 2016, S. 176.
[70] Vgl. ebd.
[71] Vgl. ebd.
[72] Vgl. ebd., S. 177.
[73] Vgl. Faber Pflegealltag S. 27.
[74] Vgl. ebd.; vgl. Hähner-Rombach Alltag S. 7.
[75] Vgl. Faber Pflegealltag S. 27.
[76] Ebbinghaus, Angelika, Opfer und Täterinnen: Frauenbiographien des Nationalsozialismus Band 13094, Fischer-Taschenbücher Die Frau in der Gesellschaft, Frankfurt am Main: Fischer Taschenbuch Verlag, 1997, S. 15.
[77] Ebd. Neuere Werke zur Täterschaft von Frauen in der Zeit des Nationalsozialismus sind Brockhaus, Gu-

en seien nicht nur Opfer der NS-Politik, sondern auch Mitläuferinnen, Profiteurinnen, Akteurinnen und Täterinnen gewesen.[78] In ihrer Studie untersucht Ebbinghaus deshalb unter anderem den Prozess gegen 14 ehemalige Pflegerinnen der Heil- und Pflegeanstalt Meseritz-Obrawalde und kommt zu dem Ergebnis, dass die Frauen ohne nennenswerten Widerstand getötet und im Prozess „auf Klischees weiblichen Verhaltens rekurriert" hätten, um den Umstand zu mildern.[79] Ebbinghaus schlussfolgert, dass die ehemaligen Pflegerinnen in der Rolle von Opfern verharrten, obwohl sie Täterinnen gewesen seien.[80] Als vergleichender Forschungsschwerpunkt zur vorliegenden Arbeit bieten sich hier die Aufseherinnen der Konzentrationslager an.[81]

Zunehmend widmen sich nun auch Historiker und Historikerinnen ohne eigene Pflegeausbildung der Pflegegeschichte. Anja Faber konstatiert zudem treffenderweise, dass in der neueren Forschung der Pflegealltag stärker in den Mittelpunkt gerückt wird und dass größtenteils einzelne Aspekte wie Arbeitszeit, Ausbildung oder Verweildauer und Austrittsmotivation für eine Pflegegruppe thematisiert werden.[82] In ihrer Dissertation von 2015 hingegen wurden, so Faber, erstmals sechs Pflegegruppierungen umfassend in Bezug auf ihren Pflegealltag untersucht.[83] Die Historikerin Isabel Atzl verschrieb sich 2017 infolge dieses Trends der Untersuchung von Pflegedingen und des Pflegealltags im Krankenhaus.[84] Dem Ansatz der Untersuchung des Pflegealltags wurde in der vorliegenden Arbeit ebenfalls gefolgt.

Der Sozialhistoriker Bernd Reichelt konstatiert einen Wandel von der Verwahrung zur Fürsorge in seiner Untersuchung des Pflegealltags und der sich wandelnden psychiatrischen Praxis am Beispiel der Psychiatrie in Weissenau und in Südwürttemberg von 1892 bis 1975.[85] In der Zeit des Nationalsozialismus sei die Mitgliedschaft in der NSDAP weit verbreitet gewesen, in der Heilanstalt Zwiefalten lag sie bei etwa 60 Prozent.[86] Auch

drun / Krauss, Marita (Hrsg.): Sie waren dabei: Mitläuferinnen, Nutznießerinnen, Täterinnen im Nationalsozialismus, Band 8, 2. Auflage, Dachauer Symposien zur Zeitgeschichte, Göttingen: Wallstein-Verlag, 2009. Siehe: Mailänder Koslov, Elissa, Gewalt im Dienstalltag: Die SS-Aufseherinnen des Konzentrations- und Vernichtungslagers Majdanek, Hamburg: Hamburger Edition, 2009; siehe: Erpel, Simone, Im Gefolge der SS: Aufseherinnen des Frauen-Konzentrationslagers Ravensbrück, in Brockhaus, Gudrun / Krauss, Marita (Hrsg.): Sie waren dabei, Göttingen: Wallstein-Verlag, 2009, S. 166-184.

[78] Vgl. Ebbinghaus Opfer und Täterinnen S. 9.

[79] Vgl. ebd., S. 13.

[80] Vgl. ebd.

[81] Siehe: Mailänder Koslov Gewalt im Dienstalltag; siehe:Erpel Aufseherinnen

[82] Vgl. Faber Pflegealltag S. 29.

[83] Vgl. ebd.

[84] Siehe: Atzl, Isabel, Pflegedinge und Pflegealltag im Krankenhaus, in Geschichte der Pflege im Krankenhaus, Berlin: Lit, 2017.

[85] Siehe: Reichelt, Bernd, Von der Verwahrung zur Fürsorge: Der Pflegealltag und die sich wandelnde psychiatrische Praxis: Beispiel der Psychiatrie in Weissenau und in Südwürttemberg 1892 bis 1975, in Müller, Thomas et al. (Hrsg.): Psychiatrie in Oberschwaben, Psychiatrie, Kultur und Gesellschaft in historischer Perspektive, Zwiefalten: Verlag Psychiatrie und Geschichte, 2017, S. 61–103.

[86] Vgl. ebd., S. 83.

Intrigen und Denunziationen seien in der Anstalt Weissenau vorgekommen, so wurde beispielsweise ein Pfleger von der Gestapo „wegen staatsabträglicher Äusserungen festgenommen“.[87] Das Thema Heirat habe in den Jahren vor dem Zweiten Weltkrieg weiterhin eine entscheidende Rolle gespielt, so Reichelt.[88] Während für die männlichen Pfleger der Anteil der Verheirateten im Jahr 1939 bei 88 Prozent lag, galt für die Pflegerinnen Mitte der dreißiger Jahre weiterhin das Heiratsverbot, welches erst 1938 aufgehoben wurde.[89] Die 1935 eingeführte Abfindungssumme, die öffentlich-rechtlich angestellten Pflegerinnen bei Austritt wegen Verheiratung zustand, ließ die Fluktuation unter den Pflegerinnen steigen.[90] Die Arbeitsbedingungen hingegen hätten sich 1937 aufgrund des Betreibens der DAF zur Einführung der 60-Stunden-Woche verbessert.[91]

Sabine Braunschweig veröffentlichte mehrere Studien zur Alltagsgeschichte der Krankenpflege. Zum einen untersuchte sie sexuelle Zwischenfälle als Störfaktor im psychiatrischen Pflegealltag der ersten Hälfte des 20. Jahrhunderts und zum anderen Gewalt im psychiatrischen Pflegealltag in den 1930er Jahren.[92] Ihr Werk über die Berufsbildung und den Arbeitsalltag der Psychiatriepflege, am Beispiel der Basler Heil- und Pflegeanstalt Friedmatt 1886–1960, erschien 2013 in Zürich.[93] Darin stellt sie fest, dass die Technik des sogenannten „Rapportierens“ das Handeln der weiblichen Pflegenden sowie ihren Umgang mit den Kranken vermittelt und die Arbeit im Spannungsfeld von Therapie, Pflege und Ordnungsmacht in der totalen Institution der Psychiatrie zu gesundheitlichen Folgen für manche Pflegepersonen geführt habe.[94] In der vorliegenden Arbeit wird der Arbeitsalltag von Pflegerinnen untersucht.[95] Gewalt spielt darin eine wichtige Rolle, da nicht nur die Patientinnen häufig durch das Pflegepersonal angewendeter Gewalt ausgesetzt waren, sondern die Pflegerinnen selbst Gewalt durch Patientinnen erleiden mussten. Gewalt, sei es durch Pflegerinnen oder Patientinnen selbst, war allgegenwärtig im Anstaltsalltag. Dies wirkte sich auf die Gesundheit der Pflegerinnen aus, wie gezeigt wird.[96]

Heute scheint das Defizit in der Erforschung der Geschichte der Krankenpflege erkannt

---

[87] Vgl. ebd.

[88] Vgl. ebd.

[89] Vgl. ebd., S. 85.

[90] Vgl. ebd.

[91] Vgl. ebd. Für weiterführende Information zur Deutschen Arbeitsfront (DAF) Siehe: 5.1. Die Gleichschaltung der Pflegeorganisationen und die Veränderungen in der Personalverwaltung des Pflegepersonals im Nationalsozialismus.

[92] Siehe: Braunschweig, Sabine, Sexuelle Zwischenfälle – ein Störfaktor im psychiatrischen Pflegealltag der ersten Hälfte des 20. Jahrhunderts?, in Hähner-Rombach, Sylvelyn (Hrsg.): Alltag in der Krankenpflege, Medizin, Gesellschaft und Geschichte, Beiheft, Stuttgart: Franz Steiner Verlag, 2009, S. 147–167. Siehe: Braunschweig, Sabine, „Raufereien sind Kunstfehler“: Gewalt im psychiatrischen Pflegealltag in den 1930er Jahren, in Alltag in der Pflege, Frankfurt am Main: Mabuse-Verlag, 2009.

[93] Siehe: Braunschweig Aufsicht und Betreuung.

[94] Vgl. ebd., S. 264f.

[95] Siehe: 6. Die Arbeitsbedingungen und der Arbeitsalltag der Pflegerinnen zur Zeit des Nationalsozialismus.

[96] Siehe: 6.1.6 Der Umgang mit psychischen Erkrankungen im Pflegepersonal.

worden zu sein. So berichtet Sylvelyn Hähner-Rombach, dass die Zahl der Forschungsprojekte und Veröffentlichungen mit neuen Fragestellungen, Methoden und Quellen seit 2000 deutlich zugenommen habe.[97] Zudem werden die WissenschaftlerInnen aus den verschiedenen Disziplinen (Geschichte, Pflegewissenschaft, Theologie, Soziologie) inzwischen international beachtet.[98] Die Robert Bosch Stiftung unterstützt diese Entwicklung seit August 2004 mit ihrem Programm „Beiträge zur Geschichte der Pflege“.[99] Im Rahmen jenes Programms werden Promotionsstipendien, internationale Tagungen, verschiedene Forschungsprojekte und Publikationen finanziert.[100] So widmet sich beispielsweise das Institut für Geschichte der Medizin dieser Stiftung der Erforschung der Sozialgeschichte der Pflege. Auch die vorliegende Arbeit versteht sich als Beitrag zu dieser. Seit 2012 erscheint die Zeitschrift „Geschichte der Pflege“, in der Fachartikel aus dem Bereich der historischen Forschung zur Krankenpflege veröffentlicht werden.[101] Zudem erschien von 1997 bis 2012 das „Biographische Lexikon zur Pflegegeschichte“ in sechs Bänden, herausgegeben von Hubert Kolling.[102]

Zu den führenden ForscherInnen zur Geschichte der Pflege zählt Karen Nolte, Professorin und Direktorin des Instituts für Geschichte und Ethik der Medizin an der Ruprecht-Karls-Universität Heidelberg.[103] Sie beschrieb 2012 in ihrem Aufsatz „Einführung: Pflegegeschichte – Fragestellungen und Perspektiven“, wie die Überblickswerke zur Geschichte der Krankenpflege zwar nach wie vor überwiegend aus dem Kreis Pflegender selbst stammten, das Forschungsfeld sich aber besonders seit 2002 zunehmend für interdisziplinäre Perspektiven geöffnet habe.[104] Mittlerweile zeichne sich in der Pflegegeschichte ein „practice turn“ ab, die Begriffe „Praxis“ oder „Praktiken“ würden jedoch „in der Regel theoretisch nicht reflektiert“.[105]

Die WissenschaftlerInnen allerdings, die über die Geschichte des Pflegepersonals in psychiatrischen Anstalten des 19. oder des 20. Jahrhunderts forschen, sind sich darin einig, dass dieses Themengebiet in der Forschung noch nicht hinreichend bearbeitet bzw. bisher vernachlässigt wurde.[106] Verschiedene Gründe werden hierfür vermutet: Zum einen sei nach Ansicht zahlreicher MedizinhistorikerInnen der Einfluss des Pflegepersonals auf

[97] Vgl. Hähner-Rombach Alltag S. 7f.
[98] Vgl. ebd., S. 8.
[99] Vgl. ebd., S. 8, Fußnote 9.
[100] Vgl. ebd.
[101] Siehe: http://www.geschichte-der-pflege.info/ (Zugriff: 03.07.2018).
[102] Siehe: Kolling, Hubert (Hrsg.): Biographisches Lexikon zur Pflegegeschichte, 6, 1. Aufl., Hungen: hps-media, 2012.
[103] Siehe: Nolte, Karen: Einführung: Pflegegeschichte – Fragestellungen und Perspektiven, Medizinhistorisches Journal, Nr. 47, 2012 S. 115–128.
[104] Vgl. ebd., S. 115.
[105] Ebd., S. 118.
[106] Vgl. Foth Caring S. 23; vgl. Falkenstein, Dorothe, „Ein guter Wärter ist das vorzüglichste Heilmittel...“: Zur Entwicklung der Irrenpflege vom Durchgangs- zum Ausbildungsberuf, Frankfurt: Mabuse-Verlag, 2000, S. 7. und vgl. Faber Pflegealltag S. 29.

die Gesundheitspolitik sehr klein. Zum anderen habe die Entwicklung der Pflegewissenschaft in Deutschland verzögert stattgefunden.[107]

Was die Psychiatriegeschichte betrifft, so kam bereits Angela Roth zu der Erkenntnis, dass die Anstalten ihr Personal überwiegend durch Personen aus ländlichen Gebieten und aus den unteren Gesellschaftsschichten rekrutierten.[108] Dies wird auch durch eigene neuere Untersuchungen bestätigt.[109] Darüber hinaus stellen Bronwyn Rebekah McFarland-Icke und andere fest, dass Pflegende häufig Personen gewesen seien, die keine andere Stelle fanden oder die Arbeit in der Anstalt als Not- oder Übergangslösung betrachteten.[110] Dies trifft vor allem auf das männliche Pflegepersonal zu.[111]

Dieses Problem wurde dann im 19. Jahrhundert in der sogenannten „Wärterfrage" diskutiert, welche die Schwierigkeit, geeignetes Wärterpersonal zu finden, beschrieb.[112] Einige ForscherInnen, wie etwa Dorothe Falkenstein, vertreten die Auffassung, dass es keine großen sozialen Unterschiede zwischen den WärterInnen und den PatientInnen gegeben habe, da diese dem Kost- und Logiszwang sowie der jederzeitigen Kündbarkeit ausgesetzt gewesen seien.[113] Andere wiederum beschreiben, wie etwa Thomas Foth oder Axel Eierdanz in seiner Diplomarbeit, wie das Personal im späteren Verlauf der Professionalisierung durch die Macht über die Krankenakten sowie den intensiven mündlichen Austausch mit den Vorgesetzten durchaus eine gewisse Einflussmöglichkeit und Macht gehabt und zudem über die Schlüsselgewalt verfügt habe.[114]

Thomas Foth, der selbst diplomierter Krankenpfleger ist, lehrt heute an der University of Ottawa in Kanada als Associate Professor in der „Faculty of Health Sciences".[115] Was die innere Überzeugung während des Nationalsozialismus betrifft, so stellt Foth korrekterweise fest, dass das Pflegepersonal durch die nationalsozialistische Gesundheitspolitik so indoktriniert gewesen sei, dass es „von der Lebensunwertigkeit bestimmter Personen überzeugt war und durch ihre Berichte in den Krankenakten zu dieser Kategorisierung beitrug".[116]

Auch Manuela Schoska analysiert die Aspekte der Verantwortlichkeit im pflegerischen

---

[107] Vgl. ebd.

[108] Vgl. Roth Würdig S. 70.

[109] Siehe: Roth, Jamila A., Die Pflegerinnen der Landesheilanstalt Merxhausen in der Zeit des Nationalsozialismus: Wissenschaftliche Hausarbeit im Rahmen der Ersten Staatsprüfung für das Lehramt an Gymnasien im Fach Geschichte, Universität Kassel, Kassel: 2015.

[110] Vgl. McFarland-Icke Nurses S. 70.; vgl. Roth Würdig S. 70.

[111] Vgl. ebd.

[112] Siehe: Höll, Thomas / Schmidt-Michel, Paul-Otto, Irrenpflege im 19. Jahrhundert: Die Wärterfrage in der Diskussion der deutschen Psychiater, Band 44, Werkstattschriften zur Sozialpsychiatrie, Originalausgabe Auflage, Bonn: Psychiatrie-Verlag, 1989.

[113] Vgl. Falkenstein Wärter S. 141.

[114] Vgl. Eierdanz, Axel, Lebens- und Arbeitsalltag der Wärter in der Irrenpflege im Hospital Haina: Psychiatrische Pflege im 19. Jahrhundert, Diplomarbeit, Hamburg: Bachelor + Master Publ., 2013, S. 65f.

[115] Siehe: https://health.uottawa.ca/people/foth-thomas (Zugriff: 12.07.2018).

[116] Vgl. Foth Caring S. 47.

Berufsalltag in der Zeit des Nationalsozialismus.[117] Sie beschreibt, wie die Pflegenden in allen Phasen der Krankenmorde „direkten oder indirekten Einfluss auf das Leben und Sterben der Menschen, die sich in ihrer Obhut befanden", hatten.[118] Autonomie, Autorität und Kontrollbewusstsein gelten, so Schoska, als relevante Faktoren bezüglich der Verantwortlichkeit und Verantwortlichkeitsbereitschaft Pflegender.[119] Den psychiatrischen Einrichtungen der NS-Zeit bescheinigt sie „eine deutliche Dominanz verantwortungshemmender Einflussfaktoren" und fordert in ihrem Fazit, „die pflegerische Verantwortung weiter mit Inhalten zu füllen und diese auch außerhalb des Berufsstandes selbstbewusst zu vertreten". Der Begriff „Verantwortlichkeit" sowie dessen Ausrichtung könne sonst schnell in den Dienst fremder Interessen treten.[120]

Ebenfalls veröffentlichten Bronwyn Rebekah McFarland-Icke et al. eine Dissertation und weitere Studien über das Pflegepersonal und dessen berufliche Erziehung in der Zeit des Nationalsozialismus.[121] Die Historikerin vermutet treffenderweise, dass die ständige Androhung der beruflichen und sozialen Ausschließung der PflegerInnen zur Folge hatte, dass „sich die Pflegepersonen nur um sich selbst – und ihr eigenes berufliches Überleben – kümmerten".[122]

Die Rolle des österreichischen Pflegepersonals in psychiatrischen Einrichtungen der NS-Zeit wurde von Gerhard Fürstler und Peter Malina untersucht.[123] Sie analysierten sechs NS-„Euthanasieprozesse" hinsichtlich der Beteiligung österreichischer Krankenschwestern

[117] Siehe: Schoska, Manuela, Pflegerische Verantwortung in der Zeit des Nationalsozialismus – Eine Analyse von Aspekten der Verantwortlichkeit im pflegerischen Berufsalltag, in Thiekötter, Andrea et al. (Hrsg.): Alltag in der Pflege, Frankfurt am Main: Mabuse-Verlag, 2009, S. 245–259.

[118] Vgl. ebd., S. 248.

[119] Vgl. ebd., S. 254.

[120] Vgl. ebd., S. 257f.

[121] Siehe: McFarland-Icke, Bronwyn Rebekah, Zur beruflichen Erziehung des psychiatrischen Pflegepersonals im Nationalsozialismus: Ethische und administrative Perspektiven, in Hamann, Matthias / Asbek, Hans (Hrsg.): Halbierte Vernunft und totale Medizin, Beiträge zur nationalsozialistischen Gesundheits- und Sozialpolitik, Berlin und Göttingen: Schwarze Risse und Rote Strasse, 1997, S. 131–148; siehe: McFarland-Icke Nurses; siehe: McFarland-Icke, Bronwyn Rebekah, Das Personal der Heil- und Pflegeanstalt Gießen in der Zeit des Nationalsozialismus, in George, Uta et al. (Hrsg.): Psychiatrie in Gießen, Band 9, Historische Schriftenreihe des Landeswohlfahrtsverbandes Hessen: Quellen und Studien, Gießen: Psychosozial-Verlag, 2003, S. 365–378.

[122] McFarland-Icke Erziehung S. 143.

[123] Siehe: Fürstler, Gerhard / Malina, Peter, „Ich tat nur meinen Dienst": Zur Geschichte der Krankenpflege in Österreich in der NS-Zeit, Wien: Facultas Verlag, 2004.

und Krankenpfleger an Verbrechen gegen die Menschlichkeit.[124] Sie gelangen zu dem Fazit, dass das Pflegepersonal nicht nur wesentlich zur Wechselbeziehung zwischen „Hunger und Krankheit“ beigetragen habe, sondern auch an der Umsetzung von Abtransporten und Zwangssterilisierungen beteiligt gewesen sei.[125] Es sei, so die Autoren, in den Gerichtsakten „kein einziger Fall von Bedenken über die Rechtmäßigkeit oder gar Weigerung, an diesen Deportationen mitzuwirken“, dokumentiert.[126] Was den „Entscheidungs- und Ermessensspielraum“ angesichts der Krankentötungen betreffe, so habe dieser „vom bloßen Hinschauen und Gewährenlassen über das fügsame und bereitwillige Vor-, Zu- und Nacharbeiten bei den Tötungen bis hin zum willigen Durchführen der Tötungsaufträge, ja bis zum völlig selbstständigen Mord“ reichen können.[127] Das Pflegepersonal habe, so die Wissenschaftler weiterhin, das Vertrauen der Kranken auf Heilung und Pflege missbraucht, ihre wahren Aufträge vertuscht und verschleiert sowie die Wehrlosigkeit ihrer Pfleglinge ausgenutzt, um ihnen die tödlichen Mittel zuzuführen.[128] Nicht wenige, konstatieren die Forscher, hätten dabei auch vor extremen Grausamkeiten, Sarkasmus, Zynismus, Gewalt und dem Zufügen von Schmerzen nicht zurückgeschreckt.[129] In ihrem Aufsatz „Macht im pflegerischen Alltag zwischen 1938 und 1945“ widmen sich die Historiker diesem Themenkomplex.[130]

Die erwähnte Historikerin McFarland-Icke untersucht in ihrem Werk „Nurses in Nazi Germany“, wie Menschen, in diesem Fall das Pflegepersonal der psychiatrischen Anstalten, moralische Entscheidungen trafen.[131] Die Historikerin konstatiert, dass das Pflegepersonal in dem Widerspruch gelebt habe, einerseits bei Zwangssterilisationen und der

---

124

1. Strafverfahren vor dem Volksgericht Graz, Außensenat Klagenfurt gegen Bedienstete der Landes-Irren und Landes-Siechenanstalt am Landeskrankenhaus Klagenfurt, 1946.
2. Strafverfahren vor dem Volksgericht Linz gegen Bedienstete der oberösterreichischen Landes-Heil und Pflegeanstalt Linz Niedernhart, 1948.
3. Strafverfahren vor dem Volksgericht Linz gegen Bedienstete der „Landesanstalt“ Schloss Hartheim bei Linz /Alkoven, 1947.
4. Strafverfahren vor dem Volksgericht Wien gegen Bedienstete der niederösterreichischen Heil- und Pflegeanstalten Gugging und Mauer Öhling, 1948.
5. Strafverfahren vor dem Volksgericht Wien gegen eine diplomierte Krankenschwester aus der „Wiener städtischen Nervenklinik für Kinder“ am „Spiegelgrund“, 1948.
6. Strafverfahren vor dem Volksgericht Wien gegen Bedienstete der „Arbeitsanstalt für asoziale Frauen“ am „Steinhof“, 1946.

125 Vgl. ebd., S. 26f.
126 Ebd., S. 27.
127 Ebd., S. 29.
128 Vgl. ebd.
129 Vgl. ebd.
130 Siehe: Fürstler, Gerhard / Malina, Peter, Macht im pflegerischen Alltag zwischen 1938 und 1945, Geschichte der Pflege, 1, 2012, S. 29–38.
131 Vgl. McFarland-Icke Nurses S. vii.

„Euthanasie" mitzuwirken und es andererseits unter dem ethischen Imperativ, zu heilen und das Leben im Geiste der Wohltätigkeit zu fördern, gestanden habe.[132] Dieser Widerspruch zwischen Heilen und Vernichten wurde aufgelöst, indem die Gesundheit des „Volkskörpers" über das (Lebens-)Recht des kranken oder behinderten Individuums gestellt wurde.[133] Die Zwangssterilisationen waren im Gegensatz zu den Morden gesetzlich legitimiert und wurden von einem großen Teil der Gesellschaft befürwortet.

In ihrer Untersuchung nutzte die Historikerin nicht nur die Archive diverser deutscher Anstalten, wie z. B. der Wittenauer Heilstätten oder der Karl-Bonhoeffer-Nervenklinik,[134] sondern wertete zusätzlich die zeitgenössische Zeitschrift „Die Irrenpflege: Monatsschrift für Irrenpflege und Krankenpflege zur Belehrung und Fortbildung des Pflegepersonals an den Heil- und Pflegeanstalten und zur Hebung seines Standes" aus.[135] Ihr Ergebnis: Frauen gehörten mit einer Fluktuation von 25 Prozent pro Jahr zu dem „beweglichen Teil" der Anstalten. So verließen sie diese, um zu heiraten, sich um alternde Eltern zu kümmern oder aufgrund einer besseren Arbeitsmarktsituation für Frauen insgesamt.[136] Frauen seien so gezwungen gewesen, ihren Fokus und ihre Energie zwischen ihrer Arbeit in den Anstalten und dem gesellschaftlichen Druck, einen Ehemann zu finden, zu teilen.[137]

McFarland-Icke beschreibt die Beziehungen innerhalb des Pflegepersonals als extrem fragil. So sei das Pflegepersonal stets mit denselben Personen während und nach der Arbeit in dieser belastenden Umgebung konfrontiert gewesen. Hinzu käme, dass es kaum Privatsphäre und Rückzugsmöglichkeiten gegeben habe.[138] Wenn durch Streitigkeiten innerhalb des Pflegepersonals die Verwundbarkeit einzelner Arbeitskräfte offenbart wurde, kam es, so McFarland-Icke, zu einem Autoritätsverlust.[139] Viele Pflegekräfte unterwarfen sich der Politik der Nationalsozialisten aus Gründen, die nur sehr wenig mit ihren Einstellungen oder den vorangegangenen Beziehungen gegenüber den Opfern zu tun gehabt hätte.[140] „Sie gaben ihren Status als moralische Vertreter auf und suchten Zuflucht in dem ihnen angebotenen Status des Mitläufers, Befehlsempfängers und des, im wahrsten Sinne des Wortes, Ausführers einer offiziellen Politik."[141]

Zur Geschichte der Landesheilanstalten auf dem Gebiet des heutigen Landes Hessen in der Zeit des Nationalsozialismus wurden zahlreiche Beiträge in der Schriftenreihe

[132] Vgl. ebd., S. ix.
[133] Vgl. Baader, Gerhard, Heilen und Vernichten: Die Mentalität der NS-Ärzte, in Ebbinghaus, Angelika / Dörner, Klaus (Hrsg.): Vernichten und Heilen, Berlin: AufbauVerlag, 2001, S. 287.
[134] Vgl. McFarland-Icke Nurses S. xi.
[135] Vgl. ebd., S. x.
[136] Vgl. ebd.
[137] Vgl. ebd.
[138] Vgl. ebd., S. 75.
[139] Vgl. ebd., S. 77.
[140] Vgl. ebd., S. 258.
[141] Ebd., S. 263.

des Landeswohlfahrtsverbandes (LWV) veröffentlicht.[142] Der erwähnte Sammelband, herausgegeben von Andreas Hedwig und Dirk Petter, verfolgt einen regionalgeschichtlichen Ansatz und bietet zahlreiche Beiträge zur hessischen NS-„Euthanasie“-Geschichte.[143] In seinem Aufsatz zur Zwangssterilisation im ehemaligen Regierungsbezirk Kassel beispielsweise schätzt Wolfgang Form die Anzahl der Sterilisationsopfer in diesem Bezirk auf rund 4.000.[144] Mindestens 8.500 bis maximal 10.000 Zwangssterilisationen habe es insgesamt im Gebiet des heutigen Bundeslandes Hessen gegeben.[145] Mit dem Beitrag von Astrid Ley zu dem Verhalten der Ärzte zu den Zwangssterilisationen in diesem Sammelband bleibt die Perspektive des medizinischen Personals ein weiteres Mal auf das der Ärzte beschränkt.[146] Die Medizinhistorikerin Astrid Ley ist stellvertretende Leiterin der Gedenkstätte und des Museums Sachsenhausen und promovierte 2003 zum Thema „Zwangssterilisation und Ärzteschaft: Hintergründe und Ziele ärztlichen Handelns 1934–1945“.[147]

Zur Geschichte der Landesheilanstalt Eichberg gibt Peter Sandner im Sammelwerk „Wissen und irren. Psychiatriegeschichte aus zwei Jahrhunderten – Eberbach und Eichberg“ einen guten Überblick über die Landesheilanstalt Eichberg im Nationalsozialismus.[148] Horst Dickel beschreibt weiterführend anhand des Beispiels der Landesheilanstalt Eichberg in der Zeit des Nationalsozialismus, wie „die Personalknappheit und die Konfrontation mit den vielen Kranken, die offiziell sanktionierte und individuell entlastende Missachtung ‚lebensunwerten Lebens‘, die auf Befehl und Gehorsam zugeschnittenen Traditionen des Krankenpflegeberufs, schließlich auch dessen beschränkte gesellschaftliche Reputation zur Entstehung einer Einstellung beitrugen, die durch eine gering entwickelte Fähigkeit zur Abwehr negativer Affekte gegenüber den kranken Menschen

[142] Siehe: Vanja, Christina (Hrsg.): Euthanasie in Hadamar: Die nationalsozialistische Vernichtungspolitik in hessischen Anstalten, eine Ausstellung des Landeswohlfahrtsverbandes Hessen, Band 1, Historische Schriftenreihe des Landeswohlfahrtsverbandes Hessen: Kataloge, Kassel: Eigenverlag des LWV Hessen, 1991.

[143] Siehe: Hedwig, Andreas / Petter, Dirk (Hrsg.): Auslese der Starken – „Ausmerzung“ der Schwachen, Schriften des Hessischen Staatsarchivs Marburg, Marburg: Hessisches Staatsarchiv Marburg, 2017.

[144] Vgl. Form, Wolfgang, Zwangssterilisation im ehemaligen Regierungsbezirk Kassel: Opfer, Akteure, Strukturen, in Hedwig, Andreas / Petter, Dirk (Hrsg.): Auslese der Starken – „Ausmerzung“ der Schwachen, Schriften des Hessischen Staatsarchivs Marburg, Marburg: Hessisches Staatsarchiv Marburg, 2017, S. 168.

[145] Vgl. ebd., S. 169.

[146] Siehe: Ley, Astrid, Die NS-Zwangssterilisation nach dem „Gesetz zur Verhütung erbkranken Nachwuchses“ und das Verhalten der Ärzte, in Hedwig, Andreas / Petter, Dirk (Hrsg.): Auslese der Starken – „Ausmerzung“ der Schwachen, Schriften des Hessischen Staatsarchivs Marburg, Marburg: Hessisches Staatsarchiv Marburg, 2017.

[147] Siehe: Ley, Astrid, Zwangssterilisation und Ärzteschaft: Hintergründe und Ziele ärztlichen Handelns 1934–1945, Zugl. Dissertation, Universität Erlangen-Nürnberg, 2003, Band 11, Kultur der Medizin, Frankfurt am Main: Campus Verlag, 2004.

[148] Siehe: Sandner, Peter, Der Eichberg im Nationalsozialismus: Die Rolle einer Landesheilanstalt zwischen Psychiatrie, Gesundheitsverwaltung und Rassenpolitik in Vanja, Christina / Deutschle, Gabriela / Haas, Steffen et al. (Hrsg.): Wissen und irren, Band 6, Historische Schriftenreihe des Landeswohlfahrtsverbandes Hessen, Kassel: LWV Hessen, Landeswohlfahrtsverband, 1999, S. 164–220.

gekennzeichnet war."[149] Allerdings gibt er an, dass dies eine „Tendenzaussage" sei, da es keine gesicherten empirischen Daten zum Verhalten des Eichberger Personals gebe und die Erinnerungen von Beteiligten zu widersprüchlich und von individuellen Erlebnissen geprägt seien.[150]

Zur Geschichte der Landesheilanstalt Merxhausen in der Zeit des Nationalsozialismus haben bereits Manfred Klüppel 1984 (‚Euthanasie' und Lebensvernichtung am Beispiel der Landesheilanstalten Haina und Merxhausen) und Kirsten Ulrike Mollet im Jahr 2004 (Merxhausen. Alltag in einer Frauenanstalt in der ersten Hälfte des 20. Jahrhunderts) geforscht.[151] Klüppel berichtet, dass eine ehemalige Merxhäuser Pflegerin, die einen der berüchtigten Transporte nach Herborn begleitete, welche als „Euthanasie"-Zwischenanstalt fungierte, berichtete, dass die wirklichen Gründe für die Transporte dem Pflegepersonal nicht mitgeteilt worden seien. Zumindest sei auf den Stationen im Privatgespräch gemunkelt worden, „daß die Patienten umgebracht werden."[152] Ulrike Mollet bemerkt über die Zeit nach dem sogenannten „Euthanasiestopp" in ihrem Fazit:

> „Es spricht insgesamt gegen eine systematische Weiterführung von Euthanasiemaßnahmen in Merxhausen nach der T4-Aktion. Aber es spiegelt auch die allgemeine Geringschätzung der Kranken und die billigende Inkaufnahme des Todes von Patientinnen durch fehlende Ernährung, soziale Fürsorge und medizinische Behandlung wider. Merxhausen betrieb keine speziellen Hungerprogramme, [...], nahm aber den Hungertod durch mangelnde Versorgung vor allem der schwächeren Patientinnen hin."[153]

Die Historikerin Natascha Noll veröffentlichte 2015 ihre Dissertation zu den Pflegerinnen im Hospital Merxhausen in der Frühen Neuzeit.[154] Sie beschreibt in ihrer Mikrostudie das zeitgenössische Bezugssystem, innerhalb dessen die Aufwärter und Aufwärterinnen agierten: „die gesamte Einbindung der Familie in das Hospital, eine ständisch geprägte Bedienstetenstruktur und die damit verbundenen Rekrutierungs- und Karriereformen im Hospital."[155] Der Arbeits- und Lebensort des Pflegepersonals sei, so die Forscherin,

[149] Dickel, Horst, Alltag in einer Landesheilanstalt im Nationalsozialismus: Das Beispiel Eichberg, in Vanja, Christina (Hrsg.): Euthanasie in Hadamar, Historische Schriftenreihe des Landeswohlfahrtsverbandes Hessen: Kataloge, Kassel: Eigenverlag des LWV Hessen, 1991, S. 108.

[150] Vgl. ebd.

[151] Siehe: Klüppel, Manfred, ‚Euthanasie' und Lebensvernichtung am Beispiel der Landesheilanstalten Haina und Merxhausen: Eine Chronik der Ereignisse 1933–1945, 3. berichtigte Auflage, Kassel: Gesamthochschule Kassel, Fachbereiche 1 und 5, 1985. Siehe: Mollet, Kirsten Ulrike, Merxhausen: Alltag in einer Frauenanstalt in der ersten Hälfte des 20. Jahrhunderts, Dissertation, Mainz, Johannes-Gutenberg-Universität: 2004.

[152] Klüppel "Euthanasie" S. 36f.

[153] Mollet Merxhausen S. 125f.

[154] Siehe: Noll, Natascha, Pflege im Hospital: Die Aufwärter und Aufwärterinnen von Merxhausen (16. – Anfang 19. Jh.), Band 2, Beiträge zur Wissenschafts- und Medizingeschichte: Marburger Schriftenreihe, Frankfurt am Main: Peter Lang, 2015.

[155] Ebd., S. 321.

kaum voneinander getrennt gewesen.[156] Die Übergänge zwischen Wartpersonal und Hospitalinsassen seien als „gelegentlich fließend“ zu sehen und die soziale Stellung sowie die Herkunft habe „in hohem Maße“ festgelegt, welche Stelle eine Person erlangen konnte.[157] Darüber hinaus stellt sie fest, dass im Hospital Merxhausen häufig Kinder von ehemaligem Wartpersonal in den Wartdienst gelangten und sich auch die anderen AufwärterInnen schon im Vorfeld ihrer Einstellung im Umfeld des Hospitals bewegt hatten.[158] Motivation für den Antritt einer Stelle im Wartdienst sei die Sicherung der eigenen Existenz gewesen.[159] Die Vorgaben in Hospitalordnungen, Dienstinstruktionen und sonstigen Bestimmungen seien, so die Historikerin, häufig aufgrund von strukturellen Bedingungen nicht eingehalten worden. Insbesondere der feste Tagesablauf der Hospitalitinnen und die Besuchsregelungen, so Natascha Noll, seien kaum nach Vorschrift gehandhabt worden.[160]

In meiner Untersuchung im Rahmen der wissenschaftlichen Hausarbeit für das erste Staatsexamen an der Universität Kassel wurde deutlich, dass basierend auf den Personalakten und Verwaltungsakten der Anstalt aus dem Zeitraum 1933 bis 1945 nur schwer Rückschlüsse auf das Selbstbild und das Selbstverständnis der Pflegerinnen möglich sind, da Selbstzeugnisse nur sehr selten in den Akten enthalten sind.[161] Es gibt auch keinerlei Hinweise auf aktiven oder passiven Widerstand, die ausgewerteten Quellen beantworten diese Frage nicht hinreichend.[162] Der Beruf wurde zudem von den Pflegerinnen vielmehr als eine Art Durchgangsstation bis zur Ehe betrachtet und nicht als Berufung.[163]

Der Band „Psychiatrie in Gießen“ aus der LWV-Schriftenreihe bietet einen relativ guten Überblick über die Geschichte der Landesheil- und Pflegeanstalt Gießen in der Zeit des Nationalsozialismus.[164] Bronwyn McFarland-Ickes Beitrag darin über das Personal der Heil- und Pflegeanstalt Gießen in der Zeit des Nationalsozialismus ist von großer Bedeutung für die vorliegende Arbeit.[165] Die Historikerin beschreibt darin den Alltag des Pflegepersonals und wie alle Beschäftigten dazu beitrugen, „dass ab 1940 Vorbereitungen zur Ermordung von Kranken im Rahmen der ‚Euthanasie‘-Aktion reibungslos vonstattengingen.“[166]

Ein weiterer Sammelband aus der LWV-Schriftenreihe ist der Sammelband „Haltesta-

[156] Vgl. ebd.
[157] Vgl. ebd., S. 322.
[158] Vgl. ebd., S. 323.
[159] Vgl. ebd., S. 324.
[160] Vgl. ebd., S. 326.
[161] Vgl. Roth Pflegerinnen S. 98.
[162] Vgl. ebd., S. 94.
[163] Vgl. ebd., S. 77.
[164] Siehe: George, Uta / Groß, / Putzke, Michael / Sahmland, Irmtraut / Vanja, Christina (Hrsg.): Psychiatrie in Gießen: Facetten ihrer Geschichte zwischen Fürsorge und Ausgrenzung, Forschung und Heilung, Band 9, Historische Schriftenreihe des Landeswohlfahrtsverbandes Hessen: Quellen und Studien, Gießen: Psychosozial-Verlag, 2003.
[165] Siehe: McFarland-Icke Personal.
[166] Ebd., S. 369.

tion Philippshospital", herausgegeben von Irmtraut Sahmland et al.[167] Er enthält zwar keinen Beitrag, der sich ausschließlich mit dem Pflegepersonal in der NS-Zeit auseinandersetzt, aber dafür vier Beiträge zur Geschichte des Hospitals in der Zeit des Nationalsozialismus. Monica Kingreen forschte über die Verschleppung und Ermordung von 29 jüdischen Pfleglingen im Februar 1941 aus dem Philippshospital.[168] Die Autorin stellt fest, dass jüdische PatientInnen im Philippshospital nicht getrennt von „arischen" PatientInnen untergebracht oder schlechter verpflegt worden seien. Sie seien jedoch in den Verwaltungsakten in einigen Punkten unterschiedlich geführt worden.[169] Hedi Klee thematisiert die Meldebogen der „T4-Aktion" im Philippshospital von 1940 bis 1943.[170] Die Meldebögen seien eine der ersten Maßnahmen der „Aktion T4" gewesen, die Ärzte, so Hedi Klee, hätten mit dem Ausfüllen und dem Versenden der Bögen nach Berlin ein Urteil über Leben und Sterben der Kranken gefällt.[171] Klee stellt fest, dass das Pflegepersonal an der Erstellung der Meldebögenkonzepte beteiligt gewesen sei.[172] Dies zeigt, dass die Pflegerinnen unmittelbar in die Durchführung der Aktion involviert waren und zudem eine große Verantwortung für das Schicksal der Pfleglinge trugen.

Auch Georg Lilienthal berichtet über Kranke des Philippshospitals als Opfer der NS-„Euthanasie".[173] Das Philippshospital, welches die größte psychiatrische Anstalt im Volksstaat Hessen war, sei in den Jahren 1941 bis 1943 Auffangstation für vertriebene PatientInnen aus den Provinzen Rheinhessen und Starkenburg sowie dem Rheinland gewesen.[174] Die Frage, ob im Philippshospital, ähnlich wie in Weilmüster oder auf dem Eichberg, mit Überdosierungen gezielt getötet wurde, stelle sich angesichts des Massensterbens in der Anstalt von 1941 bis 1945. Sie könne auch heute noch nicht verbindlich beantwortet wer-

[167] Siehe: Sahmland, Irmtraut / Trosse, Sabine / Vanja, Christina / Berger, Hartmut / Ernst, Kurt (Hrsg.): „Haltestation Philippshospital" : Ein psychiatrisches Zentrum – Kontinuität und Wandel 1535–1904–2004; eine Festschrift zum 500. Geburtstag Philipps von Hessen, Band 10, Historische Schriftenreihe des Landeswohlfahrtsverbandes Hessen, Quellen und Studien, Marburg: Jonas Verlag, 2004.

[168] Siehe: Kingreen, Monica, Jüdische Patienten im Philippshospital und die Ermordung von 29 jüdischen Pfleglingen im Februar 1941, in Sahmland, Irmtraut et al. (Hrsg.): „Haltestation Philippshospital", Band 10, Historische Schriftenreihe des Landeswohlfahrtsverbandes Hessen: Quellen und Studien, Marburg: Jonas Verlag, 2004, S. 202–224.

[169] Vgl. ebd., S. 204.

[170] Siehe: Klee, Hedi, „Von nicht zu beschäftigen" bis „arbeitet fleißig". Meldebogen der T4-Aktion im Philippshospital von 1940 bis 1943, in Sahmland, Irmtraut et al. (Hrsg.): „Haltestation Philippshospital", Band 10, Historische Schriftenreihe des Landeswohlfahrtsverbandes Hessen: Quellen und Studien, Marburg: Jonas Verlag, 2004, S. 225–242.

[171] Vgl. ebd., S. 225.

[172] Vgl. ebd., S. 230.

[173] Siehe: Lilienthal, Georg, Patienten des Philippshospitals als Opfer der NS-„Euthanasie": Verbrechen in Eichberg, Hadamar und Idstein, in Sahmland, Irmtraut et al. (Hrsg.): „Haltestation Philippshospital", Band 10, Historische Schriftenreihe des Landeswohlfahrtsverbandes Hessen: Quellen und Studien, Marburg: Jonas Verlag, 2004.

[174] Vgl. ebd., S. 249.

den.[175] Dem Pflegepersonal muss dieses Massensterben bewusst gewesen sein, begegnete es ihnen doch jeden Tag in ihrem Dienst.

Einen weiteren Überblick über das Leben und Sterben im Philippshospital während des Nationalsozialismus gibt Sabine Trosse.[176] Trosse berichtet über eine gerichtliche Voruntersuchung von 1945 bis 1950, in der mehrere Zeugen aussagten, dass das Schicksal der Verlegten in Goddelau, wie in anderen Anstalten, bekannt gewesen sei.[177] Trotz vieler verdächtiger Hinweise sei das Landgericht Darmstadt am 31. Januar 1950 zu dem Urteil gekommen, dass es keine Anhaltspunkte dafür gebe, dass Pfleglinge „durch einschläfernde Mittel, sei es durch Injektion, sei es durch Verabreichung von überdosierten Mengen in Form von Tabletten", ermordet worden seien.[178]

Die Medizinerin Susanne Leifheit untersuchte „die Geschichte des Philippshospitals unter besonderer Berücksichtigung der Veränderungen während des Nationalsozialismus" in ihrer Dissertation im Jahr 2004.[179] Leifheit zeigt darin, wie einzelne PatientInnen dem Schicksal der Zwangssterilisationen entkommen seien, „sofern sie die Mittel und die Möglichkeit von Widerspruch besaßen".[180] Das Philippshospital, so Leifheit, sei an der „Aktion T4" nicht direkt beteiligt gewesen, die Aktion habe jedoch im Hospital ca. 600 Menschenleben gekostet.[181] Die Anstalt habe, so die Medizinerin, als Sammelanstalt gedient, in der durch Personaleinsparung zunehmend MitpatientInnen „die Versorgung" übernehmen mussten.[182] Anzeichen für einen systematischen Hungertod seien – im Gegensatz zu Pflegemangel – in den Akten nicht zu finden.[183] Dieser Mangel an Pflege fällt unmittelbar in den Arbeitsbereich der Pflegenden. Ihre Arbeit und Fürsorge konnte über Leben und Tod entscheiden. Die vorliegende Arbeit untersucht deshalb die Rolle des Pflegepersonals bei der Unterversorgung in der Anstalt.

Isidor J. Kaminer veröffentlichte 1996 seine Dissertation „Psychiatrie im Nationalsozialismus – Das Philippshospital in Riedstadt (Hessen)".[184] Darin zeigt er die unmittelbaren Folgen der „Machtergreifung" der Nationalsozialisten für das Personal der Anstalt. Auch die NS-Propaganda im Philippshospital wird von ihm beleuchtet. Kaminer stellt nicht

[175] Vgl. ebd., S. 251.

[176] Siehe: Trosse, Sabine, Planvoll und in bürokratischer Ordnung: Leben und Sterben im Philippshospital während des Nationalsozialismus, in Sahmland, Irmtraut et al. (Hrsg.): „Haltestation Philippshospital", Historische Schriftenreihe des Landeswohlfahrtsverbandes Hessen, Band 10, Quellen und Studien, Marburg: Jonas Verlag, 2004, S. 265–291.

[177] Vgl. ebd., S. 274.

[178] Vgl. ebd., S. 276.

[179] Siehe: Leifheit, Susanne, Die Geschichte der psychiatrischen Heil- und Pflegeanstalt Philippshospital, unter besonderer Berücksichtigung der Veränderungen während des Nationalsozialismus, Dissertation, Frankfurt am Main.: Johann Wolfgang Goethe-Universität, 2004.

[180] Vgl. ebd., S. 81.

[181] Vgl. ebd.

[182] Vgl. ebd., S. 82.

[183] Vgl. ebd.

[184] Siehe: Kaminer, Isidor J., Psychiatrie im Nationalsozialismus: Das Philippshospital in Riedstadt (Hessen), Band 31, Wissenschaft, Frankfurt am Main: Mabuse-Verlag, 1996.

nur das Verhungern der Kranken in der Anstalt fest, sondern zieht zudem willkürlich herbeigeführte Tötungen durch das Personal in Betracht.[185] Daneben wird die Entnazifizierung des Personals nach dem Krieg von Kaminer eindrücklich beschrieben.[186] Kaminer führt allerdings keine gezielte Betrachtung des Pflegepersonals der Anstalt in der Zeit des Nationalsozialismus durch.

Georg Lilienthal beschreibt in seinem Beitrag „Die Opfer der NS-‚Euthanasie'-Verbrechen" im Sammelwerk „Heilbar und nützlich: Ziele und Wege der Psychiatrie in Marburg an der Lahn" (Hrsg.: Peter Sandner und andere), wie sich die „Euthanasie" in der Landesheilanstalt Marburg abspielte.[187] Neben dem „Hungersterben", welches aufgrund der hohen Belegung der Anstalt sowie dem Einsparen von „Betriebskosten" erfolgte, zeichnet Lilienthal den Transport der jüdischen PatientInnen, Kranken, Behinderten sowie Zwangsarbeiterinnnen und Kinder in die verschiedenen „Zwischenanstalten" nach.[188] Der Historiker unterscheidet dabei zwischen einer ersten Phase der Anstaltsmorde im Jahr 1941, in welcher die Pfleglinge „verlegt" und aus Marburg abtransportiert wurden, sowie einer zweiten Phase, in der die Menschen durch Nahrungsreduzierung und Überdosierung von Medikamenten ermordet wurden, wobei nicht geklärt ist, inwiefern es sich um Tod durch einen bewussten Nahrungsmittelentzug gehandelt habe oder dieser durch die extrem widrigen Lebensbedingungen in der Anstalt eingetreten sei.[189] Im weiteren Verlauf untersucht Lilienthal die Rolle des ehemaligen Direktors Albrecht Langelüddeke in den Verbrechen.[190] Die Rolle des Pflegepersonals hingegen wird von Lilienthal nicht untersucht und ist noch nicht erforscht.

Eine Untersuchung des Marburger Pflegepersonals liegt lediglich für die Zeit von 1876–1930 von dem historischen Pflegeforscher Hubert Kolling vor.[191] Kolling analysiert die „Dienst-Instruction" des Wartpersonals und stellt zahlreiche Verstöße des Pflegepersonals gegen diese und gegen die Hausordnung fest.[192] Das Pflegepersonal in der Landesheilanstalt Marburg wechselte häufig, was die Anstaltsleitung zur Verzweiflung gebracht habe.[193] Der Bedarf an Pflegerinnen konnte, so Kolling, im Vergleich zu Merxhausen und vielen anderen Anstalten, fortwährend gedeckt werden, zumal es „immer verschiedene Vormer-

[185] Vgl. ebd., S. 296f. Ebenfalls Ergebnis des Sammelbandes von Sahmland et al.
[186] Vgl. Kaminer Psychiatrie S. 299ff.
[187] Siehe: Lilienthal, Georg, Die Opfer der NS-„Euthanasie"-Verbrechen, in Sandner, Peter / Aumüller, Gerhard / Vanja, Christina (Hrsg.): Heilbar und nützlich, Band 8, Historische Schriftenreihe des Landeswohlfahrtsverbandes Hessen: Quellen und Studien, Marburg: Jonas Verlag, 2001.
[188] Vgl. ebd., S. 279.
[189] Vgl. ebd., S. 279ff.
[190] Vgl. ebd., S. 295ff.
[191] Siehe: Kolling, Hubert, „Zuverlässig nüchtern, sauber und gewissenhaft ..." Zur Entwicklung der psychiatrischen Pflege am Beispiel der Landesheilanstalt Marburg 1876 bis 1930, in Sandner, Peter / Aumüller, Gerhard / Vanja, Christina (Hrsg.): Heilbar und nützlich, Band 8, Historische Schriftenreihe des Landeswohlfahrtsverbandes Hessen: Quellen und Studien, Marburg: Jonas Verlag, 2001, S. 147–162.
[192] Vgl. ebd., S. 153f.
[193] Vgl. ebd., S. 155.

kungen" gegeben habe.[194] Bei der Einstellung von Pflegerinnen sei auf die Kraft und körperliche sowie geistige Gesundheit geachtet worden.[195]

Einen hilfreichen Überblick über die Lage der Landesheilanstalt Hadamar von 1933 bis 1945 gibt Peter Sandner in seinem Aufsatz „Die Landesheilanstalt Hadamar 1933–1945 als Einrichtung des Bezirksverbands Nassau (Wiesbaden)" im Sammelwerk „Hadamar Heilstätte – Tötungsanstalt – Therapiezentrum" des Landeswohlfahrtsverbandes Hessen.[196] In dem Aufsatz „Gaskammer und Überdosis, Die Landesheilanstalt Hadamar als Mordzentrum (1941–1945)" von Lilienthal in eben diesem Sammelwerk wird über die verschiedenen Aspekte des Massenmordes in Hadamar berichtet.[197] So werden beispielsweise der Tötungs- und Verwaltungsablauf der Morde thematisiert sowie die sogenannte „Zweite Mordphase" von 1942–1945. Auch der aktive Beitrag des Pflegepersonals wird in diesem Zusammenhang kurz angesprochen: Die Oberpfleger bestimmten zusammen mit dem Chefarzt in der morgendlichen Konferenz die zu tötenden PatientInnen.[198]

Ein neuerer Beitrag zur Geschichte der Landesheilanstalt Hadamar als Tötungsanstalt wird von Jan Erik Schulte im Sammelband „Auslese der Starken – ‚Ausmerzung' der Schwachen. Eugenik und NS-‚Euthanasie' im 20. Jahrhundert" geleistet, herausgegeben von Andreas Hedwig und Dirk Petter.[199] Schulte geht unter anderem der Frage nach, warum die Anstalt Hadamar als NS-Mordstätte ausgewählt wurde, und vermutet, wie Sandner, dass die beabsichtigte Auflösung der Tötungsstätte Grafeneck sowie die gute geographische Lage und Verkehrssituation zu der Wahl Hadamars beigetragen habe.[200] Außerdem seien die politische Überzeugung des zuständigen Anstaltsdezernenten Fritz Bernotat und dessen Engagement für die NS-„Euthanasie" Faktoren bei der Auswahl der Tötungsstätte gewesen.[201] Schulte verwendet den von Lilienthal geprägten Begriff der „kooperativen Euthanasie" für die Fortsetzung der Zusammenarbeit zwischen den Anstaltsverantwortlichen im Bezirksverband Nassau und der Berliner „T4"-Organisation seit dem Frühjahr 1942 bis 1945.[202]

---

[194] Ebd., S. 156.

[195] Vgl. ebd., S. 158.

[196] Siehe: Sandner, Peter, Die Landesheilanstalt Hadamar 1933–1945 als Einrichtung des Bezirksverbands Nassau (Wiesbaden), in George, Uta / Vanja, Christina / Sandner, Peter (Hrsg.): Hadamar, Band 12, Historische Schriftenreihe des Landeswohlfahrtsverbandes Hessen: Quellen und Studien, Marburg: Jonas, 2006, S. 136–155.

[197] Siehe: Lilienthal, Georg, Gaskammer und Überdosis, Die Landesheilanstalt Hadamar als Mordzentrum (1941–1945), in George, Uta / Vanja, Christina / Sandner, Peter (Hrsg.): Hadamar, Band 12, Historische Schriftenreihe des Landeswohlfahrtsverbandes Hessen: Quellen und Studien, Marburg: Jonas Verlag, 2006, S. 156–175.

[198] Vgl. ebd., S. 169ff.

[199] Siehe: Schulte, Jan Erik, Die „Euthanasie"-Tötungsanstalt Hadamar und die Ausdehnung der Mordaktionen 1942 bis 1945, in Hedwig, Andreas / Petter, Dirk (Hrsg.): Auslese der Starken – „Ausmerzung" der Schwachen, Schriften des Hessischen Staatsarchivs Marburg, Marburg: Hessisches Staatsarchiv Marburg, 2017, S. 117–136.

[200] Vgl. ebd., S. 119.

[201] Vgl. ebd.

[202] Vgl. ebd., S. 125f.

Hadamar stehe beispielhaft für die Ausweitung der Opfergruppen in den letzten Kriegsjahren, so Schulte.[203] Bombengeschädigte, jüdische „Mischlingskinder", sogenannte Ostarbeiter und Polen wie auch psychisch kranke Wehrmachts- und Waffen-SS-Angehörige werden von dem Historiker dabei ebenso erwähnt wie der Modellversuch der Nationalsozialisten, sogenannte „Volksdeutsche" aus dem Baltikum und Südosteuropa vor ihrer „Umsiedelung" auf Bauernhöfe in den besetzten polnischen Gebieten in „Beobachtungslagern" auf ihre „Siedlungstauglichkeit" zu überprüfen.[204] Die Landesheilanstalt Hadamar, so resümiert Schulte, habe sich zunehmend von einem Ort des NS-Krankenmordes zu einem Ort der Ermordung von Menschen entwickelt, die durch die nationalsozialistische (Kriegs-)Gesellschaft ausgesondert worden waren.[205] Interessant ist hierbei, ob die Pflegerinnen dieser Ausweitung kritisch gegenüberstanden und wie sie diese in den Gerichtsprozessen nach 1945 verteidigten. Die Rolle des Pflegepersonals wird in Schultes Aufsatz nicht thematisiert.

Besonders relevant für die vorliegende Arbeit ist der Aufsatz „Personal einer Tötungsanstalt: Acht biographische Skizzen" von Georg Lilienthal in dem Sammelwerk „Hadamar Heilstätte – Tötungsanstalt – Therapiezentrum" des Landeswohlfahrtsverbandes.[206] In diesem Aufsatz werden nicht nur die Ärzte und das Pflegepersonal der Landesheilanstalt Hadamar vorgestellt und analysiert, sondern auch die sogenannten „Brenner", die für die Verbrennung der Leichen zuständig waren. Als Beispiel für das Pflegepersonal wird die Pflegekraft Lydia Thomas genannt, die selbst aktiv an den Morden in der Anstalt beteiligt war. Sie gab später vor Gericht an, sie habe unheilbar Kranke von ihren Leiden erlösen wollen und Angst gehabt, bei Nichtbefolgung der Anordnungen in ein Konzentrationslager eingeliefert zu werden.[207] Lilienthal stellt fest, dass das Personal in Hadamar neben den fachlichen Qualifikationen auch über eine Persönlichkeitsstruktur verfügen sollte, welche es leicht manipulierbar machte.[208] „Politische Zuverlässigkeit, Ideologietreue, blinder Gehorsam, Karrierestreben und Vorteilsnahme waren dabei Ansatzpunkte."[209] Antje Wettlaufer untersucht die Pflegenden der Landesheilanstalt Hadamar ebenfalls eingehend.[210] Neben zwei Fallbeispielen zu einzelnen Pflegerinnen beschreibt Wettlaufer die soziale Herkunft des Pflegepersonals, ihre Rekrutierung, Beteiligungsform am Mord sowie ihr Verhältnis zu den Ärzten und den Opfern. Des Weiteren untersucht Wettlaufer

[203] Vgl. ebd., S. 129f.
[204] Vgl. ebd., S. 133ff.
[205] Vgl. ebd., S. 135.
[206] Siehe: Lilienthal, Georg, Personal einer Tötungsanstalt: Acht biographische Skizzen, in George, Uta / Vanja, Christina / Sandner, Peter (Hrsg.): Hadamar, Band 12, Historische Schriftenreihe des Landeswohlfahrtsverbandes Hessen: Quellen und Studien, Marburg: Jonas Verlag, 2006, S. 267–292.
[207] Vgl. ebd., S. 286.
[208] Vgl. ebd., S. 288.
[209] Ebd.
[210] Vgl. Wettlaufer, Antje, Die Beteiligung von Schwestern und Pflegern an den Morden in Hadamar, in Roer, Dorothee / Henkel, Dieter (Hrsg.): Psychiatrie im Faschismus, Frankfurt am Main: Mabuse-Verlag, 1996, S. 283–330.

das Schuldbewusstsein der TäterInnen sowie ihre Ausstiegs- und Umgehungsmöglichkeiten der Tatbeteiligung.

Zusammenfassend lässt sich feststellen, dass zwar zahlreiche Publikationen zu den einzelnen Anstalten des heutigen Bundeslandes Hessen in der Zeit des Nationalsozialismus vorliegen, aber Untersuchungen zum Pflegepersonal in den Landesheilanstalten zu dieser Zeit, die diese als eine soziale Gruppe auffassen, fehlen. Fallstudien zu einzelnen Krankenpflegerinnen aus dieser Zeit sind nicht vorhanden. Eine Kollektivbiographie der Pflegerinnen wurde bisher noch nicht geschrieben, was eine Forschungslücke darstellt, da der Beruf der Krankenpflegerin in der Zeit des Nationalsozialismus erheblich politisiert wurde und die Pflegerinnen den Vernichtungskrieg gegen Kranke und Menschen mit Behinderung in ihrem Arbeitsalltag hautnah miterlebten. Ein Versuch einer Kollektivbiographie in Anlehnung an Wilhelm Heinz Schröder lässt sich mithilfe der Personalakten der Anstalten aus dieser Zeit ebenso wie aus den Akten der Gerichtsprozesse nach dem Krieg erstellen.[211] Daneben fließen Aussagen der ehemaligen Pflegerinnen selbst in die Untersuchung mit ein. Die vorliegende Dissertation knüpft somit an die vorangegangene Forschung an und untersucht zudem ein neues Quellenkorpus.

2.5. Die Theorie der „Totalen Institutionen" und die Rolle des Pflegepersonals

Der Begriff „Totale Institution" stammt aus dem Werk „Asylums" (dt. „Asyle") des kanadischen Soziologen Erving Goffman (1922–1982), welches er 1961 veröffentlichte.[212] Gegenstand seiner Untersuchungen war eine mit 7.000 PatientInnen belegte psychiatrische Anstalt in Washington D.C. von 1955 bis 1956.[213] Goffman entwickelte „in teilnehmender Beobachtung" ein innenperspektivisches, mikrosoziologisch orientiertes Modell von geschlossenen Institutionen, das sich mit der „Verwahrung" von Personen beschäftigte.[214] Der Soziologe prägte den Begriff der „Totalen Institution", mit der er eine Wohn- und

[211] Vgl. Schröder, Wilhelm Heinz, Kollektivbiographie als interdisziplinäre Methode in der Historischen Sozialforschung: Eine persönliche Retrospektive, Köln: Historical Social Research – Historische Sozialforschung, 2011. Anmerkung: Unter einer Kollektivbiographie versteht Schröder die „theoretisch und methodisch reflektierte, empirische, besonders auch quantitativ gestützte Erforschung eines historischen Personenkollektivs in seinem jeweiligen gesellschaftlichen Kontext anhand einer vergleichenden Analyse der individuellen Lebensläufe der Kollektivmitglieder." Vgl. Schröder, Wilhelm Heinz, Kollektive Biographien in der historischen Sozialforschung: Eine Einführung, in Schröder, Wilhelm Heinz (Hrsg.): Lebenslauf und Gesellschaft: zum Einsatz von kollektiven Biographien in der historischen Sozialforschung, Stuttgart, Klett-Cotta 1985, S. 8.

[212] Vgl. Goffman, Erving, Asyle: Über die soziale Situation psychiatrischer Patienten und anderer Insassen, 20. Auflage, Frankfurt am Main: Suhrkamp Verlag, 2016, S. 2.

[213] Vgl. ebd., S. 7.

[214] Vgl. Scheutz, Martin, „Totale Institutionen" – missgeleiteter Bruder oder notwendiger Begleiter der Moderne? Eine Einführung, in Scheutz, Martin (Hrsg.): Totale Institutionen, Wiener Zeitschrift zur Geschichte der Neuzeit, Innsbruck: Studien-Verlag, 2008, S. 4.

Arbeitsstätte einer Vielzahl ähnlich gestellter Individuen definiert, „die für längere Zeit von der übrigen Gesellschaft abgeschnitten sind und miteinander ein abgeschlossenes, formal reglementiertes Leben führen".[215] Dem Historiker Martin Scheutz zufolge wurde „Asylums" schnell zu einem wichtigen Referenztext für die Analyse von repressiven Verwahrungseinrichtungen.[216] Christina Vanja definierte den Begriff „Totale Institution" als Schlagwort in dem Diskurs über Missstände in psychiatrischen Einrichtungen und kritisierte zugleich, dass sich PsychiatriehistorikerInnen bislang Goffmans „Asyle" nur ansatzweise historisierend genähert hätten.[217]

Die Theorie ist deshalb für die vorliegende Arbeit relevant, weil sie sich mit dem Innenleben der Anstalt und den sozialen Beziehungen zwischen Personal und Insassen beschäftigt. Fernerhin hilft sie, die Landesheilanstalten als in sich geschlossene Systeme zu begreifen, mit wenig Berührungspunkten zur Außenwelt.

Der Begriff beschreibt in diesem Zusammenhang Institutionen, die streng von der Außenwelt abgeschnitten sind, deren Insassen jederzeit ein und derselben Autorität unterliegen, während ihnen die gleiche Behandlung zuteilwird. Die Phasen des Tagesablaufs sind in einer solchen Institution streng geplant und von expliziten formalen Regeln durchzogen, die der Durchsetzung der offiziellen Ziele der Institution dienen. Dabei besteht eine strikte Trennung zwischen Insassen und Aufsichtspersonal, die zu einer feindlichen Haltung der beiden Gruppen gegeneinander führt. Scheutz stellt fest, dass die Inklusion und Exklusion von der Umwelt häufig durch physische Barrieren architektonisch unterstrichen werde.[218] Anhand des Unterbringungszweckes unterscheidet Goffman in fünf verschiedene Gruppen von „Totalen Institutionen"[219]:

1. „Fürsorge unselbstständiger und ‚harmloser' Menschen (Blinden-, Alters-, Kinder- und Waisenheime sowie Armenasyle etc.);
2. Fürsorge von unselbstständigen Personen, die in irgendeiner Weise eine Gefahr für die Gesellschaft darstellen (Tuberkulosesanatorien, psychiatrische Kliniken, Leprosorien);
3. Schutz der Gesellschaft vor ‚gefährlich' geltenden Personen; nicht primär zum Wohle der abgesonderten Person (Gefängnisse, Zuchthäuser, Kriegsgefangenenlager, Konzentrationslager);
4. Kontrolle von Insassen mit arbeitsähnlichen Zielen (Kasernen, Internate, Schiffe, Arbeitslager, koloniale Stützpunkte, große Gutshäuser);

[215] Noll Pflege S. 38.
[216] Scheutz Bruder S. 4.
[217] Vgl. Vanja, Christina, Das Irrenhaus als „Totale Institution"? Erving Goffmans Modell aus psychiatriehistorischer Perspektive, in Totale Institutionen, Innsbruck: Studien-Verlag, 2008, S. 121f.
[218] Vgl. Scheutz Bruder S .5.
[219] Vgl. Goffman Asyle S. 16.

5. Zufluchtsort oder religiöse Ausbildungsstätten (Abteien, Klöster, Konvente, mönchische Wohngemeinschaften).“[220]

Die Dichotomie von „Insassen“ und Überwachungspersonal ist für Goffmans Theorie von großer Bedeutung. Die scharfe Trennung ist, Scheutz zufolge, die Hauptursache für soziale Konflikte und Probleme innerhalb solcher Institutionen.[221] Obwohl die Fraternisierung mit den Insassen ungewollt sei, beginnen diese, so Goffman, sich den Werten der Überwachenden anzupassen und es komme zur „Konversion“, dem Spielen des perfekten Insassen durch die Überwachten.[222] Häufig sei, um diesen Prozess zu unterstützen, ein Privilegiensystem für die Insassen verankert.[223] Zugleich sei die Disziplinierung der Insassen durch das Überwachungspersonal vorgesehen.[224] Das Personal selbst sei hierarchisch organisiert und fest davon überzeugt, dass der Eintritt in die Institution Beweis genug für die Rechtmäßigkeit des Aufenthaltes in jener Institution sei.[225] Initiationsriten für neue Insassen unterstrichen zudem den „bürgerlichen Tod“ des neuen Insassen bei der Aufnahme in die „Totale Institution“.[226]

Die mangelnde Historisierung wird von Autoren, wie etwa dem Historiker Falk Bretschneider, kritisiert.[227] Bretschneider sieht es zudem als problematisch an, dass Goffman Institutionen wie etwa das Kloster und Konzentrationslager auf eine gleiche Stufe stelle und das Innenleben jener auf Dichotomien reduziere und schematisiere.[228] Die von Goffman geschilderten Elemente der Insassenkultur seien nur unter Vorbehalt zur historischen Analyse des Anstaltslebens zu nutzen, der damit einhergehende Perspektivenwechsel auf die zwischenmenschlichen Interaktionen in jenen Institutionen jedoch sei wichtig, da dieser in der klassischen Institutionengeschichte völlig vernachlässigt worden seien.[229] Auch Christina Vanja stellt fest, dass diese „Aspekte der Interaktion im Irrenhaus“ bisher zu wenig erforscht seien. Sie kritisiert unter anderem die Unterschlagung der eigenständigen Rolle des ungeschulten Pflegepersonals zu jener Zeit durch Goffman.[230] Der Soziologe Carlos Watzka hingegen argumentiert, dass Goffman nirgends behaupten würde, „dass so unterschiedliche Institutionen wie Kloster und Konzentrationslager ‚in irgend einer summativen Hinsicht, womöglich die Lebensqualität der Insassen betreffend, auf ‚glei-

---

[220] Scheutz Bruder S. 5.
[221] Vgl. ebd., S. 6.
[222] Vgl. Goffman Asyle S. 67.
[223] Vgl. ebd., S. 56.
[224] Vgl. ebd.
[225] Vgl. ebd., S. 87.
[226] Vgl. ebd., S. 26.
[227] Vgl. Bretschneider, Falk, Die Geschichtslosigkeit der „Totalen Institutionen“. Kommentar zu Erving Goffmans Studie „Asyle“ aus geschichtswissenschaftlicher Perspektive, in Totale Institutionen, Innsbruck: Studien-Verlag, 2008, S. 135.
[228] Vgl. ebd., S. 137.
[229] Vgl. ebd., S. 142.
[230] Vgl. Vanja Irrenhaus S. 129.

che[r] Stufe' stünden."[231] Es scheine so, als erweise sich Goffmans Konzept als umso brauchbarer, je zeitlich (und damit kulturell) näher und je ähnlicher die untersuchten Einrichtungen im Vergleich zu jenen Anstalten seien, an welchen Goffman das Modell „Totale Institution" hauptsächlich entwickelt habe, nämlich „Irrenanstalten" und Gefängnisse in modernen Gesellschaften, so der Autor.[232] Betreffend die Kritik der überzogenen Dichotomisierung der Personenkategorien verweist Watzka auf die einschränkenden Bemerkungen Goffmans selbst zu diesem Punkt, welche einräumten, „dass die Gegenüberstellung von Personal und Insassen gewisse Aspekte des Betriebs der untersuchten Anstalten ‚verzerrt'."[233] Die Soziologin Christie Davies schlägt vor, bei der Verwendung des Konzepts zu präzisieren, wie „total" eine Institution ist und hinsichtlich der Ausprägung der Bürokratisierung und der Offenheit bzw. der Geschlossenheit des Systems zu spezifizieren.[234]

Für die vorliegende Arbeit bietet die Theorie der „Totalen Institutionen" eine Bereicherung, da sie sich explizit mit den Interaktionen zwischen Personal und Insassen beschäftigt. Goffman charakterisiert die Anstalt als Treibhaus, in dem die Gesellschaft versuche, den Charakter von Menschen zu verändern. Die „Totalen Institutionen" seien ein natürliches Experiment, welches beweise, was mit dem Ich des Menschen angestellt werden könne.[235] Für diese Arbeit ist daher der Einfluss der Landesheilanstalt als „Totale Institution" auf den Charakter des Pflegepersonals von Bedeutung. Die Institution Landesheilanstalt war jedoch nicht völlig von der Außenwelt abgeschnitten. Die Pflegerinnen erhielten Urlaub und – wie die PatientInnen – Besuch. Die Politik und die aus ihr resultierenden Vorgaben aus der Verwaltung beeinflussten das Leben in der Anstalt in erheblichem Maße. Dennoch funktionierte die Anstalt im paternalistischen Sinne wie eine Familie und war in vielen Bereichen von der Umwelt abgeschnitten.[236] Die ursprüngliche Theorie muss demnach an die historischen Gegebenheiten adaptiert werden, da sie sonst aus historischer Sicht zu undifferenziert ist, dennoch bietet sie einen Rahmen für das zu erörternde Thema.

---

[231] Watzka, Carlos, Zur Interpendenz von Personal und Insassen in „Totalen Institutionen": Probleme und Potentiale von Erving Goffmans „Asyle", in Bretschneider, Falk (Hrsg.): Personal und Insassen von „Totalen Institutionen" – zwischen Konfrontation und Verflechtung, Geschlossene Häuser, Leipzig: Leipziger Universitätsverlag, 2011, S. 28.

[232] Vgl. ebd., S. 30.

[233] Ebd., S. 35.

[234] Vgl. Davies, Christie, Goffman's Concept of the Total Institution: Criticisms and Revisions, Human Studies, 12, Nr. 1/2, 1989, S. 94.

[235] Vgl. Goffman Asyle S. 23.

[236] Vgl. Veltin, Alexander, Die Anstaltsfamilie, Forschung für die Praxis – Hochschulschriften, Köln: Psychiatrie Verlag, 2013, S. 17ff.

3. Die Geschichte der hessischen Landesheilanstalten

Um die Frage nach dem Einfluss der nationalsozialistischen Vernichtungspolitik auf den Arbeitsalltag der Pflegerinnen in den hessischen Landesheilanstalten beantworten zu können, muss zunächst die Geschichte ihres Arbeitgebers näher beleuchtet werden. Neben der Organisation und der Trägerschaft der untersuchten hessischen Landesheilanstalten soll die jeweilige Geschichte der Anstalten vor und nach 1933 sowie ihre Lage, ihr Bau und ihre Ausstattung vorgestellt werden, um die Fallstudien sowie die Ergebnisse aus dem Pflegealltag in den Anstalten einordnen zu können. In Bezug auf die Frage, wie die Pflegerinnen nach 1945 vor Gericht ihre Vergangenheit so reflektierten und deuteten, dass daraus ein „sinnvolles“ und „gutes“ Leben wurde, ist es unerlässlich, einen Blick auf die Geschichte der Anstalten zu werfen, da nur so die konkrete Situation der Frauen verständlich wird. Die Auswahl der Aspekte der jeweiligen Geschichte der Anstalten wurde in Hinblick auf ihre Relevanz für den Lebens- und Pflegealltag getroffen sowie um die Darstellung der Besonderheiten der einzelnen Einrichtungen zu ermöglichen.

3.1. Die Organisation und Trägerschaft der hessischen Landesheilanstalten

Im Jahr 1866 entstand infolge des preußischen Sieges über Österreich die Provinz Hessen-Nassau.[1] Die Regierungsbezirke Kassel und Wiesbaden, mit Regierungspräsidenten an der Spitze, waren bereits vor der Gründung der Provinz Hessen-Nassau Anfang 1867 eingerichtet worden.[2] Nach 1866 übernahm der Bezirksverband Kassel die Trägerschaft der Einrichtung in Merxhausen für Frauen mit psychischen Leiden.[3] Die 1876 eröffnete Landesheilanstalt Marburg war das bis dahin größte Bau- und Gründungsprojekt im Fürsorgebereich des kommunalständischen Verbandes des Regierungsbezirks Kassel.[4]

[1] Vgl.Sandner Verwaltung S. 26. Dieses Kapitel ist eine überarbeitete und erweiterte Version aus Roth Pflegerinnen.

[2] Vgl. ebd., S. 27.

[3] Vgl. Schedtler, Hermann, Merxhausen, in Deutsche Heil- und Pflegeanstalten für Psychischkranke in Wort und Bild, Band 1, Halle a. S.: Marhold, 1910, S. 203ff.

[4] Vgl. Sandner, Peter, Eine preußische Gründung: Die Entstehung der Irrenheilanstalt Marburg im Spannungsfeld von Staatsinteressen und Selbstverwaltungsbestrebungen (1866–1876), in Sandner,

Auch der Kommunalverband Wiesbaden übernahm mit dem Dotationsgesetz von 1872 die Verwaltung der Heil- und Pflegeanstalt Eichberg.[5] Die Trägerschaft der Landesheilanstalt Hadamar hatte der „Bezirksverband des Regierungsbezirks Wiesbaden" seit der Gründung der Anstalt im Jahr 1906 inne.[6]

Der Volksstaat Hessen, ebenfalls als „Hessen-Darmstadt" bezeichnet, bestand aus Oberhessen (dem Raum Gießen/Alsfeld), Starkenburg (den Gebieten südlich des Mains) und Rheinhessen (der Region Mainz/Worms).[7] Dr. Jakob Schmitt (1890–1949) übernahm Mitte 1931 das Medizinaldezernat für den Volksstaat Hessen und leitete somit die den Landesheil- und Pflegeanstalten Gießen und Philippshospital vorgesetzte Dienststelle. Nach der Machtübernahme der Nationalsozialisten wurde aus dem „Volksstaat Hessen" schlicht „Hessen" und Jakob Sprenger (1884–1945) übte als Reichsstatthalter ab 1935 anstelle der Landesregierung die Macht aus.[8]

Der Träger der Landesheil- und Pflegeanstalten im Volksstaat Hessen war somit staatlich, die Landesheilanstalten in Hessen-Nassau waren durch die Provinzial- und Bezirksverbände kommunal getragene Einrichtungen.[9] Durch die nationalsozialistische Gleichschaltung wurden im Dezember 1933 der Kommunallandtag und der Landesausschuss der Bezirksverbände aufgelöst und ihre Funktionen, „gemäß dem nun herrschenden ‚Führerprinzip' und unter Aufgabe der kommunalen Selbstverwaltung, dem Oberpräsidenten übertragen".[10] Bis zur Gleichschaltung war der Landeshauptmann in Kassel der Chef des dortigen Bezirksverbandes.[11] Seit jeher war er dem Oberpräsidenten unterstellt.[12] Der SS-Standartenführer Wilhelm Traupel hatte das Amt des Landeshauptmanns in Kassel seit 1936 inne.[13] Er war seit 1933 Landeshauptmann in Wiesbaden (Bezirksverband Nassau) und übte dieses Amt dann in Personalunion aus.[14] Der Oberpräsident von Hessen-Nassau war von 1933 bis 1943 Prinz Philipp von Hessen.[15] Seit 1937 war Fritz Bernotat (1890–1951) Anstaltsdezernent im Bezirksverband Nassau.[16]

Ab 1938 kam es in den Anstalten des Bezirksverbandes Nassau zu einer Machtver-

Peter / Aumüller, Gerhard / Vanja, Christina (Hrsg.): Heilbar und nützlich, Band 8, Historische Schriftenreihe des Landeswohlfahrtsverbandes Hessen: Quellen und Studien, Marburg: Jonas Verlag, 2001, S. 58.

[5] Vgl. Sandner Verwaltung S. 43.

[6] Vgl. Sandner Landesheilanstalt Hadamar S. 137.

[7] Vgl. Sandner, Peter, Die nationalsozialistische Anstaltspolitik in Hessen-Darmstadt unter Medizinalreferent Dr. Jakob Schmitt, in George, Uta et al. (Hrsg.): Psychiatrie in Gießen, Band 9, Historische Schriftenreihe des Landeswohlfahrtsverbandes Hessen: Quellen und Studien, Gießen: Psychosozial-Verlag, 2003, S. 303.

[8] Vgl. ebd.

[9] Vgl. Sandner Gründung S. 40.

[10] Klüppel "Euthanasie" S. 16.

[11] Vgl. ebd.

[12] Vgl. ebd.

[13] Vgl. ebd.

[14] Vgl. Sandner Verwaltung S. 116.

[15] Vgl. ebd.

[16] Vgl. Sandner Landesheilanstalt Hadamar S. 140.

schiebung, weg vom ärztlichen Bereich, hin zum Verwaltungsbereich.[17] In diesem Jahr erhielten die ersten Verwaltungsbeamten der vier Landesheilanstalten des Bezirksverbandes die „Verantwortlichkeit für die Durchführung der [Haushalts-]Voranschläge für 1938 und damit zusammenhängend für den gesamten Wirtschaftsbetrieb der Landesheilanstalten einschließlich der mit diesen verbundenen Gutsbetriebe."[18] Sandner schließt daraus richtigerweise, dass der Einfluss des Direktors in sämtlichen finanziellen Angelegenheiten ihrer Anstalten erheblich verringert wurde.[19] Somit lagen der problematische Pflegeschlüssel und die schlechte Verpflegung in den Anstalten im Verantwortungsbereich des ersten Verwaltungsbeamten: Er entschied über einen Großteil der Arbeitsbedingungen der Pflegerinnen.

Sandner stellt in seiner Untersuchung der Verwaltung des Bezirksverbands Nassau fest, dass dieser aufgrund seiner aktiven Kooperation mit der „T4"-Organisation eine Sonderrolle einnahm. Mit der Unterstützung durch die Bereitstellung von Immobilien und Personal sowie des besonderen Engagements während der „regionalen Euthanasie" wurde nicht nur durch die politischen Beamten der Verbandsspitze die NS-Ideologie bezüglich der Menschen mit psychischen Erkrankungen oder Behinderungen durchgesetzt, sondern auch machtpolitische und wirtschaftliche Verbandsinteressen verfolgt.[20] Zur Führung des Verbandes konstatiert Sandner treffend:

> „Besonders Landeshauptmann Traupel und Anstaltsdezernent Bernotat – beide SS- und langjährige Parteimitglieder – personifizierten den ideologischen Anspruch, den Bezirksverband als eine dezidiert nationalsozialistische Fürsorgeverwaltung zu positionieren, z. B. durch ihre gezielte Personalpolitik – die Besetzung von Schlüsselstellen mit SS-Mitgliedern."[21]

Die strikte nationalsozialistische Ausrichtung des Bezirksverbandes sowie die daraus folgende Personalpolitik hat sich unweigerlich auf das Pflegepersonal sowie dessen Arbeitsalltag ausgewirkt. Nicht zuletzt wurde dadurch die Beteiligung von Pflegerinnen des Bezirksverbandes an der „Aktion T4" gefördert.

Heute sind die ausgewählten Kliniken Teil der Vitos GmbH, die eine „strategische Managementholding" von zwölf gemeinnützigen Unternehmen ist. Alleingesellschafter der Vitos GmbH ist der Landeswohlfahrtsverband Hessen (LWV).[22] Der Landeswohlfahrts-

[17] Vgl. ebd., S. 140f.
[18] Ebd., S. 141.
[19] Vgl. ebd.
[20] Vgl. Sandner Verwaltung S. 691.
[21] Ebd.
[22] Vgl. https://www.vitos.de/holding/unternehmen/ueber-uns.html (Zugriff: 02.11.2018)

verband wurde 1953 als „kommunaler Verband höherer Ordnung“ gegründet.[23] „Träger des LWV Hessen sind die Landkreise und kreisfreien Städte.“[24]

3.2. Die Landesheilanstalt Eichberg

3.2.1. Die Geschichte der Landesheilanstalt Eichberg vor 1933

Herzog Friedrich August von Nassau-Usingen genehmigte 1808 die „Errichtung eines Irrenhauses im Herzogthum“.[25] Die Standortwahl fiel auf das ehemalige Zisterzienserkloster Eberbach, wo seit 1811 ein „Korrektionshaus“ eingerichtet war.[26] „Am 10. März 1815 konnte die erste Herzogliche Irrenanstalt Nassaus eröffnen und eine provisorische Irrenhausordnung publiziert werden; am 16. August 1815 bezogen die ersten vier Kranken aus dem Korrektionshaus sowie Kranke, die bis dahin im Diezer Zuchthaus verwahrt wurden, die Eberbacher Anstalt.“[27] Christina Vanja datiert den Wandel der Eberbacher Irrenanstalt zu einer modernen Anstalt auf den Dienstantritt Philipp Heinrich Lindpaintners im Jahr 1817, der seinen Vorgänger, den ersten Direktor der Anstalt, Schleicher, ablöste.[28]

Der 1826 bis 1828 errichtete Neubau stellt den ersten Zweckbau zur „Irrenversorgung“ in Eberbach sowie eine der ersten „Irrenhausneubauten“ der Reformpsychiatrie in Deutschland dar.[29] Aufgrund des stetigen Wachstums der Anstaltspopulation wurde am 18. Oktober 1849 die „neue Irrenanstalt Eichberg“ auf dem Eichberggelände eröffnet.[30] Mit dem 20. September 1866 wurde das Herzogtum Nassau preußisch und die Heil- und Pflegeanstalt war seit Januar 1872 dem Bezirksverband Wiesbaden zugewiesen.[31]

Im Oktober 1888 wurde das sich in der Nähe befindliche Hofgut „Wacholderhof“ angekauft und mit 16 Pfleglingen belegt.[32] Der Neubau, mit einer Unterkunft für 50 kranke Männer, wurde im August 1890 eröffnet. Im Jahr 1910 betrugen die Ländereien des

[23] Vgl. Sandner Gründung S. 40.

[24] https://www.lwv-hessen.de/geschichte-gegenwart/lwv-geschichte/gruendung.html (Zugriff: 02.11.2018).

[25] Vgl. Vanja, Christina, „Die Irrenanstalt muss in einer anmuthigen Gegend liegen“ Über die Gründung der Herzoglich Nassauischen Heil- und Pegeanstalt Eichberg, in Vanja, Christina / Deutschle, Gabriela / Haas, Steffen et al. (Hrsg.): Wissen und irren, Band 6, Historische Schriftenreihe des Landeswohlfahrtsverbandes Hessen: Quellen und Studien, Kassel: LWV Hessen, Landeswohlfahrtsverband, 1999, S. 19.

[26] Ebd.

[27] Ebd.

[28] Vgl. ebd., S. 21. Zu den Ärzten und Direktoren der Heil- und Pflegeanstalt bis zum Ersten Weltkrieg Siehe: Eller, Peter, Die Ärzte der Heil- und Pflegeanstalt Eichberg von der Gründung bis zum Ersten Weltkrieg, in Vanja, Christina / Deutschle, Gabriela / Haas, Steffen et al. (Hrsg.): Wissen und irren, Band 6, Historische Schriftenreihe des Landeswohlfahrtsverbandes Hessen: Quellen und Studien, Kassel: LWV Hessen, Landeswohlfahrtsverband, 1999, S. 108–128.

[29] Vgl. Vanja Gegend S. 22.

[30] Snell, R., Landes-Heil- u. Pflege-Anstalt Eichberg im Rheing., in Deutsche Heil- und Pflegeanstalten für Psychischkranke in Wort und Bild, Band 1, Halle a. S.: Marhold, 1910, S. 182.

[31] Vgl. ebd., S. 183.

[32] Vgl. ebd.

Wacholderhofs 188 Morgen und das Gesamtterrain der Anstalt wird von Direktor Dr. Snell 1910 auf 255 Morgen beziffert.[33] Von 1889 bis 1910 wurde die Familienpflege auf 100, bei einem Krankenstand von 800, ausgebaut.[34] Um die Nutzung der neueingerichteten Dauerbäder zu gewährleisten, die am Tag und in der Nacht genutzt wurden, wurde die Anzahl des Pflegepersonals erhöht. Dies war auch in dem neueingeführten System der schottischen Nachtwache begründet, das den einwöchigen Nachtwachendienst einer Pflegeperson auf einer Station vorsah, die tagsüber vom Dienst befreit war.[35]

Während des Ersten Weltkriegs litt die Heil- und Pflegeanstalt Eichberg unter Personalproblemen, denn aufgrund der Rekrutierung zum Heeresdienst 1914 wurden 67 Pfleger zum Kriegsdienst eingezogen.[36] Mit der Einstellung häufig unbrauchbarer Aushilfspfleger und dem Einsatz von Pflegerinnen auf den „ruhigen“ Stationen der Männerseite wurde versucht, der Situation gerecht zu werden.[37] Im Herbst des Jahres 1918 erkrankten dann 175 Menschen in der Anstalt an der „spanischen Grippe“, drei Pfleger und eine Pflegerin starben sogar daran.[38] Aufgrund des Ärztemangels wurde der Unterricht für das Pflegepersonal eingestellt. Heinz Faulstich betont korrekterweise, dass gerade dieser für die vielen ungelernten Aushilfskräfte besonders wichtig gewesen sei.[39] Diese fatale Situation sollte sich im Zweiten Weltkrieg auch in anderen Anstalten wiederholen, was zu einer schlechten Versorgung der Kranken und zu Unfällen führte.[40]

Die Sterberate in der Heil- und Pflegeanstalt Eichberg entwickelte sich von 5,6 Prozent im Jahr 1914, über 8,7 Prozent im darauffolgenden Jahr bis hin zu 16,3 Prozent im Jahr 1916 und 24,3 Prozent im Jahr darauf. 1918 betrug die Sterberate in der Landesheilanstalt 17,9 Prozent.[41] Heinz Faulstich beziffert die Anzahl der Hungertoten auf 352 für allein diese Heil- und Pflegeanstalt.[42] Er konstatiert, dass die preußischen Landesdirektoren 1916 geneigt gewesen seien, „Einschränkungen in der Lebensmittelversorgung der Irrenanstalten hinzunehmen“.[43] Matthias Hamann und Herwig Groß zufolge starb im letzten Kriegsjahr und im ersten Nachkriegsjahr jeder vierte bzw. fünfte Kranke in

[33] Vgl. ebd. Ein Morgen entspricht etwa 0,25 ha = 2.500m². Vgl. Weiß, Joachim, Lit – Norc in Der Brockhaus in zehn Bänden: Band 6, Leipzig: F.A. Brockhaus, 2005.
[34] Vgl. ebd., S. 184.
[35] Vgl. ebd.
[36] Vgl. Faulstich Eichberg S. 129.
[37] Vgl. ebd., S. 131
[38] Vgl. ebd.
[39] Vgl. ebd., S. 132.
[40] Siehe: 7.4.2. Abteilungspflegerin Katharina H. in der Landesheil- und Pflegeanstalt Philippshospital (1939–1976).
[41] Vgl.Faulstich Eichberg S. 139.
[42] Vgl. ebd., S. 140.
[43] Ebd.

solchen Institutionen.[44] 1919/20 war die Tuberkulose eine der Haupttodesursachen in der Heil- und Pflegeanstalt.[45]

Die sozialen Umwälzungen dieser Zeit hatten auch direkte Auswirkungen auf das Pflegepersonal der Heil- und Pflegeanstalt Eichberg: Die 60-stündige Arbeitswoche (zuvor teilweise 90-stündig), wurde eingeführt und 1920 der erste Betriebsrat gewählt.[46] Was die Behandlung der Kranken betrifft, wurde die Arbeitstherapie in der Weimarer Republik auf dem Eichberg weiter ausgebaut, die Malariatherapie wurde angewandt und Kranke mit Siliziumpräparaten behandelt.[47] 1929 kam es zu einer Reihe von Medikamentenversuchen durch die I.G. Farbenindustrie in der Landesheilanstalt Eichberg, bei denen, so der Landeshauptmann, keine „besonderen Ergebnisse“ oder „irgendwelche Schädigungen“ eingetreten sein sollen.[48] Die auf dem Eichberg traditionell geführte Familienpflege und offene Fürsorge wurden zur Zeit der Weimarer Republik durchgeführt.[49]

Im Jahr 1928 wurde die „Landes-Heil und Pflegeanstalt Eichberg“ zur „Landes-Heilanstalt Eichberg“ unbenannt.[50] „Ende 1930 befand sich der Bezirksverband in einer ‚katastrophalen Finanzlage‘.“[51] Eine Pflegeperson war nun im Durchschnitt für über sieben Kranke zuständig. Es konnten kaum noch weniger schwere Fälle aufgenommen werden, zusätzlich waren die Wachabteilungen überfüllt. Überdies wurde der Beköstigungssatz 1932 erneut verringert.[52]

Die Ausgangslage für die Situation in der Anstalt auf dem Eichberggelände war demnach kurz vor dem Machtwechsel bereits miserabel. Die Pflegerinnen dürften nicht nur deshalb die neuen Machthaber begrüßt und Hoffnung auf eine Verbesserung ihrer Lage mit dem Systemwechsel verknüpft haben.

3.2.2. Die Geschichte der Landesheilanstalt Eichberg von 1933 bis 1945

Wilhelm Hinsen (1894–1980) war von 1932 bis 1938 und Ende 1945 bis 1954 Direktor der Landesheilanstalt Eichberg.[53] Der neue Direktor setzte die Außenfürsorge, die Familienpflege sowie die Arbeitstherapie während seiner ersten Amtszeit fort. Gemeinsam mit den Direktoren der Anstalten Hadamar und Herborn besuchte Hinsen Anfang 1934 einen

[44] Vgl. Hamann, Matthias / Groß, Herwig, Der Eichberg in der Zeit der Weimarer Republik, in Vanja, Christina / Deutschle, Gabriela / Haas, Steffen et al. (Hrsg.): Wissen und irren, Quellen und Studien, Band 6, Historische Schriftenreihe des Landeswohlfahrtsverbandes Hessen, Kassel: LWV Hessen, Landeswohlfahrtsverband, 1999, S. 142.
[45] Vgl. ebd.
[46] Vgl. ebd., S. 142f.
[47] Vgl. ebd., S. 149ff.
[48] Zitiet nach: ebd., S. 153.
[49] Vgl. ebd.
[50] Vgl. Sandner Verwaltung S. 70.
[51] Hamann/Groß Weimarer Republik S. 157.
[52] Vgl. ebd.
[53] Vgl. Sandner Verwaltung S. 731.

fünftägigen Lehrgang am Münchner Rüdin-Institut, der über die „erbbiologischen Aufgaben“ des Anstaltsarztes und über die Grundlagen des Sterilisationsgesetzes informierte.[54] In der Landesheilanstalt Eichberg war Direktor Hinsen Beauftragter für die Erfassung von „Erbkranken“ und deren Angehörigen. Die Sterilisationsabteilung der Anstalt wurde, so Peter Sandner, bis Ende 1938 genutzt, die darauffolgenden Unfruchtbarmachungen habe man im Städtischen Krankenhaus Wiesbaden durchgeführt. In der Eichberger Sterilisationsabteilung wurden, so Sandner, 178 Menschen unfruchtbar gemacht.[55] Beim Erbgesundheitsobergericht in Frankfurt war Wilhelm Hinsen in den Jahren 1936 und 1937 als ärztlicher Beisitzer aktiv.[56] „Als Gutachter oder Berichterstatter stellte sich Hinsen beinahe durchgehend hinter die von der vorigen Instanz gefaßten Beschlüsse – sei es nun für oder gegen die Sterilisation –, allenfalls empfahl er in Ausnahmefällen, ein weiteres Gutachten anzufordern und die Entscheidung erst bei der Sitzung des Erbgesundheitsobergerichts zu treffen; mindestens einmal wurde so aus der ablehnenden Entscheidung des Limburger Gerichts ein Sterilisationsbeschluß.“[57]

Im Jahr 1934 betrug der Pflegeschlüssel in der Landesheilanstalt Eichberg 1:8.[58] Dieses Verhältnis veränderte sich von 1935 bis 1939 auf 1:10 und verschlechterte sich während des Krieges, so Horst Dickel, noch einmal.[59] Häufig war dann eine Pflegerin mit 80–90 Kranken alleine auf der Station. Auf der „unruhigen“ Frauenstation betreute eine Pflegerin zeitweilig mehr als 30 Patientinnen.[60] Eine sachgemäße Pflege war unter diesen Umständen unmöglich und wohl nicht erwünscht.

In der Landesheilanstalt Eichberg hatten sämtliche Belegschaftsmitglieder einen „Nachweis arischer Abstammung“ vorzulegen. Da offenbar niemand jüdisch war oder jüdische Vorfahren hatte, sind keine belegbaren Entlassungen diesbezüglich überliefert.[61] Sandner erläutert, dass im Jahr 1936 Parteierwägungen zunehmend Einfluss auf die Personalpolitik der Anstalt hatten.

> „Vor der Einstellung von Pflegern auf dem Eichberg im Jahr 1936 teilte die Personalabteilung des Bezirksverbandes dem an der Vorauswahl der Bewerber beteiligten Eltviller Arbeitsamt mit, welche Personen die SS als sogenannte ‚alte Kämpfer‘ (NSDAP-Beitritt bis 14. September 1930) mit einer Stelle versorgt sehen wollte [...].“[62]

---

[54] Vgl. ebd., S. 169.
[55] Vgl. ebd., S. 171.
[56] Vgl. ebd., S. 169.
[57] Ebd., S. 169f.
[58] Vgl. ebd., S. 175.
[59] Vgl. Dickel Alltag S. 106.
[60] Vgl. ebd. Auf der Abteilung für „unruhige“ waren diejenigen Kranken untergebracht, die eine akute Krankheitsphase durchlebten (z. B. eine akute Psychose) und sich deshalb unruhig bzw. aggressiv verhielten.
[61] Vgl. Sandner Eichberg S. 171.
[62] Ebd., S. 179.

Auch die im Jahr 1937 als Oberschwester eingestellte Helene Schürg wurde, so Hinsen, eingestellt, weil sie den Landeshauptmann Traupel während einer Erkrankung gepflegt hatte.[63] Seit 1935 gab es in der Eichberger Anstalt zwei Pflegeklassen.[64] Die nationalsozialistische Ideologie und Anstaltspolitik verfolgte einen rigiden Sparkurs, der zu einer systematischen Senkung der Pflegesätze führte. Dieser schlug sich in einem spürbaren Rückgang in der Lebensmittelversorgung, insbesondere während der Zeit des Krieges nieder. Die Kranken hungerten in der Landesheilanstalt bis zur „Grenze der Skelettierung“ ab und „extra Leistungen“ gab es nur für arbeitende Kranke.[65]

Die Landesheilanstalt wurde zudem systematisch überbelegt: Anfang 1937 mit 900 Kranken, bis Mitte 1938 mit über 1.050 Kranken und Mitte 1939 mit fast 1.200 Menschen.[66] Ende 1937 waren 110 bis 120 dieser Kranken aus dem Saargebiet und 30 bis 40 Kranke stammten aus den rheinischen Anstalten.[67] „Durch diese überplanmäßigen Aufnahmezahlen konnte die Landesheilanstalt Eichberg in den Jahren ab 1936/1937 ständig ein Plus erzielen und ihre Etatansätze (was Krankenbestand und Verpflegungstage anging) regelmäßig übertreffen.“[68] Zu dieser Zeit wurden auch Strohsäcke anstelle von Matratzen für die Kranken eingeführt, um weitere Kosten zu sparen.[69]

Mitte der 1930er Jahre stammte der Kreis der Besichtigungsgruppen der Landesheilanstalt fast ausschließlich aus parteigebundenen Gruppen wie der NSV, HJ oder der SA.[70] „Zehn katholischen Theologiestudenten aus Mainz wurde der Besuch auf dem Eichberg verwehrt mit der Begründung, eine Einschränkung der Besichtigung sei zu einer ‚ordnungsgemässe[n] Durchführung der Heilerziehung‘ notwendig.“[71]

Ab 1938 leitete der neue Direktor Friedrich Mennecke (1904–1947) bis 1942 die Landesheilanstalt Eichberg.[72] Er war seit 1936 Volontärarzt in der Anstalt gewesen und Peter Sandner vermutet, dass Menneckes SS-Mitgliedschaft den Ausschlag für seine Einstellung gegeben hat.[73] Der später für den Gashahn in der Landesheilanstalt Hadamar zuständige Arzt Hans Bodo Gorgaß war ab 1936 in der Landesheilanstalt Eichberg angestellt. Die Ärzte Mennecke, Gorgaß und andere hätten, Hinsen zufolge, viel getrunken und seien oft laut grölend in die Anstalt gekommen. Sie seien als „Vertreter des Nationalsozialismus“ bei den übrigen Belegschaftsmitgliedern „gefürchtet“ gewesen, sodass viele Verfehlungen nicht gemeldet worden seien.[74] Als Direktor Mennecke 1939 zum Kriegsdienst eingezogen

[63] Vgl. ebd. Zur Oberpflegerin Helene Schürg siehe: 10.2.1 Der Fall Schürg.
[64] Vgl. Dickel Alltag S. 106.
[65] Vgl. ebd.
[66] Vgl. Sandner Eichberg S. 176.
[67] Vgl. ebd.
[68] Ebd.
[69] Vgl. Dickel Alltag S. 106.
[70] Vgl. Sandner Eichberg S. 171.
[71] Ebd., S. 171f.
[72] Vgl. ebd., S. 178.
[73] Vgl. ebd.
[74] Ebd., S. 178f.

wurde, übernahm die Leitung der Anstalt Otto Henkel (1876–1956), der seit Ende 1937 pensionierte ehemalige Direktor der Landesheilanstalt Hadamar.[75]

Aufgrund der kriegsbedingten Überbelegung der Anstalt auf dem Eichberg zu dieser Zeitv erdoppelte sich die Sterberate 1940 gegenüber dem Vorjahrvon 6,6 Prozent auf 14,9 Prozent.[76] Ende Januar 1940 kehrte Mennecke nach Bewilligung seiner Stelle als „unabkömmlich" in die Landesheilanstalt Eichberg zurück, wo er im Juli zusammen mit Oberarzt Leopold Coulon und der Ärztin Elfriede Conrad die „T4"-Meldebögen für alle in der Anstalt untergebrachten Kranken ausfüllte.[77] Mennecke hatte mit Herbert Linden und Carl Schneider Kontakte zu den Organisatoren und im Falle von Schneider zum Führungszirkel der „T4" So war er beispielsweise zunächst als „Untergutachter" tätig.[78] Von Februar 1940 bis 1941 war Mennecke zudem bei Selektionen in Heil- und Pflegeanstalten eingesetzt und zwischen September 1941 und März 1942, im Rahmen der Mordaktion „Sonderbehandlung 14f13" in verschiedenen Konzentrationslagern tätig.[79] Diese enge Verschränkung der „T4"-Organisation mit dem ärztlichen Personal der Anstalt stellt eine Besonderheit der Landesheilanstalt Eichberg dar.

Während der Zeit der Krankenmorde war die Landesheilanstalt Eichberg seit 1941 eine „Zwischenanstalt" für die Tötungsanstalt Hadamar. Die erste Verlegung in die Landesheilanstalt Hadamar fand am 13. Januar 1941 statt.[80] „Mennecke oder sein Vertreter gaben jeweils das Eintreffen neuer Verlegungslisten in der Anstaltskonferenz bekannt, und die Stationsschwestern beziehungsweise -pfleger erhielten vom Büro gefertigte und nach Station gegliederte auszugsweise Abschriften der Listen, um die zur Ermordung vorbestimmten Menschen herauszusuchen."[81] Die Ermordung der Kranken in Hadamar war nicht nur dem Personal und den Kranken bekannt, selbst die Kinder in Eltville, stellt Sandner fest, hätten um die Transportomnibusse getanzt und gerufen, die „Berliner Mordkarre" sei wieder da.[82] Wenn also selbst bei unbeteiligten Kindern aus der Umgebung ein Bewusstsein für die Tötungen in der Anstalt vorlag, so ist davon auszugehen, dass auch die Erwachsenen des Ortes von den Krankenmorden in der Anstalt wussten und schwiegen.

Als im August 1941 der Krankenmord in den Vergasungsanstalten gestoppt wurde, setzte der Anstaltsdezernent Bernotat die Überbelegung auf dem Eichberg fort.[83] Unter dem Einfluss des „T4"-Arztes Carl Schneider begann Mennecke im Sommer 1942 mit den

[75] Vgl. ebd., S. 184.
[76] Vgl. ebd.
[77] Vgl. ebd., S. 186.
[78] Vgl. ebd.
[79] Vgl. ebd., S. 186f.
[80] Vgl. ebd., S. 188.
[81] Ebd., S. 189.
[82] Vgl. ebd., S. 190.
[83] Vgl. ebd., S. 193. Zum sogenannten „Euthanasie-Stopp" Siehe: 4.2 Die Verbrechen gegen Kranke und Menschen mit Behinderung in der Zeit des Nationalsozialismus und die Rolle des Pflegepersonals.

damals modernen Schocktherapien in der Landesheilanstalt Eichberg.[84] Zur selben Zeit sorgte unter anderem der Prozess um die Vergewaltigung einer Patientin durch einen Verwaltungsbeamten und „alten Kämpfer", der zugleich der Ortsgruppenleiter der NSDAP in Kiedrich gewesen war, für das Ende der Karriere Menneckes auf dem Eichberg.[85]

Walter Schmidt übernahm 1943 als Oberarzt dann stellvertretend die Anstaltsleitung auf dem Eichberg. „Von Schmidt war – anders als von Mennecke – unter dem Personal allgemein bekannt, daß er seine Patienten und Patientinnen eigenhändig tötete; er trug intern den Spitznamen ‚Massenmörder'."[86] Sandner berichtet, dass nie geklärt werden konnte, wann genau auf dem Eichberg – mit Ausnahme von der „Kinderfachabteilung" – mit den aktiven Tötungen durch Medikamente begonnen wurde. Besonders seit dem Sommer 1941 bis in den Sommer des darauffolgenden Jahres scheint, so Sandner, die gezielte Unterernährung die bevorzugte Mordmethode dort gewesen zu sein. Spätestens im Sommer 1942, nach dem „Euthanasie-Stopp", sei mit den Medikamentenmorden in der Landesheilanstalt Eichberg begonnen worden.[87] Kritischen Fragen von Angehörigen Verstorbener begegnete Schmidt mit der Drohung der Einschaltung der Gestapo.[88]

Gleichermaßen fielen ausländische ZwangsarbeiterInnen diesen Morden zum Opfer. Von den rund 1.000 bis 1.500 durchschnittlich untergebrachten Kranken in der Landesheilanstalt Eichberg starben jährlich etwa 600 bis 800.[89] Die Verlegungen in die Landesheilanstalt Hadamar gingen zu dieser Zeit weiter.[90]

Im Jahr 1943/44 erschütterte ein Korruptionsskandal die Landesheilanstalt Eichberg: Etwa 30 MitarbeiterInnen hatten „im Schatten der Kranken- und Behindertenmorde großangelegte Unterschlagungen und Schiebereien mit Lebensmitteln und Textilwaren" betrieben.[91] Die ohnehin schon knapp bemessenen Lebensmittelrationen wurden demnach nicht an die Kranken ausgeteilt, sondern seien dem Personal oder den Gästen von Veranstaltungen in der Anstalt oder im Kloster Eberbach zugute gekommen.[92]

3.2.3. Lage, Bau und Ausstattung der Landesheilanstalt Eichberg

> „Schön liegt die Herzoglich Nassauische Anstalt zu Eberbach. Von Hattenheim am Rhein führt der Weg durch die herrlichen Weinberge. Dann tritt man in ein freundliches Wiesenthal, das zu beiden Seiten durch waldige Höhen begränzt ist. Links springt eine Felsparthie hervor und man sieht jetzt in

[84] Vgl.Sandner Eichberg S. 194.
[85] Vgl. ebd., S. 195.
[86] Ebd., S. 196. Diese Aussage machten mehrere männliche Pfleger, darunter Andreas Senft in den Jahren 1945 und 1946 im „Eichberg-Prozess". Vgl. ebd., S. 216.
[87] Vgl. ebd.
[88] Vgl. ebd., S. 197.
[89] Vgl. Sandner Eichberg S. 197.
[90] Vgl. ebd., S. 198.
[91] Ebd.
[92] Vgl. ebd., S. 198f.

> eine andere Gegend. Hinten daran in friedlicher Stille das Kloster mit seinen weitläufigen Gebäuden und Gärten. Noch sieht man beim Rückblick zwischen den beiden Bergreihen des Thales hindurch auf einen Theil der lachenden Ufer des Rheins. Die herrliche Gegend erscheint in der Ferne, wie ein Gemälde in Rahmen gefaßt, und nur so viel davon, um die Sehnsucht des Kranken rege zu machen. Er hat Abschied von der Welt genommen; ein stilles Thal trennt ihn von dem lauten Leben, aber ein Blick der Hoffnung fällt hinaus in die herrliche Ferne und lockt ihn zur Rückkehr. Man kann sie ihm zeigen, auf sie hinweisen, als eine frohe Verheißung, die sich erfüllt, sobald er gethan, was man ihm vorschreibt."[93]

Die Klinik Eichberg (Vitos Rheingau) liegt nahe den Ortschaften Hattenheim und Kiedrich in der heutigen Stadt Eltville im Rheingau auf dem Eichberggelände.[94] Sandner sieht im Bau der Anstalt abseits der nächsten Ortschaften und in der Unterbringung eines Teils des Personals auf dem Anstaltsgelände in einer Zeit geringer Motorisierung die Verstärkung des „Charakters einer Dorfgemeinschaft".[95] Auf eine völlige Isolation zielte man, so Reinhard Bentmann, jedoch beim Eichberg und vergleichbar isolierten Anstalten nicht ab, da die Anstalt für außerhalb lebendes Personal und Angehörige der Kranken problemlos erreichbar sein sollte.[96]

Die Einrichtung verfügt heute noch über ein sehr ansprechendes Äußeres, weshalb sie von Vitos-MitarbeiterInnen scherzhaft als „Neuschwanstein des Vitos-Konzerns" bezeichnet wird.[97]Die Historikerin Christina Vanja erklärt die Schönheit der Anlage folgendermaßen:

> „Die Schönheit der Anlage in den Weinbergen des Rheingaus mit Blick auf den Rheinstrom ist allerdings, [. . .] weder dem Zufall noch allein romantischer Ästhetik geschuldet. Sie ergibt sich vielmehr konsequent aus den ganzheitlichen Reformkonzepten zur Irrenpflege, die seit der Jahrhundertwende entwickelt wurden, Vorstellungen, die aufgrund der besonderen Geschichte der Irrenheilkunde im Herzogtum Nassau in Form eines zweckmäßigen Neubaus in anmutiger Lage auf dem Eichberg realisiert werden konnten."[98]

[93]Christian Friedrich Wilhelm Roller 1831, zitiert nach: Vanja Gegend S. 11f.
[94]Siehe: https://www.vitos-rheingau.de/rheingau/unternehmen/historie/historie-fortsetzung.html (Zugriff: 22.10.2018)
[95]Sandner Eichberg S.165.
[96]Vgl. Bentmann, Reinhard, Architektur für Irrsinn. Bemerkungen zur Baugeschichte der Psychiatrie auf dem Eichberg, in Vanja, Christina / Deutschle, Gabriela / Haas, Steffen et al. (Hrsg.): Wissen und irren, Quellen und Studien, Kassel: LWV Hessen, Landeswohlfahrtsverband, 1999, Band 6, Historische Schriftenreihe des Landeswohlfahrtsverbandes Hessen, S. 304.
[97]Mai, Ulrike, Historische Führung über das Gelände der Vitos Rheingau: Persönliches Gespräch 2019-13. Mai.
[98]Vanja Gegend S. 12f.

Jene Schönheit steht in krassem Kontrast zu den an diesem Ort verübten nationalsozialistischen Gräueltaten.

Bereits vor dem Ersten Weltkrieg war die Landesheilanstalt Eichberg mit sechs Dauerbädern für Männer und acht Dauerbädern für Frauen ausgestattet.[99] In der Zeit des Nationalsozialismus gab es nur wenige bauliche Veränderungen innerhalb des neuerrichteten Pavillionsystems der Landesheilanstalt.[100] Es waren für beide Geschlechter jeweils acht Abteilungen eingerichtet: Sie gliederten sich in eine Männer- (links) und Frauenseite (rechts) des Anstaltsgeländes.[101] Jeweils vier Stationen waren in dem geschlechtsspezifischen Bau untergebracht, während die anderen Stationen in den Gebäuden auf dem „Kerngelände" untergebracht waren.[102] „Je eine Station befand sich im ‚Männer-' beziehungsweise ‚Frauenpavillion', in der ‚Männer-' beziehungsweise ‚Frauenbeobachtung' und der ‚Männer-' beziehungsweise ‚Frauenunruhe'; außerdem beherbergte das nahegelegene anstaltseigene Gut Wacholderhof eine Station."[103] Der Wacholderhof galt aufgrund seiner klimatisch günstigen Lage als „der beste landwirtschaftliche Betrieb unter den Heilanstaltsgütern im Bezirk Wiesbaden".[104] Der Betrieb produzierte über den Eigenbedarf hinaus im Rechnungsjahr 1937 19 Stück Schlachtvieh und 42 Fettschweine, zusätzlich Obst und Gemüse.[105] Trotz dieser hohen Produktionsrate und der guten landwirtschaftlichen Bedingungen hungerten die Menschen in der Anstalt, denn die von ihnen erzeugten Lebensmittel wurden ihnen vorenthalten und für andere Zwecke genutzt.

Die Landesheilanstalt verfügte zudem über eine eigene Schreinerei, Schlosserei, Schuhmacherei, Bäckerei, Näherei und Wäscherei, in der die Kranken im Rahmen der Arbeitstherapie tätig waren.[106]

Im Jahr 1935 war auf beiden Seiten der Geschlechterachse nur jeweils eine „offene" Station vorhanden.[107] Horst Dickel führt aus, dass es in der Landesheilanstalt ab 1942 eine Schockabteilung gab: „Es war die einzige Abteilung, in der aus der Sicht des Heidelberger Professors Carl Schneider ‚erträgliche Verhältnisse' herrschten."[108] Die Schockabteilung war nicht nur die am modernsten ausgestattete Abteilung, auch kamen für diese Behandlung nur Kranke mit einer relativ guten Heilungsprognose in Betracht. Hinzu kam eine Abteilung „schwerstkatoner Kranker", die als pflegerlose Abteilung geführt wurde, dort waren 40–50 Kranke sich selbst überlassen.[109] Diese Abteilung war einzigartig unter

[99] Snell Rheingau S. 184.
[100] Vgl. Sandner Eichberg S. 165. Zur Architektur und Baugeschichte der Anstalt siehe: Bentmann Architektur.
[101] Vgl. Sandner Eichberg S. 165.
[102] Vgl. ebd.
[103] Ebd.
[104] Ebd.
[105] Vgl. ebd.
[106] Vgl. Dickel Alltag S. 106.
[107] Vgl. Sandner Eichberg S. 165.
[108] Dickel Alltag S. 107.
[109] Vgl. ebd.

den untersuchten Anstalten. Seit Ende der 1930er Jahre verfügte die Landesheilanstalt Eichberg zudem über zwei „Bunker“ auf der Frauen- und Männerseite. Ursprünglich für sicherungsverwahrte Anstaltsinsassen gedacht, wurden diese „Bunker“ als Strafmaßnahmen für Kranke eingesetzt.[110] Der „Bunker“ stellte eine besondere Form der Folter dar.

Die im Frühjahr 1939 eingerichtete Tuberkuloseabteilung für Frauen hatte, so Sandner, nicht lange Bestand.[111] Das im Januar 1944 eingerichtete Ausweichkrankenhaus „Rheinhöhe“ hingegen, welches aufgrund seiner Belegung mit überwiegend älteren Menschen häufig als „Altersheim Rheinhöhe“ bezeichnet wurde, bestand viele Jahre bis nach Kriegsende fort und „bestimmte den Charakter der Landesheilanstalt Eichberg mit.“[112] Die pflegerische Aufsicht über das Ausweichkrankenhaus hatte die im Kapitel 10.1.2.1. vorgestellte Oberschwester Helene Schürg inne.[113] Im Jahr 1941 wurde in der ehemaligen Frauenbaracke am nordöstlichsten Rand des Anstaltsgeländes eine sogenannte „Kinderfachabteilung“ eingerichtet.[114] Die Abteilung war in einem großen Saal mit zwei kleinen Räumen mit fünf Betten, einem Isolierzimmer und einem Zimmer für Besucher ausgestattet. Von den insgesamt 30 Betten auf der Station waren im Durchschnitt 20 belegt. Kinder ab neun Jahren waren auf den Erwachsenenstationen untergebracht. Die Versorgung mit Nahrungsmitteln soll auf der Kinderstation besonders gut gewesen sein und auch die hygienischen Verhältnisse deutlich besser.[115] „Insgesamt sollen nach Aussage der Oberschwester Helene Sch.[ürg] etwa 500 Kinder in die Kinderfachabteilung aufgenommen worden sein, davon seien etwa zwei Drittel gestorben, ein Drittel (200 Kinder) sei durch Spritzen und Tabletten getötet worden.“[116] Hohendorf, Weibel-Shah, Roelcke und Rotzoll konstatieren, dass häufig „störendes“ oder „unsauberes“ Verhalten der Kinder zur Tötung „motiviert“ haben möge.[117] Der Oberarzt der Abteilung, Walter Eugen Schmidt (1911–1970)[118] und Mennecke nutzen die Ermordung für ihre Untersuchungen:

[110] Vgl. ebd., S. 108.
[111] Vgl. Sandner Eichberg S. 200.
[112] Ebd., S. 201.
[113] Siehe: 10.2.1. Der Fall Schürg.
[114] Vgl. Hohendorf, Gerrit / Weibel-Shah, Stephan / Roelcke, Volker / Rotzoll, Maike, Die Kinderfachabteilung der Landesheilanstalt Eichberg und ihre Beziehung zur Forschungsabteilung der Psychiatrischen Universitätsklinik Heidelberg unter Carl Schneider, in Vanja, Christina / Deutschle, Gabriela / Haas, Steffen et al. (Hrsg.): Wissen und irren, Band 6, Historische Schriftenreihe des Landeswohlfahrtsverbandes Hessen, Kassel: LWV Hessen, Landeswohlfahrtsverband, 1999, S. 222.
[115] Vgl. ebd., S. 223.
[116] Ebd., S. 225.
[117] Vgl. ebd., S. 226.
[118] Schmidt war seit dem 15.02.1939 bis zum 22.05.1939 in der Landesheilanstalt Hadamar als Arzt tätig. Ab Mai 1939 in der Landesheilanstalt Eichberg war er bis Ende August 1939 zum SS-Totenkopf-Regiment in Weimar, Brünn, München, Danzig und in der Nähe von Stettin sowie Prag eingesetzt. Ab April 1940 war er beim Norwegenfeldzug und kehrte am 15.03.1941 mit einer U.-k.Stellung zur Landesheilanstalt Eichberg zurück. Ab Juli 1941 dort in der Funktion als Oberarzt, ab 1943 faktischer Leiter der Anstalt. Er war ab 1943 NSDAP-Ortsgruppenleiter und wurde am 12. Juli 1945 festgenommen. Im „Eichberg-Prozess“ wurde er am 21. Dezember 1946 zu lebenslänglicher Zuchthausstrafe verurteilt, die 1947 in eine Todesstrafe abgeändert und im Jahr darauf wiederum zu einer lebensläng-

Die entnommenen Gehirne ausgewählter Opfer wurden an die Universitätsnervenklinik in Frankfurt am Main und zu Carl Schneider (1891–1946) an die psychiatrische Universitätsklinik Heidelberg gesendet.[119]

Die „Zwischenanstalt“ Eichberg stellt unter den untersuchten Anstalten nicht nur eine Besonderheit aufgrund dieser Funktion dar, ferner verfügte sie über eine der zwei „Kinderfachabteilungen“ in den heute hessischen Gebieten.[120] Zudem war sie die einzige der untersuchten Anstalten, in der die moderne Elektrokrampftherapie angewandt wurde. Auch wurden in der Landesheilanstalt Eichberg Kranke gezielt durch Pflegerinnen und Ärzte getötet, die sehr eng mit der Organisation „T4“ kooperierten. Aus heutiger Sicht ist kaum vorstellbar, dass an solch einem äußerlich scheinbar so idyllischen Ort Menschen ermordet und gequält wurden.

3.3. Die Landesheilanstalt Hadamar

3.3.1. Die Geschichte der Landesheilanstalt Hadamar vor 1933

Die Diskussion über die Einrichtung einer dritten „Bezirks-Irrenanstalt“ im Regierungsbezirk Wiesbaden, der preußischen Provinz Hessen-Nassau, begann, nachdem 1902 für die nächsten zehn Jahre ein Bedarfsanstieg für die stationäre Versorgung psychisch Kranker zwischen 50 und 100 Prozent prognostiziert wurde.[121] Das Gebäude der hierfür ausgewählten und 1883 gegründeten Korrigenden- und Landesarmenanstalt Hadamar war im Nordwesten der Stadt gelegen und befindet sich auf dem Plateau des Mönchebergs.[122] Von 1828 bis 1872 hatte sich in dem ehemaligen Franziskanerkloster die nassauische

lichen Zuchthausstrafe geändert wurde. Schmidt wurde 1951 zu einer zehnjährigen Zuchthausstrafe begnadigt und im Juli 1953 wegen Strafaussetzung entlassen. Im Anschluss war er weiterhin als Arzt tätig, obwohl ihm die Approbation entzogen worden war. Sandner Verwaltung S. 741.

[119] Vgl. Hohendorf et al. Kinderfachabteilung S. 231.; Carl Schneider war seit 1933 Ordinarius der Psychiatrischen Universitätsklinik Heidelberg und betätigte sich auch als „T4“-Obergutachter und gilt als „Vordenker“ der NS-„Euthanasieaktion“. Vgl. ebd., S. 234. Schneider floh im März 1945 aus Heidelberg, wurde festgenommen, interniert und erhängte sich im November 1946 bei der Überstellung an die Justiz. Vgl. Sandner Verwaltung S. 741.

[120] Die andere hessische „Kinderfachabteilung“ war auf dem Kalmenhof in Idstein (Taunus) eingerichtet. Vgl. Benzenhöfer, Udo, Kinderfachabteilungen und NS-Kindereuthanasie, Wetzlar: GWAB-Verlag, 2000, S. 63ff.

[121] Vgl. Roelcke, Volker, Psychiatrie um 1900 und die Gründung der Anstalt Hadamar, in George, Uta / Vanja, Christina / Sandner, Peter (Hrsg.): Hadamar, Band 12, Historische Schriftenreihe des Landeswohlfahrtsverbandes Hessen: Quellen und Studien, Jonas Verlag, Marburg, 2006, S. 83.

[122] Vgl. Vanja, Christina, Die Hadamarer „Corrigendenanstalt“ (1883–1906), in George, Uta / Vanja, Christina / Sandner, Peter (Hrsg.): Hadamar, Band 12, Historische Schriftenreihe des Landeswohlfahrtsverbandes Hessen: Quellen und Studien, Jonas Verlag, Marburg, 2006 S. 58.

Hebammen-Lehr- und Entbindungsanstalt befunden.[123] Die „Landes-Pflegeanstalt für Geisteskranke" wurde im November 1906 in Hadamar eröffnet.[124]

Die Zahl der in der Anstalt untergebrachten Kranken stieg bis 1913 auf 193 Personen an.[125] Während des Ersten Weltkrieges wurde im Juni 1915 im Westflügel des Hauptgebäudes ein Lazarett eingerichtet.[126] Auch gab es in diesem Jahr Kürzungen der Fleischrationen und Schonkost, wie Weißbrot, nur noch für körperlich Kranke.[127] Seit 1914 traten mehrfach Typhus-Erkrankungen in der Anstalt auf, die trotz großer Bemühungen nicht endgültig unter Kontrolle zu bringen waren. Im weiteren Verlauf des Krieges und mit Verschlechterung der Ernährungssituation kam es bei den Kranken zu Unterernährung und zunehmend zu Fällen von Lungentuberkulose. Eine Grippeepidemie Ende 1918 forderte dann zusätzliche Todesopfer.[128]

Ab 1920 wurde die „Landes-Pflegeanstalt für Geisteskranke" zur „Landesheil- und Erziehungsanstalt" auf- und ausgebaut.[129] In das neugegründete „Psychopathinnenheim" wurden häufig minderjährige Mädchen und Frauen gebracht, die in Frankfurt durch „häufig wechselnde" Sexualpartner, Stellenwechsel, Herumtreiben, Alkohol- oder Drogenmissbrauch sowie kleinere Delikte aufgefallen waren und die durch die regulären Methoden der Fürsorge keine „Besserung" zeigten.[130] Durch den Erwerb einer nahegelegenen ehemaligen Ziegelei sowie des Hofgutes Schnepfenhausen im Jahr 1927 erfuhr die Anstalt, so Gabriele Kremer, eine erhebliche Vergrößerung und Ausdifferenzierung.[131] Der Unterschied zwischen „Psychopathinnen" und „Geisteskranken" löste sich mit der Zeit mehr und mehr auf: Ab 1930 wurde die Spezialabteilung für „Psychopathinnen" vom Ost- in den Westflügel verlegt und eine Isolierabteilung, vermutlich für geschlechtskranke Mädchen, angeschlossen. Die offene Abteilung inklusive Lehrküche blieb im Altbau erhalten, eine kleine Männerabteilung war dort zusätzlich, streng getrennt, untergebracht.[132] Im Ostflügel hingegen waren zwei große Abteilungen für psychisch kranke Frauen eingerichtet.[133]

[123] Vgl. Sahmland, Irmtraut, Ein Institut für das Leben. Die Hebammenlehranstalt für das Herzogtum Nassau (1828–1872), in George, Uta / Vanja, Christina / Sandner, Peter (Hrsg.): Hadamar, Band 12, Historische Schriftenreihe des Landeswohlfahrtsverbandes Hessen: Quellen und Studien, Marburg: Jonas Verlag, 2006, S. 37–55.
[124] Vgl. Roelcke Psychiatrie um 1900 S. 86.
[125] Vgl. Kremer, Gabriele, In diesem Haus hat sich so manches zugetragen: Die Landesheil und Erziehungsanstalt Hadamar 1906–1932, in George, Uta / Vanja, Christina / Sandner, Peter (Hrsg.): Hadamar, Band 12, Historische Schriftenreihe des Landeswohlfahrtsverbandes Hessen, Quellen und Studien, Marburg: Jonas Verlag, 2006, S. 91.
[126] Vgl. ebd., S. 92.
[127] Vgl. ebd.
[128] Vgl. ebd.
[129] Vgl. ebd., S. 96.
[130] Vgl. ebd.
[131] Vgl. ebd., S. 97.
[132] Vgl. ebd., S.103.
[133] Vgl. ebd.

3.3.2. Die Geschichte der Landesheilanstalt Hadamar von 1933 bis 1945

Der Bezirksverband Hessen-Nassau schickte im Januar 1934 die Anstaltsdirektoren der Landesheilanstalten Hadamar, Herborn und Eichberg nach München zu einem fünftägigen „rassenhygienischen Lehrgang für Psychiater", der von Ernst Rüdin (1874–1952) in der Deutschen Forschungsanstalt für Psychiatrie geleitet wurde.[134] Der Hadamarer Anstaltsdirektor Otto Henkel (1876–1956) schloss seinen Bericht „mit dem programmatischen Schlusssatz: ‚Erster Grundsatz aller Rassenhygiene ist: Ausmerzung der Entarteten und Erhaltung und Förderung der Hochwertigen' [...]."[135]

Für die erbbiologische Bestandsaufnahme war in Hadamar die Ärztin Frieda Conrad beauftragt. Mit der Hilfe von jährlich wechselnden Medizinalpraktikanten legte sie Erbbögen, Stammbäume und Sippentafeln an.[136] Ab 1934 beteiligte sich die Landesheilanstalt Hadamar dann an der Umsetzung des „Gesetzes zur Verhütung erbkranken Nachwuchses".[137] Die Kranken aus der Landesheilanstalt Hadamar wurden in einer speziellen Operationsabteilung in der Anstalt Herborn unfruchtbar gemacht.[138] Cornelia Hoser und Birgit Weber-Diekmann stellen fest, dass die Mehrheit der zwangssterilisierten Menschen aus der Landesheilanstalt Hadamar der untersten sozialen Schicht zuzuordnen sind: Sie hatten keine weiterführende Schule besucht und auch keine abgeschlossene Berufsausbildung.[139]

Der Direktor der Landesheilanstalt Hadamar, Otto Henkel, war wie seine Kollegen in Herborn und der Landesheilanstalt Eichberg ärztlicher Beisitzer des Erbgesundheitsobergerichts in Frankfurt am Main, bevor er 1937 im Alter von 61 Jahren in den Ruhestand ging.[140] Sein Nachfolger, Peter Masorsky (1887–1966) war 1933 in die NSDAP und SA eingetreten und fungierte 1937 für einige Monate als stellvertretender Ortsgruppenleiter.[141]

Seit 1934 hatte der Landesoberinspektor Fritz K. (1898–1978) die Leitung der Verwaltungsgeschäfte in der Landesheilanstalt Hadamar inne.[142] Sein Nachfolger war seit 1939 der „alte Kämpfer" Alfons Klein (1909–1946), dem faktisch die Gesamtleitung der Anstalt oblag, da Direktor Masorsky zur Marine einberufen wurde.[143] Alfons Klein be-

[134] Vgl. Sandner Landesheilanstalt Hadamar S. 139.
[135] Ebd.
[136] Vgl. Winter, Bettina, Anstaltspsychiatrie im Nationalsozialismus 1933–1939, in Winter, Bettina (Hrsg.): „Verlegt nach Hadamar", Band 2, Historische Schriftenreihe des Landeswohlfahrtsverbandes Hessen: Kataloge, Kassel: Eigenverlag des LWV Hessen, 1994, S. 46.
[137] Vgl. Sandner Landesheilanstalt Hadamar S. 139.
[138] Vgl. ebd.
[139] Vgl. Hoser, Cornelia / Weber-Diekman, Birgit, Zwangssterilisation an Hadamarer Anstaltsinsassen, in Roer, Dorothee / Henkel, Dieter (Hrsg.): Psychiatrie im Faschismus, Frankfurt am Main: Mabuse-Verlag, 1996, S. 154f.
[140] Vgl.Sandner Landesheilanstalt Hadamar S. 140.
[141] Vgl. ebd.
[142] Vgl. ebd., S. 141.
[143] Vgl. ebd.

trieb zusammen mit dem Bezirksverband eine rege Sparpolitik: „Während die Zahl der Patientinnen und Patienten der Landesheilanstalt Hadamar im Zeitraum Januar 1935 bis 1939 leicht von 557 auf 625 anstieg, sank der Personalstand deutlich von 162 auf 72. Kamen zu Anfang 81 Kranke auf einen Arzt, waren es gegen Ende dieses Zeitraums 141 Patientinnen und Patienten pro Mediziner.“[144]

In der Landesheilanstalt Hadamar wurden Cardiazolkuren und die Malaria-Fiebertherapie angewandt, schwierige Pflegefälle erhielten jedoch außer sedierenden und narkotisierenden Medikamenten keine therapeutische Behandlung.[145] Unter dem Deckmantel physiotherapeutischer Heilverfahren erhielten „unruhige“ oder aggressive Kranke hingegen kalte Packungen oder den sogenannten „Packsack“ als Strafmaßnahme.[146]

Im September 1939 wurde die Landesheilanstalt Hadamar von der Wehrmacht „zwecks Errichtung eines Reservelazaretts“ beschlagnahmt.[147] Die Kranken sowie ein Teil des Personals wurden in die Landesheilanstalt Weilmünster verlegt.[148] Etwa ein Jahr darauf, im Juli 1940, gingen die leeren Vordrucke der „T4“-Meldebögen in der Verwaltung der Landesheilanstalt ein.[149] Diese wurden dann vom obersten Verwaltungsbeamten Alfons Klein ausgefüllt und an den Direktor der Landesheilanstalt Eichberg zwecks Unterschrift gesendet, da in Hadamar kein Anstaltsarzt mehr vorhanden war.[150] Ende September 1940 wurden im Zuge der „T4-Sonderaktion“ zur Ermordung jüdischer Kranker aus staatlichen, privaten oder christlich konfessionellen Anstalten jüdische Kranke aus der Landesheilanstalt Hadamar in die Sammelanstalt Gießen verschleppt, von wo aus sie im Oktober desselben Jahres in die Mordanstalt Brandenburg gebracht wurden, um dort ermordet zu werden.[151]

Ab November bzw. Dezember 1940 wurde der zentralen Krankenmordorganisation „T4“ die Landesheilanstalt Hadamar vom Bezirksverband Nassau zur Verfügung gestellt.[152] Diese richtete darin ihre sechste Gasmordanstalt ein: Die Tötungsanlage, mit Gaskammer, Sektionsraum und zwei Krematorien, wurde im Keller der Anstalt eingebaut.[153] Der Bezirksverband leistete nicht nur eine finanzielle Unterstützung zu „T4“, indem er auf einen Pachtzins verzichtete, er stellte der Organisation auch sein in Hadamar verblie-

[144] Ebd., S. 142.

[145] Vgl. Schmidt-von Blitterdorf, Heidi / Debus, Dieter / Kalkowsky, Birgit, Die Geschichte der Anstalt Hadamar von 1933 bis 1945 und ihre Funktion im Rahmen von T4, in Psychiatrie im Faschismus, Frankfurt am Main: Mabuse-Verlag, 1996, S. 187f.

[146] Vgl. ebd.

[147] Sandner Landesheilanstalt Hadamar S. 143.

[148] Vgl. ebd., S. 144

[149] Vgl. ebd.

[150] Vgl. ebd.

[151] Vgl. Kingreen, Monica, Jüdische Kranke als Patienten der Landesheilanstalt Hadamar (1909–1940) und als Opfer der Mordanstalt Hadamar (1941–1945), in George, Uta / Vanja, Christina / Sandner, Peter (Hrsg.): Hadamar, Band 12, Historische Schriftenreihe des Landeswohlfahrtsverbandes Hessen: Quellen und Studien, Marburg: Jonas Verlag, 2006, S. 205.

[152] Vgl.Sandner Landesheilanstalt Hadamar S. 144.

[153] Vgl. Lilienthal Gaskammer S. 159.

benes Personal zur Mitarbeit zur Verfügung.[154] Jan Erik Schulte zufolge beteiligten sich 1941 etwa 75 bis 100 Personen am Betrieb der Tötungsanstalt.[155]

Die „T4"-Gasmordaktion in Hadamar ereignete sich von Januar bis August 1941 und verzeichnete über 10.000 Mordopfer.[156] Diese Opfer stammten aus den sogenannten Zwischenanstalten aus dem Bezirksverband Wiesbaden (Herborn, Weilmünster, Kalmenhof (Idstein), Eichberg und Scheuern) und aus anderen Anstalten wie z. B. Galkhausen und Andernach (Rheinprovinz), Wiesloch (Baden) und Weinsberg (Württemberg). Die Landesheilanstalt Hadamar fungierte zudem im Februar 1941 als Mordstätte für jüdische Kranke aus Hessen, dem Rheinland und Südwestdeutschland.[157]

Nach dem von Sandner als überraschend bezeichneten Ende der Gasmordaktion durch den sogenannten „Euthanasie"-Stopp im August 1941 ging man in der Landesheilanstalt Hadamar, wie in vielen anderen Anstalten des Reichs, zum Mord durch medikamentöse Überdosierung in die sogenannte „regionale Euthanasie" über.[158] Von August 1942 bis zum Kriegsende wurden auf diese Weise mehr als 4.000 Menschen getötet.[159] Die Anstalten Hadamar und Meseritz-Obrawalde gelten hierbei aufgrund ihrer systematischen Mordaktionen und hohen Sterberaten in der historischen Forschung als Sonderfälle.[160] Nun waren in der Anstalt wieder hauptsächlich Beschäftigte des Bezirksverbandes tätig, davon 30 Pflegekräfte. Die „T4" unterstützte den Betrieb anfangs mit zehn Pflegerinnen, später reduzierte sich diese Zahl auf fünf.[161] Es folgte eine enge Zusammenarbeit zwischen dem Bezirksverband Nassau und der „T4"-Zentrale in den Bereichen Personal, Finanzierung der Pflegekosten und Koordination der reichsweiten Krankentransporte.[162] Georg Lilienthal plädiert daher treffenderweise dafür, den Begriff der „dezentralen Euthanasie" durch den Begriff der „kooperativen Euthanasie" zu ersetzen.[163]

Die Tötungen wurden in der zweiten Phase von Pflegerinnen auf Anweisung der Ärzte durchgeführt, jedoch stammten die Vorschläge der Opfer teilweise aus dem Pflegepersonal.[164] Die Opfer wurden zwecks Durchführung des Mordes in ein abgelegenes Zim-

---

[154]Vgl. Sandner Landesheilanstalt Hadamar S. 145.
[155]Vgl. Schulte »Euthanasie« S. 124.
[156]Sandner Landesheilanstalt Hadamar S. 145.
[157]Vgl. Kingreen Mordanstalt Hadamar S. 206; vgl.Schulte »Euthanasie« S. 121. Zu den Rheinischen Zwischenanstalten Siehe: Werner, Wolfgang Franz, Die Rheinischen Zwischenanstalten und die Mordanstalt Hadamar, in George, Uta / Vanja, Christina / Sandner, Peter (Hrsg.): Hadamar, Band 12, Historische Schriftenreihe des Landeswohlfahrtsverbandes Hessen, Quellen und Studien, Marburg: Jonas Verlag, 2006, S. 216–233.
[158]Sandner Landesheilanstalt Hadamar S. 146f. Zu mehr Hintergrundinformationen zu dieser Maßnahme Siehe: 4.2 Die Verbrechen gegen Kranke und Menschen mit Behinderung in der Zeit des Nationalsozialismus und die Rolle des Pflegepersonals.
[159]Vgl. Sandner Landesheilanstalt Hadamar S. 147.
[160]Vgl. ebd., S. 148.
[161]Vgl. ebd., S. 148f.
[162]Vgl. Lilienthal Tötungsanstalt Hadamar S. 103.
[163]Vgl. ebd., S. 110.
[164]Vgl. Lilienthal Gaskammer S. 170.

mer gebracht. Jenes war unter den Pfleglingen als „Sterbezimmer“ bekannt, denn dort bekamen die Opfer am Abend Luminal, Veronal oder Trional in tödlicher Dosierung verabreicht (meist als Tabletten in Wasser oder Speisen aufgelöst). Manchmal musste mit einer Morphium-Scoplamin-Spritze am nächsten Morgen „nachgeholfen“ werden, da der Pflegling noch lebte.[165] Zu den Opfergruppen dieser zweiten „Euthanasiephase“ in Hadamar zählten: durch den Bombenkrieg verwirrte EinwohnerInnen aus Großstädten, psychisch auffällige Angehörige der Wehrmacht und Waffen-SS,[166] sogenannte „kriminelle Geisteskranke“,[167] jüdische „Mischlingskinder“ [168] und psychiatrisch sowie an Tuberkulose erkrankte Zwangsarbeiter.[169]„Von den rund 4.500 Patient/innen, die zwischen 1942 und 1945 ermordet wurden, waren mindestens 3.500 bezirksfremd.“[170] Es scheint daher angebracht, in diesem Fall nicht von einer „regionalen Euthanasie“ zu sprechen.

Alles in allem herrschte in der Landesheilanstalt zu dieser Zeit eine Atmosphäre der Angst und Einschüchterung. Neben den Pflegerinnen litten hauptsächlich die Kranken unter diesem Zustand: So vergewaltigte Karl Willig eine weibliche Kranke und drohte ihr mit der Todesspritze, falls sie sich nicht fügte. Die Kranken fürchteten zudem die nächtlichen Besuche der Pflegerinnen aufgrund ihrer „todbringenden Eigenschaft“.[171]

3.3.3. Lage, Bau und Ausstattung der Landesheilanstalt Hadamar

Die „Vitos Klinik für Psychiatrie und Psychotherapie Hadamar“, wie sie heute heißt, liegt in der Stadt Hadamar, nahe Limburg an der Lahn, auf dem nordwestlich der Stadt gelegenen Plateau „Möncheberg“.[172] 1933 standen auf dem Anstaltsgelände sieben bewohnte Häuser: das Haus des Direktors, drei Wohnhäuser für höhere Verwaltungsbeamte und Oberpfleger, das Hauptgebäude mit der Frauenstation und Verwaltungs- sowie

[165]Ebd.

[166]Siehe: Winter, Bettina, Das Morden geht weiter– die zweite Phase der Euthanasie 1942–1945, in Winter, Bettina (Hrsg.): „Verlegt nach Hadamar“, Band 2, Historische Schriftenreihe des Landeswohlfahrtsverbandes Hessen: Kataloge, Kassel: Eigenverlag des LWV Hessen, 1994, S. 149f.

[167]Siehe: Scheer, Rainer, Die nach Paragraph 42 b RStGB verurteilten Menschen, in Roer, Dorothee / Henkel, Dieter (Hrsg.): Psychiatrie im Faschismus, Frankfurt am Main: Mabuse-Verlag, 1996, S. 237–255.

[168]Vgl. Winter Morden S. 136ff.

[169]Siehe: Kaufmann, Holker / Schulmeyer, Klaus, Die polnischen und sowjetischen Zwangsarbeiter in Hadamar, in Roer, Dorothee / Henkel, Dieter (Hrsg.): Psychiatrie im Faschismus, Frankfurt am Main: Mabuse-Verlag, 1996.

Vgl. ebd., S. 61; siehe:Winter Morden S.126ff. Für beispielhafte Einzelschicksale der Opfer von 1942–1945 in Hadamar Siehe: George, Uta, „Erholte sich nicht mehr. Heute exitus an Marasmus senilis“. Die Opfer der Jahre 1942–1945 in Hadamar, in George, Uta / Vanja, Christina / Sandner, Peter (Hrsg.): Hadamar, Band 12, Historische Schriftenreihe des Landeswohlfahrtsverbandes Hessen: Quellen und Studien, Marburg: Jonas Verlag, 2006, S. 234–258.

[170]Lilienthal Tötungsanstalt Hadamar S. 110.

[171]Vgl. Harrison, Sharon M., Female killers: Nurses and the Implementation of the Nazi Euthansia Program at Hadamar, 1941–1945, Saarbrücken: VDM Verlag, 2011, S. 52.

[172]Siehe: https://www.vitos-weil-lahn.de/weil-lahn/einrichtungen/psychiatrie-hadamar.html (Zugriff: 16.10.2018)

Wirtschaftsräumen, der Altbau (Kloster), welcher auch Männerbau genannt wurde, da sich dort die Männerstation, eine offene Abteilung und der Wohntrakt der Pflegerinnen befand, die sogenannte Ziegelei (ebenfalls eine offene Station) und drei Wirtschaftsgebäude.[173] In dem ehemaligen Klosterbau befand sich auch das eigene Standesamt „Hadamar-Möncheberg“, in dessen Abteilung die sogenannten „Trostbriefe“ erstellt und versandt wurden.[174]

„Im November und Dezember 1940 wurde die Tötungsanlage mit Gaskammer, Sektionsraum und zwei Verbrennungsöfen im Keller der neuen ‚T4‘-Anstalt auf dem Möncheberg eingebaut.“[175] Zwischen 1941 und 1945 gab es zwei Kinderabteilungen und eine Abteilung für „Mischlingskinder“ in der Landesheilanstalt Hadamar.[176] Die Anstalt bestand aus zehn Gebäuden und einem Garten sowie einem Massengrab für die getöteten Kranken.[177]

Es gab eine Männerabteilung mit 71 Betten, eine Männer-Arbeiter-Abteilung (Hofgut) mit 32 Betten und zwei Frauenabteilungen mit zusammen 127 Betten. Zudem eine Frauenabteilung vorwiegend für ruhige Kranke mit 65 Betten sowie eine Frauen-Abteilung (offen) mit 8 Betten und eine Frauen-Arbeiter-Abteilung mit 4 Betten (Hofgut). Daneben gab es eine Abteilung für ruhige Jugendliche (offen) mit 18 Betten. Von den erwähnten 71 Betten der Männerabteilung standen 17 auf der Wachstation, die mit einem Pfleger besetzt war. In den beiden Frauenabteilungen mit zusammen 127 Betten waren 2 Wachstationen mit 30 bzw. 35 Betten eingerichtet.[178]

Auf diesen Wachstationen verrichteten sechs Pflegerinnen ihren Dienst.[179] „Jede Station hatte ‚Sterbezimmer‘, die speziell für die Ermordung der Opfer zur Verfügung standen.“[180] Um eine höhere Belegung der Stationen zu erreichen, mussten die Kranken zudem auf Strohsäcken schlafen.[181]

1934 wurde die Größe des landwirtschaftlich genutzten Geländes der Landesheilanstalt Hadamar angegeben: Ackerland mit Garten 122 Morgen, Wiesen 55 Morgen, Weiden 28 Morgen.[182] Zu diesem Gelände zählte das Hofgut Schnepfenhausen, dessen landwirtschaftliche Produkte in den 1930er Jahren für die Anstalt nahezu Selbstversorgung ge-

[173] Vgl. Schmidt-v. Blitterdorf, Heidi/Debus, Dieter/Kalkowsky, Birgit, Die Geschichte der Anstalt Hadamar von 1933 bis1945 und ihre Funktion im Rahmen von T4, in Psychiatrie im Faschismus, Frankfurt am Main: Mabuse-Verlag, 1996, S. 62. Vgl.

[174] Vgl. Winter Bürokratie S. 95.

[175] Lilienthal Gaskammer S. 159.

[176] Vgl. Benedict, Susan, Killing While Caring: The Nurses of Hadamar, Issues in Mental Health Nursing 24, Nr. 1, 2003, S. 63.

[177] Vgl. ebd.

[178] Vgl. Schmidt-v. Blitterdorf/Debus/Kalkowsky Geschichte S. 63.

[179] Vgl. ebd.

[180] Ebd., S. 108.

[181] Vgl. ebd.

[182] Vgl. ebd., S. 62.

währleisteten: Es wurde neben Getreide, Gemüse, Kartoffeln ebenso Obst produziert und Vieh gezüchtet sowie Pferde gehalten.[183]

Die „Tötungsanstalt" Hadamar war die einzige Anstalt im heutigen Bundesland Hessen, die über eine Tötungsanlage inklusive Krematorium sowie ein eigenes Standesamt mit „Trostbriefabteilung" verfügte. Die dort ermordeten Opfer waren auch bezirksfremd, insbesondere während der Phase der „kooperativen Euthanasie". Das Personal des Bezirksverbandes arbeitete in beiden Zeiträumen eng mit der „T4"-Organisation zusammen.

3.4. Die Landesheilanstalt Marburg

3.4.1. Die Geschichte der Landesheilanstalt Marburg vor 1933

Der Bau der Landesheilanstalt Marburg wurde am 5. Juli 1871 vom Kommunallandtag beschlossen und die Anstalt am 7. Juni 1876 eröffnet.[184] Peter Sandner macht den Auftrag und die massive Einflussnahme der preußischen Staatsorgane für die Gründung der Anstalt verantwortlich.[185] Der erste Direktor der Heilanstalt war Heinrich Cramer, in dessen Amtszeit die Prinzipien des „No-restraint" („freie Behandlung") nach Griesinger gültig waren.[186] „Marburg hatte als explizite Heilanstalt die Aufgabe, in erster Linie ‚heilbare' Kranke aufzunehmen und zu behandeln."[187] Trat die gewünschte Heilung nicht ein, wurden die Patienten in die Anstalt Haina gebracht, die Patientinnen kamen nach Merxhausen.[188]

Im Ersten Weltkrieg wurde die Landesheilanstalt unter anderem als Lazarett verwendet.[189] Besonders die Versorgung der Anstalt mit Ärzten war während des Krieges schwierig, Pflegerinnen pflegten in dieser Zeit auch männliche Kranke.[190] Einzelne Abteilungen wurden geschlossen und zusammengelegt. Die Wachabteilungen waren überbelegt, wodurch Heizkosten gesenkt werden sollten.[191] Im Jahr 1918 brach die Wasserversorgung der Landesheilanstalt Marburg zeitweise zusammen, sodass es dort einige Wochen

---

[183] Vgl. ebd.

[184] Vgl. Becker, Eduard, Achtzig Jahre kommunale Selbstverwaltung im Regierungsbezirk Kassel: 1867–1947, Kassel: Landeshauptmann, 1949, S. 58.

[185] Vgl. Sandner Gründung S. 58.

[186] Vgl. Oehlenschläger, Ulrich, „Die freieste Anlage in Deutschland": Heinrich Cramer, der erste Direktor der Irrenanstalt Marburg, in Sandner, Peter / Aumüller, Gerhard / Vanja, Christina (Hrsg.): Heilbar und nützlich, Band 8, Historische Schriftenreihe des Landeswohlfahrtsverbandes Hessen: Quellen und Studien, Marburg: Jonas Verlag, 2001, S. 88.

[187] Ebd., S. 89.

[188] Vgl. ebd.

[189] Vgl. Becker Selbstverwaltung S. 59.

[190] Vgl. Grundmann, Kornelia, Vom Kaiserreich über die Weimarer Zeit bis zum Nationalsozialismus: Die Landesheilanstalt zur Zeit von Prof. Dr. Jahrmärker (1914–1937), in Sandner, Peter / Aumüller, Gerhard / Vanja, Christina (Hrsg.): Heilbar und nützlich, Band 8, Historische Schriftenreihe des Landeswohlfahrtsverbandes Hessen: Quellen und Studien, Marburg: Jonas Verlag, 2001, S. 250f.

[191] Vgl. ebd., S. 251.

lang nur an zwei Stunden täglich fließendes Wasser gab.[192] Kornelia Grundmann stellt fest, dass in den Kriegsjahren die Belegung der Anstalt kontinuierlich abgenommen habe, da mehr PatientInnen „abgingen" als „zugingen". Bei den Neuaufnahmen handelte es sich hauptsächlich um manisch-depressive und schizophrene Jugendliche aus dem Heeresdienst, während die Zahl der akuten Alkoholpsychosen aufgrund der Versorgungsengpässe zurückgegangen bzw. ausgeblieben sei, bzw. ausblieb. Aufgrund des vorhandenen Gutshofes der Landesheilanstalt sei das Ernährungsproblem in der Landesheilanstalt Marburg erst im Verlauf des Krieges eskaliert, so Grundmann.[193] „Als Folge der qualitativ schlechten Verpflegung traten gehäuft Darmerkrankungen auf und Infektionskrankheiten wie Scharlach und Diphtherie grassierten nicht nur unter den Patienten, sondern auch beim Pflegepersonal."[194] 1918 waren Marasmus und Lungentuberkulose die häufigsten Todesursachen unter den PatientInnen der Marburger Landesheilanstalt.[195]

Nach dem Kriegsende verbesserten sich die Arbeitsverhältnisse des Pflegepersonals und auch regelmäßige Pflegekurse, abgehalten durch den Oberarzt, wurden zu Ausbildungszwecken eingerichtet.[196] Grundmann beschreibt, dass durch die relativ hohe Pfleglingsfluktuation in der Anstalt die finanziellen Aufwendungen für das Personal und die Verlegungsgebühren viel höher gewesen seien als in den Einrichtungen des ländlichen Hinterlandes.[197] Aufgrund der fortschreitenden Inflation und der finanziellen Situation der Kommunen sei es zu gravierenden Spar- und Abbaumaßnahmen in der Landesheilanstalt gekommen.[198]

Ab 1923 wurde die neue Malariatherapie der Paralyse mit nachfolgender Salvarsan- und Quecksilberbehandlung in der Anstalt angewandt.[199] Ferner wurde die Arbeitstherapie kurz nach dem Krieg wieder aufgenommen: Frauen arbeiteten in der Wäscherei, beim Gemüseputzen und Kartoffelschälen, Männer in der Landwirtschaft und Gärtnerei.[200] „Selbstmordgefährdete, die nur Arbeiten ohne Werkzeug ausführen durften, wurden mit Sortierarbeiten aller Art beschäftigt, so zum Beispiel mit dem Abziehen von Papier von Aluminiumfolienabfällen, die dann wiederverwendet werden konnten."[201] Aufgrund des Fokus der Landesheilanstalt auf „heilbare" Fälle fand die Familienpflege in der Landesheilanstalt Marburg nicht statt.[202] Von 1925 und bis 1930 stabilisierte sich die Wirtschaft

[192] Vgl. ebd.
[193] Vgl. ebd.
[194] Ebd.
[195] Vgl. ebd. Marasmus bezeichnet den körperlichen Verfall aufgrund von Unterernährung (Protein-Energie-Mangelsyndrom). Fernerhin wird die Altersschwäche als Marasmus senilis bezeichnet. Vgl. Pschyrembel Klinisches Wörterbuch, Eintrag: Marasmus, 267. Auflage, De Gruyter, 2017, S. 1118.
[196] Vgl. Grundmann Kaiserreich S. 255.
[197] Vgl. ebd., S. 257.
[198] Vgl. ebd., S. 258.
[199] Vgl. ebd., S. 261.
[200] Vgl. ebd., S. 262ff.
[201] Ebd., S. 264.
[202] Vgl. ebd., S. 265.

und die Anstaltsbelegung der Landesheilanstalt erhöhte sich ständig: Die Bettenkapazität war auf 500 gestiegen, wodurch sie zu 95 Prozent ausgelastet war.[203]

3.4.2. Die Geschichte der Landesheilanstalt Marburg von 1933 bis 1945

Der Marburger Direktor Maximilian Jahrmärker (1872–1942) wies bereits vor Inkrafttreten des „Gesetzes zur Verhütung erbkranken Nachwuchses" 1933 an, die Anstaltsinsassen der Landesheilanstalt Marburg rasch und vollständig zu erfassen.[204] Der Gesamtprozentsatz der Sterilisationsanzeigen war in der Anstalt, so Kornelia Grundmann, extrem hoch, da das Marburger PatientInnenklientel nicht dauerhaft in der Landesheilanstalt verblieb.[205] Jahrmärker war zudem als Erbgesundheitsrichter im Erbgesundheitsobergericht Kassel tätig.[206]

Zu Beginn des Jahres 1934 wurden die ersten offiziellen Zwangssterilisationen von Marburger PatientInnen in der Marburger Universitätsfrauenklinik bzw. der Chirurgischen Universitätsklinik durchgeführt.[207] Die Anzahl der Zwangssterilisationen an Kranken der Landesheilanstalt Marburg verringerte sich in den Jahren bis zum Kriegsbeginn kontinuierlich, eine genaue Anzahl könne, so Grundmann, nicht angegeben werden. Die Zahl läge jedoch bei über 320 Fällen.[208] Der Marburger Oberarzt Giese fungierte zudem als „Landesobmann der erbbiologischen Bestandsaufnahme in den Heil- und Pflegeanstalten" für den Bezirksverband Hessen-Nassau.[209]

Jahrmärkers Nachfolger Albrecht Langelüddeke (1889–1977) war, im Gegensatz zu seinem Vorgänger, seit 1933 Parteimitglied der NSDAP[210] und seit 1934 im NS-Ärztebund sowie in der NSV Mitglied. Er ließ es zu, dass im Zuge der Krankenmorde über 200 Kranke in die Zwischenanstalten Scheuern, Herborn und Weilmünster verlegt wurden.[211] Am 25. September 1940 wurden die in der Landesheilanstalt verbliebenen jüdischen Kranken, zusammen mit den jüdischen Kranken aus den Landesheilanstalten Haina und Merxhausen, in die Landesheil- und Pflegeanstalt Gießen verlegt, von wo aus sie am 1. Oktober von der „Gekrat" (Gemeinnützige Krankentransport GmbH) in eine „Sammelanstalt des Generalgouvernements" weiter verlegt wurden.[212] Georg Lilienthal vermutet, dass die jüdischen Kranken aus der Landesheilanstalt Marburg dann in der Tötungsanstalt Bran-

[203] Vgl. ebd., S. 265.
[204] Vgl. Grundmann Kaiserreich S. 267.
[205] Vgl. ebd., S. 268.
[206] Vgl. ebd.
[207] Vgl. ebd., S. 269.
[208] Vgl. ebd.
[209] Vgl. ebd., S. 270.
[210] Vgl. ebd.
[211] Vgl. ebd., S. 270f.
[212] Vgl. Lilienthal Opfer S. 279.

denburg ermordet wurden, anstatt wie in den Trostbriefen angegeben, in der „Irrenanstalt Cholm“ verstorben sind.[213]

Im April 1941 wurden dann die ersten 37 nicht jüdischen Patienten in die Zwischenanstalt Scheuern verlegt und 109 Patientinnen in die Zwischenanstalt Weilmünster. Es folgte die Verlegung von 11 Mädchen in die Tötungsanstalt Eichberg im Juni des Jahres sowie der Sammeltransport von 30 Männern nach Herborn und 41 Frauen in die Anstalt Scheuern. Am 5. September 1941 kam es zu der Verlegung von 24 PatientInnen in die Zwischenanstalt Weilmünster. Insgesamt wurden von den 340 der von der „Gekrat“ gelisteten Kranken, 237 in die Zwischenanstalten verlegt und 210 dieser Verlegten kamen in die Vergasungsanstalt Hadamar. Bis zum 8. Mai 1945 starben von den 237 verlegten Marburger Kranken 234.[214] Lilienthal stellt fest, dass 14 Prozent der von der „Gekrat“ gelisteten Kranken am Tag der geplanten Verlegung entweder entlassen wurden oder verstorben seien.[215] Rund 13 Prozent seien als gute Arbeitskräfte von der Landesheilanstalt Marburg einbehalten worden, während ca. sechs Prozent aus besonderen Gründen und ca. ein Prozent aus unbekannten Gründen zurückbehalten worden seien.[216] Eine Rückstellung vom Transport bedeutete, Lililienthal zufolge, nicht die automatische Lebensrettung: Einige der Rückstellungsgründe seien von der „Gekrat“ nicht anerkannt und die Kranken auf die Liste des nächsten Transportes gesetzt worden.[217] „Die ‚T4‘ verdiente an 140 Marburger Patienten, die in Hadamar vergast worden waren, 4.567,15 RM.“[218]

Was die sogenannte zweite Phase der Anstaltsmorde betrifft, so kommt Lilienthal zu dem Schluss, dass es weder bekannte Dokumente noch Zeugenaussagen gebe, die den Schluss nahelegen, dass auch in der Landesheilanstalt Marburg gezielt mit der Methode der Nahrungsreduzierung und Überdosierung von Medikamenten getötet worden sei.[219] Wie in der Landesheilanstalt Merxhausen seien die Lebensumstände in der Landesheilanstalt Marburg 1942 so widrig gewesen, dass sich die hohe Sterblichkeitsrate von 17,8 Prozent dadurch erklären ließe.[220] Tabelle 3.1 gibt mit Sterberaten in der Landesheilanstalt Marburg an:[221]

[213] Vgl. ebd.
[214] Vgl. ebd., S. 281.
[215] Vgl. ebd., S. 282f.
[216] Vgl. ebd.
[217] Vgl. ebd., S. 284.
[218] Ebd., S. 288.
[219] Vgl. ebd., S. 290.
[220] Vgl. ebd., S. 291.
[221] Ebd., S. 278.

Tabelle 3.1.: Sterberate: LHA Marburg

1935	1936	1937	1938	1939	1940	1941	1942
7.1%	7.7%	9.3%	7.6%	10.2%	11.9%	-	17.8%

Lilienthal beleuchtet darüber hinaus das Schicksal der ab 1943 in die Landesheilanstalt eingewiesenen ZwangsarbeiterInnen näher: Ab 1944 wurden diese von der Landesheilanstalt Marburg in die Landesheilanstalt Hadamar verlegt.[222] Das Pflegepersonal begleitete diese Transporte nach Hadamar.[223]

Direktor Langeldüddeke war ein Befürworter der sogenannten „Euthanasieaktionen", störte sich jedoch am „heimlichen Charakter" und der „Unfreiwilligkeit der Betroffenen" sowie deren Angehöriger.[224] Nach dem Krieg stellte er sich vor Gericht als „überzeugten Gegner der Euthanasie" dar und sagte aus, er habe „alles daran gesetzt, diese Verlegungen zu sabotieren".[225] Lilienthal hält fest, dass Langeldüddeke 1941 63 Kranke und damit 18,5 Prozent der von der „Gekrat" gelisteten Kranken vor dem Tod in der Gaskammer gerettet habe.[226] Der des mehrfachen Mordes verdächtigte Langeldüddeke sei letztendlich freigesprochen worden, weil er am Abtransport von 226 Personen mitgeholfen habe, um 72 am Leben zu lassen.[227]

Von Oktober 1940 bis Mitte Juni 1942 war das Kriegsgefangenenkommando 401 B in der Landesheilanstalt Marburg im Männer- und im Frauenhaus V untergebracht.[228] Fritz Brinkmann-Frisch vermutet, dass die Kriegsgefangenen als Bauarbeiter für den Bau der „umfangreichen Kanalisationen" eingesetzt worden seien, der Gesamtumfang des Einsatzes könne jedoch nicht mehr rekonstruiert werden.[229] ZwangsarbeiterInnen wurden in der Landesheilanstalt, darüber hinaus in der Grünflächenpflege, Küche, Heizung sowie Wäscherei eingesetzt.[230]

[222] Vgl. ebd., S. 291ff.
[223] Vgl. ebd., S. 292f.
[224] Ebd., S. 297.
[225] Ebd., S. 299.
[226] Vgl. ebd., S. 299f.
[227] Vgl. ebd., S. 300.
[228] Vgl. Brinkmann-Frisch, Fritz, Das Kriegsgefangenenkommando der Dynamit AG Allendorf in der Landesheilanstalt Marburg (1940–1942), in Sandner, Peter / Aumüller, Gerhard / Vanja, Christina (Hrsg.): Heilbar und nützlich, Band 8, Historische Schriftenreihe des Landeswohlfahrtsverbandes Hessen: Quellen und Studien, Marburg: Jonas Verlag, 2001, S. 315.
[229] Vgl. ebd., S. 318f.
[230] Vgl. Form, Wolfgang, Einsatz und Behandlung von Zwangsarbeitern und Zwangsarbeiterinnen in der Landesheilanstalt Marburg, in Sandner, Peter / Aumüller, Gerhard / Vanja, Christina (Hrsg.): Heilbar und nützlich, Band 8, Historische Schriftenreihe des Landeswohlfahrtsverbandes Hessen: Quellen und Studien, Marburg: Jonas Verlag, 2001, S. 322.

3.4.3. Lage, Bau und Ausstattung der Landesheilanstalt Marburg

Die ehemalige Landesheilanstalt Marburg heißt heute „Vitos Gießen-Marburg gemeinnützige GmbH".[231] Die Anforderungen für den Bauplatz der Marburger Landesheilanstalt waren unter anderem: guter Baugrund sowie freie, gesunde, möglichst südliche oder südöstliche Lage.[232] Der von der medizinischen Fakultät favorisierte Bauplatz am sogenannten Glaskopf wurde für die Errichtung der Anstalt ausgewählt.[233] Anfänglich konnten 300 Kranke in zehn Gebäuden untergebracht werden. Zu den Gebäuden der Anstalt zählten: ein Waschhaus, eine Speiseküche, ein Festsaal, ein Kesselhaus, eine katholische Kapelle, ein Gutshof sowie ein Direktorenhaus und das Verwaltungsgebäude.[234] Hinzu kamen um 1900 fünf Häuser für „Geisteskranke", Wohnhäuser für Personal und eine evangelische Kapelle.[235] Die Belegungskapazität erhöhte sich dadurch auf 700 Betten für Kranke.[236] Auch ein kleines Laboratorium für experimentell-psychologische Arbeiten wurde eingerichtet.[237]

Die „erbbiologische Landeszentrale" unter Leitung des Oberarztes Giese wird von Grundmann beschrieben als „seit April 1937 in zwei Räumen im Untergeschoss des Hauses M I in der Marburger Landesheilanstalt untergebracht und mit zwei zusätzlichen Angestellten besetzt".[238] Ab dem 26. August 1939 fungierte eine Abteilung der Anstalt als Teillazarett mit zunächst 60 Betten, ab Dezember sogar schon mit 90 Betten.[239] Ab August 1941 begann „eine rapide und stetige Ausweitung des Lazaretts".[240] Vertraglich waren ab dem 30. September 1942 zwar 535 Betten festgelegt, die reale Belegung ging jedoch ab 1941 ständig über die vertraglich vereinbarte Anzahl hinaus.[241]

Die Landesheilanstalt Marburg verfügte über eine Patientenklientel, welche nicht dauerhaft in der Anstalt verblieb, dementsprechend hoch war daher die Rate der Sterilisationsanzeigen. Die räumliche Nähe zur „erbbiologischen Landeszentrale" dürfte diesen

[231] Siehe: https://www.vitos.de/holding/service/aktuelles/aktuelles-anzeigeseite/browse/13/article/zentrum-fuer-soziale-psychiatrie-mittlere-lahn-wird-vitos-giessen-marburg-neuer-name-als-zeichen-f.html?tx_ttnews%5BbackPid%5D=32&cHash=5de03e1866 (Zugriff: 11.10.18)

[232] Vgl. Hussong, Ulrich, Die Gründung der „Irrenheilanstalt" und die Stadt Marburg, in Sandner, Peter / Aumüller, Gerhard / Vanja, Christina (Hrsg.): Heilbar und nützlich, Band 8, Historische Schriftenreihe des Landeswohlfahrtsverbandes Hessen: Quellen und Studien, Marburg: Jonas Verlag, 2001, S. 69.

[233] Vgl. ebd., S. 69.

[234] Vgl. Becker Selbstverwaltung S. 58.

[235] Vgl. ebd., S. 58f.

[236] Vgl. ebd.

[237] Vgl. Tuczek, Die Landesheilanstalt zu Marburg i. H., in Deutsche Heil- und Pflegeanstalten für Psychischkranke in Wort und Bild, Band 1, Halle a. S.: Marhold, 1910, S. 190.

[238] Vgl. Grundmann Kaiserreich S. 270.

[239] Vgl. Müller, Roland, Militärpsychiatrie im Zweiten Weltkrieg: Die Reservelazarette III und IV in der Landesheilanstalt, in Sandner, Peter / Aumüller, Gerhard / Vanja, Christina (Hrsg.): Heilbar und nützlich, Band 8, Historische Schriftenreihe des Landeswohlfahrtsverbandes Hessen: Quellen und Studien, Marburg: Jonas Verlag, 2001 S. 307.

[240] Ebd.

[241] Vgl. ebd., S. 307f.

Effekt weiter verstärkt haben. Für die Anstalt sind keine gezielten Tötungen durch Medikamente oder Nahrungsreduzierung belegt, auch gibt es, anders als in anderen Anstalten, keine Hinweise durch Zeugen darauf. Eine Besonderheit stellt die Unterbringung des Kriegsgefangenenkommandos in der Landesheilanstalt dar, das vermutlich an Bauarbeiten in der Umgebung beteiligt war.

3.5. Die Landesheilanstalt Merxhausen

3.5.1. Die Geschichte der Landesheilanstalt Merxhausen vor 1933

Etwa 25 Kilometer südwestlich von Kassel, im heutigen Bad Emstal, liegt die „Vitos Klinik für Psychiatrie und Psychotherapie Bad Emstal", die früher „Landesheilanstalt Merxhausen" hieß.[242] „Dort entstanden wie in den benachbarten Tälern der Netze, Elbe und Eder schon in sehr früher Zeit Siedlungen. 1145 wird der Ort Merkereshusen zum ersten Mal urkundlich erwähnt."[243] In dem Stiftungsbrief vom 3. November 1213 wurde die Gründung eines Augustiner-Mönchs- und Nonnenklosters „an dem Ort, der früher Merxhausen, jetzt Johannesfeld heißt", bestätigt.[244] Die Umbenennung in „Johannesfeld" konnte sich nicht dauerhaft durchsetzen. Merxhausen war seit 1258 ein Kloster ausschließlich für Nonnen, das in der Umgebung Güter und Gefälle besaß.[245] Durch einen Brand in der zweiten Hälfte des 15. Jahrhunderts wurde das Kloster fast völlig zerstört und dessen Wohlstand erheblich gemindert.[246] Auch die strenge Klosterzucht unter den Geistlichen war bis dahin verfallen.[247]

Philipp der Großmütige richtete in der Zeit von 1533 bis 1542 die ehemaligen hessischen Klöster Haina, Merxhausen, Gronau sowie die Pfarrei Hofheim als Landeshospitäler ein.[248] Die Landesheilanstalt Merxhausen war die erste besondere Einrichtung in der Umgebung, die der Pflege von „Geisteskranken" diente.[249] Das Hospital Haina war für männliche Kranke konzipiert, das Hospital Merxhausen versorgte weibliche Kranke. In Hofheim waren ab 1542 arme Frauen untergebracht, während in Gronau arme Männer versorgt wurden.[250] Obwohl das Hospital Merxhausen für die Versorgung von Frauen ausgelegt war, wurden 1668 acht Männer aufgenommen.[251]

[242] Dieses Kapitel ist eine überarbeitete und erweiterte Version aus Roth Pflegerinnen.
[243] Becker Selbstverwaltung S. 53.
[244] Ebd.
[245] Vgl. ebd., S. 54.
[246] Vgl. ebd.
[247] Vgl. ebd.
[248] Vgl. Heinemeyer, Walter, Armen- und Krankenfürsorge in der hessischen Reformation, in Heinemeyer, Walter / Pünder Tilman (Hrsg.): 450 Jahre Psychiatrische Krankenhäuser Haina, Merxhausen, Riedstadt, Haina u. a.: Landeswohlfahrtsverband Hessen, 1983, S. 2ff.
[249] Vgl. Eierdanz Lebens- und Arbeitsalltag S. 4.
[250] Vgl. Heinemeyer Armen- und Krankenfürsorge S.19.
[251] Vgl. Noll Pflege S. 88.

Trotz großem Schaden, den die Anstalt Merxhausen im Dreißigjährigen wie im Siebenjährigen Krieg erlitt, „war der Grund- und Kapitalbesitz bis zu Beginn des 20. Jahrhunderts noch recht ansehnlich.“[252] Im Verlauf des 19. Jahrhunderts erfolgte eine Spezialisierung der Anstalt auf den Bereich Psychiatrie.[253] Im Jahr 1866 wurde der Bezirksverband Kassel Träger des Hospitals und veranlasste ab 1880 die Vergrößerung der Einrichtung durch Neubauten.[254]

3.5.2. Die Geschichte der Landesheilanstalt Merxhausen von 1933 bis 1945

Theodor Malcus (1881–1967) war von 1929 bis 1945 Direktor der Landesheilanstalt Merxhausen.[255] „Seit 1933 war er Mitglied der NSDAP, außerdem Mitglied am Erbgesundheitsgericht in Kassel. Der Spruchkammerbescheid zur Entnazifizierung vom 10. Juli 1947 vermerkt weitere Organisationszugehörigkeiten: NSV-Kreisamtsleiter, RDB,[256] DRK,[257]

[252] Becker Selbstverwaltung S. 55.
[253] Vgl. Vitos Kurhessen, Historie: http://www.vitos-kurhessen.de/index.php?id=1870&type=1 (Zugriff: 08.10.2018).
[254] Vgl. ebd.
[255] Vgl. Zimmermann, Robert, Wer war Dr. Malcus? Eine täterorientierte Betrachtung des verantwortlichen Direktors und Oberstabsarztes der Landesheilanstalt Merxhausen, Fachbereich Polizei, Kassel, 2017, S. 17f. Dieses Kapitel ist eine überarbeitete und erweiterte Version aus Roth Pflegerinnen
[256] Reichsbund der Deutschen Beamten.
[257] Das Deutsche Rote Kreuz wurde nach dem Krieg durch die Allierten aufgrund seiner Einbindung in den NS-Staat verboten. Die Organisation hatte der neueren Forschungslitertaur zufolge in der Zeit des Nationalsozialismus lediglich eine „formale Unabhängigkeit“ von der NSDAP. Vgl. Morgenbrod, Birgitt / Merkenich, Stephanie, Das Deutsche Rote Kreuz unter der NS-Diktatur 1933–1945, Paderborn: Schöningh Verlag, 2008, S. 443.

VDA,[258] RKolB[259] sowie RLB[260].“[261] Am 8. Februar 1945 wurde Dr. Malcus durch amerikanische Soldaten verhaftet und blieb bis 1946 in Haft.[262] Von der Spruchkammer wurde Malcus dann in die „Gruppe IV der Mitläufer“ eingereiht und musste eine Geldbuße von 1000 Mark zahlen.[263]

Durch die Herabsetzung der Verpflegungssätze für die Patientinnen bis unter die lebenserhaltende Grenze in der Zeit des Nationalsozialismus wurde bewirkt, dass Patientinnen starben. So schrieb der Betriebsarzt der „Reichsarbeitsgemeinschaft Heil- und Pflegeanstalten“ in seinem Bericht vom 30. Juni 1944:

> „Was mich immer wieder erstaunt, ist die einerseits ablehnende Haltung vieler Direktoren gegenüber der Sterbehilfe, andererseits die selbstverständliche Billigung der verminderten Ernährung unheilbar Geisteskranker, die auf manchen Anstalten wirklich unschöne Formen zeigt. Man lehnt es ab, den Patienten die Leiden zu verkürzen durch Darreichung von Medikamenten und ist aber absolut damit einverstanden, daß der Patient wirklich hungert und unterernährt eines Tages den Weg geht, den man ihm durch eine kleine Hilfe hätte erleichtern können. So in Haina, Merxhausen ...“[264]

Das Ärzte- und Pflegepersonal wurde zusätzlich so erheblich reduziert, dass eine ausrei-

[258] Verein für Deutschtum im Ausland: Der VDA entstand im 19. Jahrhundert und ist Tammo Luther zufolge untrennbar mit dem Erwachen starker nationaler Strömungen in Österreich-Ungarn verbunden. Der Verein sah seine Aufgabe in der Unterstützung des „Auslanddeutschtums“ und die Deutschen im Ausland enger an das Deutsche Reich zu binden. Vgl. Luther, Tammo, Volkstumspolitik des Deutschen Reiches 1933–1938, Die Auslanddeutschen im Spannungsfeld zwischen Traditionalisten und Nationalsozialisten, Band 55, Historische Mitteilungen im Auftrag der Ranke-Gesellschaft, Wiesbaden: Franz Steiner, 2004, S. 43.

[259] Der Reichskolonialbund wurde 1933 als Dachorganisation verschiedener, noch selbstständiger Kolonialgesellschaften und Verbände gegründet. Bundesführer war Franz Ritter von Epp (1868–1946), der seit 1934 Reichsleiter des Kolonialpolitischen Amtes der NSDAP war. Bis zur Auflösung 1943 stieg die Mitgliederzahl auf ca. 2,1 Millionen. Der Bund wurde, so Arne Schöfert, unter den überzeugten Nationalsozialisten als „hoffnungslos rückständige, bürgerliche Organisation“ angesehen. Vgl. Schöfert, Arne, Der Reichskolonialbund und seine kolonialrevisionistische Propagandatätigkeit zwischen 1933–1943, Greiz: König, 2012, S. 22ff; 30.

[260] Der Reichs-Luftschutzbund wurde 1933 gegründet und gehörte bis 1944 nicht offiziell zum NS-Parteiapparat. Der Verein unterstand de facto dem Reichsluftfahrtministerium. Hugo Grimme (1872–1943) führte den RLB bis 1936, gefolgt von Karl von Rocques (1880–1949), dem 1939 Ludwig von Schröder (1884–1941) folgte, und letzendlich 1941 Fritz Hirschauer (1883–1979). Im Jahr 1940 wurde der RLB in eine Körperschaft des öffentlichen Rechts umgewandelt. 1934 hatte der RLB rund zwölf Millionen Mitglieder, deren Zahl bis 1942/43 auf 22 Millionen anstieg. Zu Beginn des Kriegs waren 70 Prozent der Mitglieder weiblich. Die Organisation des Selbstschutzes und des Schutzes des Hauses wurde als weibliche Aufgabe betrachtet. Vgl. Kramer, Nicole, Volksgenossinnen an der Heimatfront. Mobilisierung, Verhalten, Erinnerung, Band 82, Schriftenreihe der Historischen Kommission bei der Bayerischen Akademie der Wissenschaften, Göttingen und Oakville: Vandenhoeck Ruprecht, 2011, S. 107ff.

[261] Hartwin Neumann, Luise Greger in Merxhausen, über: https://www.geschichtsverein-bademstal.de/pdf/Luise_Greger_2015.pdf (Zugriff: 12.03.2019).

[262] Vgl. ebd.

[263] Vgl. ebd.

[264] Zitiert nach: Klüppel ‚Euthanasie‘ und Lebensvernichtung S. 348.

chende ärztliche Betreuung und sachgemäße Pflege nicht gewährleistet waren.[265] Zusätzliche Maßnahmen wie die Verweigerung von Geldmitteln für die Anstalten, die Stellenbesetzung mit jungen und vor allem SS-Ärzten sowie die maßgeblichen Überbelegungen der Anstalten sorgten dafür, „daß in therapeutischer Hinsicht in ihnen praktisch nichts mehr geschah."[266]

Im Jahr 1940 wurden die jüdischen Patientinnen der Anstalt in die Sammelanstalt nach Gießen gebracht, von wo aus sie durch die „Gekrat" abgeholt wurden.[267] Der genaue Tötungsort der jüdischen Patientinnen war das Mordzentrum Brandenburg, wo im „Alten Zuchthaus" in der Neuendorferstraße 90 c ein 15 Quadratmeter großer Vergasungsraum eingerichtet war, in dem zwischen Februar und November mehr als 9.700 Menschen den Gastod starben.[268] Hinzu trat ab 1941 die Teilnahme an der sogenannten „Aktion T4".[269] Psychisch kranke polnische und russische Zwangsarbeiterinnen, deren exakte Zahl, Klüppel zufolge, aufgrund fehlender Dokumentation nicht mehr genau nachvollziehbar sei, wurden mit ihren Wertgegenständen und Krankengeschichten „verlegt", woraus Klüppel auf Tötung schließt.[270]

Ab dem 1. September 1941, verschlechterten sich die Lebensbedingungen in der Landesheilanstalt durch die zusätzliche Einrichtung eines Reservelazaretts in der Anstalt. Die Zahl der verwundeten Soldaten erhöhte sich von 110 Soldaten am 19. September 1941 auf bis zu 470 Soldaten im weiteren Verlauf des Jahres.[271] „Ab Januar 1942 waren neun der insgesamt dreizehn Häuser der Anstalt als Reservelazarett eingerichtet; den eigentlichen Patienten verblieben lediglich vier Häuser."[272] Diese Entwicklungen dienten dem nationalsozialistischen Sinn: „Die Aktion T4 entlastete die ‚Solidargemeinschaft Deutsches Volk von unnötigen Kosten.'"[273]

So bemerkt der Journalist Aly beispielsweise, dass es für Goebbels unerträglich gewesen sei, dass während eines Krieges Hunderttausende, für das praktische Leben gänzlich ungeeignete Menschen, die vollkommen verblödet seien und niemals mehr geheilt werden könnten, mitgeschleppt würden und den Sozialetat des Landes dermaßen belasten würden, dass für eine aufbauende soziale Tätigkeit kaum Mittel und Möglichkeiten übrig blieben.[274] Diese Ideologie und menschenverachtende Ansicht hatte sich auch in der Lan-

[265]Vgl. Klüppel "Euthanasie" S. 63.
[266]Ebd.
[267]Vgl. Erckenbrecht, Marieluise, Merxhausen damals ..., 2. Auflage, Emstal-Merxhausen: Psychiatrisches Krankenhaus Merxhausen des Landeswohlfahrtsverbandes Hessen, 1983, S. 168.
[268]Vgl. Kingreen, Monica, Jüdische Patienten in der Gießner Anstalt und deren Funktion als „Sammelanstalt" im September 1940, in Psychiatrie in Gießen, Gießen: Psychosozial-Verlag, 2003, S. 270.
[269]Vgl. Klüppel ‚Euthanasie' und Lebensvernichtung S. 335f.
[270]Vgl. Klüppel "Euthanasie" S. 58
[271]Vgl. ebd., S. 66.
[272]Ebd.
[273]Aly Belasteten S. 60.
[274]Vgl. ebd., S. 60f.

desheilanstalt Merxhausen durchgesetzt. Tabelle 3.2 unterstreicht die Entwicklung der Sterberaten in der Landesheilanstalt Merxhausen ab 1935:[275]

Tabelle 3.2.: Sterberate: LHA Merxhausen

Jahr	Sterberate in Prozent
1935	-
1936	5,2
1937	5,1
1938	9,4
1939	8,7
1940	20,0 (aufgrund der starken Überbelegung vor der „Aktion T4“ Vgl. Mollet Merxhausen S. 121f.)
1941	8,3 (1941 fanden die Verlegungen im Rahmen der „Aktion T4“ statt.)
1942	13,2
1943	15,8
1944	17,2
1945	- Vgl. (Faulstich Hungersterben S. 537f., Fußnote 528; für 1945 liegen keine Angaben vor.)

Der Tabelle lässt sich entnehmen, dass die Sterblichkeitsquote zunächst 1938 stark anstieg und dann nochmals 1940 deutlich zunahm. Der extreme Anstieg der Sterberate im Jahr 1940 lag, so Mollet, an der „T4-Aktion“, die in Merxhausen zu Überbelegung und „schrecklichen Zuständen in der Anstalt“ geführt habe.[276] Der Direktor der Landesheilanstalt Merxhausen legte im Oktober 1940 dem Oberpräsidenten den Jahresbericht über das Rechnungsjahr 1939/1940 vor.[277] Darin wurde unter dem Punkt „Todesfälle“ zunächst aufgeführt, dass bei zahlreichen der Verstorbenen, die meist der zweiten Verpflegungsklasse angehörten und „keinesfalls alle sehr bejahrt gewesen“ wären, als Todesursache „allgemeiner körperlicher Verfall“ festgestellt werden musste.[278]

Diese Stelle wurde später allerdings durchgestrichen bzw. mit „X-en“ überschrieben. Mit etwas Mühe lässt sich der überschriebene Text jedoch noch entziffern.[279] Ebenfalls

[275] Faulstich Hungersterben S. 215. Faulstich konstatiert mehrere leicht voneinander abweichende Quellen zu Belegung, Zugängen und Sterbefällen. Klüppel kommt, so Faulstich, zu wesentlich höheren Zahlen, da er eine Durchschnittsbelegung von 400 Patientinnen annahm (Vgl. Faulstich, S. 537f., Fußnote 528; zu Klüppels Werten vgl.Klüppel "Euthanasie" S. 72. Da Faulstich sich jedoch für seine Berechnungen an die 1950 angefertigte Belegungstabelle (vgl. LWV-Archiv, Bestand 17, B 133) gehalten hat, erscheint sein Ergebnis plausibler.

[276] Mollet Merxhausen S. 122.

[277] Vgl. LWV-Archiv, Bestand 17, B 134, S. 19.

[278] Ebd.

[279] Ebd.; vgl. Klüppel "Euthanasie" S. 72.

wurde im ersten Satz dieses Punktes das Wort „auffallend“ aus dem Satz gestrichen, woraus sich Folgendes ergibt: „Auch in diesem Berichtsjahr verstarben [auffallend] viele Kranke.“[280] Die deutliche Abnahme der Sterblichkeitsrate im Jahr 1941 von 20,0 auf 8,3 Prozent lässt sich durch die erhebliche Abnahme der Zahl der Kranken aufgrund der „Aktion T4“ erklären: Die enorme Überbelegung ging zurück und die in andere Anstalten verlegten und ermordeten Pfleglinge wurden nicht in die Statistik mit eingerechnet.[281]

Die Landesheilanstalt Merxhausen war zwar überwiegend mit Frauen belegt, doch befanden sich 1933 20 Männer unter den Pfleglingen.[282] Am 30. Mai 1941 wurden zudem elf psychisch kranke Männer aus der Landesheilanstalt Merxhausen nach Herborn verlegt.[283]

3.5.3. Lage, Bau und Ausstattung der Landesheilanstalt Merxhausen

Durch seine Historie und ursprüngliche Verwendung als Augustiner-Mönchs- und Nonnenkloster verfügte die Landesheilanstalt Merxhausen zur Zeit des Nationalsozialismus noch über ein Gut von 600 Morgen.[284] Das ursprüngliche Klostergebäude sowie der gesamte ältere Teil der Anstalt lag in dem „äußerst engen Wiesental“ der Emse, zu Füßen des Emserberges.[285] Aufgrund von Platzmangel wurde 1901 beschlossen, neues Bauterrain auf einem 20 bis 25 m über dem Tal gelegenen Hochplateau zu erschließen und das sogenannte „Rote Feld“ entstand. Dort wurden dann fünf kleinere Krankenpavillons errichtet, in denen Räume für bettlägerige Kranke eingerichtet wurden.[286]

Neben dem alten Klostergebäude, das unterdessen als Verwaltungsgebäude fungierte, gab es ein Küchengebäude, das sogenannte „Benderhaus“, mit vier Wohnungen für Angestellte, eine Schreinerei, ein Maschinenhaus und eine Holzschneiderei. Zusätzlich kamen ein „Oekonomiegebäude“, zwei Ärztewohnhäuser, eine verpachtete Gastwirtschaft, ein Wasch- und Kesselhaus mit Desinfektionsanstalt und eine Schlosserwerkstätte hinzu. Des Weiteren gab es das Honorationsgebäude, ein Weberhaus, einen Neubau, ein Lazarett, zwei Hauptgebäude und Isolierhäuser, ein Pflegehaus, ein spezielles Gebäude für „Unruhige“ und ein gesondertes Gebäude für „Rüstige“. Zudem waren im sogenannten „Weberhaus“ Kranke untergebracht.[287]

Neben den Ärztewohnhäusern waren im Gebäude „Stegmühle“ zusätzliche Wohnungen eingerichtet.[288] Darüber hinaus gab es Gärtnereien, Gemüsegärten, eine Bibliothek, eine Kirche und eine Leichenhalle, einen Friedhof, ein Archiv sowie eine Schule. Strom

[280] Ebd.
[281] Vgl. ebd., S. 58; die Zahl der Todesfälle betrug 91 für das Rechnungsjahr 1941/42.
[282] Vgl. Erckenbrecht Merxhausen S. 124.
[283] Vgl. Klüppel "Euthanasie" S. 36.
[284] Vgl. LWV-Archiv, Bestand 17, P 117, S. 11.
[285] Schedtler Merxhausen S. 193.
[286] Vgl. ebd.
[287] Vgl. ebd., S. 198.
[288] Vgl. ebd., S. 194.

wurde durch ein Wasserwerk der Emse geliefert.[289] Ferner war die Anstalt mit einem Operationszimmer, Isolierzimmern, Feuertonwannen, Dampfwaschmaschinen und Trockenmaschinen ausgestattet.[290]

Die Landesheilanstalt war als eines der ehemaligen „hohen Hospitäler" und vor allem als einzige Frauenanstalt unter den untersuchten Einrichtungen besonders. Es sind für diese Anstalt keine gezielten Krankentötungen überliefert, jedoch starben die Frauen an den widrigen Lebensumständen. Zwar ist für die Anstalt die ablehnende Haltung des Direktors in Bezug auf die Krankentötungen überliefert, gleichwohl setzte er dem Abtransport seiner Pfleglinge in die „Zwischenanstalten" nichts entgegen.

3.6. Die Landesheil- und Pflegeanstalt Gießen

3.6.1. Die Geschichte der Landesheil- und Pflegeanstalt Gießen vor 1933

Seit Mitte des 19. Jahrhunderts wurde eine flächendeckende psychiatrische Heil- und Pflegeversorgung der Bevölkerung in den drei hessendarmstädtischen Provinzen Starkenburg, Rheinhessen und Oberhessen angestrebt.[291] Die als „unheilbar" eingestuften Kranken sollten, so Ludwig Brake, von den potentiell therapierbaren PatientInnen getrennt und in jeweils eigenen Einrichtungen untergebracht werden.[292] Die Heil- und Pflegeanstalt war eine dieser Einrichtungen.

Die Stadt Gießen war nicht nur Provinzialhauptstadt des großherzoglichen Oberhessen und Sitz der Verwaltung des Kreises Gießen, sie hatte auch als Universitätsstadt direkten Zugang zu medizinischem Nachwuchs sowie zu Forschung und Lehre. Neben Gießen standen Alsfeld und Grüneberg als mögliche Orte zur Errichtung der Anstalt zur Debatte.[293] Brake gibt drei entscheidende Faktoren an, die für die Auswahl Gießens als Lage der seit den 30er Jahren diskutierten Standortfrage in der Provinz Oberhessen entscheidend waren:

1. „Gießen verfügte über die beste Verkehrsinfrastruktur, Straßen- und Eisenbahnverbindungen.

2. Die Nähe der Universitätskliniken erlaubte es, bei schweren Krankheitsverläufen jeweils die spezialisierten Fachleute aus der Psychiatrie oder anderen medizinischen Fachrichtungen rasch hinzuzuziehen.

---

289 Vgl. ebd., S. 205.
290 Vgl. ebd., S. 203ff.
291 Vgl. Brake, Ludwig, Die Stadt Gießen und die Errichtung der Landes-Heil- und Pflegeanstalt 1900–1911, in Gießen, Band 9, Historische Schriftenreihe des Landeswohlfahrtsverbandes Hessen: Quellen und Studien, Gießen: Psychosozial-Verlag, 2003, S. 93.
292 Vgl. ebd.
293 Vgl. ebd., S. 96.

3. Die Wissenschaftler der medizinischen Fakultät der Universität konnten durch die Nähe der Siechenanstalt und die Betreuung der Patienten dort diese Klientel in ihre Forschungen zur Heilung und Verhütung von Krankheiten mit einbeziehen. Die neuen Erkenntnisse kamen dann wiederum auch den Ärzten auf dem Lande zugute, die sich zu regelmäßigen Fortbildungen in Gießen trafen.“[294]

Das Gelände der Heil- und Pflegeanstalt lag im Stadtwald zwischen der Licher Straße und dem Alten Steinbacher Weg, jenseits der „Oberhessischen Eisenbahn“ und gehörte der Stadt Gießen.[295] Heinz Faulstich beschreibt die Fragen nach der Identität des Architekten und des psychiatrischen Sachverständigen für den Bau der Gießener Heil- und Pflegeanstalt als ungeklärt und nicht aus den Quellen ersichtlich.[296] Im Jahr 1911 wurde auf dem Gelände der Anstalt das „Feste Haus“ zusammen mit der übrigen Einrichtung eröffnet.[297] Christina Vanja zufolge nahm diese für die Vorgängerterritorien des heutigen Bundeslandes Hessen einmalige Einrichtung eine Mittelstellung zwischen Strafvollzug und Psychiatrie ein.[298] Das „Feste Haus“ wurde bis 1976 genutzt und ist seit 1977 Teil der Gießener Außenstelle der Klinik für forensische Psychiatrie in Haina.[299]

1914 wurden in der Heil- und Pflegeanstalt Gießen für die Militärverwaltung Betten für verwundete Soldaten zur Verfügung gestellt.[300] Herwig Groß hält hierzu fest: „Überwogen anfangs noch verwundete Soldaten, so hat sich ‚nach und nach [...], dem Charakter unserer Anstalt entsprechend, diese Einrichtung als eine Sammelstelle für nerven- und geisteskranke Kriegsteilnehmer aus den umliegenden Lazaretten gebildet‘.“[301]

Im April 1920 wurde dann die „offene hessische Heilstätte für Nervenkranke“ auf dem Gelände der Heil- und Pflegeanstalt Gießen eröffnet. Die Heilstätte fungierte als eigenständige Krankenanstalt. „Sie sollte insbesondere für ‚unmittelbare Nervenkranke, die an seelischen Erschöpfungszuständen, Neurasthenien, Hysterien und anderen Neurosen litten, eingerichtet werden [...]‘.“[302] Nach dem Ersten Weltkrieg führten konservative deutsche Psychiater das vermeintliche Versagen deutscher Soldaten, die als sogenannte

---

[294] Ebd.

[295] Vgl. ebd., S.101.

[296] Vgl. Faulstich, Heinz, Planungs- und Baugeschichte der Landes-Heil- und Pflegeanstalt Gießen, in George, Uta et al. (Hrsg.): Psychiatrie in Gießen, Band 9, Historische Schriftenreihe des Landeswohlfahrtsverbandes Hessen: Quellen und Studien, Gießen: Psychosozial Verlag, 2003, S. 111.

[297] Vgl. Vanja, Christina, Das „Feste Haus“– Eine Institution zwischen Strafvollzug und Psychiatrie, in George, Uta et al. (Hrsg.): Psychiatrie in Gießen, Band 9, Historische Schriftenreihe des Landeswohlfahrtsverbandes Hessen: Quellen und Studien, Gießen: Psychosozial-Verlag, 2003, S. 131.

[298] Vgl. ebd., S.131, 143.

[299] Vgl. ebd., S. 131f.

[300] Vgl. Groß, Herwig, „Es ist klar, dass ein so mächtiges Ereignis wie der Krieg auf die Psyche der Teilnehmer, wie auch auf die Zivilbevölkerung, einen gewaltigen Eindruck machen muss.“: Das Reservelazarett während des Ersten Weltkrieges und die offene Nervenheilanstalt, in Psychiatrie in Gießen, Band 9, Historische Schriftenreihe des Landeswohlfahrtsverbandes Hessen: Quellen und Studien, Gießen: Psychosozial-Verlag, 2003, 1987, S. 162.

[301] Ebd.

[302] Ebd., S. 168.

„Kriegszitterer" in die Lazarette eingeliefert wurden, auf deren angebliche „psychopathische Konstitution" zurück. Auch der vermeintliche „Dolchstoß" und die „Novemberverbrecher" wurden, so Gabriele Kremer, mit der Diagnose „Psychopathie" erklärt.[303] Im „Festen Haus" der Heil- und Pflegeanstalt Gießen wurden in der Zeit der Weimarer Republik sogenannte „kriminelle Psychopathen" aufgenommen, beobachtet und diagnostiziert.[304] Als Therapie erfolgte lediglich die Einbindung in die Arbeitstherapie und gelegentlich die Verabreichung leichterer Medikamente wie Beruhigungs-, Schlaf- oder Kopfschmerztabletten.[305]

3.6.2. Die Geschichte der Landesheil- und Pflegeanstalt Gießen von 1933 bis 1945

Hermann Schneider (1875–1954) leitete die Heil- und Pflegeanstalt Gießen von 1932 bis faktisch November 1945 als Direktor.[306] Bronwyn McFarland-Icke stellt fest, dass das Gießener Personal langsam auf seine unterstützende Rolle bei den Krankenmorden vorbereitet wurde, indem es beispielsweise über die Hintergründe und Folgen der gewünschten „rassenhygienischen" Zugriffe auf Pfleglinge informiert worden sei.[307] Denn auch die Landesheil- und Pflegeanstalt Gießen erstattete von 1934 bis 1945 Anzeigen bei Verstoß gegen das „Gesetz zur Verhütung erbkranken Nachwuchses" in Bezug auf ihre Kranken. Sigrid Oehler-Klein zufolge verzeichnet das Meldebuch des Friedberger Gesundheitsamtes im Zeitraum vom 8. Februar 1934 bis zum 29. November 1944 53 Anzeigen aus der Heil- und Pflegeanstalt Gießen. 41 dieser Anzeigen erfolgten im Jahr 1934, sieben im darauffolgenden Jahr und drei im Jahr 1936. Hinzu kommen jeweils Anzeigen in den Jahren 1937 und 1944.[308] Eine Aufschlüsselung dieser Anzeigen ergab, so Oehler-Klein, dass die mit 33 Mal häufigste Diagnose in diesen Anzeigen „Schizophrenie" gelautet habe. Neun der Anzeigen seien mit der Diagnose „angeborener Schwachsinn" gestellt worden,

[303] Vgl. Kremer, Gabriele: „[U]ns kann keinen nischt passieren, weil wir pathologisch sind.": Die Beobachtung und Behandlung krimineller Psychopathen in der Heil- und Pflegeanstalt Gießen während der Weimarer Republik in Psychiatrie in Gießen. Gießen: Psychosozial-Verlag, in George, Uta et al. (Hrsg.): Psychiatrie in Gießen, Band 9, Historische Schriftenreihe des Landeswohlfahrtsverbandes Hessen: Quellen und Studien, Gießen: Psychosozial-Verlag, 2003, S. 177.

[304] Vgl. ebd., S. 182.

[305] Vgl. ebd., S. 187.

[306] Vgl. McFarland-Icke, Bronwyn Rebekah, Das Personal der Heil- und Pflegeanstalt Gießen in der Zeit des Nationalsozialismus, in George, Uta et al. (Hrsg.): Psychiatrie in Gießen, Band 9, Historische Schriftenreihe des Landeswohlfahrtsverbandes Hessen: Quellen und Studien, Gießen: Psychosozial-Verlag, 2003, S. 368. Hermann Schneider war von 1915 bis 1932 Direktor der Landesheil- und Pflegeanstalt Philippshospital.

[307] Vgl. ebd., S. 369.

[308] Vgl. Oehler-Klein, Sigrid, „[...] als gesunder Mensch kam ich nach Gießen, krank kam ich wieder nach Hause [...]": Die Durchsetzung des eugenischen Programms der Nationalsozialisten in Gießen: – die Psychiatrische Universitätsklinik und das Institut für Erb- und Rassenpflege 1933–1945, in George, Uta et al. (Hrsg.): Psychiatrie in Gießen, Band 9, Historische Schriftenreihe des Landeswohlfahrtsverbandes Hessen: Quellen und Studien, Gießen: Psychosozial-Verlag, 2003, S. 225.

gefolgt von fünf Anzeigen wegen „erblicher Fallsucht", vier Anzeigen ohne Diagnose und zwei Fälle von „Trunksucht".[309]

Ab 1934 wurde an der Universität Gießen das sogenannte „Institut für Erb- und Rassenpflege" unter dem späteren Rektor Wilhelm Kranz aufgebaut.[310] Kranz eröffnete dort die unter seiner Leitung stehende Abteilung „Erbgesundheits- und Rassenpflege" der hessischen Ärztekammer.[311] In dieser Abteilung arbeitete er an der „erbbiologischen Bestandsaufnahme" und deren Dokumentation in einem „Erbarchiv", welches die Vorstufe des geplanten „Gesundheitskatasters des deutschen Volkes" war.[312] Das Institut wurde am 27. Januar 1936 feierlich eröffnet und am 30. Juni 1938 offiziell der Universität angegliedert.[313] Es gehörte zu den Aufgaben des „Institutes für Erb- und Rassenpflege", „auffällige Personen im Kontext ihrer familiären Krankheitsdispositionen und Lebensweisen zu registrieren, um den Zugriff auf diese selbst sowie deren Familien zu sichern."[314] Zugleich sollte das Institut seine Maßnahmen öffentlich erläutern, den Zusammenhang mit der nationalsozialistischen Politik herstellen und die universitäre Lehre auf dem Gebiet der Rassenhygiene sicherstellen. Vor allem der institutionelle Aufbau des neuen Faches der Rassenhygiene sollte den Universitätsstandort Gießen aufwerten.[315] Zu den Forschungsschwerpunkten des Instituts gehörte auch die sogenannte „Zigeunerforschung".[316] Die MitarbeiterInnen der Landesheil- und Pflegeanstalt Gießen wurden vom Institut maßgeblich beeinflusst und arbeiteten diesem zu.[317]

Die Gießener Landesheil- und Pflegeanstalt war im September 1940 als „Sammelanstalt" für 126 jüdische Kranke aus verschiedenen Fürsorgeeinrichtungen ausgewählt worden.[318] Diese wurden dann von dort, so Kingreen, gewaltsam verschleppt und im Mord-

309 Vgl. ebd., S. 226.

310 Vgl. Oehler-Klein, Sigrid, Auf- und Ausbau der Rassenhygiene unter Heinrich Wilhelm Kranz, in Oehler-Klein, Sigrid (Hrsg.): Die Medizinische Fakultät der Universität Gießen im Nationalsozialismus und in der Nachkriegszeit: Personen und Institutionen, Umbrüche und Kontinuitäten, Die Medizinische Fakultät der Universität Gießen, Stuttgart: Franz Steiner Verlag, 2007. S. 224f. Kranz, Heinrich Wilhelm, geb. 30.06.1897 in Göttingen, verstorben 11.05.1945 Straßfurt (möglicherweise Suizid). 1921 med. Staatsexamen und Promotion nach Studium in Marburg und Gießen. 1926 Habilitation und 1933 Beauftragter des „Aufklärungsamtes für Bevölkerungspolitik und Rassenpflege", nach dessen Umwandlung zum Rassenpolitischen Amt dessen Gauamtsleiter für Hessen Nassau. 1939 Rektor der Universität Gießen, 1942 Wechsel an die Universität Frankfurt, Leiter des „Institut für Erbbiologie und Rassenhygiene", ab Januar 1945 Rektor der Universität Frankfurt, Mitglied des Erbgesundheitsobergericht Darmstadt, SA- und NSDAP-Mitglied. Vgl. Sandner, Peter, Die nationalsozialistische Anstaltspolitik in Hessen-Darmstadt unter Medizinalreferent Dr. Jakob Schmitt, in Psychiatrie in Gießen, Gießen: Psychosozial-Verlag, 2003, S. 734.

311 Vgl. Oehler-Klein Rassenhygiene S. 225.

312 Vgl. ebd.

313 Vgl. ebd.

314 Ebd., S. 227.

315 Vgl. ebd.

316 Vgl. ebd., S. 237ff.

317 Vgl. Oehler-Klein als gesunder Mensch S. 208.

318 Vgl. Kingreen »Sammelanstalt« S. 251.

zentrum Brandenburg ermordet.[319] Die Kranken stammten aus den nördlichen hessischen Gebieten und zum kleinen Teil aus den östlichen Gebieten Westfalens.[320]

An die Gießener Heil- und Pflegeanstalt waren die „T4"-Meldebögen versandt und dort ausgefüllt worden.[321] Georg Lilienthal vermutet, dass die ersten Transportlisten der „Gekrat" in der Landesheil- und Pflegeanstalt Gießen vermutlich Ende Januar 1941 eintrafen, die Listen seien jedoch nicht überliefert.[322] Die „grauen Busse" der „Gekrat" erreichten die Anstalt am 19. Februar 1941 zum ersten Mal.[323] Von Februar bis zum 25. April 1941 wurden in fünf Transporten insgesamt 226 Kranke aus der Landesheil- und Pflegeanstalt Gießen nach Weilmünster, einer „Zwischenanstalt" der Tötungsanstalt Hadamar, verlegt.[324] Die Gießener Pflegerinnen bereiteten die ausgewählten Opfer zum Abtransport vor und begleiteten sie selbst nach Weilmünster oder übergaben die Pfleglinge an fremde Begleitpersonen. Möglicherweise trug diese belastende Einbindung in die Mordaktion zu der allgemein schlechten Stimmung beim Pflegepersonal bei.[325] McFarland-Icke stellt eine Reihe von Feindseligkeiten unter den Pflegerinnen fest und deutet daraus eine schlechte Stimmung beim Pflegepersonal.[326]

Mit dem Höhepunkt der Aufnahme fremder Kranker im Jahr 1940 erreichte die Sterberate in der Gießener Heil- und Pflegeanstalt 13,5 Prozent im Vergleich zu 5,0 Prozent im Jahr 1936. Lilienthal konstatiert hierzu, dass die Sterblichkeit in der Anstalt 1941, durch die Verlegung eines großen Teils der Kranken, zwar wieder sank, sie jedoch anschließend durch die starke Überbelegung und Mangelversorgung bis 1945 auf bis zu 25,1 Prozent gestiegen sei.[327] „Gießen und Goddelau lagen damit im Trend der preußisch-hessischen Anstalten".[328]

[319] Vgl. ebd., S. 270.
[320] Vgl. ebd., S. 264.
[321] Vgl. Lilienthal, Georg, Die Rolle der Heil- und Pflegeanstalt Gießen bei den T4-Morden, in George, Uta et al. (Hrsg.): Psychiatrie in Gießen, Band 9, Historische Schriftenreihe des Landeswohlfahrtsverbandes Hessen: Quellen und Studien Gießen: Psychosozial Verlag, 2003, S. 294.
[322] Vgl. ebd.
[323] Vgl. ebd.
[324] Vgl. ebd., S. 295.
[325] Vgl. McFarland-Icke Personal S. 370.
[326] Vgl. ebd.
[327] Vgl. Lilienthal Rolle S. 296 f.
[328] Ebd.

Tabelle 3.3.: Sterberate: HUPA Gießen

Jahr	Sterberate in Prozent
1936	5,9
1939	8,1
1940	13,5
1941	6,7
1942	11,9
1943	11,2
1944	16,8
1945	25,1

[329]

Im Jahr 1940 wurde auf dem Gelände der Heil- und Pflegeanstalt Gießen eine neurologisch-psychiatrische Beobachtungsstation der Waffen-SS eingerichtet. Später wurde diese Abteilung in „SS-Lazarett-Abteilung“ umbenannt. Bis März 1945 nahm diese für die Waffen-SS einmalige Abteilung 5.000 Waffen-SS-Männer auf. Die Männer waren in vier Gebäuden in 150 Betten untergebracht.[330]

1942/43 wurde eine große Zahl polnischer und russischer ZwangsarbeiterInnen in die Heil- und Pflegeanstalt Gießen aufgenommen.[331] Uta George führt dazu an, dass es sich bei den Aufnahmediagnosen der ZwangsarbeiterInnen fast ausschließlich um allgemeinmedizinische Diagnosen gehandelt habe.[332] Von April 1940 bis März 1945 kamen 333 Zwangsarbeite als PatientInnen in die Gießener Anstalt, davon waren 224 männlich und 109 weiblich.[333] Die ZwangsarbeiterInnen blieben nur kurz in der Gießener Anstalt, die, so George, offensichtlich die Funktion gehabt habe, über einen erneuten Einsatz, eine Überweisung zur Behandlung oder den Rücktransport (mit) zu entscheiden.[334] Es habe sich bislang nicht klären lassen, in welchem Gebäude die ZwangsarbeiterInnenuntergebracht gewesen seien, jedoch habe man sie abseits der deutschen Kranken versorgt.[335]

Das Pflegepersonal der Landesheil- und Pflegeanstalt Gießen gehörte, wie die meisten Kranken, zur dritten Tischklasse der anstaltsinternen Verpflegungsklassen.[336] Die Pflegerinnen durften in der Zeit des Nationalsozialismus die Anstalt auch nur mit Genehmigung

[329]Lilienthal Rolle S.297.

[330]Vgl. ebd.

[331]Vgl. George, Uta, „Die Kosten werden für den Obengenannten bis zur Dauer der unbedingten Notwendigkeit übernommen.“: Zivile Zwangsarbeitskräfte im Nationalsozialismus als Patienten und Patientinnen der Heil- und Pflegeanstalt Gießen, in Psychiatrie in Gießen, Gießen: Psychosozial-Verlag, 2003, S. 349.

[332]Vgl. ebd., S. 352.

[333]Vgl. ebd., S. 353.

[334]Vgl. ebd., S. 354.

[335]Vgl. ebd., S. 253.

[336]Vgl. McFarland-Icke Personal S. 367.

des Direktors und unter Kontrolle von Kleidung und Ausgangszeiten durch den Pförtner verlassen.[337]

Lilienthal stellt fest, dass es keine Hinweise für eine aktive Tötung der Kranken, wie sie z. B. für die Landesheilanstalt Eichberg vorliegen, für die Landesheil- und Pflegeanstalt Gießen gebe.[338] Die Gründe für diesen Umstand seien unbekannt, Lilienthal vermutet, dass die Einstellung der Anstaltsleitung oder aber auch einfach nur der anstaltspolitische Schatten des SS-Lazaretts Ursachen dafür gewesen sein könnten.[339] Dennoch „gingen viele Patienten an den lebensfeindlichen Verhältnissen zugrunde".[340]

3.6.3. Lage, Bau und Ausstattung der Landesheil- und Pflegeanstalt Gießen

Die Vitos Klinik für Psychiatrie und Psychotherapie Gießen, wie sie heute heißt, liegt in Gießen an der Licher Straße. „Im damals aktuellen ‚Pavillon-Baustil' mit Jugendstil-Formelementen erbaut, verteilten sich die Krankengebäude asymmetrisch auf dem Gelände."[341] Die urbane Lage der Anstalt habe zugleich den Mangel an Anregungen zur Freizeitgestaltung des Personals verhindern sollen, welcher, so Faulstich, in abgelegenen Anstalten zu einer hohen Fluktuation des Personals geführt habe.[342] Vor allem die harten Arbeitsbedingungen, die Gewalt und der Mangel an Freizeit waren allerdings die Ursachen für die Unzufriedenheit und die hohe Fluktuation der PflegerInnen. Der Mangel an Freizeitgestaltung dürfte in Hinblick darauf und auf die niedrigen Löhne ein „Luxusproblem" gewesen sein.

Die Landesheil- und Pflegeanstalt Gießen verfügte über ein großes Verwaltungsgebäude, zwei Häuser für „Unruhige", zwei etwas größere Landhäuser für „uhige" Kranke und ein U-förmiges Gebäude mit einer Abteilung für „Wachbedürftige". „Die Frauenhäuser lagen oberhalb einer auf dem Lageplan schräg von links unten nach rechts oben verlaufenden Trennlinie, die Männerbauten unterhalb derselben."[343] Es gab keine direkte Straßenverbindung zwischen den Krankengebäuden, die den unterschiedlichen Geschlechtern zugewiesen waren. Faulstich betont, dass es ein hierarchisch aufgebautes Schlüsselsystem gab, dass den Zutritt zur Seite des anderen Geschlechts verhinderte und es so selbst dienstlich kaum Berührungspunkte zwischen den Pflegern und Pflegerinnen gab.[344]

Faulstich bemerkt, dass man den „Unruhigen"-Abteilungen ihre Funktion kaum ansieht.

[337] Vgl. ebd.
[338] Vgl. Lilienthal Rolle S. 298.
[339] Vgl. ebd.
[340] Ebd., S. 299.
[341] https://www.vitos-giessen-marburg.de/giessen-marburg/unternehmen/historie.html (Zugriff: 26.10.2018)
[342] Vgl. Faulstich Planungs- und Baugeschichte S. 117.
[343] Ebd., S. 116.
[344] Vgl. ebd.

Es gab in beiden Stockwerken zwei große Säle mit Platz für elf bzw. neun Betten. Hinzu kamen ein Tagesraum mit rund 54 Quadratmetern und eine Terrasse im Erdgeschoss. In den 14 Quadratmeter großen Isolierzimmern waren keine größeren Sicherungsvorrichtungen eingebaut. Durch einen Flur abgetrennt von der Abteilung, war ein Waschraum mit Waschbecken, zwei Badewannen, einer Spülküche und Garderobe vorhanden. Neben dem Eingang war das Arzt- und Besucherzimmer eingerichtet. Im Keller gab es zwei große Arbeitsräume für die Kranken sowie ein Dachgeschoss mit mehreren Zimmern und ein Casino für das Pflegepersonal.[345]

Die Häuser für die „Ruhigen", d. h. die bettlägerigen Kranken, waren etwas größer als die „Unruhigen"-Abteilungen. Hier enthielt jedes Stockwerk zwei große Schlafräume mit je zwölf Betten und vier Einzelzimmern. Es gab keinen Flur, aber dafür größere Tagesräume sowie auch hier Arbeitsräume im Keller. Die Landhäuser waren für die in der Gärtnerei und Landwirtschaft beschäftigten Kranken bestimmt und boten deutlich mehr Bewegungsfreiraum und Behaglichkeit als die anderen Abteilungen.[346] Der zweistöckige Mittelbau des Gebäudes, für „Wachbedürftige", enthielt im Erdgeschoss ärztliche Untersuchungsräume, Operationszimmer, ein Aufnahmebad, Garderoben und Besuchsräume. Das Obergeschoss beherbergte eine Abteilung für „Ruhige" und „Rekonvaleszente ohne strikte Aufsichtsbedürftigkeit".[347] In den Flügelbauten waren die Wachabteilungen und ihre großen Wachsäle untergebracht: Die für „Unruhige" bestimmte Abteilung war mit einem großen Dauerbad mit sechs Wannen ausgestattet (das Dauerbad für „ruhige" Kranke war kleiner). Hier grenzten ebenfalls große Terrassen an die Säle.[348] Das „Feste Haus" verfügte über eine besonders hohe Anzahl an „Wärterzimmern" im Dachgeschoss.[349] In den anderen Krankengebäuden war das Pflegepersonal in der Zeit des Nationalsozialismus ebenfalls in den Dachgeschossen untergebracht, was so laut McFarland-Icke zu einem relativ engen Zusammenhalt unter den Beschäftigten geführt habe.[350]

Für die Landesheil- und Pflegeanstalt Gießen war nicht nur ihr „festes Haus" charakteristisch, ihre Kooperation mit dem „Institut für Erb- und Rassenpflege" der örtlichen Universität waren ebenfalls kennzeichnend. Eine weitere Besonderheit war die Funktion der Anstalt als „Sammelanstalt" für jüdische Pfleglinge. Die Einrichtung der neurologisch-psychiatrischen Beobachtungsstation der Waffen-SS im Jahr 1940 wirkte zudem auf das Umfeld und Klima der Landesheil- und Pflegeanstalt aus. Pfleglinge wurden in Gießen nicht aktiv getötet, starben dennoch an den schlechten Lebensbedingungen in der Anstalt und wurden von dort in die „Tötungs-" und „Zwischenanstalten" „verlegt".

[345] Vgl. Faulstich Planungs- und Baugeschichte S. 118.
[346] Vgl. ebd., S. 119.
[347] Ebd.
[348] Vgl. ebd.
[349] Vgl. ebd., S. 120.
[350] Vgl. McFarland-Icke Personal S. 366.

3.7. Die Landesheil- und Pflegeanstalt Philippshospital

3.7.1. Die Geschichte der Landesheil- und Pflegeanstalt Philippshospital vor 1933

Das Hospital und die ehemalige Pfarrei Hofheim[351] im heutigen Riedstadt-Goddelau gehört zu den vier hohen Hospitälern, die von Landgraf Philipp von Hessen 1535 gestiftet und testamentarisch 1562 als „Samthospitäler“ angelegt wurden.[352] Es handelte sich hierbei um die Hospitäler Gronau, Hofheim (das spätere Philippshospital) und Merxhausen, die Eckhart G. Franz zufolge in den Folgejahren eine Leitfunktion in der Entwicklung der Armen- und Krankenpflege in den hessischen Gebieten innehatten.[353] „Erst zum 400. Geburtstag des ‚großmütigen‘ Vorfahren verfügte der letzte Darmstädter Großherzog Ernst Ludwig mit ‚allerhöchster Entschließung‘ vom 9. November 1904 die Umbenennung des bisherigen ‚Landeshospitals Hofheim‘ in ‚Großherzogliche Landesirrenanstalt ‚Philipps-Hospital‘ bei Goddelau‘.“[354]

Die Hospitäler Haina und Gronau waren ursprünglich nur für arme männliche Landbewohner und Merxhausen sowie Hofheim für hilfsbedürftige Frauen aus den hessischen Dörfern eingerichtet.[355] Im 18. Jahrhundert zeigte, so Vanja, die Tatsache, dass psychisch Kranke immer wieder mit der Hoffnung auf Heilung nach Hofheim gebracht wurden, dass das Hospital nicht nur ein Ort der Verwahrung war, sondern eine Funktion als Klinik übernahm.[356]

Während des Ersten Weltkrieges stieg die Zahl der verstorbenen Kranken in der Landesheil- und Pflegeanstalt Philippshospital. Susanne Leifheit stellt eine Steigerung der Anzahl der Toten insbesondere im Jahr 1917, als mit einem Dekret die Ernährungs-

---

351 Vgl. Lohmann, Eberhard, Die Geschichte der Pfarrei Hofheim (802–1529), in Sahmland, Irmtraut et al. (Hrsg.): „Haltestation Philippshospital“, Band 10, Historische Schriftenreihe des Landeswohlfahrtsverbandes Hessen, Quellen und Studien, Marburg: Jonas Verlag, 2004, S. 34ff.

352 Vgl. Franz, Eckhart G., „Item zu gedenken der spitel halben“: Landgraf Philipps Reformkonzept und die hessischen Hospitäler, in Sahmland, Irmtraut et al. (Hrsg.): „Haltestation Philippshospital“, Band 10, Historische Schriftenreihe des Landeswohlfahrtsverbandes Hessen: Quellen und Studien Marburg: Jonas Verlag, 2004, S. 31. Zu den Hohen Hospitälern siehe: Friedrich, Arnd / Sahmland, Irmtraut / Vanja, Christina (Hrsg.): An der Wende zur Moderne: die hessischen Hohen Hospitäler im 18. und 19. Jahrhundert, Petersberg: Michael Imhof Verlag, 2008; siehe: Friedrich, Arnd, Die Hohen Samthospitäler in Hessen vom Tode Landgraf Philipps des Großmütigen im Jahre 1567 bis zum Beginn des 19. Jahrhundert, in 450 Jahre Psychiatrische Krankenhäuser Haina, Merxhausen, Riedstadt, Haina u.a: Landeswohlfahrtsverband Hessen, 1983.

353 Vgl. ebd.

354 Ebd. Zu den Feierlichkeiten Siehe: Klemm, Claudia, Die Philippsfeiern 1904– Gedenken an den „großen Hessenfürsten“, in „Haltestation Philippshospital“, in Sahmland, Irmtraut et al. (Hrsg.): „Haltestation Philippshospital“, Band 10, Historische Schriftenreihe des Landeswohlfahrtsverbandes Hessen: Quellen und Studien, Marburg: Jonas Verlag, 2004.

355 Vgl. Vanja, Christina, Zwischen Armenfürsorge und Heilkunde, Tradition und Wandel – Das Landeshospital Hofheim, in Sahmland, Irmtraut et al. (Hrsg.): „Haltestation Philippshospital“ , Band 10, Historische Schriftenreihe des Landeswohlfahrtsverbandes Hessen: Quellen und Studien, Marburg: Jonas Verlag, 2004, S. 48.

356 Vgl. ebd.

zulagen für Heil- und Pflegeanstalten gestrichen wurden, fest. Im Philippshospital wurde während des Krieges ein Reservelazarett eingerichtet, dessen Bettenkapazität im Juli 1915 von 80 auf 110 Betten erweitert wurde. Im Reservelazarett wurden „ruhige“ psychisch kranke Soldaten behandelt.[357] In der Landesheil- und Pflegeanstalt kamen, wie in den anderen Landesheilanstalten, Dauerbäder als Therapie und Strafe zum Einsatz. Friedgard Rohnert-Koch vermutet, dass mit dem allgemeinen Mangel an Heizkohle und Personal im Ersten Weltkrieg die Anwendung dieser Behandlungsform auch im Philippshospital zurückgegangen sei.[358]

In der Zeit der Weimarer Republik erfolgte die Gliederung der Kranken, so Gabriele Kremer, in drei Stufen: unruhige oder gefährliche Kranke, arbeitswillige Kranke und die offene Abteilung.[359] Im September 1929 betrug die Zahl der im Philippshospital untergebrachten Kranken „nahezu 1200“.[360] In der Zeit von 1894 bis 1941 hatte die Landesheil- und Pflegeanstalt Philippshospital nachweislich 52 jüdische Kranke, die namentlich bekannt sind.[361]

3.7.2. Die Geschichte der Landesheil- und Pflegeanstalt Philippshospital von 1933 bis 1945

Isidor J. Kaminer macht in der Landesheil- und Pflegeanstalt Philippshospital eindeutige Gegner des Nationalsozialismus aus, die sich in den vorausgegangenen Wahlkämpfen offen gegen die NSDAP geäußert hatten.[362] Diese offenen Gegner des Nationalsozialismus wurden mit großer Wahrscheinlichkeit gleich nach der „Machtergreifung“ entlassen oder verloren im Zuge des „Gesetzes zur Wiederherstellung des Berufsbeamtentums“ vom 7. April 1933 ihren Arbeitsplatz im Philippshospital. Die Anzahl der Entlassenen sei, Kaminer nach, nicht mehr rekonstruierbar.[363] Alle Beschäftigten der Landesheil- und Pflegeanstalt mussten dem neuen Gesetz nach ihre „arische Abstammung“ durch Urkunden nachweisen. Die Krankenschwester Elise Löwenberg beantragte daraufhin aufgrund ihrer jüdischen Abstammung die Kündigung.[364] Auch wurden Listen der SPD-Mitglieder

[357] Vgl. Leifheit Geschichte S. 12.
[358] Vgl. Rohnert-Koch Dauerbäder S. 170f.
[359] Vgl. Kremer, Gabriele, Kinder und Jugendliche im Philippshospital der Weimarer Zeit, in „Haltestation Philippshospital“, in Sahmland, Irmtraut et al. (Hrsg.): „Haltestation Philippshospital“, Band 10, Historische Schriftenreihe des Landeswohlfahrtsverbandes Hessen, Quellen und Studien, Marburg: Jonas Verlag, 2004, S. 184.
[360] Ebd., S. 183.
[361] Vgl. Kingreen Philippshospital S. 202.
[362] Vgl. Kaminer Psychiatrie S. 23.
[363] Vgl. ebd., S. 24.
[364] Vgl. ebd., S. 25; Elisa Löwenberg, genannt Lisa, war „Halbjüdin“ und lernte bei dem örtlichen Pfarrer Latein, um sich auf ein Medizinstudium vorzubereiten. Sie zog bis Kriegsende mehrfach um, da sie immer wieder aufgrund ihrer Abstammung aus dem Pflegedienst entlassen wurde. 1955 stellte sie einen Entschädigungsantrag in Wiesbaden, der ihr schließlich im Dezember 1961 mit 4.530 DM bewilligt wurde. Vgl. HHStAW, Abt. 518, Nr. 82193.

unter den Beschäftigten angefertigt und es kam zu „verhörartigen Befragungen“ im Direktionszimmer der Heil- und Pflegeanstalt.[365]

Der Direktor der Anstalt war von 1932 bis 1937 Ludwig Amrhein (1885–1953) und von 1937 bis 1945 Karl Scriba (1880–1946). Amrhein war ein „vehementer Befürworter der Sterilisation von Geisteskranken“ und Scriba, der seit dem 1. Mai 1933 NSDAP-Mitglied war, habe sich, so Kaminer treffend, als „überzeugter Nationalsozialist“ präsentiert.[366] Amrhein wurde, Sabine Trosse zufolge, nicht zuletzt aufgrund seiner früheren Zugehörigkeit zu einer Freimaurerloge 1937 in den Ruhestand versetzt.[367] Amrhein war, wie viele andere Direktoren der hessischen Landesheilanstalten, seit Anfang 1934 Mitglied des örtlichen Erbgesundheitsobergerichtes.[368]

Mitglieder der vermutlich neugegründeten „NSDAP-Orstgruppe Philippshospital“ beschuldigten und denunzierten ihre KollegInnen.[369] Bis Ende November 1933 kam es so zur Entlassung von 45 Beschäftigten, darunter viele Mitglieder des Pflegepersonals. Das Philippshospital war somit politisch gesäubert und gleichgeschaltet. Die 45 freigewordenen Stellen wurden mit lediglich neun Ersatzeinstellungen versehen.[370] Auch wurden auf Geheiß der NSV Goddelau Namenslisten von Pflegerinnen und Oberpflegerinnen angefertigt, die „vor der Machtübernahme nationalsozialistisch eingestellt waren oder sonst in jeder Beziehung einwandfrei sind“.[371] Kaminer vermutet, dass man mithilfe der Liste ein Bespitzelungssystem habe implementieren wollen und die Bereitschaft zur Unterstützung der Krankenmorde abgeschätzt werden sollte.[372]

In der Landesheil- und Pflegeanstalt wurde der obligatorische Hitlergruß ausgeführt und die Teilnahme an den Betriebsappellen war Pflicht. Die Anstaltsleitung stellte der NSDAP Räume für Parteiveranstaltungen zur Verfügung.[373] Darüber hinaus wurden NS-Propagandaschriften wie z. B. 123 Exemplare des Buches „Bewaffneter Aufstand“, der „Völkische Beobachter“ und der Jahreskalender des „Rassenpolitischen Amtes der NSDAP“ bestellt.[374]

Die Arbeitsbedingungen für die Pflegerinnen der Heil- und Pflegeanstalt zu dieser Zeit wurden in Gesprächen nach 1945 von Pflegerinnen mit Sklaverei verglichen: Die Pflegerinnen wurden von der Oberpflegerin nachts in den Schlafräumen eingeschlossen und mussten bei der Nachtwache alle Viertelstunde die Stechuhr bedienen, was auch den

[365] Ebd., S. 25f.
[366] Trosse Planvoll S. 268; Kaminer Psychiatrie S. 201ff.
[367] Vgl. Trosse Planvoll S. 271.
[368] Vgl. Kaminer Psychiatrie S. 83.
[369] Vgl. ebd., S. 26.
[370] Vgl. ebd., S. 27.
[371] Vgl. ebd., S. 29.
[372] Vgl. ebd., S. 30. Zu weiteren Informationen über die Liste Siehe: 7.5.2. Oberpflegerin Barbara G. in der Landesheil- und Pflegeanstalt Philippshospital (1921–1945).
[373] Vgl. Kaminer Psychiatrie S. 34.
[374] Vgl. ebd., S. 35f.

Vorrang vor der Versorgung der Kranken gehabt hätte.[375] Zudem mussten die Pflegerinnen bis zu 60 Stunden in der Woche arbeiten und unterlagen ab 1942 einer allgemeinen Urlaubssperre.[376] Eine Pflegerin schilderte, dass sich viele Mitglieder des Pflegepersonals nicht krankzumelden wagten, „da ein Arzt, Dr. Ludwig Schönmehl, Erkältungen mit Einläufen zu behandeln pflegte. Um dieser ‚Therapie' zu entgehen, ging man lieber weiter zur Arbeit, auch wenn man an Grippe erkrankt war."[377]

Seit 1934 wurden in der Landesheil- und Pflegeanstalt Philippshospital erbbiologische Karteikarten angelegt. Die Sippentafeln gaben bis in die dritte Generation der Kranken Auskunft über mögliche „Erbkrankheiten".[378] Was den Umgang mit den Zwangssterilisationen im Philippshospital betraf, so bescheinigt Kaminer den Ärzten der Landesheil- und Pflegeanstalt eine besondere Beflissenheit in der Erstattung von Sterilisationsanzeigen.[379] Die zu sterilisierenden Frauen wurden dann in der „Hessischen Hebammen- und Frauenklinik Mainz" oder der „Universitäts-Frauenklinik Gießen", die Männer im „Stadtkrankenhaus Darmstadt", unfruchtbar gemacht.[380] Die Anzahl der bis Kriegsende sterilisierten Pfleglinge aus dem Philippshospital sei, so Kaminer, nicht exakt rekonstruierbar. Der Historiker betont jedoch, dass Pfleglinge der Anstalt selbst während der Zeit der „T4-Aktion" sterilisiert wurden.[381]

Auch im Philippshospital kam es zur Herabsenkung der Tagessätze für die Verpflegungskosten und zur Überfüllung der Häuser bei gleichbleibender Personalstärke.[382] Der Pflegeschlüssel lag 1938 bei 1:6,5.[383] In der Landesheil- und Pflegeanstalt verschlimmerten sich die Lebensbedingungen für die Pfleglinge mit dem Kriegsbeginn 1939. „Die Überbelegung der Anstalten wurde durch Räumungen für Lazarettzwecke verschärft, das Niveau ärztlicher Versorgung oder pflegerischer Betreuung sank weiter ab, die Verpflegung wurde noch mangelhafter."[384] Die Sterblichkeit in der Anstalt in Riedstadt-Goddelau stieg und insgesamt gesehen lag die Sterblichkeit in den Anstalten des Volksstaates Hessen auf einem ähnlichen Niveau wie in den beiden Regierungsbezirken der preußischen Provinz Hessen-Nassau.[385] Die Sterberaten der Jahre 1935–1945 werden von Georg Lilienthal wie folgt angegeben:

[375] Vgl. ebd., S. 34.
[376] Vgl. ebd.
[377] Vgl. ebd., S. 200.
[378] Vgl. Leifheit Geschichte S. 34.
[379] Vgl. Kaminer Psychiatrie S. 87.
[380] Vgl. ebd., S.91.
[381] Vgl. ebd., S. 98.
[382] Vgl. Lilienthal Patienten S. 243.
[383] Vgl. Leifheit Geschichte S. 55.
[384] Lilienthal Patienten S. 243.
[385] Vgl. ebd., S. 244.

Tabelle 3.4.: Sterberate: HUPA Philippshospital

Jahr	Sterberate in %
1935	3,8
1936	3,1
1937	4,5
1938	4,3
1939	5,0
1940	8,6
1941	5,9
1942	18,1
1943	14,9
1944	27,3
1945	30,0

386

„Schon Faulstich fragte sich angesichts der hohen Sterbezahlen, ob nicht in Goddelau ähnlich wie in Weilmünster oder auf dem Eichberg bei dem Massensterben mit Hungerkost und durch überdosierte Medikamente ‚nachgeholfen' wurde."[387] Es sei heute nicht möglich, eine verbindliche Antwort auf diese Frage zu geben. Der Rückgang der Sterblichkeit im Jahr 1941 hingegen wird von Lilienthal richtigerweise mit dem Abtransport einer großen Pfleglingszahl erklärt.[388]

Im Sommer 1940 trafen die „T4"-Meldebögen in der Landesheil- und Pflegeanstalt Philippshospital ein, wo sie von den Stationsärzten unter Einbezug des Pflegepersonals bis Ende August des Jahres für 75 Prozent der Kranken ausgefüllt wurden.[389] Hedi Klee verortet die Anstalt damit „am unteren Ende einer Skala vergleichbarer Anstalten".[390] Als im Februar 1941 die ersten Verlegungen aufgrund dieser eingereichten Meldebögen stattfanden, waren bereits neue Meldebögen in der Heil- und Pflegeanstalt in Bearbeitung.[391] Es ist der Historikerin Hedi Klee zuzustimmen, wenn sie bemerkt, dass es so scheine, als ob der Direktor mit einer lückenlosen Bestandsaufnahme nach Berlin die Funktionstüchtigkeit seiner Anstalt habe melden wollen.[392]

29 jüdische Pfleglinge des Philippshospitals wurden im Rahmen einer „Sonderaktion" der „T4"-Mordaktionen verschleppt und ermordet.[393] Eine Einrichtung in Heppenheim

[386]Lilienthal Patienten S. 251.
[387]Ebd.
[388]Vgl. ebd.
[389]Vgl. Klee Meldebogen S. 229f.
[390]Ebd.
[391]Vgl. ebd., S. 232f.
[392]Vgl. ebd., S. 235.
[393]Vgl. Kingreen Philippshospital S. 202.

fungierte hierbei als „Sammelanstalt“ für 320 jüdische Kranke aus den Anstalten westlicher deutscher Reichsgebiete im Februar 1941.[394] Am ersten Februar 1941 wurden die 29 jüdischen Kranken von fünf „Betreuern“ begleitet und in einem von der Anstaltsleitung gemieteten Bus in die etwa 30 Kilometer entfernte Heppenheimer „Sammelanstalt“ gebracht.[395] Drei Tage später wurden die Kranken von einem „Gekrat“-Bus in Heppenheim abgeholt und in die Landesheilanstalt Hadamar gebracht, wo sie vergast und eingeäschert wurden.[396]

Die „T4“-Transporte für nicht-jüdische Pfleglinge begannen in der Landesheil- und Pflegeanstalt Philippshospital am 20. Februar 1941.[397] Insgesamt wurden rund 570 Pfleglinge in die Zwischenanstalten Eichberg, Idstein, Scheuern und Weilmünster und schließlich nach Hadamar „verlegt“.[398] Kaminer zählt drei Verlegungsphasen:

1. August 1940 bis Juli 1941 mit 994 Kranken,
2. 1943: Januar bis April mit 96 Kranken und November mit 243 Kranken,
3. 8. September 1944 mit 118 Kranken und am 14. Juli: mit vier Kranken (Kinder) und 2. März mit acht Kranken (aufgrund § 42 b untergebracht).[399]

Von 1941 bis 1943 war die Landesheil- und Pflegeanstalt Philippshospital Ziel mehrerer Transporte mit vertriebenen Kranken aus den Provinzen Rheinhessen, Starkenburg und selbst dem Rheinland.[400] Trosse schließt aus dem Umstand, dass im Unterschied zu den aus fremden Anstalten kommenden Kranken eine „vergleichsweise hohe Zahl“ älterer Langzeitpatienten des Philippshospitals die Zeit des Nationalsozialismus überlebte, dass es eine engere Bindung und eine „daraus erwachsende Fürsorglichkeit des betreuenden Personals“ gegenüber jenen Kranken gab. Diese Vermutung ließe sich auch durch die Einträge in den Krankenakten bestätigen.[401] Einmal mehr zeigt sich hier die Macht der Pflegerinnen: Sie konnten in einigen Fällen ihre schützende Hand über liebgewonnene Pfleglinge halten und sie vor der „Euthanasie“ bewahren. So beaufsichtigten sie beispielsweise die Kranken bei der Arbeit und berichteten bezüglich deren Betragen sowie Arbeitsleistung, zwei der wichtigsten Überlebenskriterien der Krankenmorde.[402]

[394]Vgl. ebd., S. 213.
[395]Vgl. ebd., S. 217.
[396]Vgl. ebd., S. 218.
[397]Vgl. Lilienthal Patienten S. 245.
[398]Vgl. ebd.
[399]Ziel war das KZ Mauthausen. Die erste Verlegung aus dem Philippshospital in ein KZ fand im Oktober 1935 statt, nachdem die Arbeitshausabteilung der Anstalt aufgelöst wurde und die Pfleglinge in die „Landesarbeitsanstalt Breitenau“ gebracht wurden Vgl. Kaminer Psychiatrie S. 259ff.
[400]Vgl. Lilienthal Patienten S. 249.
[401]Trosse Planvoll S. 281.
[402]Siehe: 6.2. Beschreibungen des Pflegealltags in den Personal- und Prozessakten.

3.7.3. Lage, Bau und Ausstattung der Landesheil- und Pflegeanstalt Philippshospital

Das Vitos Klinikum Riedstadt, wie die Landesheil- und Pflegeanstalt Philippshospital heute heißt, liegt im heutigen Riedstadt-Goddelau bei Darmstadt. Dem Internetauftritt der Klinik nach gehört das Philippshospital zu den ältesten psychiatrischen Krankenhäusern der Welt.[403] Das Philippshospital blickt zwar auf eine lange Geschichte zurück, jedoch scheint diese Aussage etwas gewagt.

Eine öffentliche Straße führt durch das Gelände des Philippshospitals und trennte bis 1970 die Männer- von der Frauenseite räumlich. Einzig die auf der Seite der Frauen befindliche Kirche und der Festsaal wurden von beiden Geschlechtern gemeinsam genutzt. Beide Seiten des Anstaltsgeländes waren durch eine Mauer von der Außenwelt abgeschirmt. Auch einzelne Gebäude innerhalb des Geländes besaßen eigene Mauern.[404] Diese Mauern um das Anstaltsgelände waren ebenso in anderen Anstalten üblich.

Die Abteilungen in der Landesheil- und Pflegeanstalt Philippshospital waren in „Tagessäle" und „Wachsäle" unterteilt, in denen die Bettbehandlung durchgeführt wurde. Die wenigen Einzelzimmer standen nur „ruhigen" oder wohlhabenden Kranken zu. Erregte Kranke wurden in den einzelnen Isolierzellen untergebracht, die eigens für diesen Zweck in den Gebäuden eingebaut worden waren.[405]

Die Kranken wurden in zwei Hauptgruppen unterteilt: „akut" und „chronisch". Innerhalb dieser Gruppen differenzierte man zudem zwischen „ruhigen", „halbruhigen" und „unruhigen" Pfleglingen. Zusätzlich gab es auf der Männerseite und, im Verlaufe des Zweiten Weltkriegs, auch auf der Frauenseite eine „Isolierabteilung" für Pfleglinge mit ansteckenden Krankheiten.[406] Körperliche Krankheiten der Pfleglinge wurden in dem sogenannten „Lazarett" behandelt und „je nach Zustand auch in den Wachsälen".[407] Die Dauerbadabteilungen befanden sich in den Untergeschossen einiger Gebäudekomplexe.[408] 1941 wurde vermutlich eine Abteilung für „Alterssieche" (Männer) im Philippshospital eingerichtet. Diese Abteilung im Bau II, „U-Bau" genannt, scheint speziell den todgeweihten Kranken vorbehalten gewesen zu sein. Trosse stellt fest, dass es nicht eindeutig sei, ob diese Kranken bei einer anderen Betreuung und Fürsorge hätten überleben können oder ob die Pfleglinge dort aktiv ermordet wurden.[409]

Die Kranken wurden in der Landwirtschaft sowie den anstaltseigenen Werkstätten beschäftigt, es gab eine Schuhmacherei, Schreinerei, Weißbinderei, Lackiererei, Schlosserei,

[403] https://www.vitos-riedstadt.de/riedstadt/unternehmen/historie.html (Zugriff: 31.10.2018).
[404] Vgl. Leifheit Geschichte S. 9f.
[405] Vgl. ebd.
[406] Vgl. ebd., S. 10.
[407] Ebd.
[408] Vgl. ebd. Zu der Dauerbadbehandlung im Philippshospital siehe: Rohnert-Koch Dauerbäder.
[409] Vgl. Trosse Planvoll S. 283.

Schneiderei, Buchbinderei und Strohflechterei sowie eine Gärtnerei.[410] 1938 war von dem anfänglich 62,9184 ha großen Grundbesitz nur noch 8,61 ha geblieben."[411]

Das Philippshospital als eines der vier ehemaligen „hohen Hospitäler" ist die einzige der untersuchten Landesheilanstalten, in der ein Ausscheiden einer jüdischen Pflegerin infolge der nationalsozialistischen Machtübernahme überliefert ist. Fernerhin stellte es mit seiner engen Verbindung zum Roten Kreuz eine Besonderheit dar. Des Weiteren ist die überlieferte Liste regimetreuer Pflegerinnen einzigartig. Die Landesheil- und Pflegeanstalt war zwar keine „Tötungsanstalt" oder „Zwischenanstalt", jedoch werden hier, aufgrund der hohen Sterbezahlen, gezielte Krankentötungen und Nahrungsmittelentzug vermutet. Besonders der sogenannte „U-Bau" steht dabei im Verdacht, Ort der Morde gewesen zu sein.

[410] Vgl. Leifheit Geschichte S. 18.
[411] Vgl. Kaminer Psychiatrie S. 201.

Teil II.

Arbeitsalltag und Rahmenbedingungen

4. Kontext

4.1. Die Geschichte der Pflege und ihre besonderen Rahmenbedingungen in der Zeit des Nationalsozialismus

4.1.1. Psychiatrische Einrichtungen im Kaiserreich und in der Weimarer Republik

Das psychiatrische Anstaltswesen in Deutschland erlebte von 1880 bis 1913 ein Hoch, denn innerhalb von 33 Jahren wurden 133 öffentliche Anstalten eröffnet.[1] „1880 wurden durchschnittlich 10,6 von 10 000 Menschen in psychiatrische Anstalten eingewiesen, 1913 waren es mehr als dreimal soviele, nämlich 35,8 auf 10 0000 Einwohner.“[2] Durch die Industrialisierung und Urbanisierung kam es zu höheren Anforderungen an die geistige Leistungsfähigkeit der Menschen.[3] Dirk Blasius sieht die Abnahme der Scheu vor der „Irrenanstalt“ bedingt durch den Wohlstand und den Ausbau der allgemeinen Fürsorge für psychisch Kranke und Behinderte sowie des Kranken- und Versicherungswesens. In der Erleichterung des Verkehrs wie auch in dem schnelleren Erkennen von psychischen Erkrankungen macht er einen weiteren Grund für den Anstieg der Anstaltspopulation zu dieser Zeit.[4] Des Weiteren müsse der Anstieg im Bevölkerungswachstum als Faktor für die Ursache des Wachstums der Krankenpopulation angesehen werden.[5]

1920 beschrieben die Professoren Karl Binding und Alfred Hoche in der Schrift „Die Freigabe der Vernichtung lebensunwerten Lebens – ihr Maß und ihre Form“ die Möglichkeit der Tötung von Kranken durch eine staatliche Behörde. [6] Diese ärztliche Diskussion

---

[1]Vgl. Siemen, Hans-Ludwig, Psychiatrie im Nationalsozialismus, in von Cranach, Michael / Siemen, Hans-Ludwig (Hrsg.): Psychiatrie im Nationalsozialismus, München: Oldenbourg, 1999 S. 16. Diese Kapitel ist eine überarbeitete und erweiterte Version aus Roth Pflegerinnen.

[2]Ebd.

[3]Vgl. Blasius, Dirk, Der verwaltete Wahnsinn: Eine Sozialgeschichte des Irrenhauses, Orig.-Ausg., Band 6726, Frankfurt am Main: Fischer Taschenbuch Verlag, 1980, S. 76.

[4]Vgl. ebd., S. 76f.

[5]Vgl. ebd., S. 79.

[6]Vgl. Krause-Vilmar, Dietfried, Breitenau und Hadamar– Orte nationalsozialistischer Verbrechen, in Heidenreich, Bernd / Böhme, Klaus (Hrsg.): Hessen: Geschichte und Politik, Schriften zur politischen Landeskunde Hessens, Stuttgart: Kohlhammer Verlag, 2000, S. 372; siehe: Binding, Karl / Hoche, Alfred, Die Freigabe der Vernichtung lebensunwerten Lebens: Ihr Maß und ihre Form, 1920.

begann bereits im 18. Jahrhundert und wurde erst am Ende des 19. Jahrhunderts, beeinflusst durch den Darwinismus, offen diskutiert.[7]

Die Ablehnung von Menschen mit psychischen Erkrankungen und Behinderungen war jedoch kein Novum: So hatte das Bürgertum im 19. Jahrhundert die finanziellen Mittel, um „geisteskranke" Familienangehörige in Privatanstalten unterzubringen oder sie durch Dienstboten innerhalb des Familienkreises pflegen zu lassen.[8] Dies hatte, so Blasius, zur Folge, dass den Menschen das „Irresein" fremd wurde, was sich paradoxerweise gegen die Anstalten gerichtet habe, die über eine überwiegend bürgerliche Anstaltspopulation verfügten. Diese seien, so der Autor, private Anstalten, häufig im Inneren der Stadtzentren, gewesen.[9] Blasius beschreibt, wie dadurch „Asyle" entstanden seien, die bewusst abseits des Lebens in der Stadt und der Kommunikation dort errichtet worden seien.[10] Zudem sah die große Mehrzahl der Psychiater in dem Konzept der „Isolierung" der Kranken, in großen Anstalten fern von der Öffentlichkeit und durch die schlechten Verkehrsverbindungen abgeschnitten, „*die* zentrale psychotherapeutische Maßnahme".[11]

Aufgrund der Auseinanderentwicklung der Psychiatrie in eine „Universitätspsychiatrie" und in eine „Anstaltspsychiatrie" habe sich die „Anstaltspsychiatrie", Blasius zufolge, abseits des medizinischen Fortschritts entwickelt.[12] „Sie bewahrte mehr therapeutische Strategien, als daß sie sie weiter entwickelte."[13] Da die Arbeit in den Anstalten weder attraktiv noch finanziell ergiebig war, gab es während des gesamten 19. Jahrhunderts einen großen Mangel an Anstaltsärzten.[14] Für Pflegende gab es zu dieser Zeit zudem keinen geregelten Ausbildungsgang.[15]

Heinz Faulstich kommt zu dem Ergebnis, dass während des Ersten Weltkrieges 70.000 Kranke in den Heilanstalten verhungerten.[16] Der Krieg, so Faulstich, habe in den Anstalten nicht nur die Versorgung mit Lebensmitteln erschwert, sondern dazu die Behandlung und Betreuung der Pfleglinge.

Der Historiker nennt acht Gründe für die Gefahr des extremen Winters 1916/17 und die darauffolgende Zeit für die Kranken der Heil- und Pflegeanstalten: Erstens gingen sie bereits „vorgeschädigt" in diese Versorgungskrise hinein, denn sie hatten erheblich

---

[7] Vgl. Winau, Rolf, Die Freigabe der Vernichtung „lebensunwerten Lebens", in Bleker, Johanna / Jachertz, Norbert (Hrsg.): Medizin im „Dritten Reich", 2. erweiterte Auflage, Köln: Deutscher Ärzte-Verlag, 1993, S. 162.
[8] Vgl. Blasius Wahnsinn S. 17.
[9] Vgl. ebd.
[10] Vgl. ebd., S. 19.
[11] Ebd., S. 43.
[12] Vgl. ebd., S. 58.
[13] Ebd.
[14] Vgl. ebd.
[15] Ebd., S. 63.
[16] Vgl. Faulstich, Heinz, Der Eichberg im Ersten Weltkrieg, in Vanja, Christina / Deutschle, Gabriela / Haas, Steffen et al. (Hrsg.): Wissen und irren, Quellen und Studien, Band 6, Historische Schriftenreihe des Landeswohlfahrtsverbandes Hessen, Kassel: LWV Hessen, Landeswohlfahrtsverband, 1999, S. 129.

an Gewicht verloren und körperliche Widerstandskraft verloren. Zweitens traf sie das Absinken der täglichen Lebensmittelrationen auf Werte unter 1.000 Kalorien als Insassen „Totaler Institutionen" besonders hart, da sie wegen ihrer Isolierung auf geschlossenen Abteilungen keine Möglichkeit hatten, sich auf dem freien Markt mit zusätzlichen Lebensmitteln zu versorgen. Drittens erlaubte die kriegsbedingte schwierige Finanzlage des Staates keine Erhöhungen des Budgets der Anstalten, deshalb musste an den teureren Nahrungsmitteln gespart werden. Aus diesem Grund wurden freie Lebensmittel nicht hinzugekauft. Viertens vertrugen die Pfleglinge den Ersatz der Kartoffeln durch schwer verdauliche Steckrüben nicht, da sie häufig durch Magen-Darm-Infektionen und hungerbedingte Durchfallerkrankungen vorgeschädigt waren. Fünftens begünstigte der geringe Gehalt der Nahrung an tierischem und pflanzlichem Eiweiß die Entstehung des Hungerödems. Sechstens wurde durch den Kohlenmangel nicht ausreichend geheizt und somit die Gefahr von Erkältungskrankheiten gesteigert. Aufgrund von Heizungsproblemen brachten viele Anstalten ihre Kranken in wenigen Krankengebäuden unter; diese Überbelegung begünstigte wiederum die Ausbreitung von Infektionskrankheiten. Siebtens führte eine unzureichende Krankenhaushygiene durch fehlende Reinigungsmittel, eingeschränkte Warmwasserversorgung und überfordertes Personal zu Infektionen und Epidemien. Achtens konnten durch die mangelhafte ärztliche und pflegerische Betreuung Frühsymptome, für die vielleicht Behandlungsmöglichkeiten bestanden hätten, nicht erkannt werden.[17]

Im Herbst 1918 brach zusätzlich die sogenannte „spanische Grippe", eine Influenza-Epidemie, aus.[18] Die Grippe, die umgangssprachlich als „Lungenpest" bezeichnet wurde, galt für manche als die schwerste Epidemie, welche die Menschheit seit der Pest heimgesucht habe. Faulstich stellt fest, dass die Zahl der Opfer unter den PatientiInnen psychiatrischer Anstalten unbekannt sei.[19] Das „Hungersterben" in den psychiatrischen Anstalten, so Faulstich, endete nicht mit dem Ersten Weltkrieg, sondern setzte sich bis in die Revolutionszeit fort.[20]

Die Weimarer Republik war durch die psychischen Probleme der aus dem Krieg heimgekehrten Soldaten herausgefordert.[21] „Führende Psychiater machten die ‚Kriegsneurotiker' für die Niederlage 1918 mitverantwortlich – und schufen so *eine* Variante der ‚Dolchstoßlegende'."[22] Der Ansicht der Psychiater nach war nicht der Krieg für die psychischen Probleme der Soldaten verantwortlich, sondern ihre psychopathologische Persönlichkeit: Sie

[17] Vgl. ebd., S. 41f.
[18] Vgl. ebd., S. 55.
[19] Vgl. ebd.
[20] Vgl. ebd., S. 69.
[21] Vgl. Quinkert, Babette / Rauh, Philipp / Winkler, Ulrike, Einleitung, in Babette Quinkert / Philipp Rauh / Ulrike Winkler (Hrsg.): Krieg und Psychiatrie 1914–1950, Band 26, Beiträge zur Geschichte des Nationalsozialismus, Göttingen: Wallstein Verlag, 2010. S. 16.
[22] Ebd., S. 17.

waren „minderwertiges Menschenmaterial".[23] Zudem stellte das Problem der ‚Kriegszitterer' zunehmend ein Anliegen der Versorgungspolitik dar, eine finanzielle Entschädigung der psychisch erkrankten Veteranen blieb jedoch aus.[24]

Um ab 1923 dem schnellen Anstieg an PsychiatriepatientInnen gerecht zu werden, wurde – anders als vor dem Krieg – die PatientInnenfluktuation erhöht anstelle der Zahl der Betten.[25] Blasius konstatiert, dass die Anstaltspsychiatrie nicht nur effektiver geworden sei, sondern sie außerdem nicht über ihre im Krieg gemachten Erfahrungen hinwegsehen konnte.[26] So gab es eine Reformphase mit Errungenschaften wie etwa der offenen Fürsorge oder der Arbeitstherapie, aber auch eine Radikalisierung.[27] „Die Rassenhygiene lief in der Weimarer Republik der Politik voraus; die Psychiatrie zeichnet Gefolgschaft gegenüber beiden aus."[28] Zudem kam es aufgrund der Sparmaßnahmen in Hinblick auf die Sparpolitik der 1930er Jahre nicht nur zu einer Kürzung der Mittel der Anstaltspsychiatrie, sondern nicht zuletzt zu einer grundsätzlichen Infragestellung des Sinnes psychiatrischer Dienste.[29] Aufgrund des Fortschritts hinsichtlich der therapeutischen Möglichkeiten entstand innerhalb der Anstalten zwischen den bevorzugten „heilbaren" Kranken, die nach einem relativ kurzen Aufenthalt wieder sozial eingebunden werden konnten, und „unheilbaren" Kranken eine Trennung.[30]

Der Medizinhistoriker Eckard Heesch resümiert, dass die zustimmende Haltung hinsichtlich der Eugenik und der „Euthanasie" in der Weimarer Republik von den Nationalsozialisten nur noch um die politische Entschlossenheit zur gewaltvollen Umsetzung dieser Maßnahmen mit der Ansicht ergänzt werden musste, dass eine von allem „sozialen Ballast" befreite Gesellschaft wirtschaftlich und militärisch unschlagbar sei.[31] Diese Aussage mag etwas zu vereinfacht erscheinen, dennoch wurden „in der Radikalisierung der Psychiatrie während der Weimarer Republik wichtige Bedingungen für ihre Faschisierung angelegt."[32] So stellt Cornelia Brink fest, dass die Sparmaßnahmen aus den letzten Jahren der Weimarer Republik nach 1933 weitergeführt wurden.[33]

Medizinhistoriker Christoph Schweikardt bemerkt hierzu, dass die nationalsozialisti-

---

[23] Vgl. ebd.
[24] Vgl. ebd., S. 17f.
[25] Vgl. Siemen Psychiatrie S. 18.
[26] Vgl. Blasius, Dirk, „Einfache Seelenstörung": Geschichte der deutschen Psychiatrie 1800–1945, Band 11738, Geschichte, Frankfurt am Main: Fischer-Taschenbuch-Verlag, 1994, S. 135. Vgl. Siemen Psychiatrie S. 18f.
[27] Vgl. Blasius Seelenstörung S. 136; vgl. Brink, Cornelia, Grenzen der Anstalt: Psychiatrie und Gesellschaft in Deutschland 1860–1980, Göttingen: Wallstein-Verlag, 2010, S. 207.
[28] Blasius Seelenstörung S. 139.
[29] Vgl. ebd., S. 142.
[30] Siemen Psychiatrie S. 19f.
[31] Vgl. Heesch, Eckhard, Die Entsorgung des Menschlichen: Euthanasie in ihren historischen und aktuellen Bezügen, Pflege aktuell 53, 5 (1999), S. 278.
[32] Siemen, Hans-Ludwig, Menschen blieben auf der Strecke-: Psychiatrie zwischen Reform und Nationalsozialismus, Gütersloh: J. van Hoddis, 1987, S. 129.
[33] Vgl. Brink Grenzen S. 287.

sche Politik zu einer Verstärkung der im Kaiserreich angelegten hierarchischen Strukturen im Gesundheitswesen geführt habe.[34] Die NS-Krankenmorde und Zwangssterilisationen wurden somit durch die bestehenden Diskurse in der Weimarer Republik erst möglich und stellten keinen völligen Bruch mit der vorherrschenden Ideologie dar.

4.1.2. Die Bedeutung von Eugenik und Rassenhygiene für das Pflegepersonal

Uwe Kaminsky beschreibt die politische Umsetzung der nationalsozialistischen Eugenik als den Ausschluss der als „erblich minderwertig" Deklarierten aus der „propagierten ‚Volksgemeinschaft"'.[35] Der „Volkskörper" sollte von Krankheiten und Behinderungen „gesäubert" und „veredelt" werden.[36] Die Eugenik entwickelte sich aus der Biologie, insbesondere der Genetik.[37] Mit dem Sozialdarwinismus übertrugen Autoren wie Ernst Haeckel oder Alfred Ploetz Darwins Modell „der durch Selektion und Kampf geprägten Evolution" auf die Gesellschaft.[38] Diese Männer fassten den Fortschritt der Medizin, die Wohlfahrtspflege sowie die soziale Fürsorge als Gründe für eine „soziale Fehlentwicklung" auf und beurteilten den Schutz der Kranken und Schwachen als eine „unnatürliche Contraselection".[39]

Kaminsky sieht in der Weltwirtschaftskrise von 1929 die Ursache für „den Durchbruch rassenhygienischer Deutungen auf die Wohlfahrtspflege".[40] Der Historiker ist der Ansicht, dass die Eugenik eine „Politik gesellschaftsübergreifender Art" gewesen sei.[41] Wissenschaftshistorisch müsse man von der Kontinuität des Bemühens um medizinischen Erkenntnisfortschritt und um die Verbesserung kurativer wie präventiver Möglichkeiten ausgehen, so die Medizinhistorikerin Irmtraut Sahmland.[42] Die Eugenik war bei den Sozialdemokraten, sowohl im Sozialkatholizismus als auch im evangelischen Wohlfahrtsverband „Innere Mission" beliebt.[43] Im Ausland, so z. B. in Skandinavien, der Schweiz,

[34]Vgl. Schweikardt, Christoph, Ärzteschaft und Pflege im Spannungsfeld der Gesundheitspolitik Hauptströmungen ihrer Berufsgeschichte im 19. und 20. Jahrhundert, in Schäfer, Daniel et al. (Hrsg.): Gesundheitskonzepte im Wandel, Geschichte und Philosophie der Medizin Stuttgart: Steiner, 2008, S. 88.

[35]Vgl. Kaminsky, Uwe, Eugenik als Sozialutopie und Gesellschaftspolitik, in Hedwig, Andreas / Petter, Dirk (Hrsg.): Auslese der Starken – „Ausmerzung" der Schwachen, Schriften des Hessischen Staatsarchivs Marburg, Marburg: Hessisches Staatsarchiv Marburg, 2017, S. 13.

[36]Vgl. ebd.

[37]Vgl. ebd.

[38]Vgl. ebd., S. 15; vgl. Sahmland, Irmtraut, Eugenik und Rassenhygiene im medizinischen Diskurs während der Weimarer Republik, in Hedwig, Andreas / Petter, Dirk (Hrsg.): Auslese der Starken – „Ausmerzung" der Schwachen, Schriften des Hessischen Staatsarchivs Marburg, Marburg: Hessisches Staatsarchiv Marburg, 2017, S. 28.

[39]Vgl.Kaminsky Eugenik S. 15.

[40]Ebd., S. 16.

[41]Ebd., S.13.

[42]Vgl.Sahmland Eugenik und Rassenhygiene S. 28.

[43]Vgl.Kaminsky Eugenik S. 18f.

der Sowjetunion und den USA, war die Eugenik ebenfalls weit verbreitet.[44] Armin Trus jedoch charakterisiert das Ausmaß der Anwendung des Sterilisationsgesetzes in Deutschland als im internationalen Vergleich besonders rigoros.[45]

Die Ärzte Alfred Ploetz, Schöpfer des Begriffes „Rassenhygiene“, und Wilhelm Schallmayer waren führend in der Entwicklung der deutschen Eugenik.[46] In der Zeit des Nationalsozialismus ersetzten dann die Begriffe „Rassenhygiene“ und „Rassenpflege“ den Fachbegriff der „Eugenik“.[47] Der Begriff der „Rassenhygiene“ brachte die Exklusion von Juden, Sinti und Roma sowie Menschen anderer Hautfarbe mit sich.[48]

Die psychiatrische Forschungsanstalt München und ihre Abteilung für psychiatrische Erblichkeitsforschung mit dem „Institut für Genealogie und Demographie“, unter der Leitung des prominenten Psychiaters Ernst Rüdin, wie das „Kaiser-Wilhelm-Institut für Anthropologie, menschliche Erblehre und Eugenik“, geleitet von Eugen Fischer (Vorsitzender der Deutschen Gesellschaft für Rassenhygiene), beeinflussten die Forschung und somit die die Pflegerinnen unterrichtende Ärzteschaft maßgeblich.[49] Kaminsky führt die Verankerung der nationalsozialistischen „Erbgesundheits- und Rassenpolitik“ auf den breiten gesellschaftlichen Konsens dieser Zeit zurück.[50]

In der Ausbildung der Pflegerinnen waren „Erb- und Rassenkunde“ sowie „Erb- und Rassenpflege“ feste Bestandteile des Ausbildungsinhaltes.[51] Die Pflegerinnen lernten die vermeintliche Übertragbarkeit „Mendelscher Gesetze“ auf den Menschen und dass das deutsche Volk ein „sterbendes Volk“ sei.[52] Der Staat wolle sogenannte „Erbkrankheiten“ verhindern und habe deshalb das „Gesetz zur Verhütung erbkranken Nachwuchses“ erlassen.[53] Auch seien manche Erbgänge „verdeckt“, sodass sie erst nach mehreren Generationen zum Ausbruch kämen.[54] Es seien überdies nur „belastete“ Familien betroffen, die Sterilisation erfolge durch einen operativen Eingriff.[55]

Hilde Steppe stellt einen Wandel im traditionellen Werterahmen „Dienen, Opfer, Selbstlosigkeit“ in den Fachzeitschriften ab 1933 fest, dieser galt nicht mehr dem kranken Individuum, sondern dem deutschen Volk oder dem „Führer“.[56] In der Krankenpflege bestand

[44] Vgl. ebd., S. 14; vgl. ebd., S. 19.
[45] Vgl. Trus, Armin, „Der Heilige Krieg“ der Eugeniker, in Freiling, Gerhard / Schärer-Pohlmann, Günter (Hrsg.): Geschichte und Kritik, Gießen: Focus-Verlag, 2002, S. 274.
[46] Vgl. ebd., S. 254.
[47] Vgl. Kaminsky Eugenik S. 16 .
[48] Vgl. ebd., S. 16.
[49] Vgl. ebd., S. 17f.
[50] Vgl. ebd., S. 20.
[51] Siehe: Weisbrod-Frey, Herbert, Krankenpflegeausbildung im Dritten Reich, in Krankenpflege im Nationalsozialismus, 9. Auflage, Frankfurt am Main: Mabuse-Verlag, 2001, S. 92.
[52] Vgl. ebd., S. 97; vgl. LWV-Archiv, Bestand 12, P 306.
[53] Vgl. LWV-Archiv, Bestand 12, P 306.
[54] Vgl. ebd.
[55] Vgl. ebd.
[56] Vgl. Steppe, Hilde, Krankenpflege ab 1933, in Steppe, Hilde (Hrsg.): Krankenpflege im Nationalsozialismus, 9. Auflage, Frankfurt am Main: Mabuse-Verlag, 2001, S. 77.

dieser Dienst am deutschen Volke in der sogenannten „Erbpflege". Die Gesundheitsämter wurden bei ihrer Arbeit in der „Erbbestandsaufnahme" durch die PflegerInnen unterstützt, indem „Untersuchungs- und Ermittlungsergebnisse" gesammelt, geordnet und weitergeleitet wurden.[57] Auf diese Weise entstanden bis 1942 insgesamt 10 Millionen „erbbiologische Karteikarten" für die Gesundheitsämter.[58]

Die Zwangssterilisationen betrafen, so Kaminsky, „vorwiegend Menschen mit einer leichten geistigen Behinderung oder Geisteskrankheit ohne oder mit einer geringen erwartbaren Anstaltsaufenthaltsdauer", während die Krankenmorde „überwiegend Menschen mit schweren Behinderungen oder Erkrankungen" betrafen, die wahrscheinlich länger in den Anstalten untergebracht werden mussten.[59] Zudem sei die „Euthanasie" nicht „programmatische Folge der Eugenik", da vielmehr die „ökonomischen Begründungsmuster der Kriegszeit" hierfür Ursache seien.[60] Hans-Walter Schmuhl hingegen sieht in den Wirtschaftlichkeitserwägungen schlicht und ergreifend die Rechtfertigung für die Ideologie des Rassismus und die daraus resultierenden Massenmorde.[61]

Die Pflegerinnen waren an beiden Formen der Verbrechen aktiv beteiligt. Sie hatten, wie die Prüfungsantworten in den Personalakten zeigen, das eugenische und „rassenhygienische" Gedankengut der nationalsozialistischen Gesundheitspolitik verinnerlicht und handelten in der Mehrheit dementsprechend. Die Eugenik und „Rassenhygiene" waren Grundpfeiler des Krankheitsverständnisses der Pflegerinnen, wenn sie auch in wenigen Einzelfällen selbst Opfer dieses Denkens und der damit verbundenen Politik wurden, wenn sie sich nicht erwartungsgemäß verhielten oder auffällig wurden.[62] Die Theorien der Eugenik und „Rassenhygiene" lieferten dem Pflegepersonal eine scheinbar wissenschaftliche Legitimation für dessen Umgang mit den Kranken. Zugleich diente dieses Gedankengut als Besänftigung für das eigene schlechte Gewissen.

„Wesentliche Grundgedanken der Eugenik wurden nach 1945 – medizinisch begründet und vielfach von demselben Personal – weiterverfolgt, wie etwa die Pflicht zur Bei-

[57] Vgl. ebd., S. 101.

[58] Vgl. Kaminsky Eugenik S. 20.

[59] Vgl. ebd., S. 23. Auch sozial auffällige und randständige Menschen wurden leicht Opfer der Zwangssterilisationen. Mithilfe der Konzepte „Lebensbewährung" und „Gesamtpersönlichkeit" wurden sie durch die Erbgesundheitsgerichte mit der Diagnose „angeborener Schwachsinn" belegt, selbst wenn ihnen „intellektueller Schwachsinn" nicht nachgewiesen werden konnte. Vgl. Ayass, Wolfgang, „Asozialer Nachwuchs ist für die Volksgemeinschaft vollkommen unerwünscht": Die Zwangssterilisation von sozialen Außenseitern, in Lebensunwert, zerstörte Leben, Frankfurt: VAS, Verlag für akademische Schriften, 2005, S. 113.

[60] Vgl.Kaminsky Eugenik S. 24.

[61] Vgl. Schmuhl, Hans-Walter, Von der Verhütung zur Vernichtung „lebensunwerten Lebens", – Zur Radikalisierung der Erb- und Rassenpolitik im Nationalsozialismus, in Mundt, Christoph / Hohendorf, Gerrit / Rotzoll, Maike (Hrsg.): Psychiatrische Forschung und NS-Euthanasie: Beiträge zu einer Gedenkveranstaltung an der Psychiatrischen Universitätsklinik Heidelberg, Heidelberg: Verlag Das Wunderhorn, 2001, S. 204.

[62] Siehe: LWV-Archiv, Bestand 18, P 265: Eine Pflegerin wurde vom Direktor als schlechte Vertreterin ihrer Berufsgruppe bezeichnet. Es sei nicht im Abbruch des Interesses der Volksgesundheit, wenn sie ohne Nachkommen bleibe.

bringung von Ehetauglichkeitsbescheinigungen, die nun teilweise unter anderen Bezeichnungen firmierten.“[63] Jenes Personal war darüber hinaus in manchen Fällen auch für die Begutachtung körperlicher und psychischer Schädigungen von Opfern zuständig, die einen Entschädigungsantrag stellten.[64] Ein spätes Unrechtsbewusstsein war bezüglich der erfolgten Zwangssterilisierungen typisch.[65]

Erst 1998 bzw. 2007 wurde das „Gesetz zur Verhütung erbkranken Nachwuchses“ als Unrechtsgesetz anerkannt, allerdings nicht aufgehoben.[66] Zwar waren die Opfer nun formell rehabilitiert, aber nicht als NS-Verfolgte anerkannt, was eine notwendige Voraussetzung für eine finanzielle Wiedergutmachung im Sinne des Bundesentschädigungsgesetzes gewesen wäre.[67]

Selbst einzelne katholische Geistliche befürworteten freiwillige Sterilisationen, jedoch sprach die Ehe-Enzyklika Papst Pius XI. „Casti Connubii“ vom 31. Dezember 1930 der Obrigkeit ausdrücklich das Recht ab, die Unversehrtheit des Leibes, weder aus eugenischen noch aus irgendwelchen anderen Gründen, direkt zu verletzen, oder anzutasten, wenn die Person unschuldig sei und die Sterilisation somit eine körperliche Bestrafung darstelle.[68]

4.1.3. Die Kranken und ihre Wege in die Landesheilanstalten

Die Hauptaufgabe der Pflegerinnen bestand in der Pflege der Kranken,[69] denn unterschiedliche Erkrankungen konnten sich unmittelbar auf das Verhalten auswirken, sodass die Pflege an die einzelnen Diagnosen und Fälle angepasst werden musste. Hierbei waren die Pflegerinnen auf die Compliance der Kranken angewiesen, was allerdings durch eine Zwangseinweisung gefährdet werden konnte.[70]

Bernhard Richarz nach wurde der Verlauf einer psychischen Erkrankung um 1930 ebenso als nicht beeinflussbar angesehen wie in den Jahrzehnten zuvor. „War sie einmal ausgebrochen, dann war nur in den wenigsten Fällen mit einer wirklichen Genesung zu rechnen; bei vielen Kranken entwickelte sich nach Abklingen des akuten Anfalls ein sogenannter

[63] Hedwig, Andreas, Einleitung, in Auslese der Starken – „Ausmerzung“ der Schwachen, Marburg: Hessisches Staatsarchiv Marburg, 2017, S. 8.
[64] Vgl. Form Zwangssterilisation S. 166.
[65] Vgl. Kaminsky Eugenik S. 14; vgl. Aumüller, Gerhard, Die Marburger Medizinische Fakultät und die nationalsozialistische „Rassenhygiene“ – Der „Rassenhygieniker“ Wilhelm Pfannenstiel, in Auslese der Starken – „Ausmerzung“ der Schwachen, Marburg: Hessisches Staatsarchiv Marburg, 2017, S. 80.
[66] Vgl. Aumüller Medizinische Fakultät S. 80.
[67] Vgl. Form Zwangssterilisation S. 166.
[68] Vgl. Hinz-Wessels, Annette, Die Haltung der Kirchen zur „Euthanasie“ im NS-Staat, in Lebensunwert, zerstörte Leben, Frankfurt: VAS, Verlag für akademische Schriften, 2005, S. 171.
[69] Siehe: 5.3. Die Dienstanweisung für die Pflegerinnen der Landesheilanstalten.
[70] „Compliance“ wird definiert als die „Bereitschaft des Patienten zu Mitarbeit an der Heilung der Erkrankung“, Deschka, Marc, Wörterbuch Medizin pocket: Kleines Lexikon – medizinische Fachbegriffe, Fremdwörter und Terminologie, 3. Auflage, Grünwald: Börm Bruckmeier, 2012, S. 61.

‚Defekt' oder eine chronische Erkrankung."[71] Kranke sollten möglichst frühzeitig in eine Anstalt gebracht werden, da man glaubte, dass alle Abstufungen der Krankheit möglich, aber bei Ausbruch der Erkrankung nicht vorhersehbar seien. Durch die zeitnahe Einweisung sollten die Aussichten auf Heilung oder zumindest Besserung vergrößert werden.[72]

„Das Interpretationsschema der totalen Institution kommt, sobald der Insasse eintritt, automatisch in Gang, da das Personal der Ansicht ist, daß der Eintritt als solcher ein sichtbarer Beweis dafür ist, daß der Betreffende zu dem Personenkreis gehört, für den die Institution eingerichtet wurde [...]."[73] In den für die vorliegende Arbeit untersuchten Personalakten findet sich kein Hinweis darauf, dass eine Pflegerin die Sinn- und Zweckmäßigkeit der Unterbringung einer Patientin in der Anstalt anzweifelte oder gar kritisierte. Die PatientInnen selbst waren nicht immer davon überzeugt, erkrankt zu sein, was häufig von ärztlicher Seite als Krankheitssymptom gewertet wurde.[74] Die Anstalten wurden in „Landesheil- und Pflegeanstalten", die auf die Verwahrung und Pflege von Kranken ausgerichtet waren, und in „Landesheilanstalten", die eher zur Diagnosefindung und Behandlung akuter Fälle genutzt wurden, unterschieden.[75] In der Zeit des Nationalsozialismus wurden die Begriffe parallel genutzt, wie das Beispiel der Landesheilanstalt Merxhausen zeigt, die zwar als „Landesheilanstalt" bezeichnet wurde jedoch den Charakter einer Heil- und Pflegeanstalt hatte.

Die „Irrenstatistik" der Gesellschaft Deutscher Neurologen und Psychiater bezifferte die Gesamtzahl der Geisteskranken in den 253 gemeinnützigen und privaten Anstalten des Deutschen Reiches im Jahr 1936 auf 163.341 Personen (davon u. a. 47 Prozent Schizophrene, 26 Prozent „Schwachsinnige", 4,1 Prozent „Paralytiker", 2,9 Prozent Manisch-Depressive, 2 Prozent „Psychopathen", 1,2 Prozent Alkoholiker).[76] Die Patientinnen der Anstalt Merxhausen, beispielsweise, wurden 1930 unter anderem aufgrund folgender Diagnosen behandelt: „angeborenem Schwachsinn" (damals „Idiotie" genannt), Schizophrenie, „zirkulärem (manisch-melancholischem) Irresein", Epilepsie (damals „Fallsucht" genannt), „erblichem Veitstanz" (Chorea Huntington), „Psychopathie", Depressionen, Demenz, Alkoholismus oder Enzephalitis. Mollet nennt die Diagnosen „Schizophrenie" und „Idiotie" die ab 1930 am häufigsten vorkommenden Diagnosen in der Landesheilanstalt.[77] Sie stellt die These auf, dass diese Diagnosen gerade bei Patientinnen gestellt worden seien, die „nur mit ihrer Umwelt in Konflikt geraten waren, ohne dass es sich aus heutiger

[71] Richarz, Bernhard, Heilen, pflegen, töten: Zur Alltagsgeschichte einer Heil- und Pflegeanstalt bis zum Ende des Nationalsozialismus, Göttingen: Verlag für Medizinische Psychologie, 1987, S. 44f.
[72] Vgl. ebd.
[73] Goffman Asyle S. 87.
[74] Siehe: Der Fall der Charlotte H. in HHStAW, Abt. 461, Nr. 32061/1 S. 9ff.
[75] Vgl. Coché, Stefanie, Psychiatrie und Gesellschaft: Psychiatrische Einweisungspraxis im „Dritten Reich", in der DDR und der Bundesrepublik 1941–1963, in Göttingen: Vandenhoeck & Ruprecht, 2017, S. 18.
[76] Vgl. Blasius Wahnsinn S. 156.
[77] Vgl.Mollet Merxhausen , S. 70.

Sicht überhaupt um eine Erkrankung gehandelt hätte."[78] Dies mag für die Diagnose „Idiotie" der Fall gewesen sein, aber die in den Personalakten häufig auftretenden Verletzungen von Pflegerinnen durch erregte und tobende Kranke zeigen, dass es sich bei der Diagnose „Schizophrenie" um ernstzunehmende Erkrankungen gehandelt haben konnte. Eine Diagnosestellung in der Retrospektive allein anhand der Krankenakten, ohne die Patientin selbst untersucht zu haben, muss zudem ohnehin als unwissenschaftlich angesehen werden. Vor allem Menschen aus den gesellschaftlichen Unterschichten erhielten vorwiegend die Diagnose „angeborener Schwachsinn" und wurden deshalb besonders häufig zwangssterilisiert:

„Unter ‚Schwachsinn' verstanden viele Erbgesundheitsgerichte jedoch nicht nur ein über die damals üblichen Fragebögen messbares Intelligenzdefizit, sondern häufig auch als ‚moralischer Schwachsinn' qualifizierte unangepasste Lebensweise oder abweichendes Wertesystem."[79] Mit den Bereichen „Lebensbewährung" und „Gesamtpersönlichkeit" wurden in den Fragebögen Personen erfasst, die ein „sozial randständiges oder unangepasstes Leben" führten.[80]

Stefanie Coché zufolge sahen die Psychiatrien Kraepelins und Rüdins abweichende Verhaltensweisen, vor allem in der Unterschicht, als „vererbliche Degeneration" an, die einzelnen psychiatrischen Krankheitsbildern zugeordnet worden seien. „Die Diagnosen lauteten oft ‚Psychopathie' und griffen zunehmend den Begriff ‚asozial' auf, so dass sich etwa ‚asozialer Psychopath' zu einer gebräuchlichen Diagnose entwickelte. Sogenannte ‚Psychopathen' galten als degeneriert und erblich vorbelastet."[81] Coché stellt zudem in ihrer Studie zur Bedeutung der Kategorie „Arbeit" in der psychiatrischen Einweisungspraxis 1941 bis 1945, fest, dass Arbeit, Arbeitsfähigkeit und Arbeitswille, anders als Selbst- und Fremdgefährdung oder eine psychiatrische Erkrankung, offiziell zwar keine Gründe für eine Einweisung in eine psychiatrische Anstalt waren, sie jedoch sehr häufig im Kontext von Einweisungen zur Begründung herangezogen wurden.[82] Dieser Argumentationsstrang wurde dann, so Coché, von 1941 bis 1945 „kriegsspezifisch", da die beiden Aspekte „Krieg" und „Arbeit" oftmals miteinander verknüpft und die Einweisungen vor dem Hintergrund eines verbreiteten Wissens um die Krankenmorde interpretiert worden wären.[83] „Die Unterscheidung von Arbeitsfähigkeit und Arbeitsunfähigkeit markierte ei-

[78] Ebd., S. 71.
[79] Ayass Zwangssterilisation S. 113
[80] Ebd.
[81] Coché Psychiatrie und Gesellschaft S. 54.
[82] Vgl. Die Studie beruht auf den Forschungsergebnissen aus Coché Psychiatrie und Gesellschaft. Als Quellenbasis für diese Untersuchung dienten die Krankenakten der Heil- und Pflegeanstalt Eglfing-Haar in München, der Landesheilanstalt Marburg, der Bodelschwinghischen Anstalten Bethel in Bielefeld, der Sächsischen Landes-Heil- und Pflegeanstalt für Geisteskranke zu Unterglötzsch im Bezirk Karl-Marx-Stadt, der Heil- und Pflegeanstalt Großschweidnitz bei Görlitz und der Psychiatrischen Nervenklinik der Universitätsklinik Greifswald.
[83] Vgl.Coché Psychiatrie und Gesellschaft S. 233.

ne Schwelle von Zugehörigkeit und Nicht-Zugehörigkeit, die nahezu alle Lebensbereiche tangierte und deswegen von enormer Bedeutung für ein Verständnis von Volksgemeinschaft als sozialer Praxis ist."[84] Die Arbeitskraft der Kranken sowie deren Beurteilung durch die Angehörigen spielte, so die Historikerin, in der Aushandlung der Einweisung und Aufenthaltslänge „eine vielfältige und wichtige Rolle".[85] In vielen Fällen seien Arbeitsverweigerung oder Arbeitsunfähigkeit im „kriegsspezifischen" Kontext von Laien als Hauptgrund für die Einweisungen in die Anstalt angeführt worden.[86]

Aber auch das Alter spielte hierbei eine Rolle, denn vor allem alte Menschen seien im Zuge des Kriegsverlaufs häufiger in psychiatrische Anstalten gebracht worden, da Altersheime in Ersatzkrankenhäuser umgewandelt wurden.[87] Auch führte das Verhalten verwirrter und kranker Menschen kriegsbedingt schneller dazu, sie als „Gefahr" anzusehen, wenn sie beispielsweise die Verdunklung bei Bombenangriffen nicht einhielten oder das schnelle Erreichen des Luftschutzraums erschwerten.[88] In den Gebieten des heutigen Bundeslandes Hessen wurden ebenfalls Altersheime in Ersatzkrankenhäuser umgewandelt und die alten Menschen in psychiatrische Anstalten gebracht.[89]

In ihrer Studie stellt Coché zudem fest, dass PatientInnen „fast nie allein eine Klinik oder Anstalt aufsuchten, sondern normalerweise von einem Menschen aus ihrem sozialen Umfeld begleitet wurden".[90] Diese familiäre Anbindung verschwand, Mollet zufolge, in einigen Fällen mit zunehmender Dauer des Anstaltsaufenthaltes, sodass bei den „T4"-Meldebögen explizit nach der Regelmäßigkeit von Besuch gefragt worden sei.[91] „Bei Patientinnen mit häufigem Angehörigenkontakt vermutete man größere Schwierigkeiten, wenn diese ohne Benachrichtigung in andere Anstalten verlegt wurden, und so blieben sie eher von der Vernichtungsaktion verschont."[92] Es ergab sich, so Petra Fuchs, „bei etwa doppelt so vielen Überlebenden (39,4%) wie Getöteten (19,2%)" aus der Krankenakte der Eindruck „intensiver familiärer Beziehungen".[93] Die Organisatoren der Krankenmorde fürchteten demnach die Reaktion der Angehörigen der Kranken auf die Verlegungen und Morde, sodass man durch diese Vorsichtsmaßnahme möglichen Ärger vermeiden wollte.

[84] Coché, Stefanie, An der Schwelle von Inklusion und Exklusion: Zur Bedeutung der Kategorie Arbeit in der psychiatrischen Einweisungspraxis 1941–1945, in Arbeitsrhythmus und Anstaltsalltag, Stuttgart: Franz Steiner Verlag, 2015, S. 218.

[85] Vgl. ebd.

[86] Vgl. ebd., S. 221.

[87] Vgl. ebd., S. 222.

[88] Vgl. ebd., S. 223f.

[89] So wurden ab November1939 Sammeltransporte mit alten Menschen in die Landesheil- und Pflegeanstalt Philippshospital verbracht. Die meisten Transporte mit alten Menschen ins Philippshospital fanden in der Zeit von August 1941 bis August 1942 statt. Siehe:Trosse Planvoll S. 280f.

[90] Coché Psychiatrie und Gesellschaft S. 62.

[91] Vgl. Mollet Merxhausen S. 66ff.

[92] Ebd., S. 67.

[93] Fuchs, Petra, Opfer als Gruppe: Eine kollektivbiographische Skizze auf der Basis empirischer Befunde, in „Das Vergessen der Vernichtung ist Teil der Vernichtung selbst", Göttingen: Wallstein Verlag, 2014, S. 58.

Der Anteil der Zwangseinweisungen hingegen liegt zwischen 1941 und Kriegsende in der Landesheilanstalt Marburg bei nur 7 Prozent.[94] Die Autorin stellt für die Kriegszeit fest, dass es eine unmittelbare „kriegsspezifische" Einweisungspraxis gab und sich Propagandafilme sowie Wissen über die Krankenmorde auf die Entscheidung auswirkten, ob jemand in eine Anstalt eingewiesen wurde, und in welche (staatlich, universitär, konfessionell). Darüber hinaus habe die Anstalt, aus Sicht der Laien, nach wie vor dazu gedient, untragbare häusliche Situationen zu lösen, vor allem wenn es dabei um häusliche Gewalt gegangen sei.[95]

Monika Daum beschreibt anhand der Auswertung von Krankenakten aus der Landesheilanstalt Hadamar folgende Merkmale, die die Anstaltsärzte als Krankheitssymptome werteten:

> „*Symptome für Schizophrenie:* gereizt, zänkisch, giftig, hetzerisch, kritisierend, gemein in Wort und Geste, unordentlich, fremder Wartung bedürftig, eigensinnig, launisch, lügnerisch, arbeitet nur auf Aufforderung, ordinär, rücksichtslos, griesgrämig, laut, querulatorisch usw.
> *Symptome für Schwachsinn:* mangelhafte sprachliche und schriftliche Ausdrucksweise, maßlos frech, lärmend, diebisch, erotisch, hinterhältig, aufsässig, trotzig, rechthaberisch, grölend, tölpelhaft, sehr lästig, geltungsbedürftig usw.
> *Symptome für Epilepsie:* selbstgefällig, faul, bedrohlich, überhöflich, nörglerisch, klebrig, bockig, aggressiv, starke Einengung des geistigen Horizonts usw.
> *Symptome für Alterspsychosen:* selbstzufrieden, eigensinnig, körperlich hinfällig, unzugänglich, verschroben.
> *Symptome für Psychopathie:* kriecherisch, intrigant, schikaniert das Personal, schmierig, unmanierlich, unzufrieden, mißgünstig."[96]

Die Eintragung der Merkmale in die Krankenakten erfolgte durch das Pflegepersonal. Sie resultierten aus den im Pflegealltag gemachten Beobachtungen, aber auch aus den subjektiven Gefühlen, die die Kranken unweigerlich in den Pflegerinnen auslösten. Um die Krankheiten oder zumindest ihre Symptome zu behandeln, wurde je nach Diagnose und Symptomen unterschiedlich vorgegangen. Das Pflegepersonal unterstützte die MedizinerInnen bei der Durchführung der medizinischen Behandlung der Kranken.

[94] Vgl. Coché Psychiatrie und Gesellschaft S. 62.
[95] Vgl. ebd., S. 74.
[96] Daum, Monika, Arbeit und Zwang, das Leben der Hadamarer Patienten im Schatten des Todes, in Psychiatrie im Faschismus, Frankfurt am Main: Mabuse-Verlag, 1996, S. 180.

4.1.4. Die medizinische Behandlung der Kranken

Für die medizinische Behandlung der Kranken in den Landesheilanstalten waren in erster Linie die vereinzelten Ärztinnen und die Ärzte verantwortlich, das Pflegepersonal hatte diesen dabei zur Hand zu gehen und ihre Anordnungen diesbezüglich umzusetzen.[97] Die Pflegerinnen überwachten den Zustand der Kranken und rapportierten diesen den wenigen Medizinerinnen und ihren überwiegend männlichen Kollegen. Die Pflegerinnen wurden mithilfe der von Ärzten geschriebenen Lehr- und Handbücher ausgebildet und unterrichtet. Die Bücher waren für das Handeln der Pflegerinnen Vorbild und richtungsweisend. Obermedizinalrat Valentin Faltlhauser (1876–1961), ab 1929 Direktor der Anstalt Kaufbeuren und ihrer Zweiganstalt Irsee, gab 1939 in seinem Lehr- und Handbuch „Geisteskrankenpflege“ Anleitung zur Behandlungen der „Geisteskranken“. [98]

Faltlhausers Werk wurde auch in der Landesheilanstalt Merxhausen als Lehrbuch eingesetzt und dessen Inhalt hatte somit einen Einfluss auf die Pflegerinnen. In der von Faltlhauser geleiteten Anstalt starben Hunderte durch Tabletten, Spritzen oder an Hunger.[99] Nach dem Krieg wurde Faltlhauser im Jahr 1949 vom Schwurgericht beim Landesgericht Augsburg zu drei Jahren Gefängnis aufgrund seiner „Beihilfe zum Totschlag“ in mindestens 300 Fällen verurteilt.[100] Im Urteil wurde ihm ein Handeln aus „Erwägungen ethischer Natur“ bescheinigt und für ihn sei „das Mitleid eine der edelsten Beweggründe menschlichen Handelns“ gewesen.[101] Dieses Urteil wird unter anderem von Ernst Klee als äußerst milde angesehen.[102] Aus heutiger Sicht ist das Urteil sowie die Begründung des Gerichts ein Skandal.

Ein wichtiges Therapeutikum in den Heilanstalten war Wasser: Die Kaltwasserkur stand in der Tradition der Humoralpathologie, die die Lehre der vier Körpersäfte nach der hippokratischen Medizin und dem Galenismus der Antike verbreitete.[103] Die ursprünglich als Therapie gedachten Dauerbäder bewegten sich oft zwischen Therapie und Strafe, wie Friedgard Rohnert-Koch für das Philippshospital aufzeigt.[104]Ursprünglich als

[97]Dieses Kapitel ist eine überarbeitete und erweiterte Version aus Roth Pflegerinnen.

[98]Vgl. Faltlhauser, Valentin, Geisteskrankenpflege: Ein Lehr- und Handbuch für Irrenpfleger: Mit 5 Abbildungen, 4. Auflage, Halle a. S.: Carl Marhold Verlagsbuchhandlung, 1939, S. 7f.
Zu mehr Informationen zum Lehrbuch Siehe: 5.8.1 Ausbildung und Verdienst der Pflegerinnen.

[99]Vgl. Klee, Ernst, Was sie taten, was sie wurden: Ärzte, Juristen und andere Beteiligte am Kranken- oder Judenmord, Band 18674, Die Zeit des Nationalsozialismus, vollständig überarbeitete Neuausgabe, Auflage, Frankfurt am Main: Fischer Taschenbuch, 1986, S. 198; siehe: Schmidt, Martin / Kuhlmann, Robert / von Cranach, Michael, Heil- und Pflegeanstalt Kaufbeuren, in Psychiatrie im Nationalsozialismus, München: Oldenbourg, 1999.

[100]Klee Was sie taten S. 198.

[101]Vgl. ebd., S. 199.

[102]Vgl. ebd., S. 198.

[103]Vgl. Schott, Heinz, Heilkonzepte um 1800 und ihre Anwendung in der Irrenbehandlung, in Glatzl, Johann / Haas, Steifen / Schott, Heinz (Hrsg.): Vom Umgang mit Irren, Regensburg: Roderer, 1990, S. 23, 26.

[104]Siehe: Rohnert-Koch, Friedgard, Zwischen Therapie und Strafe: Die Dauerbäder im Philippshospital, in

Therapie gedacht, konnten medizinische Behandlung und Folter demnach im Alltag nah beieinander liegen.

Abbildung 4.1.: Landesheil- und Pflegeanstalt, Philippshospital, altes Dauerbad für eine Patientin, um 1930 (LWV-Archiv, Bestand 18, F 146).

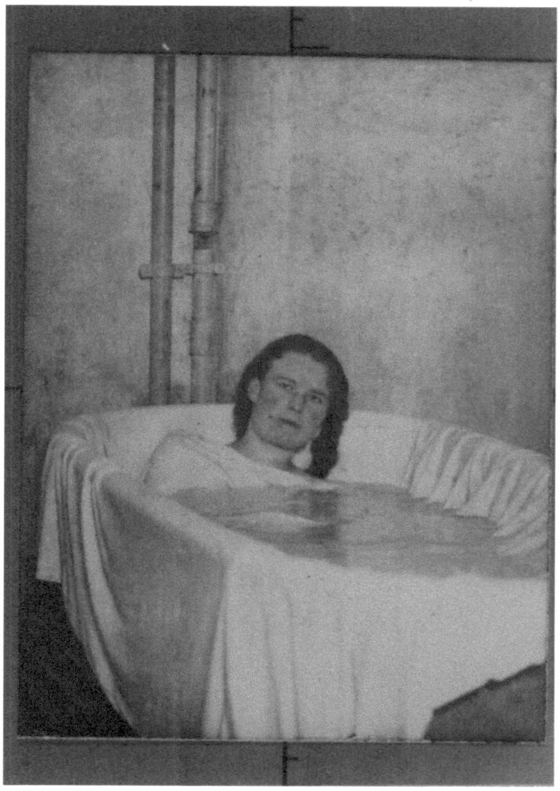

Hinzu kamen die Diätetik als Lehre von der naturgemäßen und vernünftigen Lebensführung, wonach der Mensch im Alltagsleben auf Licht und Luft, Speisen und Getränke, Arbeit und Ruhe, Schlaf und Wachsein, Absonderung und Ausscheidungen sowie die Anregung des Gemüts zu achten habe.[105] „Der Schwerpunkt der Diätetik in den Irrenanstalten lag auf der gesunden Körpertätigkeit an der frischen Luft."[106] Der Garten- und Feldarbeit kamen deshalb in der Behandlung der Kranken eine besondere Bedeutung als therapeutische Mittel zu. Diese Therapieformen waren keine Besonderheit der Zeit des Nationalsozialismus, sondern hatten eine lange Tradition in den Landesheilanstalten. So wurzelte die Lehre der Diätetik in der griechischen Antike und wurde bereits in der Klostermedizin des Mittelalters eingesetzt.[107]

Sahmland, Irmtraut et al. (Hrsg.): „Haltestation Philippshospital", Band 10, Historische Schriftenreihe des Landeswohlfahrtsverbandes Hessen, Quellen und Studien, Marburg: Jonas Verlag, 2004.
[105]Vgl.Schott Heilkonzepte S. 28.
[106]Ebd., S. 29.
[107]Vgl. ebd.

Faltlhauser unterteilte die zeitgemäßen Behandlungsmethoden in zwei Gruppen: die medikamentösen und biologischen sowie die psychotherapeutischen Behandlungsmethoden, zu denen er auch die „Beschäftigungsbehandlung“ zählte.[108] Bei den medikamentösen Behandlungsmethoden differenzierte er außerdem zwischen Mitteln, die „nur gewisse Erscheinungen geistiger Störungen beseitigen oder wenigstens zeitweilig ausschalten“, und Mitteln, die sich „gegen den Krankheitsprozess als solchen richten“.[109] Zu den Medikamenten zählten Schlafmittel, wie etwa Somnifen und andere sowie Beruhigungsmittel, wie Luminal, Prominal, Paraldehyd sowie das Medikament Trional. Diese Medikamente, insbesondere Luminal, wurden in der späteren sogenannten „regionalen Euthanasie“ missbraucht, um PatientInnen zu töten.[110] Barbiturate, wie Luminal und Veronal, gehörten trotz ihrer Suizid- und Suchtproblematik sowie anderer Nebenwirkungen, Matthias Weber zufolge, aufgrund ihrer großen therapeutischen Effektivität zu den wichtigsten zeitgenössischen Psychopharmaka.[111] „Luminal erwies sich zunächst tatsächlich als ein stark wirksames Sedativum und daher als ein adäquater Ersatz für die Scopolamin-Injektion bei extremen psychomotorischen Erregungszuständen, was in der zeitgenössischen Fachliteratur Assoziationen an eine ‚chemische Zwangsjacke‘ weckte.“[112] Das Medikament Trional wurde bis Ende des 20. Jahrhunderts als Hypnotikum eingesetzt, bis es durch die im Vergleich risikoärmeren Barbiturate ersetzt wurde, die heute durch Benzodiazepine abgelöst worden sind.[113] Mithilfe des Medikamentes Somnifen wurden PatientInnen über 6–7 Tage in einen Dämmerzustand versetzt, um so die Schizophrenie zu behandeln.[114] „Die Schlafkur war eine symptomatische Therapie, die weder den Anspruch erhob, noch den Versuch machte, die eigentliche Noxe zu treffen.“[115]

Mit der Malaria-Impftherapie Wagner-Jaureggs (1857–1940) hingegen „war man optimistisch, die Ursache progressiver Paralyse und psychotischer Symptome zu erreichen“.[116] Man infizierte Kranke mit dem Malariaerreger, um kontrollierte Fieberschübe zu provozieren, von denen man glaubte, dass diese sich kurativ auf deren Schizophrenie auswirken

[108] Vgl. Faltlhauser Geisteskrankenpflege S. 79.
[109] Ebd.
[110] Vgl. Steppe, Hilde, „Mit Tränen in den Augen haben wir dann diese Spritzen aufgezogen“, in Steppe, Hilde (Hrsg.): Krankenpflege im Nationalsozialismus, 9. Auflage, Frankfurt am Main: Mabuse-Verlag, 2001, S. 157.
[111] Vgl. Weber, Matthias M., Die Entwicklung der Psychopharmakologie im Zeitalter der naturwissenschaftlichen Medizin: Ideengeschichte eines psychiatrischen Therapiesystems, Zugl.: München, Univ., Habil.-Schrift, 1999 überarbeitete Fassung, Band 4, Angewandte Neurowissenschaft, München: Urban & Vogel, 1999, S. 110.
[112] Ebd., S. 111.
[113] Vgl. Linde, Otfried K., Cardiazolschocktherapie, in Pharmakopsychiatrie im Wandel der Zeit, Mensch und Medizin, Klingenmünster: Tilia-Verlag, 1988, S. 69.
[114] Vgl. ebd., S. 73.
[115] Ebd., S. 76.
[116] Ebd.

könne.[117] „Unspezifische Behandlungen und die Beobachtung, daß interkurrentes Fieber auch bei psychischen Erkrankungen eine kurative Wirkung hat, reichen in ihren Anfängen auf Hippokrates (460–377 v. Chr.) und Galenus (129–194 n. Chr.) zurück."[118]

Als moderne Behandlungsform galten überdies die Insulin- und Cardiazolkrampfbehandlung bei Schizophrenie. Dieses Therapieprinzip wurde in den 1930er Jahren eingeführt, um durch einen Schockzustand Schizophrenie zu heilen.[119] 1933 verkündete der Wiener Psychiater Manfred Sakel (1900–1957), dass es ihm gelungen sei, Erregungszustände von Kranken durch schwere hypoglykämische Schocks therapeutisch zu beeinflussen.[120] Der Schock verursachte ein Koma des Patienten und anschließend eine Hemmung oder Verbesserung des psychotischen Zustandes.[121] Die Sterberate der Schockbehandlung lag bei 3–5 Prozent.[122] Durch die Behandlung konnte zwar die Rate der nachlassenden Symptome der Schizophrenie verbessert werden, allerdings, so betont der Mediziner Otfried Linde, „ohne dauernden Erfolg und unter Inkaufnahme eines aus heutiger Sicht äußerst hohen therapeutischen Risikos."[123] „Wegen der außerordentlich angespannten Versorgungslage der Diabetiker mit Insulin verbot der ‚Reichsbeauftragte für die Heil- und Pflegeanstalten' (Reichsgesundheitsführer Conti) im Einvernehmen mit dem Reichsminister des Inneren am 4.2.1942 in einem Erlaß die Einleitung neuer Insulin-Kuren in der Psychiatrie und empfahl anstelle dessen den Cardiazol- und den Elektrokrampf."[124]

Die Ärzte Rudolf Meyendorf und Gabriele Neundörfer sehen in der Geschichte der Elektrokonvulsionstherapie eine Fortsetzung der Geschichte der sogenannten „Heilkrampftherapie".[125] Der ungarische Arzt Ladislaus von Meduna (1896–1964) ging von einem biologischen Antagonismus zwischen Schizophrenie und Epilepsie aus. Er entwickelte ein Verfahren, bei welchem das Krampfmittel Cardiazol verabreicht wurde, um Anfälle zu verursachen, die sich positiv auf den Zustand der PatientInnen auswirken sollten. „Es konnte nicht ausbleiben, daß die Cardiazoltherapie mit der fast gleichzeitig praktizierten Insulin-Koma-Behandlung in eine Konkurrenzsituation geraten mußte."[126]

Die Entwickler der Elektrokonvulsionstherapie, die italienischen Psychiater Ugo Cerletti und Lucio Bini, sahen sich, so Vanessa Reinke et al., in der Tradition der Konvulsi-

[117] Vgl. Linde, Otfried K., Fiebertherapien, in Pharmakopsychiatrie im Wandel der Zeit, Mensch und Medizin, Klingenmünster: Tilia-Verlag, 1988, S. 81ff.

[118] Ebd., S. 82.

[119] Vgl. Linde, Otfried K., Insulinschocktherapie, in Pharmakopsychiatrie im Wandel der Zeit, Mensch und Medizin, Klingenmünster: Tilia-Verlag, 1988, S. 97.

[120] Vgl. Richarz Heilen S. 85.

[121] Vgl. ebd.

[122] Vgl. Linde Insulinschocktherapie S. 103.

[123] Linde Insulinschocktherapie S. 103.

[124] Ebd., S. 102.

[125] Vgl. Meyendorf, Rudolf, / Neundörfer, Gabriele, Die Geschichte der Elektrokonvulsionstherapie, in Baghai, Thomas C. et al. (Hrsg.): Elektrokonvulsionstherapie, Wien: Springer, 2004, S. 3.

[126] Linde Cardiazolschocktherapie S.109.

onstherapie Medunas.[127] Die erste Anwendung dieses Verfahrens in Deutschland erfolgte im Dezember 1939 an der Nervenklinik der Universität Erlangen.[128]

Richarz beschreibt die Elektrokonvulsionstherapie als das zeitgenössische „Mittel der Wahl" zur Behandlung schizophrener und anderer psychiatrischer Erkrankungen.[129] Der Vorteil dieser Therapie bestand in der Tatsache, dass Elektrokrämpfe unabhängig vom Zustand der Venen angewendet werden konnten und das Erbrechen der Kranken nach dem Anfall ausblieb. Zudem erforderte diese Methode kein Nachspritzen.[130] Aufgrund ihrer einfachen und schnellen Anwendungsweise und der niedrigen Kosten in der Neuanschaffung und im Einsatz, spielte die Elektrokonvulsionstherapie bald eine große Rolle in der Behandlung der psychisch Kranken.[131] Der Elektrokrampf sollte die sofortige und absolute Bewusstlosigkeit der Kranken auslösen, die zudem den gesamten Schockvorgang lang andauern sollte.[132] Beobachtete Nebenwirkungen der Therapie waren Verwirrtheitszustände nach dem Anfall und (permanente) Gedächtnisstörungen, zudem konnten durch die plötzliche Kontraktion der Muskeln bei den Krämpfen Frakturen, besonders der Wirbelsäule, auftreten.[133]

Die Gräueltaten des NS-Regimes werden in Erzählungen der Nachkriegszeit gelegentlich mit der Elektrokonvulsionstherapie in Verbindung gebracht. [134] So soll der österreichische Arzt Emil Gelny psychisch Kranke mit elektrischem Strom getötet haben. Die MedizinerInnen Reinke und andere stellen fest, dass es nicht zu klären sei, ob er dabei ein umgebautes Elektrokonvulsionstherapiegerät oder ein anderes Elektroschockgerät verwendete. Die AutorInnen betonen, dass sich das Elektrokonvulsionstherapiegerät selbst weder als Folter- noch als Vernichtungsmethode eigne und sehen keine Hinweise für einen solchen Einsatz während der Zeit des Nationalsozialismus.[135] Fest steht, dass diese Methode in den Anfangsjahren eingesetzt wurde, um PatientInnen, die den reibungslosen Ablauf in den Anstalten gefährdeten, ruhigzustellen. Die Indikationsstellung und Durchführung erfolgte, so die MedizinerInnen, oft durch nichtärztliches Personal und die Grenzen zwischen Therapie und Strafe verschwammen zunehmend.[136]

---

[127]Vgl. Reinke, Vanessa / Bertram, Linda / Grözinger, Michael, Geschichte der Elektrokonvulsionstherapie, in Michael, Grözinger et al. (Hrsg.): Elektrokonvulsionstherapie kompakt: Für Zuweiser und Anwender, Berlin: Springer, 2013, S. 4.

[128]Vgl. ebd., S. 9.

[129]Richarz, 1987, S. 98.

[130]Vgl. ebd.

[131]Vgl. ebd.

[132]Vgl. ebd., S. 98f.

[133]Vgl. Reinke/Bertram/Grözinger Geschichte S. 10f.

[134]Vgl. ebd., S. 10.

[135]Vgl. ebd.

[136]Vgl. ebd., S. 12. Seit den 1960er Jahren kam es zur zunehmenden Kritik an der Elektrokonvulsionstherapie, vor allem durch den Einfluss der Antipsychiatriebewegung, in der die Methode zum Kristallisationspunkt psychiatriefeindlicher Überzeugungen wurde. Durch den Erfolg der neuen Psychopharmaka distanzierte man sich innerhalb des Faches von dieser invasiven Therapieform. Auch die Medien griffen die Thematik kritisch auf. So ist der 1975 erschienene Film „ Einer flog über das

Die Malaria-Impftherapie sowie die Elektrokrampftherapie wurden lediglich in der Landesheilanstalt Eichberg unter den untersuchten Anstalten angewendet. Mennecke führte diese dort durch, während in den anderen Anstalten die „alten“ Behandlungsformen dominierten. Der ungarische Professor Balo (1895–1979) sagte 1934 im Gespräch mit Meduna, dass es „sicher kein Zufall sei, daß jetzt parallel zu den gewaltsamen sozialen Änderungstendenzen auch in der Medizin immer gewalttätiger scheinende Behandlungsmethoden auftauchen, so daß wir fast schon den Teufel durch den Beelzebub aus den Menschen auszutreiben gezwungen sind.“[137] McFarland-Icke stellt für die Tötungsanstalt Meseritz-Obrawalde fest: „Under these circumstances, nurses' responsibilities were transformed: no longer were they providing care within the framework of a medical-humanitarian enterprise, even in the widest stretch of the imagination, but rather sustaining the APPEARANCE that such care still existed in the midst of systematic murder.“[138] Dies trifft sicherlich auch auf die Tötungsanstalten Hadamar und Eichberg zu, in denen systematisch Kranke ermordet wurden. Die anderen Anstalten waren ebenso während dieser Zeit zu reinen „Verwahranstalten“ geworden, in denen kaum Therapie im eigentlichen Sinne stattfand. Eine Ausnahme bildeten die von Mennecke durchgeführten Therapien bei Kranken mit guten Heilungsaussichten.

4.1.5. Die Arbeitstherapie und ihre Bedeutung für die NS-Psychiatrie

Die sogenannte „Arbeitstherapie“, auch „Beschäftigungsbehandlung“ oder „aktivierende Krankenbehandlung“ genannt, ist eine ab Ende des 18. und Anfang des 19. Jahrhunderts genutzte Behandlungsform, die auf „ein Tätigsein der Patientinnen und Patienten, auf eine Aktivierung ihrer Fähigkeiten, schließlich auf die Wiederherstellung ihrer Arbeitsfähigkeit ausgerichtet war.“[139] Man beschäftigte die Kranken in der Landwirtschaft sowie im handwerklichen oder häuslichen Bereich, um den Geist und Körper zu erschöpfen, von Wahnvorstellungen und Sinnestäuschungen abzulenken, ihnen eine sinnvolle praktische Beschäftigung zu geben und „die Bewegungen des Körpers durch den Rhythmus der Arbeit in ein ordnendes Gleichmaß“ zu bringen.[140] Zudem sollte durch die Arbeit eine Teilhabe an der Welt (wieder) ermöglicht werden, so Monika Ankele.[141] „Über den Rhythmus der Arbeit sollten sich Individuum und Gesellschaft synchronisieren und der Kranke als bürgerliches Subjekt rehabilitiert werden.“[142]

Kuckucksnest“ nur ein bekanntes Beispiel. Seit Mitte der 1980er Jahre kam es zu einer langsamen Renaissance der Elektrokonvulsionstherapie unter moderner Anwendung und neuen Anwendungsstandards. Vgl.Reinke/Bertram/Grözinger Geschichte S. 12f.

[137] Zitiert nach:Linde Cardiazolschocktherapie S. 111f.

[138] McFarland-Icke Nurses S. 214.

[139] Ankele, Monika, Arbeitsrhythmus und Anstaltsalltag– Eine Einführung in den Sammelband, in Arbeitsrhythmus und Anstaltsalltag, Stuttgart: Franz Steiner Verlag, 2015, S. 10.

[140] Ebd.

[141] Vgl. ebd.

[142] Ebd.

Während des Ersten Weltkrieges entwickelte sich die Wiederherstellung der Arbeitsfähigkeit zum obersten Ziel der psychiatrischen Anstalten. Hans-Ludwig Siemen nannte diesen Fortschritt ein Heraustreten der Psychiatrie aus dem Schatten der „Verwahranstalten".[143] Der Psychiater Hermann Simon (1867–1947) prägte die Bezeichnung der „aktivierenden Krankenbehandlung" und den Aufschwung der Arbeitstherapie in den Anstalten ab Mitte der 1920er Jahre.[144] Die Behandlungsform nach Simon ordnete Krankengruppen mit ähnlicher Arbeitsfähigkeit in Arbeitskolonnen, die einen gesonderten Arbeitsbereich erhielten.[145] Urs German beschreibt diese Arbeitskolonnen als beliebtes Motiv für Fotografien und als „Aushängeschilder zwecks Präsentation der wohlgeordneten Anstalt".[146]

Die Methode Hermann Simons machte, so der Mediziner Matthias Weber, vor allem Kranke, „die an chronifizierten Verlaufsformen von Psychosen litten und die bis dahin häufig die unerwünschten Folgen einer langjährigen Hospitalisierung zeigten, für therapeutische Interventionen zugänglich."[147]

Das ursprüngliche Ziel der Einführung und Durchführung der Arbeitstherapie ging mit der Zeit in den Anstalten verloren, denn durch das Erreichen einer kürzeren Überwinterungsdauer und frühzeitiger Entlassungen sollte zugunsten der Sparmaßnahmen der Staatshaushalt entlastet werden.[148] Durch die Weltwirtschaftskrise von 1928 und die daraufhin verfolgte Sparpolitik musste die Arbeitstherapie wegen Personaleinsparungen und Senkungen von Pflegekosten zunehmend abgebaut werden.[149]

Die Differenzierung zwischen arbeitenden und nicht-arbeitenden Kranken prägte sich bis in die Zeit des Nationalsozialismus immer weiter aus und wurde schließlich zum Selektionskriterium der Krankenmorde. Ankele schreibt hierzu treffend: „Wer nicht arbeiten konnte, hatte, der nationalsozialistischen Ideologie folgend, kein Recht auf Leben."[150] Maike Rotzoll stellt in ihrem Aufsatz „Rhythmus des Lebens. Arbeit in psychiatrischen Institutionen im Nationalsozialismus zwischen Normalisierung und Selektion" fest, dass Arbeit in psychiatrischen Institutionen an sich kein neues Phänomen war, sondern lediglich der Anspruch, möglichst die gesamte Anstaltspopulation in Arbeitsprozesse einzubinden.[151] Auf dem Merkblatt zu den „T4"-Meldebögen standen Fragen zur Produktivi-

---

[143] Vgl. ebd., S. 11.
[144] Vgl. ebd.
[145] Vgl. Vanja Irrenhaus S. 125.
[146] Ebd., S. 125f.; vgl. German, Urs, Arbeit, Ruhe und Ordnung: Die Inszenierung der psychiatrischen Moderne, Bildmedialie Legitimationsstrategien der schweizerischen Anstaltspsychiatrie im Kontext der Arbeit- und Beschäftigungstherapie in der Zwischenkriegszeit, in „Moderne" Anstaltspsychiatrie im 19. und 20. Jahrhundert, Stuttgart: Steiner, 2006, S. 294f.
[147] Weber, Matthias M., Die Entstehung der modernen Psychopharmakologie, Medizin, Gesellschaft und Geschichte, 2000, S. 133.
[148] Vgl. Ankele, Monika Arbeitsrhythmus, S. 12.
[149] Vgl. ebd.
[150] Ebd.
[151] Vgl. Rotzoll, Maike, Rhythmus des Lebens. Arbeit in psychiatrischen Institutionen im Nationalso-

tät und der Arbeitsfähigkeit an besonderer Stelle.[152] Die Arbeitsfähigkeit der Kranken wurde in den unterschiedlichen Versionen der Meldebögen immer differenzierter erfasst, bis dann 1941 schließlich nicht mehr nur von einer Ausschaltung der „Unproduktiven", sondern der der „geistig Toten" die Rede war.[153] Paul Weindling fasst treffenderweise zusammen: „Physical capacity (*Leistung*) and mental vigour were the criteria for a hierarchical functional reorganizing of society."[154]

4.2. Die Verbrechen gegen Kranke und Menschen mit Behinderung in der Zeit des Nationalsozialismus und die Rolle des Pflegepersonals

> „Eigentlich hat die Psychiatrie 1933 kaum noch gleichgeschaltet werden müssen. Vor allem das die Zwangssterilisation ermöglichende ‚Gesetz zur Verhütung erbkranken Nachwuchses' (GzVeN) schwor die Psychiater auf das nationalsozialistische System ein."[155]

Das Gesetz „zur Verhütung erbkranken Nachwuchses" wurde am 14. Juli 1933 verabschiedet und trat am 1. Januar 1934 in Kraft. Demzufolge sollten Personen, die an „Erbkrankheiten" wie „angeborenem Schwachsinn", Schizophrenie, „zirkulärem Irresein"[156], „erblicher Fallsucht", „erblichem Veitstanz"[157], erblicher Blindheit oder Taubheit, schweren erblichen körperlichen Missbildungen sowie schwerem Alkoholismus litten, zwangssterilisiert werden.[158] Das Gesetz war für Jugendliche ab dem 14. Lebensjahr gültig.[159] Durch die Legalisierung der Zwangssterilisationen wurden in Deutschland fast ein Prozent der Bevölkerung im fortpflanzungsfähigen Alter zwischen 16 und 50 Jahren, also etwa 400.000 Menschen, zwangssterilisiert.[160]

Angezeigt wurden die Betroffenen bei den sogenannten Erbgesundheitsgerichten (EGG), die eine „rassenhygienische Sonderjustiz" darstellten und einem Amtsgericht angegliedert waren.[161] Den insgesamt 205 Erbgesundheitsgerichten saßen jeweils drei Richter vor: ein

zialismus zwischen Normalisierung und Selektion, in Ankele, Monika / Brinkschulte, Eva (Hrsg.): Arbeitsrhythmus und Anstaltsalltag, Stuttgart: Franz Steiner Verlag, 2015, S. 189–214.

152 Vgl. ebd., S. 204.

153 Vgl. ebd.

154 Weindling, Paul, Health, Race and German Politics between National Unification and Nazism, 1870 – 1945, Cambridge u. a.: Cambridge University Press, 1989, S. 490.

155 Siemen Psychiatrie S. 23. Dieses Kapitel ist eine überarbeitete und erweiterte Version aus Roth Pflegerinnen.

156 Die Erkrankung wird heute „manisch-depressiv" genannt.

157 Die Erkrankung wird heute „Chorea Huntington" genannt.

158 Vgl. Klee Euthanasie S. 39.

159 Vgl. ebd., S. 41.

160 Vgl. Ley NS-Zwangssterilisation S. 47.

161 Klee Euthanasie S. 42.

Amtsrichter; ein beamteter Arzt und ein zweiter Arzt, der auf die Erbgesundheitslehre spezialisiert war.[162] Dieses Gericht verurteilte die Menschen nach Aktenlage und ohne sie selbst gesehen zu haben. Das Urteil umfasste meist nur eine Seite.[163] Jeder Einzelne der in diesen Gerichten tätigen Ärzte war politisch, z. B. durch die NSDAP, die Ärztekammer oder die Gestapo, überprüft worden.[164] Die 26 Erbgesundheitsobergerichte fungierten als letzte und einzige Berufungsinstanz und waren einem Oberlandesgericht angegliedert. [165]

„Die scheinbare Unvoreingenommenheit des gerichtlichen Verfahrens verhalf dem Sterilisationsgesetz zu gesellschaftlicher Akzeptanz, da sie in der Öffentlichkeit den Eindruck erweckte, jeder Fall werde unparteiisch geprüft."[166] Sterilisiert wurde nach Beschluss in den dazu lizenzierten Kliniken, durch nationalsozialistische Ärzte, die zu den Eingriffen „ermächtigt" worden waren.[167]

Widerstand der evangelischen Kirche gegen dieses Vorgehen war, so der Journalist Ernst Klee, nicht zu erwarten: Evangelische Häuser rechtfertigten die Sterilisationen mit „Nächstenliebe".[168] Die katholische Kirche hingegen äußerte sich, nach Klees Darstellung, weitaus kritischer zu der Frage: Sie unterschied zwischen einer „formalen" und „materialen" Kooperation. Erstere billigte sittenwidriges Handeln und war verboten, letztere beschrieb eine Mitwirkung, die dieses Handeln in keiner Weise billigte und nur erlaubt war, wenn die Mitwirkung verhinderte, dass Katholiken aus öffentlichen Ämtern entfernt wurden.[169] Durch die Sparpolitik und die damit einhergehende Herabsetzung der Beköstigungssätze in der zweiten Hälfte der 1930er Jahre kam es zudem zu einem bewusst riskierten, wenn nicht sogar beabsichtigten Hungersterben in den psychiatrischen Anstalten.[170]

Im Oktober 1939 unterzeichnete Adolf Hitler die auf den 1. September 1939 rückdatierte Ermächtigung von Ärzten zur „Euthanasie".[171] Die Ermächtigung stand auf einem privaten Briefbogen Adolf Hitlers und stellte keine gesetzliche Grundlage dar.[172] Dieses Dokument war, so der Historiker Georg Lilienthal, nicht für die Veröffentlichung bestimmt.[173] Die systematische Vernichtung von Menschen mit Behinderung und (chronischer) psychischer Erkrankung begann damit 1939 in Polen, wo bereits im Herbst 1939

[162] Vgl. ebd.
[163] Vgl. ebd., S. 43.
[164] Vgl. ebd.
[165] Vgl. ebd.
[166] Ley NS-Zwangssterilisation S. 49.
[167] Klee Euthanasie S. 43f
[168] Vgl. ebd., S. 45.
[169] Vgl. ebd., S. 48.
[170] Vgl. Sandner, Peter, Planwirtschaft und Krankenmord, in Hedwig, Andreas / Petter, Dirk (Hrsg.): Auslese der Starken – „Ausmerzung" der Schwachen, Schriften des Hessischen Staatsarchivs Marburg, Marburg: Hessisches Staatsarchiv Marburg, 2017, S. 113f.
[171] Vgl.Steppe Tränen S. 144; vgl. Klee Euthanasie S. 114f.
[172] Vgl. ebd., S. 115.
[173] Vgl. Lilienthal Gaskammer S. 156.

Tausende polnische sowie deutsche Kranke erschossen oder vergast wurden.[174] Das polnische Pflegepersonal war dort zuvor durch deutsche PflegerInnen ersetzt worden, welche den Auftrag erhielten, die Pfleglinge planmäßig zu erfassen.[175]

Schon im Jahr 1935 hatte Hitler seine grundsätzlich positive Haltung zur „Euthanasie" geäußert und somit die „Initialzündung" für die Propagandamaschinerie gegeben.[176] Der Widerspruch zwischen dem Heilungsauftrag der Landesheilanstalten und der durchgeführten Vernichtung der Kranken löste sich, so der Psychologe Hans-Ludwig Siemen, „zugunsten eines radikalen Konzeptes psychiatrischer Versorgung auf, mit dem diejenigen, die nicht mehr heilbar scheinen, therapieresistent und störend sind, vernichtet werden sollen, und diejenigen, auf die psychiatrische Therapien positiv wirken, durch vielfältige Maßnahmen wieder in die Gesellschaft integriert werden sollen."[177]

Ein geheimer Erlass verfügte im August 1939, dass körperlich sowie geistig behinderte Kinder bis zum dritten Lebensjahr durch ÄrztInnen und Hebammen an den „Reichsausschuß zur wissenschaftlichen Erfassung erb- und anlagebedingter schwerer Leiden" zu melden waren.[178] Ziel dieses Erlasses war die Erfassung der sich nicht in der Anstaltspflege befindlichen Kinder und ihre Aufnahme in das „Kindereuthanasie"-Programm, welches durch die Kanzlei des Führers organisiert wurde.[179] Über 5.000 Kinder und Jugendliche wurden im Rahmen dessen ermordet, da das Programm im Verlauf des Krieges auf Jugendliche bis zu 16 Jahren ausgedehnt wurde.[180] In der Literatur werden widersprüchliche Angaben zu den Standorten und der Anzahl der verschiedenen „Kinderfachabteilungen" gemacht. Medizinhistoriker Udo Benzenhöfer, der in der Zahlung einer Sonderzuwendung an die MitarbeiterInnen der Fachabteilungen einen sicheren Hinweis auf deren Funktion als „Kinderfachabteilung" sieht, beziffert ihre Zahl auf mindestens 30.[181]

Die „Reichsarbeitsgemeinschaft Heil- und Pflegeanstalten" (RAG) wurde im April 1939 als Tarnorganisation in der Berliner Tiergartenstraße 4 gegründet. „Zu ihren führenden Köpfen zählten unter anderem Philipp Bouhler und Viktor Brack aus der Kanzlei des Führers und Dr. Herbert Linden aus der Medizinalabteilung des Reichsinnenministeriums."[182] Aufgrund des Sitzes in der Tiergartenstraße 4 wird die Organisation seit den Nachkriegsprozessen „T4" genannt.[183]

---

[174] Vgl. Hohendorf Patientenmorde S. 94.
[175] Vgl. Siemen Psychiatrie S. 30.
[176] Sandner Verwaltung S. 318.
[177] Siemen Psychiatrie S. 29.
[178] Vgl. Hohendorf Patientenmorde S. 95.
[179] Vgl. ebd.
[180] Vgl. Benzenhöfer NS-Kindereuthanasie S. 15, 21. Benzenhöfer gibt als Opferzahl eine Zahl von sicherlich 5.000, wahrscheinlich aber über 10.000 Opfer an, da vor allem ältere Kinder in der „Erwachseneneuthanasie" und weitere Kinder im Rahmen der „regionalen Euthanasie" getötet wurden. Vgl. ebd., S. 20f.
[181] Vgl. ebd., S. 82ff.
[182] Lilienthal Gaskammer S. 156.
[183] Vgl. ebd.

Während die „Reichsarbeitsgemeinschaft Heil- und Pflegeanstalten“ zuständig für den Versand der Meldebögen zur Erfassung der Pfleglinge in den Heilanstalten war, agierte die „allgemeine Stiftung für Anstaltspflege“ als Arbeitgeber für das Personal in den Tötungsanstalten und schloss darüber hinaus Mietverträge ab.[184] Die „Gekrat“ hingegen führte den Transport der PatientInnen in grauen Omnibussen zu den Tötungsanstalten durch.[185] Der an die Ermordung anschließende Schriftwechsel mit den Kostenträgern, zwecks Abrechnung, wurde von der „Zentralverrechnungsstelle Heil- und Pflegeanstalten“ übernommen.[186]

Im Herbst 1939 wurden die ersten Meldebögen reichsweit verschickt, die von den Anstalten ausgefüllt nach Berlin zurückgeschickt werden sollten.[187] Die Meldebögen enthielten „mehr oder weniger differenzierte Fragen zu Krankheitsbild und Länge des Anstaltsaufenthaltes, zu Verhalten und Arbeitsleistung der Patienten in der Anstalt.“[188] Die nach Berlin zurückgeschickten und ausgefüllten Meldebögen wurden dort drei „Gutachtern“ und einem „Obergutachter“ vorgelegt, die über Leben (-) und Tod (+) der Pfleglinge entschieden.[189] Die sechs Tötungsanstalten Grafeneck in Württemberg, Hadamar, Brandenburg an der Havel, Bernburg a. d. Saale, Sonnenstein/Pirna und Hartheim bei Linz in Österreich begannen im Januar 1940 mit der Ermordung der Kranken.[190] Zwischen Januar 1940 und August 1941 wurden allein in diesen Tötungszentren über 70.000 Menschen ermordet.[191]

Nachdem die PatientInnen in als Duschräumen getarnten Gaskammern ermordet und ihnen das gesamte Zahngold entfernt worden war, wurden ihre Leichen in Krematorien verbrannt.[192] Das geraubte Zahngold wurde von der Kanzlei des Führers (KdF) beschlagnahmt und durch das Kriminaltechnische Institut vorgeschmolzen. In einem Monat raubte die KdF auf diese Weise 27 Kilogramm Feingold.[193] Nach dem Mord kümmerte sich das anstaltseigene Standesamt um die mit dem Tod verbundenen Formalitäten.[194] Dabei fälschten die Standesbeamten bewusst das Todesdatum, die Todesursache und den Todesort in „nahezu standardisierten ‚Trostbriefen‘ an die Angehörigen der Ermordeten“

---

[184] Vgl. ebd., S. 158.
[185] Vgl. ebd., S. 157.
[186] Vgl. ebd.
[187] Vgl. Klee Meldebogen S. 227.
[188] Hohendorf Patientenmorde S. 97.
[189] Vgl. Klee Euthanasie S. 123.
[190] Vgl. Winter, Bettina, Bürokratie des Massenmordes – die Planung und Durchführung der NS-„Euthanasie“-Aktion 1939–1941, in Winter, Bettina (Hrsg.): „Verlegt nach Hadamar“, Band 2, Historische Schriftenreihe des Landeswohlfahrtsverbandes Hessen: Kataloge, Kassel: Eigenverlag des LWV Hessen, 1994, S. 76f.
[191] Vgl. Steppe Tränen S. 144.
[192] Vgl. Klee Euthanasie S. 145 ff.
[193] Vgl. ebd., S. 147.
[194] Vgl. ebd., S. 148.

zum Zwecke der Verschleierung.[195] Dieses Vorgehen wurde in den sechs Einrichtungen bis spätestens zum August 1941 betrieben.[196]

Das „T4"-Personal war auch an der „Aktion 14f13" beteiligt, welche einen frühen Versuch der Konzentrationslager darstellte, sich gezielt der kranken und arbeitsunfähigen Häftlinge zu entledigen.[197] Heinrich Himmler erwirkte Anfang 1941 bei Philipp Bouhler in der KdF die Nutzung der Einrichtung und des Personals der „Aktion T4" für die Konzentrationslager. Auch die in der „Aktion T4" verwendeten Meldebögen, fanden in der „Aktion 14f13" eine erneute Verwendung. Die „T4"-Gutachter, darunter Mennecke aus der Landesheilanstalt Eichberg, kamen einzeln oder in einer Kommission in die Lager, um Häftlinge „auszumustern". Die ausgefüllten Meldebögen wurden zwar in die „T4"-Zentrale geschickt, dort aber nicht erneut durch einen Obergutachter überprüft.[198]

Ermordet wurden die Häftlinge in den „Euthanasieanstalten" Sonnenstein, Bernburg und Hartheim. Der Tod der Selektierten wurde hingegen von den Standesämtern in den Lagern beurkundet. Dabei verwendeten sie falsche Todesdaten und -ursachen.[199]

Die Mitarbeit der „T4"-Organisation an den Häftlingsmorden wurde im April 1943 beendet. Von April bis Dezember 1944 wurden in Hartheim jedoch noch tausende KZ-Häftlinge, insbesondere aus Mauthausen und Gusen, ermordet.[200] Die Historikerin und stellvertretende Leiterin der Gedenkstätte Sachsenhausen, Astrid Ley, kommt zu der Erkenntnis, dass die „T4"-Psychiater die „Aktion 14f13" durch „externes Spezialistentum" legitimieren sollten und die Auswahl der zu Tötenden stets durch die Prioritäten der Oranienburger Inspektion der Konzentrationslager bestimmt war.[201] Die Opferzahl dieser „Sonderbehandlung 14f13" wird auf mindestens 15.000 geschätzt, wahrscheinlich aber sind es annähernd rund 20.000 Menschen gewesen.[202]

Ab dem 24. August 1941 gab es dann aus innenpolitischen Gründen einen sogenannten „Euthanasie-Stopp". Aufgrund der offenen Kritik von Personen aus der katholischen Kirche, allen voran des Kardinals Clemens August Graf von Galen, fürchtete man sich

[195] Ebd.
[196] Vgl. ebd., S. 265.
[197] Vgl. Die „Aktion 14f13" war nach dem verwendeten Aktenzeichen der Oranienburger Inspektion der Konzentrationslager, für den Mord an Gas: 14f stand für „Todesfälle im KZ", 13 bedeutete „Vergasung". Vgl. Ley, Astrid, Vom Krankenmord zum Genozid: Die „Aktion 14f13" in den Konzentrationslagern, in Dachauer Hefte: Die Zukunft der Erinnerung, Dachau: Verlag Dachauer Hefte, 2009, S. 36.
[198] Vgl. ebd., S. 37.
[199] Vgl. ebd., S. 38.
[200] Vgl. ebd., S. 40.
[201] Vgl. ebd., S. 49. Seit 1939 hatte die „Inspektion der Konzentrationslager" als zentrale Verwaltungsorganisation des KZ-Systems unter der Kontrolle Heinrich Himmlers, Richard Glücks und Oswald Pohl sein Dienstgebäude in Oranienburg bei Berlin. Vgl. Balcke, Jörg, Verantwortungsentlastung durch Organisation: Die „Inspektion der Konzentrationslager" und der KZ-Terror, Tübingen: Ed. diskord, 2001, S. 35.
[202] Vgl. Grode, Walter, „Die Sonderbehandlung 14f13" in den Konzentrationslagern des Dritten Reiches: Ein Beitrag zur Dynamik faschistischer Vernichtungspolitik: Zugl.: Hannover, Univ., Diss., 1986. Band 100, Europäische Hochschulschriften Reihe 31, Politikwissenschaft. Frankfurt am Main: Lang, 1987, S. 253.

wegen der angeschlagenen Kriegsmoral vor dem Unmut der Bevölkerung.[203] Daraufhin ging man in verschiedenen Teilen des Reiches dazu über, die PatientInnen mithilfe von überdosierten Medikamenten zu ermorden. Dieses Vorgehen ereignete sich jedoch nicht in allen Regionen. Die Frage, ob gemordet wurde, hing stark vom Engagement der einzelnen Anstaltsträgerbehörden und von den Verantwortlichen in den Anstalten selbst ab.[204] Aufgrund des scheinbar „wilden" Charakters der Morde wurde diese Phase von November 1941 bis Kriegsende in der Forschungsliteratur die „wilde Euthanasie" genannt. Heute spricht man stattdessen von einer „regionalen Euthanasie" oder gar „kooperativen Euthanasie" aufgrund des regionalen Charakters der Morde, welche in der Landesheilanstalt Hadamar in Kooperation zwischen Bezirksverband und „T4"-Zentrale begangen wurden.[205] Annette Hinz-Wessels stellt einen ständigen Austausch zwischen der „T4"-Zentrale und den Tötungsanstalten fest: Es wurde täglich zu festen Uhrzeiten telefoniert und über allgemeine oder besondere Vorgänge berichtet. Ferner wurden regelmäßig Dokumente ausgetauscht, so erfolgte zum Beispiel der Austausch von Akten per Kurier.[206]

Im Rahmen der „Aktion Brandt", die nach Hitlers Generalbevollmächtigtem für das Sanitäts- und Gesundheitswesen benannt wurde, kam es ab dem Sommer 1943 zu zahlreichen Krankenverlegungen aus „luftgefährdeten Gebieten".[207] Infolge des zunehmenden Bombenkrieges sollte vor allem im Rheinland und in Westfalen Platz für Ausweichkrankenhäuser gemacht werden.[208] Anstaltspfleglinge wurden daher u. a. in die Anstalten Kaufbeuren-Irsee, Meseritz-Obrawalde, Tiegenhof im besetzten Polen, Wiesengrund im Sudetenland und Kosmanos in Böhmen sowie in die Landesheilanstalt Hadamar gebracht, wo sie der „regionalen Euthanasie" zum Opfer fielen. Schätzungsweise wurden allein im Deutschen Reich (Österreich ausgenommen) zwischen dem vermeintlichen „Euthanasie-Stopp" und Kriegsende etwa 90.000 Anstaltspfleglinge ermordet.[209]

„Joseph Goebbels, abgebrühtester Deklamator des nationalsozialistischen Unrechtsregimes, notierte am 31. Januar 1941 in sein Tagebuch: ‚80 000 sind weg, 60 000 müssen noch weg.'"[210] Dieses Ziel wurde übererfüllt: Insgesamt fielen den Krankenmorden zwischen 1939 und 1945 etwa 200.000 Menschen im Reichsgebiet zum Opfer.[211] Die Rolle des Pflegepersonals bei diesen Verbrechen ist zurzeit weitestgehend unerforscht. AutorInnen

[203] Vgl. Hohendorf Patientenmorde S. 98f.
[204] Vgl. Sandner Landesheilanstalt Hadamar S. 147.
[205] Vgl. ebd.; siehe: Lilienthal, Georg, Von der „zentralen" zur „kooperativen" Euthanasie": Die Tötungsanstalt Hadamar und die T4 (1942–45) in Hohendorf, Gerrit et al. (Hrsg.): Die nationalsozialistische „Euthanasie"-Aktion „T4" und ihre Opfer, Paderborn: Ferdinand Schöningh Verlag, 2010.
[206] Vgl. Hinz-Wessels, Annette, Tiergartenstraße 4: Schaltzentrale der nationalsozialistischen Euthanasie-Morde, Berlin: Ch. Links Verlag, 2015, S. 90.
[207] Hohendorf Patientenmorde S. 101.
[208] Vgl. ebd.
[209] Vgl. ebd.
[210] Blasius, Dirk, Umgang mit Unheilbarem: Studien zur Sozialgeschichte der Psychiatrie, Bonn: Psychiatrie-Verlag, 1986, S. 103.
[211] Vgl. Aly Belasteten S. 9; siehe: Faulstich Zahl.

wie Kathrin Kompisch, betonen neben der ideologischen Indoktrinierung auch die finanziellen Anreize, wie etwa eine Gehaltszulage („Schmutzgeld“ genannt) von 25 Reichsmark für Pflegekräfte und 250 Reichsmark zu Weihnachten für ÄrztInnen, die sie für die zuverlässige Beteiligung an der „Euthanasie“ erhielten.[212] Kompisch beschreibt, dass vor allem die Pflegerinnen, die bereits länger in den Anstalten tätig waren, besonders willig bei den Tötungsaktionen mitgemacht hätten, da der Umgang mit den „häufig ungebärdig“ oder gewalttätig reagierenden Kranken sie hätte „abstumpfen“ lassen.[213]

Nach 1945 wurden nur wenige der PflegerInnen vor Gericht gestellt und noch weniger verurteilt. Am 28. Januar 1948 urteilte das Frankfurter Schwurgericht über sechs Pflegekräfte, die unter anderem in den Tötungsanstalten Grafeneck und Hadamar gearbeitet hatten. Sie hätten:

> „lange Jahre, teilweise Jahrzehnte ihres Lebens dem Dienst in der Krankenpflege gewidmet, insbesondere in der besonders undankbaren Irrenpflege ... Der Staat, dessen Propaganda sie jahrelang ausgesetzt gewesen waren, verlangte von ihnen, Unrecht zu tun. Ihre ärztlichen Vorgesetzten [...] gingen ihnen auf dem Weg des Unrechts voran.“[214]

Die Bewertung des Widerstandes in der Bevölkerung gegen Krankenmorde fällt in der Forschung unterschiedlich aus. So zieht der Journalist Götz Aly den Schluss, dass die „T4“-Aktion ihren Initiatoren gezeigt habe, dass derartige Großverbrechen mitten in Deutschland durchgeführt werden konnten, und dass die Deutschen den Mord an den eigenen MitbürgerInnen hingenommen hätten.[215] Der evangelische Theologe und Kirchenhistoriker Kurt Nowak hingegen resümiert, dass kein Unrechtsgeschehen der nationalsozialistischen Ära von Anbeginn so viel Protest und Verweigerung ausgelöst habe wie die Krankenmorde.[216]

Der Mediziner Thorsten Noack, der für seine Habilitation die Rezeption der Krankenmorde in den USA, Großbritannien und in der Schweiz untersucht hat, beschreibt, wie einige Deutsche (darunter auch eine Krankenschwester) die Gefahr, des „Landesverrates“ beschuldigt zu werden, auf sich nahmen, um heimlich Informationen über die Krankenmorde an amerikanische Beamte und Journalisten im Lande weiterzuleiten.[217] In Großbritannien erfuhr man 1940/41 durch die Übermittlung von Flüchtlingen, Journalisten,

[212] Vgl. Kompisch Täterinnen S. 127.
[213] Vgl. ebd.
[214] Zitiert nach: Klee Was sie taten S. 196.
[215] Vgl. Aly Belasteten S. 287.
[216] Vgl. Nowak, Kurt, Widerstand, Zustimmung, Hinnahme. Das Verhalten der Bevölkerung zur „Euthanasie“, in Frei, Norbert (Hrsg.): Medizin und Gesundheitspolitik in der NS-Zeit, Band Sondernummer München: R. Oldenbourg, 1991, S. 237.
[217] Vgl. Noack, Thorsten, NS-Euthanasie und internationale Öffentlichkeit: Die Rezeption der deutschen Behinderten- und Krankenmorde im Zweiten Weltkrieg, Frankfurt am Main und New York: Campus Verlag, 2017, S. 29.

Diplomaten und katholischen Geistlichen über die „Zwischenländer“ Schweiz, Vatikan, Rumänien, Portugal und Schweden von den Krankenmorden.[218] Ausgehend von Noacks Forschungsergebnissen seien die britischen Beamten im Vergleich zum amerikanischen Außenministerium weniger skeptisch bezüglich des Wahrheitsgehaltes der Berichte aus dem Deutschen Reich gewesen, weshalb sie diese auch schneller an die Regierung weiterleiteten.[219] „Im Fall der Behinderten- und Krankenmorde ist gesichert, dass ausländische Presseberichte, britische Flugblätter sowie Transkriptionen der deutschsprachigen Sendung von Radio London das Auswärtige Amt und das Propagandaministerium ab Ende April 1941 erreichten.“[220]

Ob die Pflegerinnen in den teilweise ländlichen Landesheilanstalten tatsächlich mit diesen Berichten und Flugblätterin in Kontakt gekommen sind, ist nicht gesichert. Das Hören von feindlichen Sendern stellte eine Starftat dar.che die Entscheidung Hitlers zum Abbruch der „Aktion T4“ beeinflussten, so Noack, konnte schon damals nicht eindeutig gesagt werden.[221] Was hieraus deutlich wird, ist die Tatsache, dass das Wissen über die Krankenmorde spätestens Ende April 1941 die untersuchten Pflegerinnen der hessischen Landesheilanstalten erreicht haben könnte. Jedoch hörten nicht alle Deutschen heimlich Radio London oder unterhielten sich darüber, da es eine Straftat darstellte.

[218]Vgl. ebd., S. 109.
[219]Vgl. ebd., S. 115.
[220]Ebd., S. 161.
[221]Vgl. ebd., S. 162.

5. Rahmenbedingungen der Arbeit der Pflegerinnen in den Landesheilanstalten in Hessen

Im Folgenden sollen die für die Arbeit der Pflegerinnen in den hessischen Landesheilanstalten spezifischen Rahmenbedingungen dargestellt werden. Einzelne Aspekte, wie etwa die Propagandafilme, sind jedoch überregionale Phänomene, die sich wiederum auf die Arbeit der Pflegerinnen in den hessischen Landesheilanstalten auswirkten. Denn die untersuchten Anstalten sind an dieser Stelle im größeren Kontext zu betrachten, da sie nicht völlig abgeschnitten von der Außenwelt existierten. Der zugrunde liegende Fokus soll hierbei auf die Anstalten im heutigen Bundesland Hessen gerichtet bleiben.

5.1. Die Gleichschaltung der Pflegeorganisationen und die Veränderungen in der Personalverwaltung des Pflegepersonals im Nationalsozialismus

Ziel der Nationalsozialisten war es, die Krankenpflege zu vereinheitlichen, sie organisatorisch zu straffen und die verschiedenen Berufsverbände zusammenzufassen. Sie sollten inhaltlich gleichgeschaltet werden, um den Pflegeberuf mit der nationalsozialistischen Weltanschauung zu durchdringen.[1] Dazu erhoben gleich mehrere NS-Organisationen Anspruch auf die Zuständigkeit über die Pflegerinnen: die NS-Frauenschaft, die Deutsche Arbeitsfront, die Nationalsozialistische Volkswohlfahrt, der Sachverständigenbeirat für Volksfürsorge der NSDAP und die Reichszentrale für Gesundheitsführung im Reichsministerium des Inneren.[2] Steppe charakterisiert die 1931 gegründete NS-Volkswohlfahrt (NSV) als den maßgebenden Einfluss bei der Vereinheitlichung des Schwesternwesens.[3] Die Zahl der NSV-Mitglieder stieg von 3,7 Millionen im Jahr 1934 bis auf 16 Millionen im Jahr 1943.[4] „Die Mitarbeit oder gar Mitgliedschaft in der NSV schien unpolitisch und

[1] Steppe Krankenpflege ab 1933 S. 61. Dieses Kapitel ist eine überarbeitete und erweiterte Version aus Roth Pflegerinnen.
[2] Vgl. ebd.
[3] Vgl. ebd.
[4] Vgl. Recker, Marie-Luise, „Stark machen zum Einsatz von Gut und Blut für Volk und Vaterland“ – Die Nationalsozialistische Volkswohlfahrt (NSV), in Becker, Stephanie / Studt, Christoph (Hrsg.):

gemeinwohlverpflichtet zu sein und war deshalb wohl auch für diejenigen noch am ehesten vertretbar, die dem Regime distanziert gegenüberstanden, aber doch eine Form der Einbindung und Mitarbeit suchten, mit der sie politischem Druck und negativen Sanktionen für sich und ihre Familie entgehen konnten.“[5]

Die NSV wurde parallel zu den bisher aktiven braunen NS-Schwestern gegründet.[6] Der Zielsetzung der NSV nach, wurde die Wohlfahrtspflege nicht durch das Wohl des Einzelnen bestimmt, sondern durch das der Gemeinschaft. Die Leistung des Einzelnen für die Gesellschaft bestimmte die Würdigkeit des Einzelnen und damit die Art und das Maß seiner Unterstützung durch die Gesellschaft.[7] Damit wurden, so Steppe, die bisher geltenden Wohlfahrtsprinzipien umgekehrt.[8]

Die Deutsche Arbeitsfront (DAF) unter Führung Robert Leys trat ab Mai 1933 an die Stelle der Gewerkschaften.[9] Die DAF beriet ihre Mitglieder in arbeitsrechtlichen Fragen, vertrat sie in arbeitsgerichtlichen Verfahren und ernannte den Beisitzenden der Arbeitsgerichte. Zudem wirkte die Organisation bei der Aufstellung der Wahllisten für die betrieblichen „Vertrauensräte“ (Nachfolger der Betriebsräte) mit.[10] Die DAF trat zwar die organisatorische Nachfolge der Gewerkschaften an, erhielt aber nicht deren zentrale Funktion, da sie durch die Funktion der eingesetzten Treuhänder die sozialpolitischen Aufgabengebiete nicht mehr zu ihrem Aufgabenbereich zählte.[11] Nach eigenen Angaben stieg die Zahl der Mitglieder dieser Massenorganisation von sieben bis acht Millionen Mitte 1933 auf rund 25 Millionen im Jahr 1942.[12]

Die Mitglieder der zerschlagenen Krankenpflegegewerkschaften wurden in die „Reichsarbeitsgemeinschaft öffentlicher Betriebe“, die eine Unterorganisation innerhalb der DAF darstellte, eingegliedert.[13] Die Zuständigkeit der DAF lag in den arbeitsrechtlichen und tarifpolitischen Belangen der PflegerInnen.[14] Zusätzlich wurde im Mai 1933 die berufsständische Dachorganisation „Reichsarbeitsgemeinschaft der Berufe im sozialen und ärzt-

„Und sie werden nicht mehr frei sein ihr ganzes Leben“, Schriftenreihe der Forschungsgemeinschaft 20. Juli 1944 e.V, Berlin: LIT-Verlag, 2012, S. 271.

[5]Ebd., S. 272.

[6]Vgl. Wolff, Horst-Peter / Wolff, Jutta, Geschichte der Krankenpflege, Basel und Eberswalde: Recom, 1994, S. 215.

[7]Vgl. Steppe Krankenpflege ab 1933 S. 61.

[8]Vgl. ebd.

[9]Vgl. Kilch, Christine / Steppe, Hilde, Zeittafel Krankenpflege 1933–1944, in Steppe, Hilde (Hrsg.): Krankenpflege im Nationalsozialismus, 9. Auflage, Frankfurt am Main: Mabuse-Verlag, 2001, S. 13.

[10]Vgl. Schneider, Michael, „Organisation aller schaffenden Deutschen der Stirn und der Faust“. Die Deutsche Arbeitsfront (DAF), in Becker, Stephanie / Studt, Christoph (Hrsg.): „Und sie werden nicht mehr frei sein ihr ganzes Leben“, Schriftenreihe der Forschungsgemeinschaft 20. Juli 1944 e.V., Berlin: LIT-Verlag, 2012, S. 160.

[11]Vgl. ebd., S. 161.

[12]Vgl. ebd., S. 165.

[13]Vgl. Pohlmann, Karl-Heinz / Wicker, Daniel, Die Krankenpflege nach der Machtübernahme der Nationalsozialisten, in Brandenburgische Heil- und Pflegeanstalten in der NS-Zeit, Berlin: Be.bra Wissenschaft im Be.bra Verlag, 2002, S. 71.Vgl.

[14]Vgl. Kilch/Steppe Zeittafel S. 13.

lichen Dienste e. V." (RAG) gegründet.[15] Innerhalb dieser Dachorganisation wurden berufsbezogene Reichsfachschaften gebildet, wie etwa die „Reichsfachschaft Deutscher Schwestern und Pflegerinnen" und die „Reichsfachschaft für Krankenpfleger".[16]

„Alle freien, d. h. nicht an Mutterhausverbände gebundenen Schwestern wurden dann in dem am 3. Oktober 1936 gegründeten *Nationalsozialistischen Reichsbund Deutscher Schwestern und Pflegerinnen* zusammengeführt. Es wurde ein *Fachausschuß für Schwesternwesen* gebildet, der der ‚Reichsfrauenführerin' unterstand."[17]

Dieser Fachausschuss umfasste alle Schwesternschaften in Deutschland zu dieser Zeit: Die NS-Schwesternschaft (braune Tracht), den Reichsbund Deutscher Schwestern und Pflegerinnen (blaue Tracht), die Schwesternschaften des Deutschen Roten Kreuzes, die Diakoniegemeinschaft (als Verband der evangelischen Mutterhäuser und Schwesternschaften) und den Caritasverband (als Verband der katholischen Mutterhäuser und Schwesternschaften).[18]

Die NS-Schwesternschaft sollte die Elite der Deutschen Schwestern bilden.[19] Die Organisation wurde am 17. Mai 1934 auf Anordnung von Rudolf Heß als NSDAP-Organisation gegründet. Sie wurde aufgrund der besonderen Verpflichtung ihrer Mitglieder auf die nationalsozialistische Weltanschauung bereits von Zeitgenossen als „Elite" bezeichnet. Organisatorisch und wirtschaftlich war die NS-Schwesternschaft in die NSV eingebunden.[20] Die Organisation verstand sich als Orden und mobilisierte die religiösen Kräfte der Pflegerinnen, indem sie sich durch das „Ordenskonstrukt" auf die „pseudoreligiöse" nationalsozialistische Weltanschauung fokussierte.[21] 1939 waren 9,2 Prozent der Pflegerinnen in der NS-Schwesternschaft organisiert.[22]

Vor allem Oberpflegerinnen traten der Nationalsozialistischen Frauenschaft (NSF) bei. Diese NSDAP-Gliederung war für die organisatorische, propagandistische und ideologische Organisation sowie Schulung der deutschen Frauen zuständig. Im Jahr 1926 gehörten ihr ca. zwei Millionen Frauen an.[23] Ihre Leiterin war von 1934 bis 1945 Gertrud Scholtz-Klink (1902–1999).[24] Die NSF hatte verschiedene Abteilungen, so z. B. die Ab-

[15] Vgl. ebd.
[16] Vgl. ebd., S. 14.
[17] Wolff/Wolff Geschichte der Krankenpflege S. 215. Zur Reichsfrauenführerin Siehe: Berger, Christiane, Die „Reichsfrauenführerin" Gertrud Scholtz-Klink: zur Wirkung einer nationalsozialistischen Karriere in Verlauf, Retrospektive und Gegenwart, Dissertation, Universität Hamburg, 2006.
[18] Vgl. Wolff/Wolff Geschichte der Krankenpflege S. 216.
[19] Vgl. Steppe Krankenpflege ab 1933 S. 62.
[20] Vgl. Breiding, Birgit, Die Braunen Schwestern: Ideologie, Struktur, Funktion einer nationalsozialistischen Elite, Zugl. Dissertation, Freiburg (Breisgau): Universität, 1997, Band 85, Beiträge zur Wirtschafts- und Sozialgeschichte, Stuttgart: Steiner, 1998, S. 1ff.
[21] Ebd., S.57.
[22] Steppe Krankenpflege ab 1933 S. 65.
[23] Vgl. Wagner, Leonie, „Hüterinnen der Rasse" – Die Frauenorganisation der NSDAP, in „Und sie werden nicht mehr frei sein ihr ganzes Leben", Schriftenreihe der Forschungsgemeinschaft 20. Juli 1944 e.V., Berlin: LIT-Verlag, 2012, S. 249.
[24] Vgl. ebd., S. 255.

teilung „Mütterdienst“ und die Abteilung „Volkswirtschaft/Hauswirtschaft“, die sich um die Unterstützung und Schulung der Frauen bemühten.[25] Die Historikerin Leonie Wagner charakterisiert die Stellung der NSF und ihrer Führung als im patriarchalen Gefüge der NSDAP eher untergeordnet.[26]

Mit dem Erlass des Gesetzes zur Ordnung der Krankenpflege und mit drei weiteren ergänzenden Verordnungen am 28. September 1938 mussten Pflegende nachweisen, dass sie „deutschen oder artverwandten Blutes“ sind. Dieser Nachweis hatte durch Vorlage eines Ahnenpasses oder einer Geburtsurkunde, der Heirats- und Geburtsurkunden der Eltern und Großeltern sowie ggf. des Ehepartners zu erfolgen.[27] Hinter dieser Regelung steckte die Angst vor körperlicher Nähe zwischen „arischen Deutschen“ und Menschen jüdischer Herkunft.[28] Diese vorgenommene „Arisierung“ der Krankenpflege hatte zur Folge, dass jüdische Pflegerinnen in den hessischen Landesheilanstalten entlassen wurden.[29]

Die politische Säuberung des Pflegestandes wurde ebenfalls durchgeführt: Die politische Zuverlässigkeit musste mittels einer Bescheinigung der Polizeibehörde, des Oberbürgermeisters oder des Landrates erfolgen. Die von der Verwaltung angeforderte Bescheinigung wurde von einer Dienststelle der NSDAP ausgestellt und diente ausschließlich der politischen Überprüfung.[30] Bei dem Machtantritt der Nationalsozialisten im Jahr 1933 war es zu politischen Säuberungen in den Anstalten gekommen. So ist beispielsweise für das Philippshospital in Riedstadt überliefert, dass es zu Erstellungen von Entlassungslisten mithilfe der Oberpflegerin kam und einzelne Anstaltsmitglieder vom Direktor zu ihren politischen Ansichten und Aktivitäten „verhört“ wurden.[31] Die Entfernung von politisch unliebsamen PflegerInnen hatte das Ziel, potentiellen Widerstand unter den PflegerInnen von vorneherein auszuschließen und ein Heer williger „politischer Soldaten“ der NS-Gesundheitspolitik zu erschaffen.[32]

Darüber hinaus wurde von den Pflegerinnen der hessischen Landesheilanstalten die Mitgliedschaft in der NSV und DAF verlangt. Wenn Pflegerinnen dieser Erwartung nicht nachkamen, wurde Druck auf sie ausgeübt.[33] So belegt die Abschrift eines Schreibens eines Blockwartes im Juni 1935 an die Kreiswaltung der DAF in Gießen, wie mit Pflegerinnen verfahren wurde, die sich weigerten, der NSV beizutreten:

[25] Vgl. ebd., S. 249.
[26] Vgl. ebd., S. 264.
[27] Vgl. Weisbrod-Frey Krankenpflegeausbildung S. 88.
[28] Vgl. ebd., S. 89.
[29] So kündigte etwa in der Landesheil- und Pflegeanstalt Philippshospital die Pflegerin jüdischer Abstammung Elise Löwenberg ihre Stellung, nachdem sie den auszufüllenden Fragebogen zum Nachweis der „arischen“ Abstammung erhalten hatte. Vgl. Kaminer Psychiatrie S. 25.
[30] Vgl. Weisbrod-Frey Krankenpflegeausbildung S. 90.
[31] Siehe: 7.5.2. Oberpflegerin Barbara G. in der Landesheil- und Pflegeanstalt Philippshospital.
[32] Vgl. Riemann, Ursula, Von der Schwester für die Schwester: Heldisches Dienen, Zeitschrift der Reichsfachschaft Deutscher Schwestern und Pfleger, Nr. 12, 1934, S. 266.
[33] Siehe: LWV-Archiv, Bestand 11, P 687.

> „Betr. Mitgliedschaft der Pflegerin Lydia M., Giessen Licherstr.106. [sic!]
> Nachstehend geben wir Ihnen in Abschrift die Mitteilung unseres Blockwalters S.
> Ich bitte Sie, sich dafür einzusetzen, dass solchen Leuten, die sich an den Einrichtungen der NSDAP. nicht beteiligen wollen, auch die Möglichkeit genommen wird, ihren Lebensunterhalt beim nationalsozialistischen Staat zu verdienen.
> ‚Als ich bei der Pflegerin M., Lydia, wohnhaft Heil- und Pflegeanstalt Licherstr. 106 um die Mitgliedschaft[,] der NSV vorsprach[,] erhielt ich die Antwort, für solche Sachen hätte sie kein Interesse. Trotz eifriger Bemühung verharrte sie auf ihrem Standpunkt.
> Ich möchte hiermit bitten, von Amtswegen diesen Fräulein das Interesse beizubringen, was die NSV. eigentlich für Bedeutung [sic!] hat.
> Fr. M. befindet sich im Staatsdienst.“‘[34]

Der Direktor antwortete am 26. Juni 1935 auf das Schreiben:

> „Betreffend: Pflegerin Lydia M.
> –Auf das gfl. Schreiben vom 24. d.Mts.–
> Unter Rückgabe der Anlage teilen wir Ihnen ergebenst mit, dass wir im Sinne Ihres Schreibens verfahren haben. Fräulein Lydia M. bedauert sehr diese unbedachte Äußerung, die sie wie sie die Sache darstellt, wohl in einem gewissen Affekt und ohne sich die Folgen zu überlegen, getan hat. Jedenfalls war die Äusserung nicht ernst gemeint und sie ist keineswegs eine Gegnerin der Ziele der N.S.V. Das geht wohl auch daraus hervor, dass sie aus einer alten nationalsozialistischen Familie stammt (Beide Brüder nach ihren Angaben alte Kämpfer). Ferner ist sie inzwischen längst Mitglied der N.S.V. geworden und hat ihren Beitrag bezahlt. Wir bitten Sie [,] unter diesen Umständen von der Weiterverfolgung der Angelegenheit Abstand zu nehmen.“[35]

Die Weigerung, der NSV beizutreten, konnte demnach zur Entlassung der Pflegerinnen führen, da die Verweigerung als Gegnerschaft der Person mit den Zielen der NS-Organisation gleichgesetzt wurde. Dieser Verdacht konnte durch die besondere Parteitreue anderer Familienmitglieder der betroffenen Person entkräftet werden. Der Direktor der Landesheil- und Pflegeanstalt Gießen stellte sich in diesem Fall schützend vor seine Pflegekraft, indem er ihr Verhalten als eine unbedachte Äußerung aus dem Affekt bezeichnete. Dieses Beispiel zeigt, dass die Pflegerinnen der hessischen Landesheilanstalten der NSV

[34]Ebd.
[35]Ebd.

beitreten mussten und zudem Vorsicht darüber walten lassen mussten, wie sie sich über die Organisation äußerten.

Christoph Schweikardt beschreibt zudem eine Förderung der Entkirchlichung der Krankenpflege sowie eine Verzögerung der Professionalisierung der Krankenpflege nach angloamerikanischem Vorbild um Jahrzehnte. Die bereits im Kaiserreich angelegten hierarchischen Strukturen im Gesundheitswesen seien zudem durch die nationalsozialistische Politik verstärkt worden.[36] So wurde die politische Zuverlässigkeit sowie die „arische Abstammung“ zum Einstellungskriterium und die Mitgliedschaft in den gleichgeschalteten NS-Organisationen Grundvoraussetzung für die Pflege im öffentlichen Dienst.

Die Entkirchlichung der Pflege hatte eine Stärkung des staatlichen Einflusses auf die Anstalten zur Folge, denn im Gegensatz zu den konfessionellen Pflegerinnen waren die staatlichen Pflegerinnen nur dem NS-Staat verpflichtet und wurden weniger durch die Kirchen beeinflusst. Dies erhöhte die Bereitschaft zur Durchführung der nationalsozialistischen Gesundheitspolitik und den Krankenmorden. Obwohl diese Grundvoraussetzungen für Männer und Frauen in der Pflege gleich waren, wurde nur von den Frauen eine liebevolle, „mütterliche Pflege“ erwartet, da der Beruf der Pflegerin als „weiblicher Beruf“ galt.

5.2. Die Hausordnungen der Landesheilanstalten und ihre Bedeutung für den Pflegealltag

„Keine Heilanstalt, Privatsanatorien eingeschlossen, blieb entsprechend ohne strenge Hausordnung und Reglement für ein ganztägiges Beschäftigungsprogramm möglichst ohne Müßiggang und Privatleben.“[37]

Die Hausordnung der Landesheilanstalt Merxhausen aus dem Jahr 1865 regelte den Dienst und die Anforderungen an die Patientinnen genauestens.[38] Die Hausordnung der Landesheilanstalt umfasst 22 Seiten und ist in sieben Unterordnungen untergliedert: Die „spezielle Hausordnung“, die „Wasch- und Badeordnung“, die „Kleider-, Leibwäsche- und Bettordnung“, die „Beschäftigungsordnung“, die „Speiseordnung“, die „Back- und Küchenordnung“ sowie die „Leichenordnung“.

In den „allgemeinen Bestimmungen“ der Hausordnung wurden die Aufnahmezeiten (im Sommer 5:00 Uhr bis 21:00 Uhr, im Winter 6:00 Uhr bis 21:00 Uhr) festgelegt sowie das Verbot des Genusses und der Aufbewahrung von Spirituosen jeder Art für die

[36] Vgl. Schweikardt Ärzteschaft S. 88.

[37] Vgl. Vanja, Christina, Heilanstalten, in Aumüller, Gerhard (Hrsg.): Der Dienst am Kranken, Marburg: Elwert, 2007, S. 249. Dieses Kapitel ist eine überarbeitete und erweiterte Version aus Roth Pflegerinnen.

[38] Vgl. LWV-Archiv, Bestand 17, B 013, S. 33 (versus); vgl. Goffman Asyle S. 54.

Patientinnen, soweit vom Arzt oder der Speiseordnung nicht anders geregelt.[39] In den sogenannten Verkehrssälen und Wohnräumen durften nur, mit Ausnahme der Wohnräume der Honoratioren, die dafür vorgesehenen Möbelstücke und Arbeitsutensilien stehen.[40] Das Nachtgeschirr musste jeden Morgen gründlich gereinigt werden und war im Freien aufzubewahren.[41] Die Durchschnittstemperatur war zudem auf 16°C festgelegt.[42] Die Pflegerinnen hatten die Aufgabe, die Patientinnen nach dem Frühstück und Mittagessen zu den Betstunden und an Sonn- und Feiertagen auch zu den öffentlichen Gottesdiensten zu begleiten.[43] Für das Rufen nach Unterstützung in Not- und Eilsituationen sollte aus jeder Schlafstube einer Pflegerin ein Glockenzug in die nächste Pflegerinnenwohnung führen.[44]

Die „Wasch- und Badeordnung“ legte fest, dass sich alle Patientinnen, sofern sie dazu in der Lage waren, täglich morgens, von 5:00 Uhr bis 6:30 Uhr im Sommer und von 6:00 Uhr bis 7:30 Uhr im Winter, selbstständig zu waschen, zu kämmen und anzukleiden hatten.[45] Die Pflegerinnen erhielten bei dieser Aufgabe die Unterstützung der „tauglichen Pfleglinge“. Die Kranken sollten zusätzlich, im Sommer alle vier Wochen und im Winter alle acht Wochen, ein lauwarmes Bad nehmen. Weiterführende Anwendungen, wie beispielsweise die Dusch-, Brause- und Sturzbäder sowie Schlamm- und Schwefelbäder, durften nur auf Anordnung und nach Anweisung des Arztes angewendet werden. Die Oberpflegerinnen waren für die Zubereitung, den Wärmegrad sowie die Dauer dieser Anwendungen verantwortlich.[46] Im Anschluss an das Baden der Patientinnen mussten die Pflegerinnen die Badewannen leeren und reinigen.

Es ist davon auszugehen, dass die Wasch- und Badeordnung während der Überbelegung im Zweiten Weltkrieg nicht mehr befolgt wurde und die Patientinnen aufgrund des Personalmangels seltener gewaschen wurden. Dies ermöglichte die Verbreitung ansteckender Krankheiten in der Anstalt und führte zu einer erhöhten Sterblichkeit.

Die „Kleider-, Leibwäsche- und Bettordnung“ regelte den Umgang mit den genannten Textilien.[47] Es findet sich hier sowohl eine genaue Auflistung der einzelnen Bestandteile der Kleidung der Patientinnen im Sommer sowie Winter als auch die Bestimmungen darüber, wann diese zu wechseln waren: Hemden und Strümpfe jeden Sonnabend, der Rest nach Bedarf, spätestens jedoch an jedem elften Tag eines Monats.[48] Die Kleidung der sogenannten „Unreinen“ sollte so oft wie erforderlich, spätestens aber am dritten Tag,

[39] Vgl. LWV-Archiv, Bestand 17, B 013, S. 34 (inkl. versus).
[40] Vgl. ebd., S. 35.
[41] Vgl. ebd.
[42] Vgl. ebd., S. 35 (versus).
[43] Vgl. ebd.
[44] Vgl. ebd., S. 36.
[45] Vgl. ebd.
[46] Vgl. ebd.
[47] Vgl. ebd., S. 37.
[48] Vgl. ebd.

gewechselt werden. Über den Wechsel der Leibwäsche der Bettlägerigen entschied der Arzt.[49] Soweit sie nicht den Vorschriften der Reinlichkeit und des Anstands widersprachen, durften die reinlichen Patientinnen ihre eigene Kleidung tragen.[50] Die Matratzen der Patientinnen waren mit Stroh gefüllt, das alle Vierteljahr gewechselt wurde.[51] Die Bettwäsche wurde im Vierwochenrhythmus gewechselt.[52]

Auch die „Kleider-, Leibwäsche- und Bettordnung" konnte vermutlich aufgrund der Überbelegung nicht mehr nach Vorschrift befolgt werden, was Hygienemängel und einen Sterblichkeitsanstieg zur Folge hatte.

Die „Beschäftigungsordnung" legte fest, dass die arbeitsfähigen Patientinnen im Sommer von 7:00 Uhr bis 11:00 Uhr vormittags und von 14:00 Uhr bis 18:00 Uhr nachmittags zu arbeiten hatten.[53] Die Arbeitszeiten im Winter waren von 8:00 Uhr bis 11:00 Uhr vormittags und von 14:00 Uhr bis 17:00 Uhr nachmittags. Zu den von den Patientinnen verrichteten Tätigkeiten gehörten Hausarbeiten aller Art: Kehren, Aufputzen, Scheuern, Bettenmachen, Holz- und Wassertragen, Tischdecken, Holen der Speisen, Küchenarbeiten, Wasch-, Bleich-, Garten- und Handarbeiten wie Nähen, Stricken, Flicken oder Spinnen. Die Pflegerinnen beaufsichtigten die Kranken bei der Arbeit, es war ihnen dabei ausdrücklich untersagt, die Patientinnen Arbeiten für sich erledigen zu lassen.[54]

Die Arbeitstherapie war ein wichtiger Bestandteil des Therapieangebotes und die Arbeitsfähigkeit wandelte sich mit der Zeit zum wichtigsten Überlebenskriterium für die Patientinnen.[55] Auch war es die Aufgabe der Pflegerinnen, bei der Arbeit mitzuhelfen, sodass vor allem in den landwirtschaftlichen Bereichen der Anstalt ihre Arbeitskraft benötigt und eingesetzt wurde.[56]

Die „Speiseordnung" in der Hausordnung der Anstalt bestimmte, welche Lebensmittel und wie viel davon die Patientinnen zu welchen Uhrzeiten erhielten.[57] Morgens um 6:30 Uhr bekamen die Kranken beispielsweise Kaffee mit Milch und um 11:30 Uhr ein warmes Mittagessen. Nachmittags um 13:30 Uhr erhielten sie dann zwei Tassen Kaffee mit Milch. Das (warme) Abendessen fand um 18:00 Uhr abends statt. An Festtagen wurde zudem ein besonderes Festbrot und „ein Viertel Schoppen" weißen Tischweins an die Patientinnen ausgeteilt.[58] Die sozial höhergestellten Honoratioren-Patientinnen erhielten darüber hinaus ein Pfund Butter sonnabends sowie „ein Viertel Schoppen Wein"

[49] Vgl. ebd.
[50] Vgl. ebd.
[51] Vgl. ebd., S. 37 (versus).
[52] Vgl. ebd.
[53] Vgl. ebd., S. 38.
[54] Vgl. ebd.
[55] Siehe: 4.1 Die Arbeitstherapie und ihre Bedeutung für die NS-Psychiatrie.
[56] Siehe: 5.3. Die Dienstanweisungen für die Pflegerinnen der Landesheilanstalten.
[57] Vgl. ebd., S. 39.
[58] Vgl. ebd.

zum Mittagessen am Sonntag.[59] Zusätzlich gab es für körperlich erkrankte Patientinnen eine spezielle Kost.[60] Für „zurechnungsfähige" Patientinnen bestand die Möglichkeit, auf Wunsch die gesamte oder einen Teil ihrer Brotration gegen einen entsprechenden Geldwert oder Quantitäten anderer Nahrungsmittel, wie z. B. Weißbrot oder Kaffee, zu tauschen.[61] Durch eine Sonderzahlung oder nach der Verordnung durch den Arzt wurde Weißbrot anstelle des Roggenbrots sowie täglich oder sonntäglich „ein Viertel Schoppen Wein" ausgegeben.[62] Die Mahlzeiten wurden gemeinschaftlich und unter Aufsicht einer Pflegerin eingenommen.[63] Die Verwendung eigenen Geschirrs und die Aufbewahrung eines Teils ihrer Mahlzeit darin war den Patientinnen bis zu 24 Stunden erlaubt.[64] Es war ihnen jedoch verboten, Speisen und deren Reste jeglicher Art an „Hospitalsdiener" und Fremde zu verkaufen. [65]

Aufgrund der Sparmaßnahmen verlor die „Speiseordnung" und die darin vorgeschriebenen Mengen an ausgeteilten Speisen ihre Gültigkeit. Es herrschte eine strenge Rationierung und dadurch Hunger, selbst die Pflegerinnen beschwerten sich über diese Zustände.[66]

Die Back- und Küchenordnung legte feste, dass das Brot für die Anstalt zweimal in der Woche, dienstags und donnerstags, gebacken werden sollte.[67] Auch die Mengen der Zutaten für die Zubereitung des Brotes und des Kaffees waren genauestens festgesetzt.[68] Zudem wird beschrieben, welche Speisen die Patientinnen der verschiedenen Klassen im Sommer oder Winter zu essen bekamen sowie deren Zubereitung.[69]

Die „Leichenordnung" regelte das genaue Prozedere im Todesfall eines Pfleglings.[70] Die Oberpflegerin musste als Totenbeschauerin das Ableben einer Patientin bezeugen und deren Leichnam wurde durch eine sogenannte „Totenfrau" gewaschen und mit sauberer Kleidung angezogen.[71] Die zuvor für die Verstorbene zuständig gewesene Pflegerin musste mithilfe geeigneter Patientinnen die Leiche in die Totenkammer transportieren. Musste der Leichnam nicht zur Anatomie, wurde ein schwarzer Sarg aus Tannendielen angefertigt, der erst kurz vor der Beerdigung in Gegenwart der Oberpflegerin und nach vorangegangener nochmaliger Leichenschau verschlossen werden durfte.[72] Dieser Sarg

[59] Vgl. ebd., S. 39 (versus).
[60] Vgl. ebd.
[61] Vgl. ebd. (versus).
[62] Vgl. ebd.
[63] Vgl. ebd.
[64] Vgl. ebd., S. 40.
[65] Vgl. ebd.
[66] Siehe: LWV-Archiv, Bestand 17, P 88.
[67] Vgl. ebd., S. 40.
[68] Vgl. ebd., S. 40 (inkl. versus).
[69] Vgl. ebd., S. 40 (versus) – S. 43 (inkl. versus).
[70] Vgl. ebd., S. 43 (versus)f.
[71] Vgl. ebd., S. 43 (versus).
[72] Vgl. ebd.

wurde dann während der Beerdigung mithilfe des von Pferden gezogenen Hospitalsleichenwagens zum Friedhof gefahren, wo die Tote beigesetzt wurde.[73]

Aus der Hausordnung der Landesheilanstalt Merxhausen geht hervor, dass die strikte Taktung den Pflegerinnen kaum Pausen ließ. Selbst beim Essen konnten sie sich nicht zurückziehen. Um den obersten Maximen, nämlich Sauberkeit und Sparsamkeit gerecht zu werden, übertrugen die Pflegerinnen gewisse Tätigkeiten auf fähigere Patientinnen und erteilten ihnen den Status von Helferinnen. Große Teile der Hausordnung konnten aufgrund der Überbelegung und der Sparmaßnahmen nicht mehr befolgt und eingehalten werden. Der Nahrungsmittel- und Hygienemangel in der Anstalt führte zu einer erhöhten Sterblichkeit unter den Patientinnen und zu einer deutlichen Verschlechterung der Arbeitsbedingungen der Pflegerinnen.[74]

Die Hausordnung der Landesheilanstalt Eichberg stammte aus dem Jahr 1902 und war der Verwaltungsordnung der Anstalt beigefügt, auf die hier nicht näher eingegangen werden soll. Die Hausordnung ist in 13 Paragraphen gegliedert und umfasst fünf Seiten.[75]

Der erste Paragraph beschäftigt sich mit dem allgemeinen Verhalten der Beamten und des Dienstpersonals. Das Personal war seinen Vorgesetzten Gehorsam schuldig und hatte die von ihnen festgesetzten dienstlichen Verrichtungen genau zu erfüllen.[76] Die Verweigerung des Dienstes war verboten und in zweifelhaften Fällen war die Entscheidung des Direktors einzuholen. Private Verbindungen zu den Kranken oder deren Angehörigen waren nur mit Erlaubnis des Direktors gestattet. Das Verwahren oder Besorgen von Dingen von und für Kranke war untersagt. Geldspenden jeglicher Art waren dem Direktor anzuzeigen und wurden dann einer gemeinsamen Kasse des Pflegepersonals zugeführt.[77]

Der zweite Paragraph der Hausordnung der Anstalt Eichberg regelte die Aufnahme und den Abgang von Kranken.[78] Bei jeder Aufnahme von Kranken musste dem Direktor darüber Anzeige erstattet werden. Die Oberpflegerin oder der Oberpfleger verzeichneten die Kleidungsstücke der Kranken und bescheinigten deren Empfang, soweit sie brauchbar waren. Über die Verwendung von unbrauchbaren Kleidungsstücken hatte der Direktor zu entscheiden. Auch entschied er über die Genehmigung des Belassens von Geld, Schmuck und Wertgegenständen der Kranken. Bei einem positiven Bescheid mussten diese Dinge nach dem Verzeichnen an der Kasse abgegeben werden. Die Anstalt haftete jedoch nicht für den Verlust dieser wertvollen Besitztümer. Gefährliche Werkzeuge durften die Kranken nicht mit in die Anstalt nehmen. Bei der Entlassung der Kranken wurden die verzeichneten Kleidungstücke der Begleitperson der Kranken mit dem Erhalt einer Quittung ausgehändigt. Im Falle einer erfolgten Aushändigung von Anstaltskleidung ging die

[73] Vgl. ebd., S. 43 (versus)f.
[74] Vgl. Klüppel, 1985, S. 63ff.
[75] Siehe: LWV-Archiv, Bestand 16, B 390, Hausordnung, S. 10–15.
[76] Vgl. ebd., S. 10.
[77] Vgl. ebd.
[78] Vgl. ebd.

beim Eintritt mitgeführte Kleidung der Kranken in den Besitz der Anstalt über. War zum Zeitpunkt der Entlassung der Kranken deren ursprüngliche Kleidung nicht mehr vorhanden und konnten solche auch nicht durch Angehörige gestellt werden, wurden die Kranken in Anstaltskleidung entlassen. Im Todesfall wurde die Beerdigung durch den Verwalter und das Oberpflegepersonal nach Vorgabe des Direktors arrangiert.[79]

Paragraph Nummer drei enthielt die Tagesordnung.[80] Jene wurde durch den Direktor in Abhängigkeit von den verschiedenen Jahreszeiten festgelegt. Nach dem morgendlichen Wecken durch eine Glocke durften die Kranken keinen Augenblick ohne die Aufsicht des Pflegepersonals sein. Das Pflegepersonal beaufsichtigte und half beim Waschen und Ankleiden der Kranken. Die Betten waren zu machen und die Räume zu lüften, wobei geeignete Kranke zur Hilfe hinzugezogen werden konnten. Dazu fähige Kranke waren für die Reinigung ihrer Kleidung selbst verantwortlich. Die Räume für die Mahlzeiten waren rechtzeitig dafür herzurichten, danach begann die Beschäftigung der Kranken mit vom Direktor bestimmten Aktivitäten. Auch die Zeiten dieser Beschäftigung wurden durch den Direktor festgesetzt. An Sonn- und Feiertagen entfiel die Beschäftigung. Vor und nach dem Essen gab es eine Ruhezeit, in der sich die Kranken nach Möglichkeit im Freien aufhalten sollten. Zu dieser Erholungszeit sollte das Pflegepersonal die Kranken „nach Mühe heranziehen“. Die Nachmittage konnten die Kranken z. B. für Spaziergänge nutzen. Zu einer bestimmten Abendstunde wurde ein Zeichen gegeben, dass signalisierte, dass sich die Kranken zum Schlafengehen, unter Aufsicht und mit Hilfe des Pflegepersonals, umziehen sollten. Licht durfte in der Nacht nur in den dafür vorgesehenen Räumen brennen. Um 22 Uhr musste das Dienstpersonal, mit Ausnahme der Nachtwache, zur Ruhe gegangen sein. Der Besuch des Gottesdienstes wurde durch den Direktor geregelt.

Der vierte Paragraph befasste sich mit der Behandlung der Kranken.[81] Die Erkrankten sollten durch die Angestellten mit Freundlichkeit, Geduld und Schonung und gemäß ihrem früheren Stand behandelt werden. Sie sollten sorgfältig beaufsichtigt werden, dabei sollte ihnen alle Freiheit im Rahmen der Ordnung, Sitte und des Anstandes gelassen werden. Beschränkungen und Zwangsmittel durften nur nach Erlaubnis des Direktors angewandt werden. Eine unrechtmäßige Behandlung der Kranken durch das Personal hatte strengste disziplinarische Maßnahmen zur Folge und zog im Fall von Misshandlungen strafrechtliche Verfolgung nach sich. Sämtliches Pflegepersonal hatte die von den Ärzten verordnete Behandlung pünktlich und sorgfältig durchzuführen. Die Ärzte hatten die Pfleglinge regelmäßig morgens und abends zu besuchen. Reinlichkeit war ein wichtiger Aspekt in der Anstalt, das Pflegepersonal hatte alle Vorschriften diesbezüglich genaues-

[79] Vgl. ebd., S. 11.
[80] Vgl. ebd.
[81] Vgl. ebd., S. 11f.

tens zu befolgen und Alltagsgegenstände der Kranken sowie Räumlichkeiten stets sauber und gut belüftet zu halten.[82]

Die Speisung der Kranken regelte der fünfte Paragraph der Hausordnung.[83] Sie erfolgte nach dem vom Landesausschuss festgesetzten Speiseetat oder nach besonderer ärztlicher Anordnung. Das Essen wurde gemeinsam in jeder Abteilung in den dafür vorgesehenen Zimmern eingenommen. Ausnahmen bildeten die Anordnungen vom Direktor. Bei der Speisung der Kranken war es die Aufgabe des Pflegepersonals, auf Ordnung, Reinlichkeit und Ruhe zu achten. Sie mussten außerdem besonders auf Messer und Gabeln achten, sie nach dem Essen nachzählen und fehlendes Besteck anzeigen. Die Speisereste gingen zurück an die Küche, lediglich Brot durfte in den Abteilungen ohne Erlaubnis des Direktors aufbewahrt werden. Die Unterschlagung von Speisen war strengstens verboten, von Fremden und Angehörigen mitgebrachte oder gesendete Speisen und Genussmittel durften nur mit Erlaubnis des Direktors an die Kranken ausgegeben werden. Das Einführen von alkoholischen Getränken jeder Art bedurfte der besonderen Erlaubnis des Direktors.

Im sechsten Paragraph waren Regelungen bezüglich der Beschäftigung der Kranken festgehalten.[84] Jeglicher Arbeitszwang der Kranken war untersagt, sie sollten durch Milde, Schonung und Besonnenheit zur Arbeit bewegt werden. Das Hauptziel der Beschäftigung war die Therapie, der Nutzen der Arbeit für die Anstalt war nur zweitrangig.[85] Private Arbeitsaufträge für die Kranken durch Angestellte waren verboten. Das Pflegepersonal hatte über die Arbeit der Kranken genau Liste zu führen und jegliche Veränderung zu verzeichnen. Bedienstete der einzelnen Arbeitsbereiche der Anstalt konnten beim Oberpflegepersonal Hilfe durch Kranke bei der Verrichtung ihrer Arbeit anfordern.

Paragraph Nummer sieben war der Erholung der Pfleglinge gewidmet.[86] Für die Unterhaltung der Kranken durfte auf kleinere Gewohnheitsgenüsse, wie z. B. Tabakrauchen, -schnupfen oder Obst, zurückgegriffen werden. Zudem fanden verschiedene Festlichkeiten, Konzerte, Vorstellungen, Spaziergänge, Spiele, Tänze und eine Weihnachtsbescherung statt. Die Erheiterung der Kranken wurde als eine der wesentlichen Aufgaben der Anstalt betrachtet, unterlag jedoch dem Rahmen der vorhandenen Kräfte und Mittel sowie der besonderen Regelung des Direktors. Rauchen war nur in den dafür bestimmten Räumen gestattet und das Aushändigen von Feuerzeugen erfolgte nur an einzelne zuverlässige Kranke.

Das Verkehren innerhalb der Anstalt wurde im achten Paragraphen der Hausordnung festgeschrieben.[87] Die Kranken und das Pflegepersonal hatten sich nur in den ihnen zugewiesenen Abteilungen und Räumen der Anstalt aufzuhalten. Das Betreten einer

[82] Vgl. ebd., S. 12.
[83] Vgl. ebd.
[84] Vgl. ebd.
[85] Dies änderte sich in der Zeit des Nationalsozialismus.
[86] Vgl. ebd., S. 12f.
[87] Vgl. ebd., S. 13.

Abteilung des anderen Geschlechts bedurfte einer besonderen Erlaubnis. Die Angestellten durften lediglich die ihnen zugeteilten Schlüssel verwenden und diese auch nicht an Kranke verleihen oder aushändigen. Der Verlust eines Dienstschlüssels musste den Vorgesetzten unverzüglich gemeldet werden. Das Personal durfte sich nicht ohne Erlaubnis von seinem Posten entfernen und hatte sich bei Antritt und Rückkehr aus dem Urlaub bei den Vorgesetzten zu melden. Der Zutritt zu Arbeitsräumen, Magazinen, der Küche und dem Waschhaus war den Kranken sowie unbefugtem Personal untersagt. Im Freien war das Abpflücken von Obst, Blumen und Sträuchern sowie das Betreten der Beete und des Rasens verboten.

Der Verkehr nach außen wurde in Paragraph neun angesprochen.[88] Der Direktor hatte die Macht, über den Verkehr der Kranken außerhalb der Anstalt zu bestimmen. Alle Angestellten waren zur Verschwiegenheit bezüglich aller dienstlichen Verhältnisse der Anstalt, der Kranken und deren persönlichen Verhältnissen verpflichtet. Ferner mussten die Pflegerinnen darauf achten, dass sie die Kranken nicht durch Mitteilungen über die Außenwelt aufregten. Sämtliche Briefe an und von Pfleglingen mussten durch die Hände des Direktors gehen. Auch waren ihm schriftliche und mündliche Anfragen über Kranke mitzuteilen und Auskünfte zu genehmigen. Das Besuchen der Anstalt war nur nach Genehmigung durch den Direktor erlaubt und dieser bestimmte zudem darüber, von wem die fremde Person durch die Anstalt geführt wurde. Ein Übernachten in den Dienstwohnungen des Personals war nicht gestattet und bedurfte der besonderen Erlaubnis des Direktors.

Der zehnte Paragraph widmete sich der baulichen Unterhaltung der Anstalt und deren Sicherung gegen Brand.[89] Alle Räume und Gebäude der Landesheilanstalt Eichberg mussten stets in einem guten Zustand gehalten werden. Schäden am Gebäude oder den Gerätschaften mussten tunlichst sofort beseitigt werden. Alle Angestellten hatten sorgsam auf Licht und Feuer zu achten und waren diesbezüglich für das ihnen übertragene Arbeitsfeld verantwortlich. Die Feuerlöschgerätschaften mussten in einem guten Zustand gehalten und ihre Handhabung von ausgewählten PflegerInnen und Kranken regelmäßig geübt werden. Im Falle eines Brandes sollte nach der Feuerlöschordnung gehandelt werden. Mindestens einmal jährlich sollte eine „Spritzenprobe“ stattfinden.[90]

Familienmitglieder und Dienstboten der Angestellten waren Gegenstand des elften Paragraphen der Hausordnung der Landesheilanstalt Eichberg. Dieser Paragraph legte fest, dass Ordnung, Reinlichkeit und Sicherheit gegen Brand ebenso für die Familienmitglieder und Dienstboten der Angestellten geltend waren. Das Personal war für etwaige Verfehlungen seiner Angehörigen verantwortlich. Die Angehörigen des Personals durften zudem nur nach vorheriger Genehmigung durch den Direktor mit den Kranken verkehren. In

[88] Vgl. ebd.
[89] Vgl. ebd., S. 13f.
[90] Vgl. ebd. S. 14.

der Anstalt wohnendes Personal hatte sämtliche Personenstandsänderungen und Änderungen ihrer Dienstboten dem Direktor zu melden. Dieser musste ein Register über alle in der Anstalt wohnenden Personen, die nicht als Kranke aufgenommen worden waren, führen.

Die Beschwerdeführung war im zwölften Paragraphen der Hausordnung festgelegt. Sämtliche Beschwerden gingen zunächst an die nächstvorgesetzte Person. War man mit der Entscheidung dieser Person unzufrieden, konnte man sich an den Direktor wenden.

Übertretungen der Hausordnung waren im dreizehnten Paragraphen geregelt.[91] Ahndungen für das Übertreten der Hausordnung wurden, soweit nicht mit Disziplinarverfahren, durch den Direktor mittels Warnungen, Verweisen und Geldbußen von bis zu 10 Mark bestraft. Alle Bestrafungen mussten in den Dienstakten vermerkt werden.

Die Hausordnung der Landesheilanstalt Eichberg wurde dem Kommunallandtag des Regierungsbezirkes Wiesbaden vorgelegt und durch den Minister „der geistlichen, Unterrichts- und Medicinal-Angelegenheiten" sowie durch den Minister des Inneren unterzeichnet.

Das Beispiel der Hausordnungen der Landesheilanstalten aus beiden Regierungsbezirken der Hessischen Provinz Nassau zeigt, welche Macht die jeweiligen Direktoren der einzelnen Anstalten innehatten. Sie hatten faktisch die Entscheidungsmacht über jegliche Fragen aller Lebensbereiche. Sie setzten den Tagesrhythmus fest, entschieden über die Art der Arbeit und ferner, ob und in welchem Umfang Freizeit gewährt wurde. Die Direktoren waren zudem über sämtliche Vorgänge innerhalb der Anstalt gut unterrichtet und herrschten, einem Diktator gleich, über ihre Anstalt und deren Bewohner. Dies entsprach dem damals gängigen Konzept des „Betriebsführers". Der „Betriebsführer" hatte die Herrschaftsstellung gegenüber den Beschäftigten seines Betriebs inne, diese zielte ab auf den Herrschaftscharakter des kapitalistischen Produktionsprozesses.[92] Das Amt des „Betriebsführers" war ein öffentlich-rechtliches, er war „Sachwalter des Staates".[93]

Die Oberpflegerinnen hatten besondere Verantwortung zu tragen und ein gewisses Maß an Freiheit in der Ausübung ihres Dienstes. Dabei waren Ordnung, Sicherheit und Reinlichkeit die drei wichtigsten Maximen ihres Dienstes. Vor allem die Aspekte Ordnung und Reinlichkeit waren angesichts der Überfüllung der Anstalten und des Personalmangels nur schwer zu bewerkstelligen. Die Frage, ob sich diese Zustände auch auf die Sicherheit auswirkten oder ob ein erhöhter Einsatz an sedierenden Medikamenten die Sicherheit der Pflegerinnen vor Übergriffen durch Kranke gewährleistet haben könnte, bleibt offen.

Besonders die Gesichtspunkte der Unterordnung und das Befolgen von Anordnungen der Vorgesetzten wird in den Ordnungen betont. Dies galt vor allem für Pflegerinnen,

---

[91] Vgl. ebd., S. 14f.

[92] Vgl. Spohn, Wolfgang, Betriebsgemeinschaft und innerbetriebliche Herrschaft, in Sachse, Carola et al. (Hrsg.): Angst, Belohnung, Zucht und Ordnung: Herrschaftsmechanismen im Nationalsozialismus, Band 41, Opladen: Westdeutscher Verlag, 1982, 146.

[93] Vgl. ebd., S. 147.

sie hatten keine gewählten Vertreter oder Vertrauenspersonen. Jede Pflegerin war im Falle eines Problems zunächst auf sich allein gestellt und musste für sich alleine kämpfen. Einige Pflegerinnen suchten Unterstützung, indem sie an höhere Stellen, wie z. B. an die NSV oder der DAF schrieben. In einem Fall wandte sich 1940 eine Pflegerin der Landesheilanstalt Merxhausen bezüglich der Missstände in der Anstalt sogar an den Generalfeldmarschall Hermann Göring.[94] Die Pflegerin beschwerte sich in ihrem Schreiben über die Bedingungen des Bereitschaftsdienstes, die Verpflegung der Pflegerinnen, mangelnde Betten für Pflegerinnen und das Fehlen von Seife. Des Weiteren hatte sie eine persönliche Auseinandersetzung mit der Anstaltsleitung gehabt, die wohl eher für den Entschluss zum Verfassen des Briefs ausschlaggebend gewesen sein dürfte als die widrigen Arbeitsbedingungen.[95]

Inwieweit die Hausordnungen im Alltag unterlebt wurden, ist nur schwer nachvollziehbar. In der Zeit des Nationalsozialismus wurden gewiss vor allem die Regelungen zur Anstaltsverpflegung und der Beschäftigungstherapie neu ausgelegt. Der niedrige Speiseetat wurde nicht von den ÄrztInnen durch die Anordnung einer vollwertigeren Kost entkräftet. Im Gegenteil, nach dem Krieg wurde in einzelnen Anstalten der Verdacht laut, dass auch in den hessischen Anstalten die berüchtigte E-Kost,[96] wie sie durch Faltlhauser propagiert wurde,[97] den Kranken zugemutet wurde.[98]

Auf die große Bedeutung der Arbeitstherapie und das Selektionskriterium Arbeitsfähigkeit zur Zeit des Nationalsozialismus wurde bereits näher eingegangen. Zu betonen bleibt, dass die Beschäftigung der Kranken nun nicht mehr in erster Linie der Therapie galt, sondern die Kosten der Anstalt möglichst senken sollte. Es wird die Totalität der Institution Landesheilanstalt anhand der Hausordnungen deutlich: Nicht nur der Zugang und die Bewegungsfreiheit innerhalb der Anstalt wurden kontrolliert und beschränkt, auch die Informationen, die aus ihr an die Außenwelt herausdrangen, waren der Zensur des Direktors sowie der Schweigepflicht unterworfen.

[94] Siehe: LWV-Archiv, Bestand 17, P 88.

[95] Vgl. ebd.

[96] Siehe: Faulstich Hungersterben S. 312ff. Die Hungerkost oder Entzugs-Kost (E-Kost) war eine völlig fettlose Kost, die aus abgekochten Gemüse und Wasser bestand. Sie ließ nicht nur die Kranken an Hunger leiden, sondern machte sie zudem anfälliger für Krankheiten, was in Kombination mit ihrer körperlichen Schwächung durch die Kost, ein Versterben rascher herbeiführte.

[97] Siehe: Schmidt/Kuhlmann/von Cranach Kaufbeuren S. 287ff.

[98] Diesem Verdacht wurde in der Heil- und Pflegeanstalt Philippshospital im Zuge polizeilicher Ermittlungen nachgegangen. Vgl. HStAD, H 13 Darmstadt, 191.

5.3. Die Dienstanweisungen für die Pflegerinnen der Landesheilanstalten

In der Landesheilanstalt Merxhausen war der Dienst während der Zeit des Nationalsozialismus in der Dienstanweisung aus dem Jahr 1907 geregelt.[99] Das Ziel des Pflegedienstes, auf das Wohl der Kranken und der Anstalt hinzuwirken, wurde im ersten Paragraphen genannt und die strenge Ahndung des geringsten Diebstahls darin in Aussicht gestellt.[100] Zusätzlich werden Eigenschaften einer guten Pflegerin dort aufgelistet und die Bedeutung einer „echten christlichen Besinnung“ für den Beruf betont.[101] Die „echte christliche Besinnung“ wurde dann im Zuge des Nationalsozialismus bedeutungslos, die Pflegerinnen sollten sich vielmehr jederzeit für den nationalsozialistischen Staat einsetzen.[102]

Bei der Pflege, Wartung und Beaufsichtigung der Patientinnen sollten die Pflegerinnen den Kranken stets mit Milde, Geduld, Wohlwollen und Freundlichkeit begegnen.[103] Diese Eigenschaften galten als typisch weiblich. Die Pflegerinnen durften weder mit den Kranken vertraut werden, noch sie bevorzugen, necken oder reizen.[104] Es herrschte demnach eine große formell vorgeschriebene soziale Distanz zu den Kranken. Trotz dieser Distanz kam es immer wieder zu Freundschaften zwischen Patientinnen und Pflegerinnen.[105] Das Drohen mit Strafen war durch die Dienstanweisung untersagt.[106] Auf Wahnideen der Patientinnen sollten die Pflegerinnen „tunlichst gar nicht eingehen“.[107] Diese Wahnideen gingen häufig mit der Anwendung von Gewalt einher, der die Pflegerinnen mehr oder weniger schutzlos ausgesetzt waren. Sie selbst durften keine Gewalt anwenden.[108]

Eine weitere Vorschrift war die Bewahrung der Ruhe und Selbstbeherrschung der Pflegerinnen im Dienst. Dies galt selbst für körperliche oder verbale Angriffe durch die Kranken. Die Pflegerinnen sollten sich stets darüber bewusst sein, dass die Patientinnen krank waren und daher für „ihr Tun und Lassen“ nicht verantwortlich gemacht werden konnten.[109] Die Pflegerinnen waren daneben der Verschwiegenheit verpflichtet und hatten den Anordnungen der Oberpflegerin (oder deren Stellvertreterin) als direkte Vorgesetzte sowie der Ärzte, führenden Beamten der Verwaltung und des Direktors Folge zu leisten.[110] In den Personalakten aus der Zeit des Nationalsozialismus für die Landesheilan-

[99] Vgl. LWV-Archiv, Bestand 17, B 35, S. 12. Dieses Kapitel ist eine überarbeitete und erweiterte Version aus Roth Pflegerinnen.
[100] Vgl. ebd., S. 14.
[101] Vgl. ebd.
[102] Vgl. LWV-Archiv, Bestand 17, P 359; vgl. LWV-Archiv, Bestand 17, B 66, S. 230.
[103] Vgl. LWV-Archiv, Bestand 17, B 35, S. 12.f. (versus).
[104] Vgl. ebd., S. 15.
[105] Siehe: LWV-Archiv, Bestand 11, P 935.
[106] Vgl. LWV-Archiv, Bestand 17, B 35, S. 15.
[107] Vgl. ebd.
[108] Vgl. ebd.
[109] Vgl. ebd.
[110] Vgl. ebd., S. 15 (versus).

stalt Merxhausen ist eine Akte einer Ärztin überliefert: Sie war die Tochter des Direktors Malcus und im Anstaltsdienst tätig.[111] In der Anstalt Eichberg gab es eine Ärztin.[112] Alle anderen zu dieser Zeit in der Anstalt beschäftigten Ärzte waren männlich. Die im Alltag herrschende Geschlechterhierarchie, wie in Kapitel 5.4. geschildert, war demnach ein Bestandteil des Dienstalltags der Pflegerinnen.[113]

Die Pflegerinnen mussten darauf achten, dass die Kranken Post ohne Wissen der ÄrztInnen weder empfangen noch versenden durften.[114] Dieser Regelung liegt die durchgeführte Zensur der Krankenpost zugrunde. Aus Sicherheitsgründen durften die Patientinnen weder Geld noch gefährliche Gegenstände wie Feuerzeuge, Messer, Scheren und dergleichen besitzen.[115] Im Falle der Zerstörung von Scheiben durch Kranke, musste die Pflegein die Scherben sofort einsammeln und die im Fensterrahmen steckenden Reste entfernen.[116] Diese Vorsichtsmaßnahmen dienten ebenso dem Schutz des Personals, denn Glas, Feuer und Messer konnten gefährliche Waffen darstellen.

Eine Zuwiderhandlung gegen die Unterweisung der ÄrztInnen oder der Oberpflegerinnen, sowohl aus Absicht wie auch aus Nachlässigkeit, wurde ebenso streng bestraft wie die Übertretung der Dienstanweisungen und Vorschriften.[117] Die Pflegerinnen durften beispielsweise ihre Posten, insbesondere in den Wachsälen und bei der Nachtwache, nicht auch „nur für einen Augenblick“ ohne Erlaubnis verlassen.[118] Überdies hatten sich die Pflegerinnen bei der Dienstübernahme zur Nachtwache davon zu überzeugen, dass die Türen und Fenster geschlossen waren.[119] Zwar kam es immer wieder zu Ausbruchsversuchen und Entweichungen in den Anstalten, häufig wurden die Kranken nach kurzer Zeit wieder aufgegriffen.

Die Hygiene, nicht nur bei den Pflegerinnen selbst, sondern auch bei den Kranken, spielte in den Anstalten eine besondere Rolle. Die Patientinnen mussten regelmäßig gebadet, gewaschen und gekämmt werden.[120] Die Fingernägel der Patientinnen mussten häufig geschnitten – und „besonders peinlich sauber gehalten werden“.[121] Die „Unreinen“ mussten mehrfach täglich und auf ärztliche Anordnung auch nachts, „zur Verrichtung ihrer Bedürfnisse angehalten werden“.[122] Durch genügend Aufsicht und peinliche Reinhal-

[111] Vgl. LWV-Archiv, Bestand 17, P 0024.
[112] Die Ärztin Elisabeth Vigano war in der Anstalt als Suchtpatientin untergebracht und wurde trotz Aberkennung ihrer Approbation zum ärztlichen Dienst herangezogen. Vgl. Sandner Eichberg S. 197.
[113] Siehe: 5.4. Das Bild und die Rolle der pflegenden Frau in der Zeit des Nationalsozialismus.
[114] Vgl. LWV-Archiv, Bestand 17, B 35, S. 16f. (versus).
[115] Vgl. ebd., S. 17 (inkl. versus).
[116] Vgl. ebd., S. 21 (versus).
[117] Vgl. ebd., S. 20.
[118] Vgl. ebd., S. 20 (versus).
[119] Vgl. ebd.
[120] Vgl. ebd.
[121] Vgl. ebd.
[122] Vgl. ebd.

tung sollte das Durchliegen der Kranken vermieden werden.[123] Die Hygienemaßnahmen dienten der Verhinderung der Ausbreitung ansteckender Krankheiten, welche in Zeiten der Überbelegung zu einer erhöhten Sterblichkeit in den Anstalten führte.

Es gehörte darüber hinaus zu den Aufgaben der Pflegerinnen, darauf zu achten, dass die Patientinnen nicht auf den Gängen und auf dem Fußboden umherlagen und dass sie sich nicht im Garten beschmutzten, ihr Essen oder den Fußboden verunreinigten.[124] Bei den Mahlzeiten sollten die Pflegerinnen auf die Manieren und Sauberkeit der Patientinnen achten und sie alle am Tisch versammeln und dort halten.[125] Die Tischmanieren sollten, trotz psychischer Erkrankung oder Behinderung, nicht nur als Vorbereitung für die Entlassung aus der Anstalt eingehalten werden, sondern für ein Stück mehr Normalität sorgen.

Plötzlich auftretende Erregungszustände stellten eine Gefahr für die Kranken selbst oder deren Umgebung dar, deshalb war das Pflegepersonal dazu berechtigt, die Patientinnen in speziellen Zimmern zu isolieren.[126] Die Unterbringung in den Isolierzimmern sollte stets durch mindestens zwei Pflegerinnen und für die Kranke möglichst schonend durchgeführt werden.[127] Es war die Pflicht der Pflegerinnen, die Oberpflegerin nach solchen Vorkommnissen sofort in Kenntnis zu setzen.[128] Die Isolierzimmer durften nur durch die Pflegerinnen und nur gemeinsam betreten werden.[129] Manchmal wurde bei sehr starken und schwer tobenden Patientinnen ein Pfleger zur Hilfe gerufen, dies war allerdings eine Ausnahme.[130]

Der Umgang mit den sogenannten „Verblödeten, Gelähmten und Epileptischen" war gesondert geregelt, denn sie mussten aufgrund der angeblich leicht brechenden Knochen besonders sanft angefasst werden.[131] Während eines epileptischen Anfalls sollten die Patientinnen auf ein flaches Kissen gelegt und beengende Kleidungsstücke am Hals, der Brust oder dem Bauch gelockert werden.[132] Jeder Anfall musste der Oberpflegerin gemeldet werden.[133] Die ohne Vorwarnung auftretenden epileptischen Anfälle konnten tödlich verlaufen und stellten eine besondere Herausforderung für die Pflegerinnen dar.

Auch die Vorgehensweise bei Kranken, die die Nahrungsaufnahme verweigerten, war festgelegt. Wenn freundliches Zureden, das Darreichen der Nahrung oder die scheinbare Nichtbeachtung nicht zum gewünschten Ergebnis führten, durften die Patientinnen

[123] Vgl. ebd.
[124] Vgl. ebd., S. 20f.
[125] Vgl. ebd., S. 21.
[126] Vgl. ebd.
[127] Vgl. ebd.
[128] Vgl. ebd.
[129] Vgl. ebd.
[130] Siehe: LWV-Archiv, Bestand 17, P 322.
[131] Vgl. LWV-Archiv, Bestand 17, B 35, S. 16 (versus).
[132] Vgl. ebd.
[133] Vgl. ebd. (versus).

keinesfalls mit Gewalt, etwa durch das Zuhalten der Nase, das Öffnen des Mundes oder das Einpressen des Löffels zwischen die geschlossenen Zähne, zum Essen gezwungen werden.[134]

Des Weiteren mussten die Pflegerinnen die Namen der ihnen anvertrauen Kranken möglichst schnell lernen und sich versichern, dass keine von ihnen flüchten konnte.[135] Besonders während der Rückkehr aus dem Garten, der Kirche oder von gemeinsamen Spaziergängen mussten die Pflegerinnen wachsam sein.[136] Entwich eine Kranke doch einmal, musste dies der Oberpflegerin sofort gemeldet werden.[137]

Was die Tagesordnung anbetrifft, mussten die Pflegerinnen sich morgens eine halbe Stunde vor dem Aufstehen der Patientinnen dienstbereit machen.[138] Nach dem Wecken, Ankleiden und Waschen der hilfsbedürftigen Kranken mussten die Pflegerinnen die Kranken in die Tagesräume führen, wo der Morgenkaffee ausgeschenkt wurde.[139] Im Anschluss wurden die arbeitenden Kranken an ihre Arbeitsstellen gebracht.[140] Am Ende des Tages sollten die Patientinnen dann pünktlich ins Bett gebracht werden und deren Kleidung an den dazu bestimmten Orten deponiert werden.[141] Das Aufstehen und Zubettgehen wurde von den Pflegerinnen dazu genutzt, um den Zustand der Kranken sowie deren Kleidung zu überprüfen. Während die Kranken mit Arbeit beschäftigt wurden, lüfteten und säuberten die Pflegerinnen die Räume.[142] Sie selbst aßen mittags eine halbe Stunde vor den Patientinnen, jedoch stets bei ihnen und nicht in gesonderten Zimmern.[143]

Die Dienstanweisung für das „Wartepersonal der Irrenanstalten des Bezirksverbandes des Reg.-Bezirks Wiesbaden" stammt aus dem Jahr 1904. Die Anweisung enthält 25 Paragraphen und umfasst fünf Seiten.[144] Zu Beginn wird festgelegt, dass das Pflegepersonal unter Anleitung seiner Vorgesetzten die Kranken zu verpflegen und zu überwachen hatte und möglichst dazu beitragen sollte, den wohltätigen Zweck der Anstalt zu erfüllen. Die Hausordnung war hierbei zu beachten.

Die Vorgesetzten der Pflegerinnen waren die Oberpflegerinnen, sie waren unter anderem über Urlaubsansprüche der Pflegerinnen zu informieren. Mehr als zwei Wochen Urlaub im Jahr war nur nach vorheriger Genehmigung des Landeshauptmanns möglich. Neben dem Urlaub wurden, soweit es möglich war, regelmäßige mehrstündige Ausgänge gewährt.[145]

Zudem mussten die Oberpflegerinnen über sämtlichen Besuch der Pflegerinnen infor-

[134] Vgl. ebd., S. 21f. (versus).
[135] Vgl. ebd., S. 22.
[136] Vgl. ebd.
[137] Vgl. ebd.
[138] Vgl. ebd.
[139] Vgl. ebd., S. 22 (versus).
[140] Vgl. ebd.
[141] Vgl. ebd.
[142] Vgl. ebd., S. 23 (inkl. versus).
[143] Vgl. ebd., S. 24 (versus).
[144] LWV-Archiv, Bestand 16, B 390, Dienstanweisung, S. 1.
[145] Vgl. ebd.

miert werden. Der Besuch durfte sich nicht in den Abteilungen aufhalten, sondern musste im Besuchszimmer verbleiben.

Die Pflegerinnen waren für den Verschluss von Türen, Fenstern, Kaminen, Abtritten und Brunnen verantwortlich. Unvergitterte Fenster durften nicht in Anwesenheit der Kranken geöffnet werden. Sämtliche unbenutzte Zimmer mussten unter Verschluss gehalten werden.[146]

In der Anstalt waren vom Arzt als tauglich befundene Kranke zur Hilfe heranzuziehen.[147] Das Pflegepersonal war für die Reinlichkeit in der Anstalt sowie für eine gute Lüftung der Räume verantwortlich. Besonders hatten sie darauf zu achten, dass Abfälle sofort entsorgt und in die Abfalltrichter der Wasserklosetts keine Lumpen, Lappen usw. entsorgt wurden.[148]

Kranken durfte nicht die Feuerung oder Beleuchtung der Anstalt anvertraut werden und sie durften sich dem Feuer auch nicht nähern. Beim Verbrennen und Heizen war Sparsamkeit geboten.[149]

Das Rauchen war den Kranken nur in bestimmten Räumen gestattet. Feuerzeuge wurden vom Pflegepersonal jedes Mal neu ausgegeben und am Abend vor dem Zubettgehen wieder eingesammelt. Normalerweise mussten die Kranken die Pflegerinnen bei jedem Anzünden erneut um Feuer bitten.[150]

Dienstschlüssel durften nur auf Anordnung der Vorgesetzten abgegeben werden. Das Inventar und die Kleidung der Anstalt waren mit großer Sorgfalt zu behandeln, um Schäden zu vermeiden. Sollte ein Schaden vorliegen, musste dieser gemeldet werden und unbrauchbar gewordene Gegenstände abgegeben werden.[151]

Den Kranken gegenüber sollten sich die Pflegerinnen gesetzt, gesittet und anständig verhalten. Schimpfwörter, Schläge und Misshandlung der Kranken waren strengstens verboten. Bei Attacken der Kranken sollte sich das Pflegepersonal vor Augen führen, dass dies Ausdruck der Krankheit sei. Es war ihnen nicht gestattet, die Kranken mit „Du“ anzusprechen. Misshandlungen zogen die sofortige Entlassung und eventuell Gefängnisstrafen nach sich.[152]

Wurden Kranke gegen sich selbst oder andere gewalttätig, durften sie isoliert werden. Dies sollte nie durch eine Pflegeperson allein erfolgen und der dafür vorgesehene Raum sollte ebenfalls nicht alleine betreten werden. Den Anordnungen der ÄrztInnen musste in Bezug auf Dauer und Häufigkeit der Isolierung Folge geleistet werden.[153]

[146] Vgl. ebd.
[147] Vgl. ebd., S. 2.
[148] Vgl. ebd.
[149] Vgl. ebd.
[150] Vgl. ebd.
[151] Vgl. ebd.
[152] Vgl. ebd., S. 3.
[153] Vgl. ebd.

Das Verhalten der Kranken sollte den ÄrztInnen bei deren Betreten der Abteilung unaufgefordert rapportiert werden. Dafür war es erforderlich, dass die Pflegerinnen ihre Umgebung stets im Blick hatten und genau beobachteten. Besondere Aufmerksamkeit galt den Äußerungen und Taten suizidaler, gefährlicher oder zur Flucht neigender Kranker. Dem Direktor war bei dessen Erscheinen in der Abteilung unaufgefordert Bericht zu erstatten. Niemand hatte das Recht, die Pflegerinnen an dieser Pflicht zu hindern oder ihren Bericht abzuändern. Bei Befragungen mussten die Pflegerinnen wahrheitsgemäß antworten, auch wenn sie dadurch andere belasteten.[154]

Die Pflegerinnen durften keine mündlichen oder schriftlichen Auskünfte über Kranke nach außen geben. Ferner durften sie Angehörige von Kranken nicht zuhause besuchen oder anderweitig mit ihnen verkehren. Die Dienstanweisung weist insbesondere auf die schweren Folgen eines solchen Vorgehens bei zu Verbrechen neigenden Kranken hin.[155]

Pflegerinnen durften keine Geschenke von Kranken oder deren Angehörigen annehmen. Darüber hinaus durften sie sich nichts von ihnen ausleihen, Dinge für sie kaufen oder mit ihnen Tauschhandel betreiben. Trinkgelder durften nicht angenommen werden, jegliche Geschenke an die Pflegerinnen, durch Kranke oder deren Angehörige, mussten an die Leitung abgeliefert werden und wurden am Ende des Jahres gleichmäßig unter den Pflegerinnen verteilt. Das Empfangen von Geld und anderen Gegenständen für die Kranken war den Pflegerinnen untersagt. Untereinander war es ihnen nicht gestattet zu kaufen und zu verkaufen, zu tauschen oder zu borgen. Das galt insbesondere für Flaschenbier.[156]

Besprechungen von Kranken mit Angehörigen oder Fremden waren nur mit der besonderen Erlaubnis des Direktors gestattet. Das Schreiben und Empfangen von Briefen bedurfte eines vorherigen Informierens der Vorgesetzten. Darüber hinaus wurde den Anstaltsinsassen Schreibmaterial nur auf Anordnung ausgehändigt.[157]

Die Pflegerinnen hatten den Kranken beim Essen zu helfen, Speisereste mussten zurück an die Küche gegeben werden. Tobsüchtige mussten beim Essen besonders beobachtet und Messer und Gabeln nach jeder Mahlzeit gezählt und verschlossen werden. Beim Reichen von Essen an Kranke, die nicht alleine essen konnten, sollte auf die Temperatur des Essens und die Essgeschwindigkeit des kranken Menschen geachtet werden. Kranke, die das Essen verweigerten, mussten mit liebevoller Schonung und ohne Gewalt oder Rohheit zum Essen bewegt werden.[158]

Die Bewachung der Kranken erfolgte in Gruppen. Jede Pflegerin war für eine bestimmte Gruppe Kranker verantwortlich. Die ihr anvertrauten Kranken durfte die Pflegerin nicht ohne Vertretung alleine lassen. Wenn dies durch einen Vorgesetzten befohlen wurde,

[154] Vgl. ebd.
[155] Vgl. ebd.
[156] Vgl. ebd., S. 4.
[157] Vgl. ebd.
[158] Vgl. ebd.

so hatte die Pflegerin auf diesen Umstand hinzuweisen. Wurde der Auftrag wiederholt, durften die Pflegerinnen die Kranken unbeaufsichtigt lassen. Der Beginn von Urlaub oder Ausgang war kein legitimer Grund für die Pflegerinnen, Kranke ohne Aufsicht zu lassen. Dadurch entstandene Überstunden wurden dem nächsten Urlaub angerechnet. Der Aufenthalt in einer anderen Abteilung ohne Anordnung war den Pflegerinnen verboten.[159]

Die Pflegerinnen, die als Nachtwache eingesetzt waren, hatten den dafür erlassenen Regelungen durch den Direktor zu folgen. Was die Arbeitstherapie betraf, so hatten die Pflegerinnen die Aufgabe, die Kranken zur Arbeit zu ermuntern, ihnen mit gutem Beispiel voranzugehen und Unfälle und Selbstverletzungen mit den Arbeitswerkzeugen zu verhindern. Das Arbeitsmaterial durfte durch die Kranken nicht beschädigt und insbesondere auf den Gebrauch von Scheren musste geachtet werden. Bei der Arbeit stand vor allem die Gesundheit der Kranken im Mittelpunkt. Dies änderte sich in der Zeit des Nationalsozialismus. Für die Privatbeschäftigung waren zusätzliche Stunden vorgesehen, eine eigennützige Beschäftigung der Kranken war verboten.[160]

Entweichungen von Kranken aus der Anstalt sollten durch die Pflegerinnen nach allen Kräften verhindert werden. Floh ein kranker Mensch aus der Anstalt, so mussten die Pflegerinnen durch die erstbeste Person bei ihrer Vorgesetzten Meldung erstatten, wenn sie mit der Verfolgung beschäftigt waren. Fluchthilfe war ein schweres Vergehen, das mit Gefängnisstrafe geahndet werden konnte.[161]

Im Todesfall eines Pfleglings hatte die Pflegerin unverzüglich den ÄrztInnen sowie der Oberpflegerin Meldung zu machen. Die Leiche durfte erst nach der Leichenschau ins Leichenhaus gebracht und vorher nichts an ihr vorgenommen werden. Die Pflegerinnen mussten, soweit keine anderen Einrichtungen bestanden, bei der Sektion der Leiche und der Beerdigung behilflich sein.[162]

Das Pflegepersonal war nur „auf Wohlverhalten angenommen“. Nüchternheit, strengste Wahrhaftigkeit, Sittlichkeit, Treue und eine musterhafte Dienstführung waren verpflichtend. Auf ein ordentliches und sauberes Erscheinungsbild wurde geachtet. Dienstnachlässigkeiten, ein ungeregeltes Leben oder Vergehen gegen die Vorschriften wurden durch den Direktor mit Verweisen und Geldstrafen von bis zu zehn Mark oder Entlassung geahndet. Auch die Veruntreuung von Anstaltseigentum oder Eigentum der Kranken wurde mit der Entlassung bestraft. Es verstand sich von selbst, dass dies ein gerichtliches Verfahren nach sich zog.[163] Die Dienstanweisung wurde vorbehaltlich jederzeitiger Abänderungen in der Sitzung des Landesausschusses am 9. November 1904 genehmigt.[164]

In der Dienstanweisung der Landesheilanstalt Merxhausen wird der Dienst der Pfle-

[159]Vgl. ebd.
[160]Vgl. ebd., S. 5.
[161]Vgl. ebd.
[162]Vgl. ebd.
[163]Vgl. ebd.
[164]Vgl. ebd.

gerinnen kleinschrittiger dargestellt. Trotzdem gab es keine größeren strukturellen Unterschiede im Pflegedienst zwischen der Anstalt Merxhausen und den Anstalten des Regierungsbezirkes Wiesbaden. Die Arbeitsaufgaben der Pflegerinnen waren dieselben und die Strukturen ähnlich. Größere Unterschiede im Alltag sind daher auf personelle Unterschiede sowie die individuelle Leitung der Anstaltsdirektoren zurückzuführen.

Die Tatsache, dass die Pflegerinnen in die Anstaltshierarchie eingebunden und „rund um die Uhr" verantwortlich für die Aufsicht und die Fürsorge der Patientinnen sowie gleichzeitig zuständig für die Einhaltung der Anstaltsordnung waren, zeigt die Widersprüchlichkeit der gestellten Anforderungen an die Pflegerinnen, mit der sie jeden Tag aufs Neue konfrontiert wurden.[165]

Darüber hinaus waren die Pflegerinnen für eine Vielzahl an Dingen verantwortlich, die heute anderen Berufsgruppen zugeschrieben werden. Das hygienische Reinhalten der Anstalt beispielsweise und das Putzen der Toiletten wird heute von Reinigungskräften übernommen. Der Anspruch auf Sauberkeit und Hygiene in den Anstalten kann als ein ständiger Kampf und als eine unlösbare Aufgabe der Pflegerinnen angesehen werden, da viele der Kranken aufgrund der Schwere ihrer Erkrankung nicht dazu in der Lage waren, auf das Reinhalten ihrer selbst und der Umgebung zu achten. Zudem dürfte die chronische Überfüllung der Anstalten, der Personalmangel sowie die Verwendung von Strohsäcken als Matratzen diese Situation nicht verbessert haben.

Selbst bei der Arbeitstherapie mussten die Pflegerinnen mitarbeiten und sogar bei Leichensektionen und Beerdigungen mithelfen. Über die eigentliche Pflege der Kranken und dessen Kern der Beziehungsarbeit mit ihnen werden lediglich einige wenige Worte verloren.

5.4. Das Bild und die Rolle der pflegenden Frau in der Zeit des Nationalsozialismus

Die erweiterte Aufgabenstellung der Krankenpflege war eine der wichtigsten Veränderungen im Bereich der Krankenpflege in der Zeit des Nationalsozialismus.[166] Die „Volksgesundheitspflege", welche die Beratung, Aufsicht und Erziehung zur Gesundhaltung der Bevölkerung beinhaltete, war neben der Krankenhauspflege, Kriegskrankenpflege und der Krankenpflege in den besetzten Gebieten, nun Teil des Aufgabengebietes der Krankenpflegerinnen. Auch die pflegerische Versorgung des Parteiapparates und die Beteiligung an der „Euthanasie" gehörten zum neuen Aufgabenspektrum.[167]

[165] Vgl. Braunschweig Aufsicht und Betreuung S. 15.
[166] Vgl. Steppe Krankenpflege ab 1933 S. 72. Dieses Kapitel ist eine überarbeitete und erweiterte Version aus Roth Pflegerinnen.
[167] Vgl. ebd., S. 72ff.

Während die alten berufsethischen Werte Dienen, Opfer, Selbstlosigkeit die Zeit der Weimarer Republik überdauerten, wurde der ursprüngliche Empfänger dieser Dienste, nämlich das kranke Individuum, durch das Kollektiv der „Volksgemeinschaft“ ersetzt.[168] Die Aufopferung im Dienst für die Volksgemeinschaft war mit der Karriere als Oberpflegerin zu einer respektierten Alternative zum Dasein als Mutter geworden, für viele Frauen war sie lediglich eine zeitliche Überbrückungsmöglichkeit und Einkunftsquelle für die Aussteuer bis zur Ehe.[169] Frauen gingen im Nationalsozialismus, so Elke Frietsch und Christina Herkommer, nicht ausschließlich in ihrer Mutterrolle auf und waren nicht weniger berufstätig als vor 1933. Ferner haben sie den Nationalsozialisten nicht mehr Wählerstimmen gegeben als deutsche Männer.[170] Herkommer und Frietsch charakterisieren die Handlungsspielräume von Frauen zu dieser Zeit korrekterweise als komplex und unterschiedlich zu den Handlungsspielräumen der Männer.[171]

Die pflegende Frau in der Zeit des Nationalsozialismus war zuallererst eine erwerbstätige Frau. Anders als mit Blick auf die Glorifizierung der Mutterschaft zu dieser Zeit häufig fälschlicherweise angenommen, war es kein zentrales oder dauerhaftes Ziel der nationalsozialistischen Arbeitsmarktpolitik, Frauen aus dem Erwerbsleben zu verdrängen.[172] Nicole Kramer ist der Ansicht, dass Maßnahmen wie das Ehestandsdarlehen oder die Doppelverdienerkampagne eher konsumorientierte und bevölkerungspolitische Ziele verfolgten.[173] Die Erwerbstätigkeit von Frauen in der Zeit des Nationalsozialismus sei mehr von einer zunehmenden geschlechtsspezifischen Aufteilung gekennzeichnet.[174]

Zwischen 1936 und 1939 stieg der Prozentsatz berufstätiger Frauen von 92,4 Prozent auf 96,4 Prozent.[175] Der Anteil weiblicher Industriearbeiter stieg ebenso an.[176] Darüber hinaus veränderten sich die Inhalte dessen, was als „naturgemäße Arbeit“ der Frau definiert wurde mit der Zeit, sodass selbst naturwissenschaftliche und technische Berufe als angemessen galten.[177]

Kramer stellte die These auf, dass sich die erwerbstätigen Frauen vom Nationalsozialismus angesprochen fühlten: Der Arbeitsplatz fungierte oft als Ort, an dem Frauen mit den

---

[168] Vgl. ebd., S. 77.
[169] Vgl. 5.10.1. Das Heiratsverbot.
[170] Vgl. Frietsch, Elke / Herkommer, Christina (Hrsg.): Nationalsozialismus und Geschlecht: Zur Politisierung und Ästhetisierung von Körper, Rasse und Sexualität im Dritten Reich und nach 1945, Band 6, GenderCodes. Bielefeld: Transcript-Verlag, 2009, S. 10.
[171] Vgl. ebd., S. 9f.
[172] Vgl. Kramer, Nicole, Haushalt, Betrieb, Ehrenamt: Zu den verschiedenen Dimensionen der Frauenarbeit im Dritten Reich, in Buggeln, Marc / Wildt, Michael (Hrsg.): Arbeit im Nationalsozialismus, München: De Gruyter Oldenbourg, 2014, S. 35.
[173] Vgl. ebd.
[174] Vgl. ebd., S. 39.
[175] Vgl. Klinksiek, Dorothee, Die Frau im NS-Staat, Band 44, Schriftenreihe der Vierteljahrshefte für Zeitgeschichte, Stuttgart: Deutsche Verlags Anstalt, 1982. S. 105.
[176] Vgl. ebd.
[177] Vgl. ebd., S. 109.

Vertretern des Nationalsozialismus und deren Ideen in Berührung kamen.[178] Für manche nationalsozialistischen Autorinnen galt besonders die beruflich ausgebildete Frau als Garantin für die Erziehung von Kindern zu leistungsbereiten „Volksgenossen“.[179] Denn „Nationalsozialistische Frauenpolitik hieß zuerst Familien- und Geburtenpolitik.“[180] Die Förderung des Bevölkerungswachstums sei, so Speitkamp, mit ideologischen und propagandistischen Mitteln vorbereitet worden.[181] Die Förderung der Eheschließung und die Senkung des Heiratsalters sollten nicht nur die Ehephase verlängern, sondern vielmehr die Kinderzahl anheben.[182] Das zinsfreie Ehestandsdarlehen, die Einführung des Kindergeldes sowie die Verleihung des Mutterkreuzes wurden zudem hierfür genutzt. Dennoch sollten sich nur gesunde, „arische“ Frauen fortpflanzen. Gisela Bock konstatiert, dass die Nationalsozialisten genauso darum bemüht gewesen waren, so viele Frauen und Männer vom Kinderkriegen-/-zeugen und -erziehen auszuschließen, wie sie daran interessiert gewesen waren, die Geburtenrate zu erhöhen.[183] Speitkamp charakterisiert die Verknüpfung von Gemeinschaft und Ausgrenzung als kennzeichnend für das NS-System.[184]

Elke Frietsch und Christina Herkommer sehen der nationalsozialistischen Rassenideologie „essentialistische Männlichkeits- und Weiblichkeitsbilder“ zugrunde liegen.[185] „Die Herausbildung der Identitätsmuster ‚Weiblichkeit‘ und ‚Männlichkeit‘ findet in sozialen Milieus statt, in denen Frauen und Männer interagieren und in denen auch Frauen die geltenden Vorstellungen von Männlichkeit und Männer die geltenden Vorstellungen von Weiblichkeit mit prägen.“[186]

Die Sozialwissenschaftlerin Lerke Gravenhorst konstatiert für die NS-Zeit das Eingebundensein sämtlicher Interaktionen zwischen Männern und Frauen in eine „Matrix eines staatlich gestärkten und institutionalisierten Systems der Männerdominanz“.[187] Denn die entscheidenden Positionen, aus denen das NS-System ihrer Ansicht nach angelegt, durchgesetzt und vorangetrieben wurde, seien mit Männern besetzt gewesen.[188] Frank Werner stellt fest, dass in keiner anderen Phase sozialer Militarisierung Männlichkeit so konsequent und konkurrenzlos auf soldatische Werte fixiert wurde wie im Nationalsozia-

[178] Vgl. Kramer Frauenarbeit S. 35
[179] Vgl. ebd., S. 38f.
[180] Wildt, Michael, Geschichte des Nationalsozialismus, Göttingen: Vandenhoeck & Ruprecht, 2008, S. 98.
[181] Vgl. Speitkamp, Winfried, Jugend in der Neuzeit: Deutschland vom 16. bis zum 20. Jh., Göttingen: Vandenhoeck & Ruprecht, 1998, S. 208.
[182] Vgl. ebd.
[183] Vgl. Bock, Gisela, Racism and Sexism in Nazi Germany: Motherhood, Compulsory Sterilization, and the State, Signs, 8, Nr, 3, 1983, S. 403.
[184] Vgl. Speitkamp Jugend S. 207.
[185] Frietsch/Herkommer Nationalsozialismus und Geschlecht S. 9.
[186] Gravenhorst, Lerke, Geleitwort, in Dietrich, Anette / Heise, Lilijana (Hrsg.) Männlichkeitskonstruktionen im Nationalsozialismus, Zivilisationen und Geschichte / Civilizations and History / Civilisations et Histoire, S. 1–6, Frankfurt am Main: Peter Lang, 2013, S. 2.
[187] Ebd., S. 2f.
[188] Vgl. ebd.

lismus.[189] So wurde das Soldatentum nicht nur zum Vorbild erhoben, sondern auch in den Erziehungsanstalten von Staat und Partei „konsequent einsozialisiert“.[190]

Der Beruf der Pflegerin war dem Verständnis der Nationalsozialisten nach ein „weiblicher Beruf“.[191] Da die erwerbstätige Frau ihre „seelische Mütterlichkeit“ an ihrem Arbeitsplatz zum Einsatz bringen sollte, korrespondierte der „Mutter- und Hausfrauenberuf“ im Erwerbssektor mit „weiblichen Berufen“, wie etwa dem der Erzieherin oder Pflegerin.[192] Damit wurde erreicht, dass erwerbstätige Frauen möglichst nicht mit Männern um Arbeitsplätze konkurrierten, da die Aufrechterhaltung der Rolle des Mannes als „Ernährer“ absolute Priorität hatte.[193]

Die Zeit des Nationalsozialismus brachte eine enorme Aufwertung des Berufes der Krankenschwester mit sich: Die Krankenpflege wurde zum patriotischen Akt zum Wohle des Vaterlandes erhoben und die Rolle der Krankenpflege im Ersten Weltkrieg betont.[194] „German nursing offered women social esteem, professional identity, a sense of being needed for government service and its health policy, and a chance to make a specifically female contribution to the nationalistic agenda of the Fatherland.“[195] Auch Hilde Steppe beschreibt die deutsche Schwester nun als gleichrangig neben der deutschen Frau im Dienst am Volk stehend.[196] Die Rolle der weiblichen Krankenpflege wurde demnach extrem politisiert und die höchsten Positionen im Schwesternwesen seien taktisch geschickt mit Pflegerinnen selbst besetzt worden.[197]

Die „Irrenpflege“ hingegen wurde nicht als „echte Krankenpflege“ angesehen: „Psychiatric nurses had little independence, prestige, or power, and were organizationally separate from general nursing.“[198] Die von den Pflegerinnen in den Landesheilanstalten geforderten Charaktereigenschaften waren „typisch weibliche“ Ideale: „Attributes of ideal psychiatric nurses included patience, self-control, thriftiness, and objective observation.“[199]

Lerke Gravenhorst resümiert korrekterweise, „dass die NS-Verbrechen im Rahmen eines Verbundes zwischen den Geschlechtergruppen zustande gekommen sind und begangen

[189] Vgl. Werner, Frank, „Noch härter, noch kälter, noch mitleidloser“. Soldatische Männlichkeit im deutschen Vernichtungskrieg 1941–1944, in Dietrich, Anette / Heise, Ljiljana (Hrsg.): Männlichkeitskonstruktionen im Nationalsozialismus, Zivilisationen und Geschichte / Civilizations and History / Civilisations et Histoire, Frankfurt am Main: Peter Lang, 2013, S. 48.

[190] Ebd.

[191] Vgl. Wagner, Leonie, Nationalsozialistische Frauenansichten: Vorstellungen von Weiblichkeit und Politik führender Frauen im Nationalsozialismus, Frankfurt am Main: Dipa, 1996, S. 102f.

[192] Ebd.

[193] Vgl. ebd., S. 106.

[194] Vgl. Lagerwey, Mary D., Nursing Ethics at Hadamar, Qualitative Health Research 9, Nr. 6, 1999, S. 764.

[195] Ebd.

[196] Vgl. Steppe Krankenpflege ab 1933 S. 83.

[197] Vgl. ebd.

[198] Benedict, Susan / Lagerwey, Mary D. / Shields, Linda, Psychiatric Nursing during the Era of National Socialism, in Nurses and Midwives in Nazi Germany, Hoboken: Taylor and Francis, 2014, S. 49.

[199] Vgl. ebd., S. 52.

wurden, der nach den Bedingungen einer Männer exponierenden Asymmetrie strukturiert war."[200] Denn nicht nur die führenden Köpfe der „T4"-Organisation waren männlich, auch die Verwaltungsbeamten, Direktoren und leitenden Ärzte waren Männer. In den Urteilstexten der Nachkriegszeit wurden die durch Frauen begangenen Verbrechen mit „devianter Weiblichkeit" erklärt und damit zusammenhängend oft sexualisiert.[201] Die Gewalttaten von Frauen erscheinen als besonders brutal, weil sie den traditionellen Weiblichkeitsbildern widersprachen. Durch die Pathologisierung und Dämonisierung des abweichenden Verhaltens werde der „Normalmensch" entlastet.[202]

5.4.1. Das Verhältnis zwischen Pflegerinnen und dem Direktor

Das Verhältnis der Pflegerinnen zum Direktor war ein patriarchalisches und durch Abhängigkeit geprägtes. Der Direktor als Vater der Anstaltsfamilie war nicht nur für den reibungslosen Betrieb der jeweiligen Landesheilanstalt verantwortlich, sondern auch für das Betragen und Wohlergehen seiner Bediensteten.[203] Im Falle von Streitigkeiten zwischen den Pflegerinnen und wenn es zu Vorkommnissen wie Gewalt, Diebstahl oder aber Mobbing und Rufmord kam, griff er ein. Der Anstaltsdirektor achtete streng darauf, wie „seine" Pflegerinnen „seine" Anstalt nach außen repräsentierten und verwarnte Pflegerinnen, die beispielsweise durch einen schlechten Umgang oder das Benutzen von „Gossensprache" aufgefallen waren.[204] Der Direktor erteilte zusätzlich Auskunft über das Betragen und den Stand der Pflegerinnen nach außen. So gab es beispielsweise gelegentlich Anfragen der Wehrmacht zu einzelnen Pflegerinnen, die sich mit Soldaten verlobt hatten oder in einem Fall gar die Anfrage eines Gesundheitsamtes, weil eine Pflegerin beabsichtigte, einen wegen Trunksucht in einer Heilanstalt untergebrachten und bereits sterilisierten Mann zu ehelichen.[205] Der Direktor antwortete in diesem Falle im Jahr 1938:

> „An das staatliche Gesundheitsamt
> Konstanz.
> Auf Ihr Schreiben vom 8. Juni in obigen Betreff teilen wir Ihnen ergeben mit, dass Herr M. wegen schweren Alkoholismus Pflegling in unserer Anstalt war und währenddessen unfruchtbar gemacht wurde.
> Bezl. der früheren Schwester Anna S., deren Ausscheiden mit ihren Beziehungen zu M.[,] während dessen hiesigen Aufenthaltes in Zusammenhang steht,

[200] Gravenhorst, Lerke, NS-Verbrechen und asymmetrische Geschlechterdifferenz: eine kritische Auseinandersetzung mit historischen Analysen zur NS-Täterschaft, in Frietsch, Elke / Herkommer, Christina (Hrsg.) Nationalsozialismus und Geschlecht: zur Politisierung und Ästhetisierung von Körper, Rasse und Sexualität im Dritten Reich und nach 1945, Bielefeld, 2009, S. 89.
[201] Frietsch/Herkommer Nationalsozialismus und Geschlecht S. 32.
[202] Vgl. ebd.
[203] Vgl. Veltin Anstaltsfamilie S. 19.
[204] Siehe: LWV-Archiv, Bestand 18, P 1017; siehe: LWV-Archiv Bestand 12, P 309.
[205] Siehe: LWV-Archiv, Bestand 11, P 116; siehe: LWV-Archiv, Bestand 18, P 265.

> ist zu sagen, dass sie keine würdige Vertreterin der Schwesternschaft war. Dem Interesse der Volksgesundheit wird kein Abbruch getan, wenn die keine Nachkommen bekommt. Zu näheren Ausführungen müßten wir die die Genehmigung unserer vorgesetzten Behörde einholen. [...]"[206]

Zudem wandten sich gelegentlich Personen außerhalb der Anstalt mit Beschwerden über das Betragen der Pflegerinnen an den Direktor. So schrieb eine betrogene Ehefrau an den Direktor einer Landesheilanstalt, der Arbeitgeber der Geliebten ihres Ehemannes war, und bat um dessen diskrete Hilfe.[207] In Fällen von Fehlverhalten während des Dienstes konnten die Direktoren in „verhörartigen Vernehmungen" enormen Druck aufbauen und gingen oft mit den Pflegerinnen nicht sehr sensibel um, wie das Beispiel einer Pflegerin in einem psychischen Ausnahmezustand zeigt.[208] Ferner gab es in manchen Anstalten eine systematische Bespitzelung unter dem Personal.[209] Der jeweilige Direktor der Anstalt wusste demnach über die Verhältnisse „seiner" Pflegerinnen sehr gut Bescheid. Er wachte über die Pflegerinnen wie ein strenger Hausvater über seine Töchter.[210]

Sicherlich war er nicht allmächtig. In der Zeit des Nationalsozialismus kam es ab 1938 zu einer Machtverschiebung weg vom medizinischen Bereich des Anstaltsdirektors, hin zum Bereich der Verwaltung, bzw. des Verwaltungsinspektors.[211] Die Ärzte wurden dadurch zunehmend zu bloßen Ausführungsorganen der Mordpolitik, die Entscheidung über die Zahl und Auswahl der Opfer ging von der Verwaltung aus.[212]

Dies hatte zur Folge, dass der Fokus des Vorgesetzten der Pflegerinnen nicht mehr auf dem Medizinischen, sondern auf dem Ökonomischen lag. Für die Pflegerinnen bedeutete das, dass die Einhaltung der finanziellen Vorgaben der Verwaltung den medizinischen Bedürfnissen der Kranken gegenüber Vorrang hatte. Dies wird vor allem in dem gesenkten Verköstigungssatz und der Einschränkung der medizinischen Behandlungen sowie in der Überbelegung der Anstalten deutlich.

5.4.2. Das Verhältnis zwischen den Pflegerinnen und dem Verwaltungsleiter

> „In den Anstalten des Bezirksverbandes ist ab dem Jahr 1938 eine Machtverschiebung zu Lasten der ärztlichen Leiter und zugunsten der ersten Verwaltungsbeamten zu konstatieren; dies wurde 1939 durch Neubesetzung der

[206] LWV-Archiv, Bestand 18, P 265.
[207] LWV-Archiv, Bestand 11, P 268.
[208] Siehe: 6.1.6. Der Umgang mit psychischen Erkrankungen im Pflegepersonal.
[209] Siehe: 7.5.2. Oberpflegerin Barbara G. in der Landesheil- und Pflegeanstalt Philippshospital.
[210] Vgl. Veltin Anstaltsfamilie S. 75.
[211] Vgl. Sandner Verwaltung S. 273.
[212] Vgl. ebd., S. 692.

> entsprechenden Verwaltungsposten in den Anstalten Herborn und Hadamar auch personell untermauert".[213]

Peter Sandner beschreibt die Verwaltungsbeamten des Bezirksverbandes Nassau als bezüglich der neuen Sparmaßnahmen zur Umsetzung bereit, denn „sie konnten wie bisher das sparsame Wirtschaften zum Nutzen der eigenen Verwaltung [...] betreiben und waren lediglich aufgefordert, noch effizienter und sparsamer vorzugehen als bisher."[214] Die Direktoren wurden dadurch in den finanziellen Angelegenheiten entmachtet.[215] Der Verwaltungsleiter sollte „dem Typus des aktiven, Initiative entwickelnden ‚nationalsozialistischen Führers' entsprechen, der sich im Bedarfsfall – ganz im Sinne des ‚rassenhygienischen' Prinzips gegen mögliche Widerstände rigoros durchsetzte."[216] So wurde beispielsweise der Hadamarer Verwaltungsleiter Alfons Klein aufgrund seiner besonderen Rolle bei den Krankenmorden 1945/46 von den Amerikanern zum Tode verurteilt und hingerichtet.[217] Alfons Klein hatte ab 1939, faktisch aufgrund des Militäreinsatzes des Direktors, die Gesamtleitung der Landesheilanstalt Hadamar inne.[218]

Als „alter Kämpfer" und in Treue zu Bernotat machte Klein dort schnell Karriere.[219] Bei den MitarbeiterInnen der Anstalt hatte er den Ruf als SD-Angehöriger und Spitzel.[220] Zur Oberpflegerin Irmgard Huber pflegte er zudem ein außereheliches Liebesverhältnis.[221]

Die Verwaltungsleiter der einzelnen Anstalten treten in den untersuchten Personalakten als Ansprechpartner der Hadamarer Pflegerinnen bei Kündigungs- oder Versetzungswünschen, bei Bitten um eine Lohnerhöhung oder für praktische Dinge wie das Nachsenden von Eigentum in Erscheinung. Die Pflegerinnen der Landesheil- und Pflegeanstalt Philippshospital wandten sich mit ihrer Bitte um eine Aufbesserung ihrer Anstaltsverköstigung an den Verwaltungsbeamten, der ihren Wunsch ablehnte.[222]

Die Beziehung der Pflegerinnen der Landesheilanstalten zum jeweiligen Verwaltungsleiter ihrer Anstalt war also von einer starken Abhängigkeit vonseiten der Pflegerinnen geprägt. Der Leiter der Verwaltung schuf mit seiner Arbeit die finanziellen Rahmenbedingungen, in denen die Pflegerinnen ihre Arbeit verrichten mussten. Die Sparpolitik der Verwaltung hatte dabei Vorrang vor dem Wohlergehen der Pflegerinnen, wie das Beispiel

[213] Ebd. S. 273.
[214] Ebd.
[215] Vgl. ebd.
[216] Ebd., S. 275.
[217] Zu biographischen Informationen siehe: Sandner Verwaltung S. 733.
[218] Vgl. ebd., S. 276.
[219] Ebd. Als „Alte Kämpfer" durften sich Angehörige der SA, SS und des Stahlhelms bezeichnen, die vor dem 30. Januar 1933 Mitglieder jener Organisation waren. Hinzu kamen Parteimitglieder bis zu der Mitgliedsnummer 300.000 und Amtswalter, die am 1. Oktober 1933 bereits ein Jahr ihr Amt ausführten. Vgl. Schmitz-Berning, Cornelia, Vokabular des Nationalsozialismus, 2., durchgesehene und überarbeitete Auflage, Berlin und New York: de Gruyter, 2010, S. 26.
[220] Vgl. Sandner Verwaltung S. 276.
[221] Siehe: 10.1 Der Fall Huber.
[222] Siehe: 6.1.3. Die Kost und Logis der Pflegerinnen.

um die dürftige Anstaltsverköstigung im Philippshospital zeigt. In der Landesheilanstalt Hadamar ersetzte der Verwaltungsleiter zudem die Funktion des ärztlichen Direktors und führte eine Liebesbeziehung mit der Oberpflegerin.

5.4.3. Das Verhältnis zwischen Pflegerinnen und den Ärzten

Die etablierten Ärzteverbände arbeiteten seit 1933 eng mit der nationalsozialistischen Regierung zusammen, da sie sich von dem Machtwechsel die Erfüllung ihrer Standeswünsche, nämlich die Ausschaltung der Krankenkassen als Machtfaktor und die Aufhebung der Kurierfreiheit, erhofften.[223] Ärzte und Ärztinnen waren in einem Verhältnis von 3:1 bei den NSDAP-Mitgliedschaften überrepräsentiert. 44,8 Prozent aller ÄrztInnen, die sich von 1936 bis 1945 bei der Reichsärztekammer registrierten, waren teilweise bereits vor 1933 Anhänger der NSDAP gewesen. Dies galt insbesondere für protestantische MedizinerInnen.[224] In Hessen-Nassau lag der Durchschnitt der NS-ÄrztInnen bei 33 Prozent.[225] Für das Pflegepersonal insgesamt ist die Zahl der NSDAP-Mitglieder nicht bekannt.[226]

In den Anstalten trugen die MedizinerInnen die medizinische Verantwortung für die Behandlung der Kranken. Sie waren die Vorgesetzten der Pflegerinnen, die deren Entscheidungen und Anweisungen ohne zu hinterfragen genauestens auszuführen hatten.[227] Auf diese feste Struktur und Hierarchie beriefen sich zahlreiche Pflegerinnen in den Nachkriegsprozessen.[228] Bereits in der Ausbildung der Pflegerinnen war der bedingungslose Gehorsam gegenüber den Ärzten systematisch verankert.[229] So beschreiben Alison J. O'Donnell und andere: „Nursing was hierarchical in its organizational structure and the unifying behaviour was obedience. Thus when an order was handed down from government to administrators of institutions, it was to be implemented without question by physicians and nurses.“[230]

Diese tradierte Verhaltensweise hatte fatale Folgen: „Die berufliche Pflicht zur ‚kritiklosen Unterordnung‘ und ‚Fügsamkeit‘ und bei manchen wohl auch die Begierde, selbst über eine ähnlich große Macht zu verfügen, wie sie sonst Ärztinnen und Ärzten zukam, machte

[223] Vgl. Schweikardt Ärzteschaft S. 86. Die Kurierfreiheit, welche jedermann das Recht zur Krankenbehandlung gab, endete mit dem Heilpraktikergesetz von 1939, das den nichtärtztlichen Heilern (Kurpfuscher genannt) die Konkurrenz mit der Ärzteschaft erschwerte. Vgl. ebd.

[224] Vgl. Kater, Michael H., Ärzte als Hitlers Helfer, Dt. Erstausg, Hamburg u. a.: Europa Verlag, 2000, S. 107.

[225] Vgl. ebd., S. 110.

[226] Siehe: 5.6. Die Rekrutierung, das Sozialprofil und die Fluktuation der Pflegerinnen.

[227] Siehe: 5.3. Die Dienstanweisungen für die Pflegerinnen der Landesheilanstalten.

[228] Siehe: 10.1. Die Nachkriegsprozesse.

[229] Vgl. Weisbrod-Frey Krankenpflegeausbildung S. 96f.

[230] O' Donnell, Alison J. / Benedict, Susan / Kuhla, Jochen / Shields, Linda, Nursing During National Socialism: Complicity in Terror, and Heroism, in Torture: Moral Absolutes and Ambiguities, Baden-Baden: Nomos Verlagsgesellschaft, 2009, S. 162.

diese im Gehorsam geschulten Pflegepersonen zu unentbehrlichen Vollstreckern ärztlich angeordneter Tötungsaufträge."[231] Hinzu kam die Tatsache, dass es sich bei den Ärzten um Männer handelte und die Pflegerinnen ihnen allein aufgrund dessen gesellschaftlich gesehen unterlegen waren. Traudel Weber-Reich konstatiert: „Das Verhältnis zwischen Krankenpflegerin und Arzt kann nicht losgelöst von der herrschenden Geschlechterhierarchie betrachtet werden."[232] Die Ungleichheit im Bildungsstand und der damit einhergehenden sozialen Herkunft der Ärzteschaft dürfte diesen Effekt weiter verstärkt haben.

Die Ärzte wurden von den Pflegerinnen bewundert und es kam im Fall der Oberschwester Helene Schürg, laut dem Urteil aus dem Jahr 1946, zu romantischen Gefühlen für den verurteilten Mediziner Schmidt:

> „Sie habe ganz unter dem Einfluß des Angeklagten Schmidt gestanden, den sie als Arzt bewundert habe. Das Gericht hält es für erwiesen, insbesondere durch die Aussage der Zeugin C[.], daß die Gefühle der Angeklagten Schürg für den Angeklagten Schmidt über Achtung und Verehrung hinausgegangen sind und daß sie ihn in einer frauenhaft scheuen Zuneigung geliebt hat, die allerdings von seiner Seite nicht erwidert wurde."[233]

Antje Wettlaufer stellt anhand der Aussagen der Hadamarer Pflegerinnen nach dem Krieg vor Gericht fest, dass „die bei den Schwestern vorhandene Illusion von ärztlicher Autonomie und medizinischer ‚Objektivität' nicht einmal innerhalb eines gigantischen Tötungsapparates zu brechen war."[234] Im Nachhinein fiel es den Pflegerinnen daher leicht, die Verantwortung für die Krankenmode einzig und allein bei den Ärzten zu sehen:

> „Wir hatten ja keine Verantwortung, alles machten die Ärzte."[235]

In den Personalakten finden sich so gut wie keine Hinweise auf Streitigkeiten zwischen den Ärzten und den Pflegerinnen.[236] Zwischenfälle dieser Art wären jedoch höchstwahrscheinlich aktenkundig geworden. Dies zeugt einerseits von dem hohen Maß an Hörigkeit der Pflegerinnen den Ärzten gegenüber, anderseits hatten die Ärzte ein Interesse daran,dass eine Infragestellung ihrer Kompetenz durch die pflegenden Frauen nicht aktenkundig wurde, da dies unzweifelhaft einen Autoritätsverlust auslösen würde.

Für die männlichen Pfleger hingegen findet der Pfleger Georg Roos in der Frankfurter Universitäts- und Nervenklinik Niederrad 1937 mahnende Worte: Der Krankenpfleger,

[231] Fürstler/Malina Macht S. 287.

[232] Vgl. Weber-Reich, Traudel, „Wir sind die Pionierinnen der Pflege ...": Krankenschwestern und ihre Pflegestätten im 19. Jahrhundert am Beispiel Göttingen, Zugl. Dissertation, Berlin: Humboldt-Universität, 2001, Reihe Pflegewissenschaft, Bern: Huber, 2003, S. 14.

[233] HHStAW, Abt. 461, Nr. 32442 /4, S. 338.

[234] Wettlaufer Beteiligung S. 307.

[235] Pauline Kneissler, zitiert nach: ebd.

[236] In seltenen Fällen, wie etwa im Fall der Oberpflegerin Frieda M. beklagten sich Ärzte über die schlechte Arbeitsmoral der Pflegerinnen oder ihre mangelnde berufliche Eignung. Streitigkeiten über die Behandlung und Therapie der Kranken wurden nicht dokumentiert.

der im Laufe seiner langjährigen Tätigkeit in der Krankenpflege die nötigen Erfahrungen gesammelt hat, dürfe noch so intelligent und tüchtig sein, deswegen sei er noch lange kein Arzt und er würde auch nie einer werden.[237]

> „[...] so ist es der Arzt, der seine Anweisungen gibt, während der Krankenpfleger den ganzen Tag über mit dem Kranken beschäftigt ist. Da kann nun ein Pfleger auf den Gedanken kommen, daß er der Unentbehrliche sei, und daß es auch schließlich ohne Arzt ginge, weil der Arzt sich doch nur von dem Pfleger berichten lasse."[238]

Die Arbeit des Pflegers sei jedoch der des Arztes untergeordnet. „Die Arbeit des Pflegers ist darum nicht weniger wert. Sie ist eine sehr schwierige, und nicht jeder, auch nicht jeder Arzt, ist ihr gewachsen."[239] Es sei angebracht, so der Pfleger, dass die MedizinstudentInnen, „bevor sie in das Staatsexamen kommen, mindestens drei Monate sich in den Dienst der Krankenpflege stellen, damit sie einen Einblick bekommen in das, was sie später selbst anordnen, und damit sie sehen, welches Wissen, welche Arbeit und Zeit dazu erforderlich ist, alle vom Arzt gegebenen Verordnungen genau und gewissenhaft auszuführen."[240]

Die Beziehung zwischen Arzt und Pfleger, so Roos, sei eine „Gleichgewichtsbeziehung" zweier Partner, gegenseitige Achtung und ein volles Vertrauen dabei Grundbedingungen.[241] Er forderte ein Hand-in-Hand-Arbeiten von Ärzten und Pflegern. In seinem Aufsatz wird sein starkes berufliches und vor allem genderspezifisches Selbstbewusstsein deutlich. Keine der weiblichen Pflegerinnen würde auch nur den Gedanken laut äußern, einen Arzt ersetzen zu können oder etwas zu beherrschen, was ein Arzt nicht könnte.

5.4.4. Das Verhältnis zwischen den Pflegerinnen und Pflegern

Die Pfleger und Pflegerinnen agierten in zwei voneinander getrennten Sphären innerhalb der Anstalten kaum miteinander. Sie waren durch die Geschlechterachse, die die Anstalt durchzog, voneinander getrennt und hatten kaum Berührungspunkte im Alltag. Die Pfleger lebten mit ihren Familien in den für sie bereitgestellten Häusern auf dem Anstaltsgelände, während die Pflegerinnen in den Schwesternheimen untergebracht waren.[242] So verwundert es nicht, dass die männlichen Pfleger in den Personalakten der Pflegerinnen nicht erwähnt werden.[243] Einzelne männliche Pfleger wurden in Notfällen

[237] Vgl. Roos, Georg, Beziehung des Krankenpflegers zum Arzt, Geisteskrankenpflege: Monatsschrift für Geisteskranken- und Krankenpflege zur Belehrung und Fortbildung des Pflegepersonals an Heil- und Pflegeanstalten 41, Nr. 1, 1937, S. 180.
[238] Ebd., S. 181.
[239] Ebd.
[240] Ebd.
[241] Vgl. ebd.
[242] Siehe: 6.1.3. Die Kost und Logis der Pflegerinnen.
[243] Zu den männlichen Pflegern aus der Landesheilanstalt Hadamar siehe:Wettlaufer Beteiligung S. 303f.

bei starken, tobenden Patientinnen oder beim Heben schwerer Patientinnen angefordert, darüber hinaus war ihnen das Betreten der Frauenabteilung untersagt.[244] Die einzigen Gelegenheiten, bei denen sich männliche und weibliche PflegerInnen begegnen konnten, waren die Betriebsfeste und Feierlichkeiten sowie der Gottesdienst in der Anstaltskapelle. Betriebsausflüge wurden ebenfalls für solche Zwecke genutzt sowie Filmvorführungen. Gemeinsame Feste und Ausflüge blieben allerdings eine Ausnahme im Arbeitsalltag.

Selbst die Ausbildung der Krankenpfleger fand in der Zeit des Nationalsozialismus getrennt von den Schwestern statt. Sie hatten, so Herbert Weisbrod-Frey, zum Teil andere Aufgabengebiete und unterschieden sich von ihrem weiblichen Gegenpart auch in ihrer gesellschaftlichen Stellung.[245]

5.4.5. Das Verhältnis zwischen Pflegerinnen und männlichen Kranken

Da in den Landesheilanstalten traditionsgemäß Männer von Männern gepflegt wurden und Frauen durch Frauen, kam es nur selten zu Berührungspunkten zwischen männlichen Kranken und Pflegerinnen. Während des Ersten Weltkrieges wurden viele der männlichen Pfleger zum Militärdienst eingezogen. Weil freie Stellen wegen des allgemeinen Mangels an männlichen Arbeitskräften nicht neu besetzt werden konnten, sprangen Pflegerinnen als Ersatz auf den Männerabteilungen ein.[246] [247]

In der Anstalt Zwiefalten beispielsweise waren die Pflegerinnen auf den Männerabteilungen zufriedener, weil es dort kaum zu Übergriffen vonseiten der Patienten kam und die männlichen Kranken darauf bestanden, den Frauen schwere körperliche Arbeit abzunehmen.[248] Uta Kanis-Seyfried bemerkt hierzu, dass das Rollenverständnis derartig internalisiert war, dass die männlichen Kranken „trotz ihrer gesundheitlichen Einschränkungen dem vermeintlich ‚schwachen' Geschlecht bereitwillig zu Hilfe eilten".[249] Kanis-Seyfried kritisiert an diesem Vorgehen, dass die Pflegerinnen durch ihre unreflektierte Annahme der männlichen Unterstützung nicht mehr autonom agierten und dazu beitrugen, die traditionellen Geschlechterrollen aktiv aufrechtzuerhalten.[250] „Trotz ihrer anerkannt guten Arbeit in einem für sie fremden Bereich ließen sie es zu, als ‚schwach' und hilfsbedürftig wahrgenommen zu werden und auch so behandelt zu werden."[251]

Im Falle der hessischen Landesheilanstalten finden sich in den Personalakten kaum

[244] Siehe: 5.2. Die Hausordnungen der Landesheilanstalten und ihre Bedeutung für den Pflegealltag.
[245] Vgl. Weisbrod-Frey Krankenpflegeausbildung S. 87.
[246] Vgl. Faulstich Eichberg S. 131.
[247] Vgl. Kanis-Seyfried, Uta, Wer gab den Ton an? Geschlechterstudien am Beispiel des Personals der Heil- und Pflegeanstalten Weissenau, Schussenried und Zwiefalten zwischen 1875 und 1945, in Psychiatrie in Oberschwaben, Psychiatrie, Kultur und Gesellschaft in historischer Perspektive, Zwiefalten: Verlag Psychiatrie und Geschichte, 2017, S. 126.
[248] Vgl. ebd., S. 127.
[249] Ebd.
[250] Vgl. ebd., S. 128.
[251] Ebd.

Hinweise auf solche Einsätze. Allerdings wurden Pflegerinnen in den eingerichteten Lazaretten in den Anstalten eingesetzt, deren Pfleglinge männlich waren.[252]

5.5. Anforderungen an Pflegerinnen der Landesheilanstalten

Die Pflegerinnen arbeiteten vor allem mit Menschen. „Diese Arbeit mit Menschen ist nicht dasselbe wie Personal-Arbeit oder die Arbeit von Leuten, die in einem Dienstverhältnis stehen. Das Personal bringt keine Dienstleistungen hervor, sondern bearbeitet in erster Linie Objekte und Produkte – doch diese Objekte und Produkte sind Menschen.“[253] Die Pflegerinnen waren diversen, geschlechtsspezifisch normativen und praktischen Anforderungen im Pflegealltag unterworfen, die sich insbesondere in den Lehrbüchern der Pflegerinnen niederschlugen.

5.5.1. Die normativen Anforderungen

In dem Lehr- und Handbuch „Geisteskrankenpflege“ vom Obermedizinalrat Valentin Faltlhauser, dem damaligen Direktor der Schwäbischen Kreis-Heil- und Pflegeanstalt Kaufbeuren-Irsee und Mitarbeiter des „Rassenpolitischen Amtes“ der NSDAP, aus dem Jahr 1939, sind die normativen Anforderungen an Pflegekräfte in Anstalten für „Geisteskranke“ umfangreich beschrieben.[254] Faltlhausers Werk wurde auch in der Landesheilanstalt Merxhausen als Lehrbuch verwendet und dessen Inhalt hatte somit einen Einfluss auf die Pflegerinnen.[255] Die Pflegerinnen hatten persönliche Exemplare des Lehrbuches, welches ebenfalls das Lehrbuch „kleiner Scholz“ beinhaltete.[256] Das Lehrbuch ist eine aufschlussreiche Quelle für die normativen Anforderungen an die Pflegerinnen vonseiten der Mediziner und Anstaltsdirektoren. Faltlhauser betont die Ernsthaftigkeit und schwere Bedeutung der „Irrenpflege“ und zählt eine Reihe von Charaktereigenschaften auf, über die das Pflegepersonal, das er als Führungspersonal sieht, verfügen sollte: Die Pflege von „Geisteskranken“ bringe besonders ernste und schwere Pflichten mit sich, die

[252] Vgl. LWV- Archiv, Bestand 16, B Nr. 456.
[253] Goffman Asyle S. 78.
[254] Faltlhauser/Vgl. Geisteskrankenpflege S. 7f. Das Buch umfasste das bis dahin gängige Lehrbuch, den sogenannten „kleinen Scholz“ des Bremer Psychiaters L. Scholz (1868–1918), welches von 1900 bis 1950 in der 26. Auflage erschien. Bereits um 1920 galt Scholz' „Leitfaden für Irrenpfleger“ als der bisher erfolgreichste Leitfaden unter den zahlreichen Leitfäden und Belehrungsschriften für das Pflegepersonal. Vgl. Sammet Sozialistenfurcht S. 167. Dieses Kapitel ist eine überarbeitete und erweiterte Version aus Roth Pflegerinnen.
[255] Vgl. LWV-Archiv, Bestand 17, B 074, S. 94.
[256] Ludwig Scholz (1868–1918) leitete von 1968 bis 1896 die Städtische Krankenanstalt in Bremen und führte dort die Non-restraint-Behandlung und die Krankenpflege durch Diakonissen ein. Von 1904 bis 1909 leitete er die Provinzialanstalt Meseritz in Posen. Nachdem er als Nervenarzt in Bremen arbeitete, fiel er 1918 an der Westfront. Vgl. Sammet, Kai, Gute Arbeit: „pflichtmäßige Führung“ und „höhere Anforderungen“ Beurteilungsmuster des Wärterverhaltens und die Einführung des Non Restraint in der Charité in den 1860er Jahren, Sudhoffs Archiv: Zeitschrift für Wissenschaftsgeschichte, 88, Nr. 2, 2004, S. 169f.

einen gefestigten Charakter, Selbstbeherrschung, Selbstverleugnung, Aufopferungsfähigkeit, Pflichtgefühl, Fleiß und körperliche sowie geistige Gesundheit erforderte.[257] „Wer andere führen will – und das muß der Pfleger Geisteskranker –, der muß selbst fest stehen. Nichts ist im Umgang mit Geisteskranken wichtiger, als Vorbild und Beispiel zu sein."[258] Dies ist vor allem mit Hinblick auf die Bemühungen um die Hebung des Berufsstandes des Pflegepersonals zu sehen,[259] die Pflegerinnen sollten die Anstalt nach außen hin repräsentieren und würdige Vertreterinnen ihres Standes sein.

Die Ansicht, dass ein gefestigter Charakter als Grundvoraussetzung für die Ausübung dieses Berufes vonnöten sei, wurde nicht nur von Faltlhauser geteilt, was auch in den Fallbeispielen deutlich wird.[260] Faltlhauser beurteilte die Güte einer Anstalt nach der Güte ihrer Ärzte und ihres Pflegepersonals.[261] Die Qualität der Pflege wird somit von ihm als entscheidendes Kriterium über den Erfolg und Misserfolg einer Anstalt gewertet. Trotzdem sollten sich Pflegekräfte den Ärzten vollkommen unterordnen und dürften deren Anweisungen keinesfalls vor den PatientInnen infrage stellen: Der Pfleger sei Helfer des Arztes.[262] Vor allem dieser Aspekt wurde von dem Pflegepersonal in den Nachkriegsprozessen zu ihrer Verteidigung ins Feld geführt und als psychologischer Selbstschutz verinnerlicht.[263]

Was die politische und ideologische Einstellung des Pflegepersonals betraf, so wird bereits im ersten Kapitel darauf aufmerksam gemacht, dass eine positive Einstellung zum nationalsozialistischen Staat dabei selbstverständlich sei, da der Krankenpfleger sonst nicht imstande wäre, die „Lebensgrundgesetze", die die Grundpfeiler nationalsozialistischer Weltanschauung bildeten und auch im Berufskreis des Krankenpflegers eine „unendlich wichtige Rolle" spielen würden, zu begreifen.[264] Die Pflegerinnen schworen 1937 sogar folgenden Eid auf Adolf Hitler persönlich:

> „Ich gelobe: Ich werde dem Führer des Deutschen Reiches und Volkes Adolf Hitler treu und gehorsam sein und meine Dienstobliegenheit gewissenhaft und uneigennützig erfüllen."[265]

Treue und Gehorsamkeit waren demnach Kernbestandteile der normativen Anforderun-

[257] Vgl. Faltlhauser Geisteskrankenpflege S. 7.
[258] Ebd., S. 9.
[259] Die „Wärterfrage" und Klagen über unfähiges Personal, das sich aus den untersten Schichten zusammensetzte, zog sich durch das gesamte 19. Jahrhundert. Vgl. Sammet, Kai, Sozialistenfurcht, Psychiatriekritik, Arbeit am Kranken und das Feld der Anstaltspsychiatrie: L. Scholz' (1868–1918) „Leitfaden für Irrenpfleger" (1900), in Bock, Wolfgang Joachim / Holdorff, Bernd (Hrsg.): Schriftenreihe der Deutschen Gesellschaft für Geschichte der Nervenheilkunde, 10, Würzburg: K & K Königshausen & Neumann, 2004, S. 172; siehe Höll/Schmidt-Michel Irrenpflege.
[260] Siehe: 7.1.1. Aushilfspflegerin Irma S. in der Landesheil- und Pflegeanstalt Gießen (1943–1944).
[261] Vgl. Faltlhauser Geisteskrankenpflege S. 9.
[262] Vgl. ebd., S. 88.
[263] Siehe: 10. Die Krankenmorde im Spiegel der Nachkriegsprozesse.
[264] Ebd., S. 7.
[265] LWV-Archiv, Bestand 18, B unverzeichnet.

gen an die Pflegerinnen. Jahrelange Treue im öffentlichen Dienst wurde sogar mit einer Dienstauszeichnung, dem Treudienst-Ehrenzeichen, belohnt.[266]

Hier wird erneut die Aufwertung und Politisierung des Berufsstandes der „Irrenpfleger" als wichtiges Glied im nationalsozialistischen Gefüge deutlich. Eine genauere Definition der von Faltlhauser genannten „Lebensgrundgesetze" und ob darunter auch die Praxis der sogenannten „Euthanasie" zu verstehen sei, erfolgt nicht. Tatsache ist jedoch, dass in der von Faltlhauser geleiteten Anstalt Kaufbeuren und der Zweiganstalt Irsee Hunderte durch Tabletten, Spritzen oder an Hunger starben.[267]

Nach dem Krieg erhielt Valentin Faltlhauser im Jahr 1949 vom Schwurgericht beim Landesgericht Augsburg drei Jahre Gefängnis aufgrund seiner „Beihilfe zum Totschlag" in mindestens 300 Fällen.[268] Diese Verurteilung auf „Beihilfe zum Totschlag" erfolgte, obwohl er vereinzelt selbst die tödliche Dosis Morphium-Scopolamin verabreicht hatte. Diese Entscheidung wurde damit begründet, dass der verbrecherische Wille und nicht die Tat selbst für die Höhe des Strafmaßes entscheidend sei.[269] Als Gründe für sein Handeln gab er 1948 vor dem Kemptener Untersuchungsgericht an:

> „Ich gebe zu, daß ich vielleicht in besonderem Maße unter dem Eindruck des Unglücks gestanden bin, das meine eigene Familie dadurch getroffen hat, daß eines meiner Enkelkinder idiotisch veranlagt war" [und]
> „Ich bin bei der Durchführung der Euthanasie in Kaufbeuren und Irsee immer wieder von der Voraussetzung ausgegangen, daß ich aufgrund des Führererlasses rechtmäßig handle."[270]

Während der Gerichtsverhandlung wurden nachweisbar Zeugen massiv bedroht und Beweismaterial beseitigt und gestohlen.[271] Faltlhauser war es auch, der die Pflegerin Pauline Kneissler aus Berlin für die Durchführung der „Euthanasie" angefordert hatte.[272]

---

[266] Siehe: 5.9.3. Dienstauszeichnungen.
[267] Vgl. Klee Was sie taten S. 198; siehe: Heuvelmann, Magdalene / Raueiser, Stefan / von Cranach, Michael (Hrsg.): „Wer in einer Gottesferne lebt, ist im Stande, jeden Kranken wegzuräumen": „Geistliche Quellen" zu den NS-Krankenmorden in der Heil- und Pflegeanstalt Irsee, 2. Auflage, Irsee: Grizeto-Verlag, 2015. Zur Heil- und Pflegeanstalt Kaufbeuren siehe: Schmidt, Martin / Kuhlmann, Robert / von Cranach, Michael, Heil- und Pflegeanstalt Kaufbeuren, in Psychiatrie im Nationalsozialismus, München: Oldenbourg, 1999. Das Schicksal des Jungen Ernst Lossa, der in dieser Anstalt ermordet wurde, wurde 2016 vom Regisseur Kai Wessel unter dem Titel „Nebel im August" als Spielfilm verfilmt. Der Film basiert auf dem gleichnamigen Roman von Robert Domes aus dem Jahr 2008. Siehe: Domes, Robert, Nebel im August: Die Lebensgeschichte des Ernst Lossa, Band 30475, Originalausgabe, C.-Bertelsmann-Taschenbuch, München: cbt, 2008.
[268] Vgl.
[269] Vgl. Schmidt/Kuhlmann/von Cranach Kaufbeuren S. 304.
[270] Zitiert nach: ebd., S. 304.
[271] Vgl. ebd., S. 312.
[272] Vgl. ebd., S. 292. Zur Pflegerin Pauline Kneissler Siehe: 10.1.2. Der Fall Kneissler.

5.5.2. Die Anforderungen im Alltag

Die Anforderungen, die der alltägliche Dienst in den Landesheilanstalten an die Pflegerinnen stellte, waren anspruchsvoll. So mussten sie nicht nur lange Arbeitstage mit wenig Urlaub und Erholungsmöglichkeiten dulden, sondern auch schwere körperliche Arbeit leisten.[273] Die Pflegerinnen mussten neben der Pflege selbst beim Reinigen der Anstalt helfen. Selbst zu landwirtschaftlichen Arbeiten wurden sie herangezogen.[274] Hinzu kam die ständige Gefahr, durch gewalttätige Patientinnen verletzt zu werden.[275] Ferner standen die Pflegerinnen in der „Totalen Institution“ ständig unter Beobachtung durch ihre Vorgesetzten und unter Druck, sich möglichst vorbildlich zu verhalten.[276] Auf engem Raum und unter widrigen Umständen eskalierten die Streitigkeiten unter den Pflegerinnen schnell. Die Versorgungslage war spätestens seit Beginn des Krieges schwierig. Es kam daher vor, dass Lebensmittel oder andere Dinge des täglichen Bedarfs von den Pflegerinnen untereinander gestohlen wurden. In einem Fall kam es gar zu einer Prügelei aufgrund eines entwendeten Brötchens.[277]

Zudem litt das Privatleben der Pflegerinnen unter ihren Arbeitsbedingungen, die strenge Kasernierung in den Tötungsanstalten und das Verbot des Überschreitens der Geschlechterachse sowie die restriktive Sexualmoral bedeutete eine enorme Einschränkung der Freiheit der Pflegerinnen.[278] Trotzdem gelang es ihnen teilweise, Ehepartner kennenzulernen oder, wie in manchen Fällen, uneheliche Kinder zu gebären, wie die hohe Zahl der Austritte aufgrund von Heirat zeigt.[279] Die Pflegerinnen unterbrachen in Folge der Schwangerschaft den Dienst für eine gewisse Zeit und nahmen ihn nach der Geburt des Kindes wieder auf. Die Kinder der Pflegerinnen wurden zumeist in Pflege zu Verwandten oder in Kinderheime gegeben, sodass sie von ihren Müttern räumlich getrennt aufwuchsen.[280] Dies erforderte von den pflegenden Frauen einen Prozess der Entemotionalisierung, da sie von ihren Kindern getrennt wurden und ihnen aufgrund der Arbeitsbedingungen nur wenig freie Zeit zur Verfügung stand, um diese zu besuchen.[281]

Eine weitere wichtige Anforderung an die Pflegerinnen und ihren Arbeitsalltag war ihre Verpflichtung zur Verschwiegenheit über die Ereignisse in den Anstalten. Per Eid zum Stillschweigen verpflichtet und von Spitzeln und Denunzianten umgeben, konnten sie sich höchstens in der katholischen Beichte ihrem Priester anvertrauen, um dessen Absolution

[273]Siehe: 6.1.1. Die Arbeitszeiten und Urlaubsregelungen für Pflegerinnen.
[274]Siehe: 5.3. Die Dienstanweisungen für die Pflegerinnen der Landesheilanstalten.
[275]Siehe: 6.1.5. Gewalt im Dienstalltag; vgl. Goffman Asyle S. 79.
[276]Siehe: 5.5.1. Die normativen Anforderungen.
[277]LWV-Archiv, Bestand 11, P 995.
[278]Dies war bereits in der Zeit vor 1933 der Fall.
[279]Siehe: 5.6. Die Rekrutierung, das Sozialprofil und die Fluktuation der Pflegerinnen. Anmerkung: Vor allem in Merxhausen waren die Frauen durch ihre Besuche an freien Tagen in die Dorfgemeinschaft mit eingebunden.
[280]Siehe: 5.10.2 Die Vereinbarkeit von Mutterschaft und Beruf.
[281]Siehe: 6.1.1. Die Arbeitszeiten und Urlaubsregelungen für Pflegerinnen.

erteilt zu bekommen.[282] Alles andere mussten sie alleine mit ihrem Gewissen ausmachen und verarbeiten. Es gab keinerlei psychologische Unterstützung für die Pflegerinnen außer der NS-Propaganda, die den unmenschlichen Umgang mit den Kranken als notwendig und gut rechtfertigte.[283]

Die Pflegerinnen mussten darüber hinaus dazu in der Lage sein, mit dem menschlichen Elend, das ihnen bei ihrer Arbeit tagtäglich begegnete, umzugehen. Es gab in der Zeit des Nationalsozialismus noch keine modernen Neuroleptika und die medizinischen Möglichkeiten waren begrenzt.[284] Zusätzlich wirkten sich die schlechten Unterbringungsbedingungen sowie die langen Hospitalisierungen von Kranken häufig negativ auf den Krankheitsverlauf und das äußere Erscheinungsbild der untergebrachten Menschen aus.

Die Pflegerinnen mussten also Leid ertragen können und gleichzeitig eine hohe Frustrationstoleranz an den Tag legen. Jürgen Osterbrink und Franziska Andratsch zufolge begünstigen Züge „Totaler Institutionen“ in Krankenhäusern die Frustrationsentstehung bei PflegerInnen und Pflegebedürftigen. Sie können dazu führen, so die Pflegewissenschaftler, dass der pflegenden Person die Rolle eines Organs der Institution zukommt und die zu pflegenden Menschen zu Objekten degradiert werden.[285] Zudem mussten die Pflegerinnen der Landesheilanstalten mit enormem Stress umgehen können, ohne selbst daran zu erkranken oder einer Sucht zu verfallen: Sie mussten für sich selbst Psychohygiene mit sehr begrenzten Mitteln betreiben.[286]

Trotz dieser schlechten Arbeitsbedingungen und Belastungen kam es nicht zu einer Auflehnung gegen das System. Die Pflegerinnen der Landesheilanstalten vermochten nicht, mit den in der Tradition der Pflege tief verwurzelten Werten der Hörigkeit und Unterordnung zu brechen. Die geforderte Aufopferung für den Pflegeberuf entsprach nicht nur den Erwartungen an Pflegerinnen, sondern war auch geschlechtsspezifisch bedingt sowie die Quelle der häufigen Selbststilisierung zum Opfer durch die angeklagten Frauen nach 1945.[287] Es ist daher wesentlich zu untersuchen, wie sich die Pflegerinnen angesichts dieser Herausforderungen selbst sahen und welches Selbstverständnis sie pflegten.

Die Pflegerinnen in den hessischen Landesheilanstalten in der Zeit des Nationalsozialismus waren einer Vielzahl verschiedener Anforderungen im Alltag unterworfen. Ihre Arbeits- und Einsatzgebiete waren sehr vielseitig: Von der Handarbeit, Hauswirtschaft,

[282] Evangelischen Pflegerinnen stand diese Form der Aussprache nicht zur Verfügung.
[283] Siehe: 5.9. Nationalsozialistische Gesundheitspropaganda und Dienstauszeichnungen.
[284] Durch die Einführung der modernen Neuroleptika und Antidepressiva in den 1960er Jahren kam es zu einem Prozess der Liberalisierung und daraufhin zur Enthospitalisierung in den psychiatrischen Kliniken. Vgl. Weber Entstehung S. 137f. Das Bild dieser Einrichtungen veränderte sich enorm und die Lebensqualität der Langzeit-PatientInnen mit chronisch verlaufenden Erkrankungen verbesserte sich.
[285] Vgl. Osterbrink, Jürgen / Andratsch, Franziska (Hrsg.): Gewalt in der Pflege: Wie es dazu kommt, wie man sie erkennt, was wir dagegen tun können, Band 6210, C.H. Beck Paperback, München: C.H. Beck Verlag, 2015, S. 169.
[286] Siehe: 6.1.6. Der Umgang mit psychischen Erkrankungen im Pflegepersonal.
[287] Siehe: 10. Die Krankenmorde im Spiegel der Nachkriegsprozesse.

Landwirtschaft bis zum eigentlichen Bereich der Krankenpflege mussten sie immer stets motiviert, freundlich und musterhaft ihren Dienst versehen. Dabei waren sie einer strengen Kontrolle unterworfen und trugen Verantwortung für das Wohlergehen der Kranken.[288]

5.6. Die Rekrutierung, das Sozialprofil und die Fluktuation der Pflegerinnen

Im Jahr 1924 stammte das Pflegepersonal in Deutschland insgesamt „überwiegend aus der Arbeiterklasse oder aus dem Milieu der selbstständigen Kleineigentümer in Handel, Handwerk und Landwirtschaft.“[289] Dies ist auch für die Pflegerinnen in den untersuchten Landesheilanstalten des heutigen Bundeslandes Hessen der Fall. Lediglich 18,11 Prozent der Pflegerinnen sind von der sozialen Herkunft ihres Vaters her der Mittelschicht zuzuordnen, wohingegen 51,08 Prozent der unteren Mittelschicht angehörten und 26,75 Prozent der sogenannten Unterschicht.[290]

Tabelle 5.1.: Soziale Herkunft der Pflegerinnen insgesamt

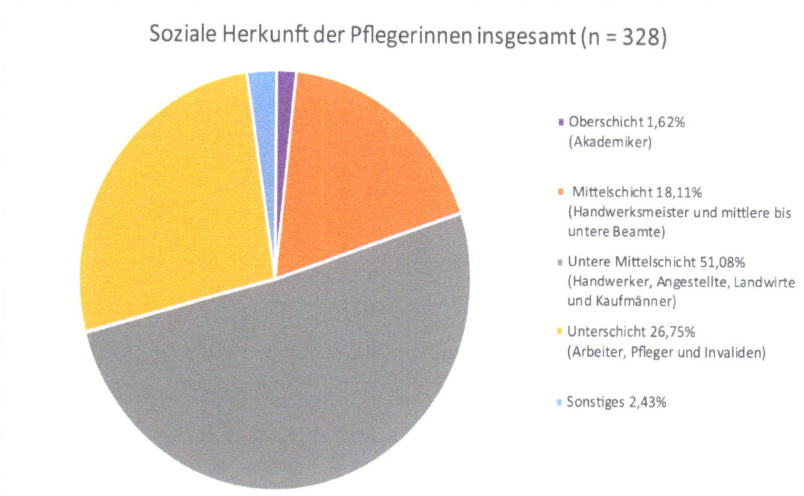

Die häufigsten Berufsbezeichnungen des Vaters der Pflegerinnen sind dem Handwerk

[288] Dieses Kapitel ist eine überarbeitete und erweiterte Version aus Roth Pflegerinnen.

[289] Wettlaufer Beteiligung S. 285. Dieses Kapitel ist eine überarbeitete und erweiterte Version aus Roth Pflegerinnen.

[290] Zuordnung der Berufe nach: Schwartz, Johannes, „Weibliche Angelegenheiten“: Handlungsräume von KZ-Aufseherinnen in Ravensbrück und Neubrandenburg. Studien zur Gewaltgeschichte des 20. Jahrhunderts, Hamburg: Hamburger Edition HIS, 2018, S. 67f.; siehe: Kater, Michael H., The Nazi party: A social profile of members and leaders, 1919 – 1945, Oxford: Blackwell, 1983, S. 241.

und der Landwirtschaft zuzuordnen, zudem waren viele Väter der Pflegerinnen einfache Arbeiter. Für die Eltern dieser Pflegerinnen war es eine finanzielle Entlastung, wenn ihre Töchter nicht nur ein eigenes Einkommen hatten, sondern auch Kost und Logis von ihrem Arbeitgeber gestellt bekamen.[291]

Tabelle 5.2.: Berufe der Väter insgesamt

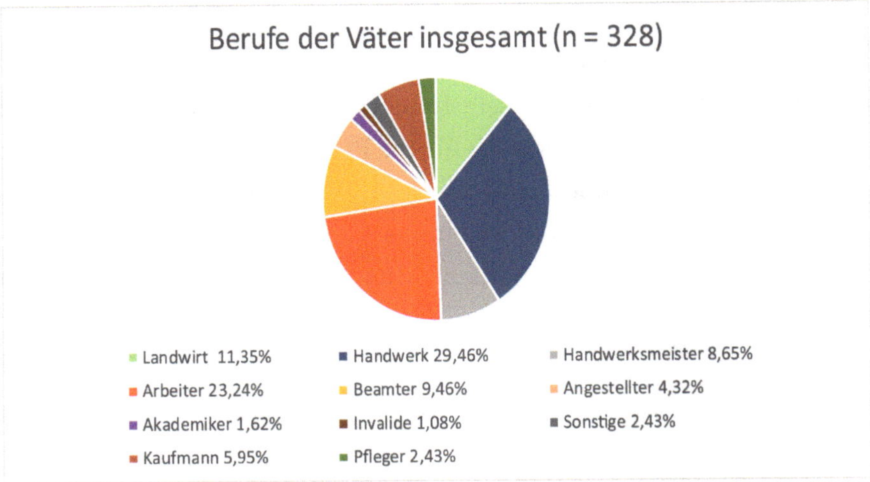

Die Pflegerinnen selbst haben in großer Mehrheit die Volksschule abgeschlossen und danach mindestens das hauswirtschaftliche Pflichtjahr, entweder im Haushalt der Eltern oder in Stellung bei einer anderen Familie absolviert. Die Pflegerinnen in der Tötungsanstalt Hadamar waren deutlich älter. Der Durchschnitt der Pflegerinnen war daher bei seinem Diensteintritt älter als 21 Jahre. In der Personalakte einer Pflegerin der Landesheil- und Pflegeanstalt Gießen findet sich der Hinweis darauf, dass das Mindestalter für die Einstellung in den Pflegedienst 20 Jahre betrug: Bei minderjährigen Bewerberinnen musste zusätzlich noch eine Erlaubnis des Vaters zur Aufnahme in den Dienst eingereicht werden.

291 Siehe: 6.1.3. Die Kost und Logis der Pflegerinnen.

Tabelle 5.3.: Geburtskohorten insgesamt

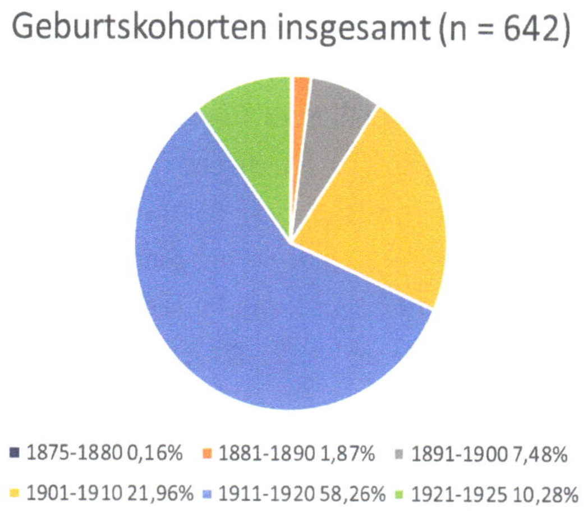

Die statistischen Erhebungen zeigen, dass die große Mehrheit der untersuchten Pflegerinnen mit 58,26 Prozent den Geburtskohorten 1911 bis 1920 angehörte. Zwischen den Jahren 1901 und 1910 geborene Pflegerinnen machten hingegen 21,96 Prozent der untersuchten Frauen aus. Die Gruppe der zwischen 1921 und 1925 geborenen Pflegerinnen war lediglich 10,28 Prozent groß. 7,48 Prozent der untersuchten Frauen wurden zwischen 1891 und 1900 geboren. Die kleinsten untersuchten Geburtskohorten waren die zwischen 1881 bis 1890 geborenen mit 1,87 Prozent und die von 1875 bis 1880 geborenen Pflegerinnen mit 0,16 Prozent.

Jürgen W. Falter erwähnt zudem, dass die zwischen 1900 und 1915 geborene Alterskohorte nicht durch den Ersten Weltkrieg dezimiert und ihre Zahl zusätzlich durch die deutschen Siedlungsgebiete in Ost- und Südosteuropa verstärkt wurde.[292] Diese Generation war während des Ersten Weltkriegs sozialisiert worden und später auch hauptsächlich von der Arbeitslosigkeit aufgrund der Weltwirtschaftskrise betroffen.[293] Peter Loewenberg stellt die These auf, dass diese Kohorte stärker als vorherige Generationen zu Gewalt und Aggressivität geneigt gewesen sei, da sie externen Störungen wie anhaltendem Hunger, Kriegspropaganda, Abwesenheit der Eltern und dem Scheitern aller politischen Werte und Normen in ihrer Kindheit ausgesetzt gewesen war.[294] Über 42 Prozent der

[292] Vgl. Falter, Jürgen, Spezifische Erklärungsmodelle und Motive der NSDAP-Mitgliedschaft, in Falter, Jürgen W. (Hrsg.): Junge Kämpfer alte Opportunisten: Die Mitglieder der NSDAP 1919–1945, Frankfurt am Main und New York: Campus Verlag, 2016, S. 71.

[293] Vgl. Loewenberg, Peter, The Psychohistorical Origins of the Nazi Youth Cohort, The American Historical Review, 76, 1971, S. 1458; 1468f.

[294] Vgl. ebd., S. 1463.

NSDAP-Mitglieder waren im Jahr 1932 zwischen 18 und 30 Jahre alt, diese Alterskohorte machte 1933 rund 31,1 Prozent der deutschen Bevölkerung aus und sehnte sich aufgrund ihrer Kindheitstraumata nach einer starken Vaterfigur.[295]

In den Landesheilanstalten Marburg und Merxhausen lag das durchschnittliche Diensteintrittsalter mit 21,71 und 21,60 Jahren deutlich unter dem durchschnittlichen Diensteintrittsalter der Pflegerinnen in den Landesheil- und Pflegeanstalten Philippshospital und Gießen, deren Pflegerinnen beim Diensteintritt durchschnittlich 24,60 und 24,97 Jahre alt waren. Die Tötungsanstalten Eichberg und Hadamar hatten durchschnittlich deutlich ältere Pflegerinnen bei Diensteintritt im Vergleich. So lag das errechnete durchschnittliche Alter der eintretenden Pflegerinnen in der Landesheilanstalt Hadamar bei 27,04 Jahren und in der Landesheilanstalt Eichberg sogar bei 27,30 Lebensjahren.

Tabelle 5.4.: Eintrittsalter

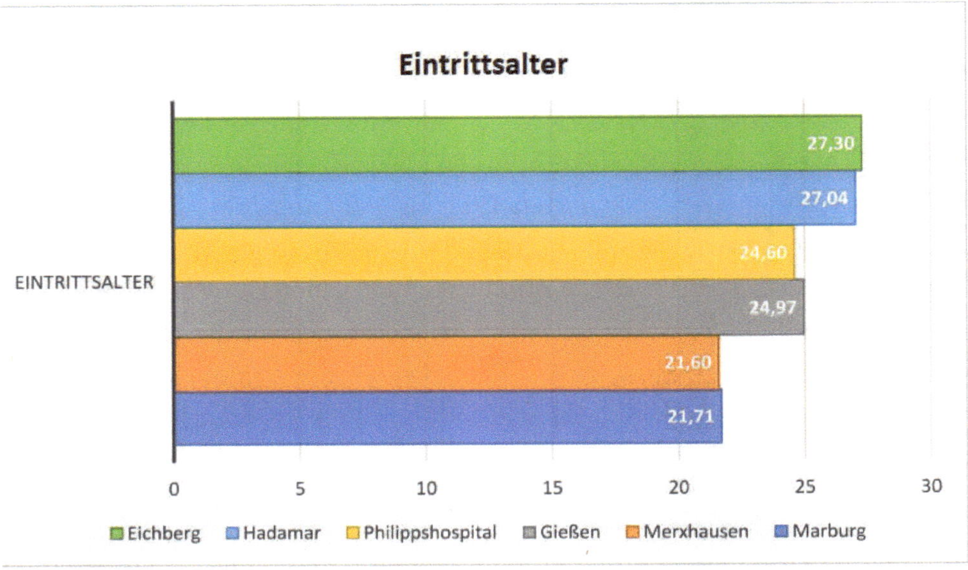

Ab Oktober 1936 wurde die Altersgrenze für neu eintretende Lernpflegerinnen in der Provinz Hessen-Nassau von 25 Jahre auf 28 Jahre heraufgesetzt, da es einen Mangel an geeignetem Pflegepersonal gab. In Ausnahmefällen, in denen die Bewerberin besonders für den Pflegeberuf geeignet erschien, konnten auch ältere Frauen nach Genehmigung des Oberpräsidenten in den Dienst eintreten.[296]

[295]Vgl. ebd., S. 1470; 1463.
[296]Vgl. LWV-Archiv, Bestand 17, B 66, S. 251.

Tabelle 5.5.: Einzugsgebiet insgesamt

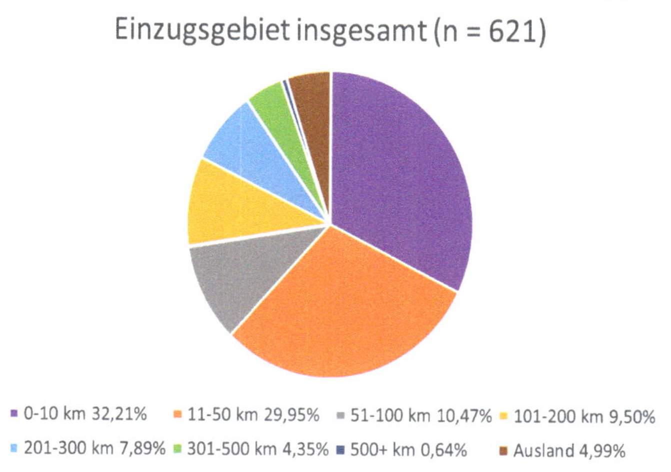

Insgesamt kann gesagt werden, dass sich die Pflegerinnen der regulären Anstalten aus den umliegenden Ortschaften und den Städten Gießen sowie Marburg selbst rekrutierten. Das überwiegende Einzugsgebiet der Anstalten belief sich in der Regel häufig auf bis zu 50 km Entfernung von der jeweiligen Anstalt. Des Weiteren kamen vereinzelt Pflegerinnen aus weiter entfernten Orten bis über 500 km oder aus den damaligen Gebieten Schlesien und Pommern sowie Danzig hinzu, die in den Grafiken einfachheitshalber unter die Kategorie „Ausland“ gezählt werden.

Tabelle 5.6.: Einzugsgebiet: LHA Merxhausen

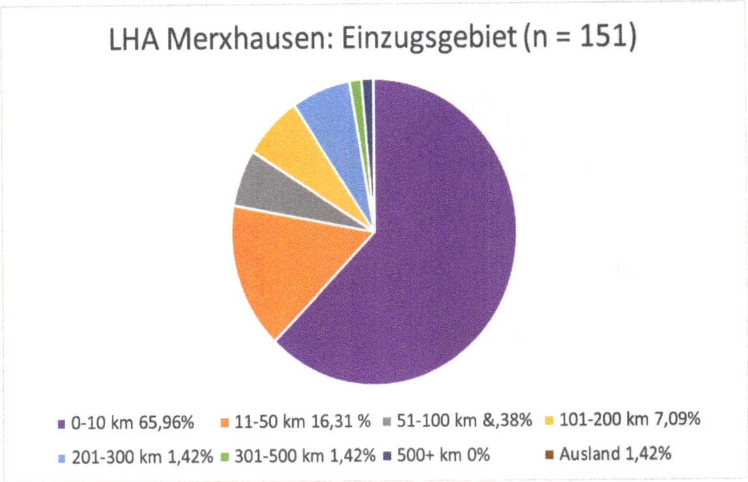

Die große Mehrzahl des Pflegepersonals in der Landesheilanstalt Merxhausen in den Jahren von 1933 bis 1945 stammte aus den umliegenden Dörfern und Städten von Merxhausen. Viele Pflegerinnen stammen aus den Orten Sand, Breitenbach, Martinhagen, Großenritte und Wichdorf. Der Großteil dieser Orte ist dem ländlichen Gebiet zuzuordnen. Nur sechs Pflegerinnen kamen aus den größeren Städten Kassel, Gießen, Marburg, Frankfurt am Main, Hannover, Düsseldorf und Dresden.[297]

[297] Vgl. LWV-Archiv, Bestand 17, P 0475, P 0089, P 0127 (Kassel), P 2825 (Gießen), P 0034 (Marburg), P 0029 (Frankfurt a. M.), P 0310 (Hannover), P 0417 (Düsseldorf), P 0082 (Dresden).

Tabelle 5.7.: Einzugsgebiet: LHA Marburg

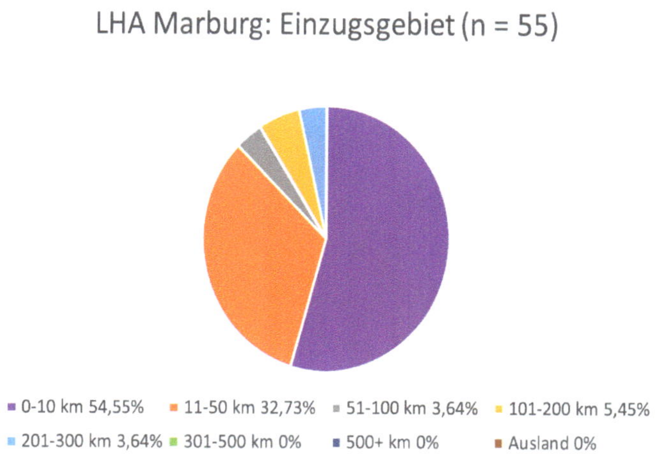

Die Landesheilanstalt Marburg bezog ihre Pflegerinnen 1933–1945 ebenso hauptsächlich aus den umliegenden Dörfern Cappel, Frankenhausen sowie aus der Stadt Marburg selbst.

Tabelle 5.8.: Einzugsgebiet: HUPA Gießen

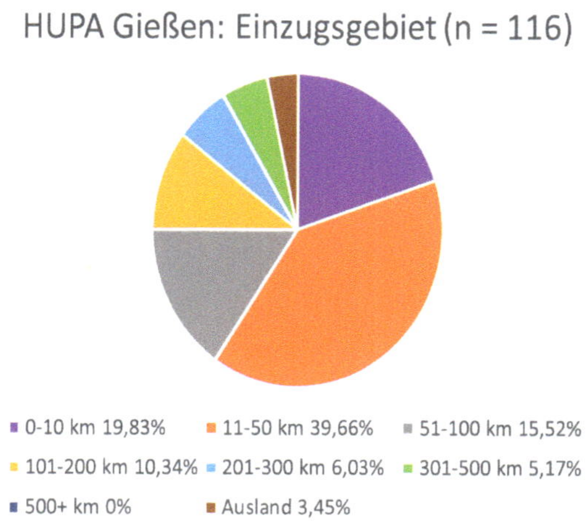

Die Pflegerinnen der Heil- und Pflegeanstalt Gießen während diesem Zeitraum stammten überwiegend aus Gießen selbst sowie aus Nachbarorten wie Alten-Buseck, Sinn, aber auch Darmstadt und Herborn.

Tabelle 5.9.: Einzugsgebiet: HUPA Philippshospital

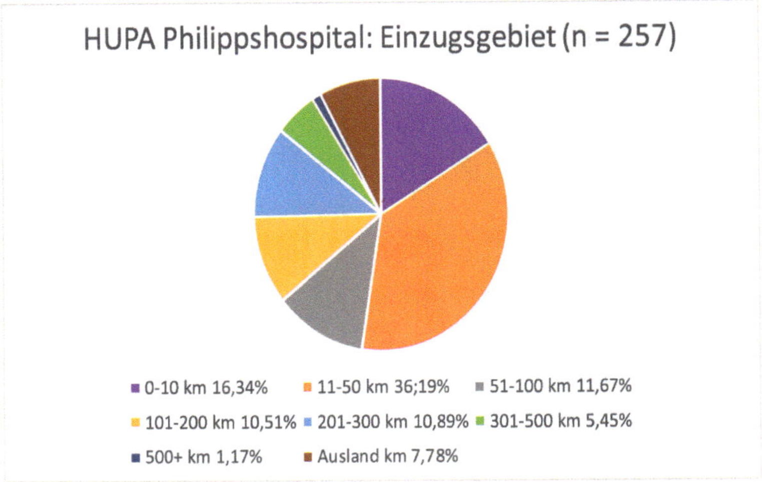

Pflegerinnen aus der Heil- und Pflegeanstalt Philippshospital kamen zu der Zeit ursprünglich aus den umliegenden Ortschaften wie Goddelau, Crummstadt, Heppenheim, Stockstadt und überdies aus Frankfurt, Mainz und Worms.

Das weibliche Pflegepersonal aus der Landesheilanstalt Eichberg rekrutierte sich von 1933 bis 1945 aus Kiedrich und vielen weiter entfernten Orten.

Tabelle 5.10.: Einzugsgebiet: LHA Hadamar

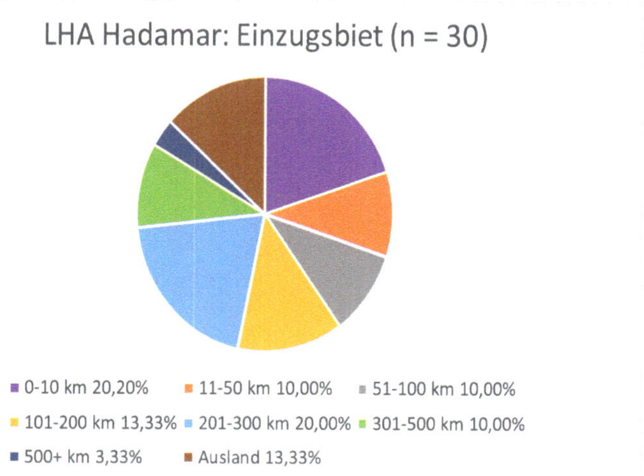

Das Personal der Tötungsanstalt Hadamar rekrutierte sich aus den aus Limburg stammenden Pflegerinnen sowie aus Pflegerinnen aus vielen anderen unterschiedlichen, teils weiter entfernten Orten. Dies zeigt, dass die Pflegerinnen der Tötungsanstalten direkt angeworben und gezielt ausgewählt wurden. Das Personal bestand somit nicht, wie in den anderen Anstalten, aus jungen Frauen aus der umliegenden Bevölkerung.

Von 1941 bis 1945 war zudem das „Berliner Personal", welches zur „Gemeinnützigen Stiftung für Anstaltspflege", also der „T4"-Organisation gehörte, in der Landesheilanstalt tätig. Diese Pflegerinnen kamen auf dem Weg der Dienstverpflichtung an ihre Tätigkeit in der Mordanstalt.[298] Ihre Auswahl erfolgte, so Antje Wettlaufer, offenbar durch Hinweise zuverlässiger Kontaktpersonen in verschiedenen Heilanstalten.[299] Lilienthal vermutet diese Kontaktpersonen vor allem in den Parteikreisen aus Frankfurt.[300] „Die Analyse der Personalselektion zeigte, daß unabhängig vom Ort der Anwerbung (Berlin bzw. Hadamar) bei der Zusammenstellung des Mordkaders auf langjährige Psychiatrieerfahrung, Anpassungsbereitschaft und politische Loyalität Wert gelegt wurde. Ausdrücklich sei darauf hingewiesen, daß niemand aufgrund sadistischer Persönlichkeitsstrukturen in den Kreis des Tötungspersonals aufgenommen wurde."[301] Im Einzelfall seien zwar derartige Verhaltensweisen in der konkreten Mordpraxis gefördert und toleriert worden, ihr Fehlen, so

[298] Vgl. Lilienthal Personal S. 269.
[299] Vgl. Wettlaufer Beteiligung S. 296.
[300] Vgl. Lilienthal Personal S. 269.
[301] Wettlaufer Beteiligung S. 297.

Wettlaufer, habe sich aber im Ablauf des Tötungsprogramms in keiner Weise bemerkbar gemacht.[302]

Die Auswahl der Pflegerinnen aus dem Bezirksverband für die „T4"-Abordnung erfolgte, so vermutet Lilienthal, durch den Verwaltungsbeamten Alfons Klein und den Dezernenten für das Anstaltswesen im Bezirksverband Nassau, Fritz Bernotat.[303] Die Pflegerinnen waren zuvor hauptsächlich in den Landesheilanstalten Herborn und Weilmünster tätig gewesen.[304] Die politische Zuverlässigkeit der Bewerberinnen spielte auch in den anderen untersuchten Landesheilanstalten eine besondere Rolle bei der Rekrutierung von Arbeitskräften. Hilde Steppe beschreibt beispielsweise, wie trotz des Personalmangels während des Krieges „im Hauptpersonalamt der NSDAP eine ‚Warnkartei' angelegt wurde, in der alle ‚unzuverlässigen' und nicht ausreichend nationalsozialistisch ausgerichteten Beschäftigten der NSV erfasst wurden".[305] In den Landesheilanstalten Merxhausen und Marburg hatte der Oberpräsident im Juni 1936 darauf hingewiesen, dass polizeiliche Führungszeugnisse im Allgemeinen nicht zum Nachweis der politischen Zuverlässigkeit dienten.[306] Die Ortsgruppen oder Kreisleitung der NSDAP sollten vielmehr feststellen, ob die jungen Frauen „jederzeit rückhaltlos für den nationalsozialistischen Staat eintreten".[307]

Häufig erfuhren die jungen Frauen durch das örtliche Arbeitsamt von der freien Stelle in der Landesheilanstalt. In den strukturschwachen Regionen, wie beispielsweise im Fall Merxhausen oder Goddelau, war der Dienst in der Landesheilanstalt eine langjährige Tradition und willkommene Möglichkeit, abseits der Landwirtschaft und privater Haushalte Geld zu verdienen.

Da die Landesheilanstalt Merxhausen beispielsweise ein Gut von 600 Morgen besaß, hatte sie ein besonders großes Interesse daran, solche jungen Mädchen als Lernpflegerinnen einzustellen, die in landwirtschaftlichen Arbeiten erfahren waren.[308] Dies führte wiederholt zu Konflikten mit den umliegenden Landwirten, die den „Abzug geeigneter weiblicher landwirtschaftlicher Arbeitskräfte" beklagten.[309] Die Landwirte machten die bessere Entlohnung sowie die Freizeitgewährung der Landesheilanstalt für die erfolgreiche Abwerbung des Personals verantwortlich.

In einem Schreiben des Oberpräsidenten an die Landesbauernschaft Kurhessen vom 20. März 1936 wird angeführt, dass bei Neueinstellungen von Pflegerinnen stets darauf geachtet wurde, dass die in der Landwirtschaft beschäftigten Mädchen in ihr verblieben und auch nur solche Bewerberinnen eingestellt wurden, die ihre Tätigkeit in der Landwirt-

---

[302] Vgl. ebd.
[303] Vgl. Lilienthal Personal S. 269.
[304] Vgl. ebd.
[305] Steppe, 2001b, S. 70.
[306] Vgl. LWV-Archiv, Bestand 17, B 66, S. 230.
[307] Ebd.
[308] Vgl. LWV-Archiv, Bestand 17, P 117, S. 11.
[309] LWV-Archiv, Bestand 17, B 66, S. 208.

schaft bereits aufgegeben hatten.[310] Da die Kranken mit Arbeiten auf dem Anstaltsgut beschäftigt wurden, mussten die Pflegerinnen, die sie beaufsichtigten, in landwirtschaftlichen Arbeiten erfahren sein und konnten deshalb nicht aus sämtlichen städtischen Kreisen entnommen werden, so die Argumentation der Anstaltsleitung in Merxhausen.[311]

In einzelnen Fällen, wie beispielsweise bei der Besetzung von freien Positionen der Oberpflegerin, wurden Anzeigen in Fachzeitschriften geschaltet.[312] Auch die Pflegerin Margarete S. erfuhr von der freien Stelle in der Landesheilanstalt Hadamar 1936 durch eine Ausschreibung in der Fachzeitschrift „Deutsche Schwester“.[313]

Manfred Galius und Armin Nolzen vergleichen die Erfahrung des Umbruchjahres 1933 sehr vieler Deutscher, mit einem religiösen Erweckungserlebnis.[314] Trotz des totalen ideologischen Anspruches und der aggressiven Religionspolitik der Nationalsozialisten, kam es zu keiner wirksamen interkonfessionellen Zusammenarbeit gegen die antikirchlichen und teilweise antichristlichen Zielsetzungen der nationalsozialistischen Politik.[315] Darüber hinaus wurde das Konzept der einheitlichen „Volksgemeinschaft“ durch die konfessionelle Zersplitterung der Deutschen herausgefordert.[316]

Bei der Volkszählung vom 17. Mai 1939 gaben 95 Prozent der Befragten an, einer Kirche, Religionsgesellschaft oder religiös-weltanschaulichen Gemeinschaft anzugehören.[317] Von diesen Menschen ordneten sich 53,7 Prozent den evangelischen Landes- und Freikirchen zu und 40,3 Prozent waren Angehörige der römisch-katholischen Kirche. Die übrigen Christen machten 0,5 Prozent aus, nur 0,4 Prozent waren „Glaubensjuden“. Zu nichtchristlichen Religionsgesellschaften und religiös-weltanschaulichen Gemeinschaften zählten sich 0,1 Prozent der Befragten, während 3,5 Prozent sich als gottgläubig und sich 1,5 Prozent als glaubenslos bezeichneten.[318] „‚Gottgläubig‘ avancierte rasch zur Standardbezeichnung für alle diejenigen, die sich auf keinen Fall als ‚gottlos‘ verstanden, die andererseits aber auch nicht mehr der Kirche angehören wollten.“[319]

Die Religionszugehörigkeit der Pflegerinnen in den einzelnen Landesheilanstalten verteilte sich wie folgt:

---

[310] Vgl. ebd., S. 209.
[311] Vgl. LWV-Archiv, Bestand 17, B 66, S. 209 (versus).
[312] Siehe:Roth Pflegerinnen Fallstudie: Oberpflegerin Lisa L.
[313] Vgl. LWV-Archiv, Bestand 12, P 264.
[314] Vgl. Gailus, Manfred / Nolzen, Armin, Einleitung: Viele konkurrierende Gläubigkeiten – aber eine Volksgemeinschaft?, in Zerstrittene Volksgemeinschaft, Göttingen und Oakville: Vandenhoeck Ruprecht, 2011, S. 8.
[315] Vgl. Ebd., S. 11.
[316] Vgl. ebd., S. 18ff.
[317] Vgl. Junginger, Horst, Die Deutsche Glaubensbewegung und der Mythos einer dritten Konfession, in Zerstrittene Volksgemeinschaft, Göttingen und Oakville: Vandenhoeck Ruprecht, 2011, S. 197.
[318] Vgl. ebd.
[319] Ebd., S. 195.

Tabelle 5.11.: Konfession der Pflegerinnen insgesamt

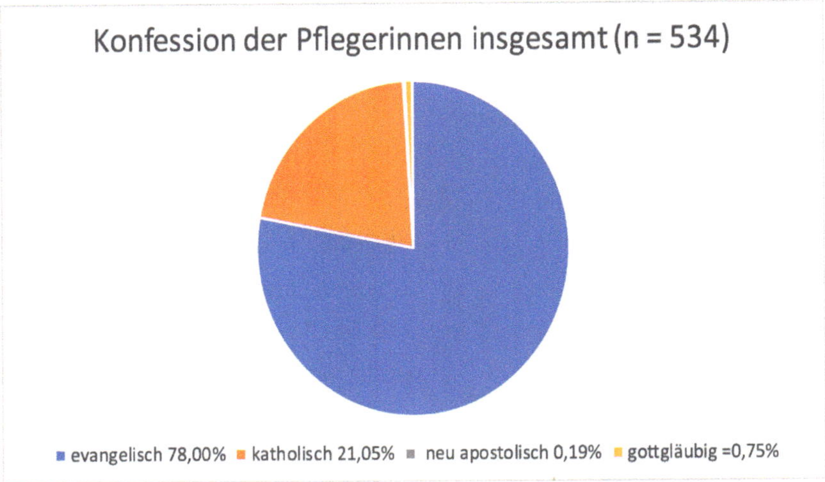

Die Mehrheit (78 Prozent) der Pflegerinnen zählte sich zur evangelischen Konfession, welche zu dieser Zeit in den hessischen Gebieten stark vertreten war. Während die Zahl der katholischen Pflegerinnen in den nordhessischen Anstalten Marburg und Merxhausen 4,4 Prozent bzw. 1,98 Prozent betrug, hatten in der Tötungsanstalt Hadamar 38,46 Prozent der Pflegerinnen angegeben, katholischer Konfession zu sein. In der Heil- und Pflegeanstalt Gießen gab es ebenso eine vergleichsweise große Gruppe katholischer Pflegerinnen mit 24,58 Prozent.

Inwieweit sich die Konfessionszugehörigkeit auf den Pflegealltag ausgewirkt hat ist schwer zu beurteilen, jedoch sahen viele Pflegerinnen nach 1945 keinen Widerspruch in ihrem Glauben und den von ihnen ausgeführten Tötungen. „Tatsächlich bevölkerte dieser Typus des doppelgläubigen Deutschen das ‚Dritte Reich' in großer Zahl."[320]

Während die protestantische Kirche aufgrund ihrer historisch bedingten engeren Verbindung zum Nationalstaat empfänglicher für national orientierte Bewegungen war, bemühte sich auch die auf Rom ausgerichtete katholische Kirche, sich den neuen Gegebenheiten anzupassen.[321] Kevin P. Spicer stellt fest, dass Bischöfe dem NS-Staat nur dann entgegentraten, wenn Staatsbeamte bzw. Vorschriften im Widerspruch zum Kir-

[320] Gailus/Nolzen Einleitung S. 12

[321] Vgl. Spicer, Kevin P, „Tu ich unrecht, ... ein guter Priester und ein guter Nationalsozialist zu sein?", Zum Verhältnis zwischen Katholizismus und Nationalsozialismus, in Gailus, Manfred / Nolzen, Armin (Hrsg.): Zerstrittene Volksgemeinschaft, Göttingen und Oakville: Vandenhoeck Ruprecht, 2011, S. 90; vgl. Gailus/Nolzen Einleitung S. 10.

chenrecht handelten oder standen und die seelsorgerische Entscheidungshoheit infrage gestellt wurde.[322]

Trotzdem versuchten Pflegerinnen nach 1945 häufig, durch die Betonung ihres Glaubens und durch positive Leumundszeugnisse von Geistlichen ihre Unschuld und Integrität zu beweisen. Vor Gericht betonten die angeklagten Pflegerinnen stets ihre christliche Erziehung und ihr christliches Weltbild.[323] Einen Gewissenskonflikt zwischen ihrem christlichen Glauben und ihrer Mithilfe bei den Krankenmorden empfand jedoch zunächst die im Schwesternprozess 1948 verurteilte Pflegerin Edith Korsch. In der Urteilsverkündung heißt es:

> „Die Angeklagte Korsch wurde zunächst ebenfalls mit dem Hinweis für die Aktion gewonnen, dass lediglich unheilbare Geisteskranke von langen Leiden erlöst werden sollten. Dies hat sie zwar ‚komisch berührt', sie hat auch [,] den Widerspruch zu dem Gebot ‚Du sollst nicht töten¡ empfunden, ihn aber dadurch überwunden, dass sie den erhaltenen Auftrag als bindenden Befehl auffasste."[324]

Der Befehl des Arbeitgebers stand für die Pflegerin somit über ihrem Glauben.

Pauline Kneissler hingegen sah keinen Widerspruch zwischen ihrem christlichen Glauben und den Massenmorden, die sie beging. Im Hadamar-Prozess sagte sie zu ihrer Verteidigung aus:

> „Wir sind alle aus christlichen Kreisen, ich stehe auf dem Standpunkt des Römerbriefes 13: ‚Jeder Mann sei Untertan dem, der Gewalt über ihn hat. Ehre wem Ehre, Furcht wem Furcht'. Die Obrigkeit ist von Gott gewollt, die Natur hat eben solche Wandlungen angenommen, daß man hilflosen Menschen helfe. Ich achte Gottes Gebote, schließe mich aber auch den Naturgesetzen an. Halbjüdische Kinder hätte ich nie getötet."[325]

Die Verweildauer der Pflegerinnen in den untersuchten Anstalten unterscheidet sich stark von der Funktion der jeweiligen Landesheilanstalt. Pflegerinnen in den Tötungsanstalten Hadamar und Eichberg blieben in der Regel länger im Dienst der jeweiligen Anstalt als Pflegerinnen in den anderen untersuchten Landesheilanstalten. Die durchschnittliche Beschäftigungsdauer der Pflegerinnen war mit 7,12 Jahren in der Landesheilanstalt Eichberg am höchsten.

Überraschenderweise nimmt die Landesheil- und Pflegeanstalt Philippshospital mit durchschnittlich 5,90 Jahren den zweiten Platz und nicht die Vergasungsanstalt Hadamar, die mit durchschnittlich 5,35 Jahren den dritten Platz belegt. Auch wenn in den

[322] Vgl. Ebd., 78.
[323] Siehe: 10.1. Die Nachkriegsprozesse.
[324] HHStAW, Abt. 461, Nr. 32061/46, S. 2413.
[325] Zitiert nach: Wettlaufer Beteiligung S. 321.

Gerichtsaussagen der angeklagten Pflegerinnen aus Hadamar häufig berichtet wurde, dass den Pflegerinnen die Versetzung in eine andere Anstalt verboten worden wäre, waren die Pflegerinnen in der Landesheil- und Pflegeanstalt Philippshospital durchschnittlich länger im Pflegedienst der Anstalt tätig. Die durchschnittliche Verweildauer der Pflegerinnen sowie die Sterberate der Kranken in jener Landesheil- und Pflegeanstalt weist somit Ähnlichkeit mit den Zahlen der Landesheilanstalt Eichberg auf, wo erwiesenermaßen Kranke durch Pflegerinnen vorsätzlich getötet wurden. Dies kann als ein weiterer Hinweis auf den Verdacht der aktiven Krankentötung im Philippshospital zur Zeit des Nationalsozialismus gesehen werden.

Tabelle 5.12.: Durchschnittliche Beschäftigungsdauer

Die untersuchten Pflegerinnen der Landesheilanstalt Marburg hingegen verweilten nur durchschnittlich 3,73 Jahre im Anstaltsdienst, während die Pflegerinnen der anderen Landesheilanstalt des Regierungsbezirks Kassel nur durchschnittlich 2,92 Jahre im Dienst der Anstalt Merxhausen verbrachten.

Die kürzeste Beschäftigungsdauer liegt im untersuchten Durchschnitt für die Landesheil- und Pflegeanstalt Gießen bei 2,57 Jahren.

Dementsprechend lag das durchschnittliche Alter bei Dienstaustritt aus den Landesheilanstalten bei 23,24 für die Landesheilanstalt Merxhausen, 25,33 für die Landesheilanstalt Marburg, 27,48 für die Landesheil- und Pflegeanstalt Gießen, 30,68 für die Landesheil- und Pflegeanstalt Philippshospital und 32,32 sowie 41,00 für die Landesheilanstalten Hadamar und Eichberg.

Tabelle 5.13.: Durchschnittliches Austrittsalter der Pflegerinnen

1938 wurden mehrere größere Werbekampagnen gestartet, um den bestehenden Mangel an Personal im Reich zu beheben: So wird zum Beispiel in einer Rundfunkfolge über den Schwesternberuf im „Tagebuch der Schwester Else" beschrieben, wie schön und befriedigend die Arbeit im Schwesternberuf doch sei.[326] Zusätzlich rief die Reichsfrauenführerin einen freiwilligen „Frauenhilfsdienst für Wohlfahrts- und Krankenpflege" ins Leben, der „vor allem junge Mädchen zu einem ‚Ehrendienst an der Nation' aufforderte".[327] Ziel dieses Dienstes war es, die Fachkräfte von reinen Hilfsarbeiten zu entlasten.[328] Die „Hilfsdienstmädel" verpflichteten sich für zwei Jahre und erhielten freie Kost und Logis sowie ein Taschengeld von 20 Pfennigen täglich in den ersten sechs Monaten und 50 Pfennigen in der verbleibenden Zeit. Zudem erhielten sie eine kostenlose ärztliche

[326]Vgl. Steppe Krankenpflege ab 1933 S. 69.
[327]Ebd.
[328]Vgl. ebd.

Behandlung und Krankenpflege im Krankheitsfall.[329] Jill Stephenson charakterisiert dieses Verhalten des NS-Regimes als ein Verlassen auf den Enthusiasmus minderjähriger Funktionärinnen, von denen erwartet wurde, dass ihnen ein minimaler Status als Entschädigung für eine „lächerliche Bezahlung“ ausreiche.[330] Der Fall der „Hilfsdienstmädel“ ist nur ein Beispiel der zahlreichen Möglichkeiten der von Frauen geleisteten Freiwilligenarbeit in der Zeit des Nationalsozialismus. So leisteten viele Frauen Freiwilligenarbeit in den NS-Organisationen oder wurden zur „freiwilligen Arbeit“ durch den Reichsarbeitsdienst (RAD) gezwungen.[331] Barbara Rohr definiert weibliche Mittäterschaft als „Funktionalisierung und Selbstfunktionalisierung der Frau für die Durchsetzung und den Erhalt zerstörerischer gesellschaftlicher Verhältnisse.“[332] Die Pflegerinnen fielen demnach zumindest in die Kategorie der Mittäterinnen, wenn sie nicht selbst als Täterinnen aktiv wurden, denn durch ihre Arbeit wurde das zerstörerische System der Krankenmorde mit aufrechterhalten.

Steppe beschreibt, dass man hoffte, dass die jungen Mädchen sich nach ihrer Hilfsdienstzeit für eine Ausbildung zur Pflegerin entscheiden würden, da sie sich die abgeleistete Dienstzeit auf die Ausbildungszeit anrechnen lassen konnten und auch das hauswirtschaftliche Pflichtjahr durch diese Tätigkeit abgeleistet war.[333] Zudem erhielten die Mädchen nach der Dienstzeit bei Verheiratung ein nicht rückzahlbares Ehestandsdarlehen von 1.000 Reichsmark, was dazu führte, dass der größte Teil der Mädchen nur aus diesem Grund die Hilfsdienstzeit absolvierte.[334] Hier zeigt sich somit der Einfluss des nationalsozialistischen Frauenbildes auf den Berufsalltag: Von Frauen wurde nicht erwartet, dass sie lange in dem Beruf der Pflegerin verblieben und man kalkulierte ihren Ausstieg aus dem Beruf nach vier Jahren von vorneherein mit ein.[335]

Der Beruf der Pflegerin in den Landesheilanstalten zur Zeit des Nationalsozialismus war somit ein Durchgangsberuf und keine Lebensberufung: Er wurde überwiegend nicht aus idealistischen Gründen ergriffen, sondern aufgrund finanzieller Anreize. Die Ehe war das vorrangige Ziel der Frauen, die Arbeit Mittel zur Finanzierung der Aussteuer und zur Überbrückung. Dies entsprach den gängigen Lebensentwürfen von Frauen aus dem Arbeitermilieu und der unteren Mittelschicht. Die Pflegerinnen waren somit häufig nicht

[329] Vgl. ebd.
[330] Vgl. Stephenson, Jill, Women's Labor Service in Nazi Germany, Central European History 15, Nr. 3, 1982, S. 256.
[331] Vgl. ebd., S. 241ff.
[332] Rohr, Barbara, Die allmähliche Schärfung des weiblichen Blicks: Eine Bildungsgeschichte zwischen Faschismus und Frauenbewegung, Band 25, Edition Philosophie und Sozialwissenschaften, Hamburg: Argument-Verlag, 1992, S. 271.
[333] Vgl. Steppe Krankenpflege ab 1933 S. 69f.
[334] Vgl. ebd., S. 70.
[335] Vgl. LWV-Archiv, Bestand 17, B 66, S. 117.

durch ein Pflegeethos motiviert, sondern betrachteten ihre Erwerbstätigkeit eher pragmatisch.[336]

Etwa 10 Millionen Personen traten zwischen 1925 (Neugründung) und 1945 der NSDAP bei.[337] Dies entsprach ungefähr elf Prozent der Gesamtbevölkerung.[338]

Insgesamt waren von 1919 bis 1922 durchschnittlich 10 Prozent der NSDAP-Mitglieder weiblich.[339] Diese Zahl sank auf 7,8 Prozent zwischen 1925 und 1932 und ging im Jahr 1933 schließlich auf 5,1 Prozent zurück.[340] Nach der Aufhebung der Aufnahmesperre von 1933 stieg die Anzahl der weiblichen NSDAP-Mitglieder im Jahr 1937 wieder auf 10 Prozent und im darauffolgenden Jahr sogar auf 17,5 Prozent.[341] Zwischen 1942 und 1944 waren ein Drittel der neu aufgenommenen Parteimitglieder Frauen und der Frauenanteil unter den Neuaufgenommenen stieg bis 1944 auf 39,5 Prozent.[342]

---

336 Selbst bei den Männern galt der Beruf des „Irrenpflegers" / „Irrenwärters" bis weit in das 20. Jahrhundert als Durchgangsberuf. Vgl. Sammet Gute Arbeit S. 219.

337 Meßner, Jonas, Warum treten Menschen Parteien bei und warum verlassen manche sie wieder? Theoretische Ansätze zur Erklärung von Parteibeitritten und Parteiaustritten am Beispiel der NSDAP, in Falter, Jürgen W. (Hrsg.): Junge Kämpfer, alte Opportunisten: die Mitglieder der NSDAP 1919–1945, Frankfurt am Main und New York: Campus Verlag, 2016, S. 41.

338 Die Einwohnerzahl innerhalb des Reiches in den Grenzen von 1939, ohne das Protektorat Böhmen und Mähren, betrug ca. 90 Millionen Vgl. ebd.

„Schätzungsweise 60 Prozent der Mitglieder, die in den Jahren 1925–1929 der Partei beigetreten waren, verließen die Partei bis zum Zusammenbruch des „Dritten Reichs" wieder." Ebd.

339 Vgl. Lavern, Wolfram, Weibliches SS-Personal in Konzentrationslagern: überzeugte Parteigängerinnen der NSDAP oder ganz normale deutsche Frauen?, in Nationalsozialismus und Geschlecht: zur Politisierung und Ästhetisierung von Körper, Rasse und Sexualität im Dritten Reich und nach 1945, GenderCodes, Band 6, Bielefeld: transcript Verlag, 2009, S. 315.

340 Vgl. ebd.

341 Vgl. ebd.

342 Vgl. ebd., S. 316.

Tabelle 5.14.: NSDAP-Mitgliedschaft der Pflegerinnen insgesamt

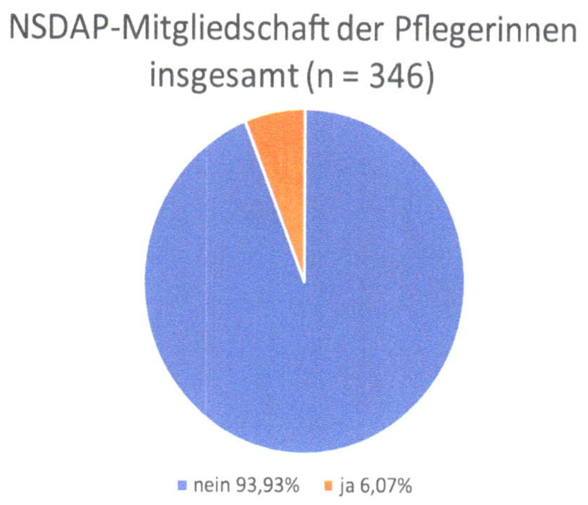

Lediglich etwa 6 Prozent der Pflegerinnen in den untersuchten Anstalten waren NSDAP-Mitglieder. In den Tötungsanstalten lag diese Quote aus den bereits erwähnten Gründen deutlich höher. Dort waren es für die Landesheilanstalt Eichberg 20 Prozent und für die Landesheilanstalt Hadamar 18,52 Prozent

Für die Landesheilanstalt Hadamar beschreibt Sharon Harrison die Situation folgendermaßen: „The nurses' level of ivolvement in Nazi organizations varied a great deal. Although as a general rule *Stiftung* nurses, those employed directly by the T4-authorities, were more likely to be members of Nazi organizations."[343] Darüber hinaus seien die meisten rekrutierten Pflegerinnen für das „T4"-Programm keine NSDAP-Mitglieder gewesen. Die Pflegerinnen, die NSDAP-Mitglieder waren, seien überwiegend in den Folgejahren des Machtwechsels der Partei beigetreten. Der Fall der Käthe Hackbarth demonstriere, so Harrison, dass das politische Lernen der Frauen in der Selektion der „T4"-Pflegerinnen eine kleine Rolle gespielt habe. Käthe Hackbarth hatte der kommunistischen Organisation „Rote Gewerkschaftsorganisation" angehört und war deshalb 1933 von ihrem Arbeitgeber, den „Wittenauer Heilstätten" in Berlin, entlassen worden.[344] Sie wurde jedoch 1935 in den Anstaltsdienst wieder aufgenommen.[345] Dem ist entgegenzuhalten, dass Käthe Hackbarth ihre positve Einstellung zum Regime oder zumindest dessen Gesundheitspolitik glaubhaft gemacht haben muss, denn die Organisatoren der Krankenmorde hätten

[343] Harrison Female S. 31.
[344] Vgl. ebd.
[345] Vgl. ebd., S. 32.

wohl kaum eine bekannte NS-Gegnerin in der Tötungsanstalt eingestellt und somit das Publikwerden der Morde und die gesamte „Aktion T4" gefährdet.

Die Tatsache, dass die überwiegende Mehrheit nicht in der NSDAP organisiert war, sagt nichts über ihre Befürwortung oder Ablehnung der „Euthanasie" aus.[346] Harrsion konstatiert, dass viele der Pflegerinnen die rassenhygienischen Maßnahmen der Nationalsozialisten unterstützten, jedoch nicht unbedingt die NSDAP an sich.[347]

Was den Familienstand der Pflegerinnen anbetrifft, so war die überwiegende Mehrheit der Pflegerinnen ledig (87 Prozent) und kinderlos (91,46 Prozent). Dies trifft vor allem auf die Anstalten in den ländlichen Gebieten zu. In der Landesheil- und Pflegeanstalt Gießen beispielsweise war die Zahl der Pflegerinnen, die verheiratet und/oder Mütter waren, deutlich höher.

Tabelle 5.15.: Familienstand der Pflegerinnen insgesamt

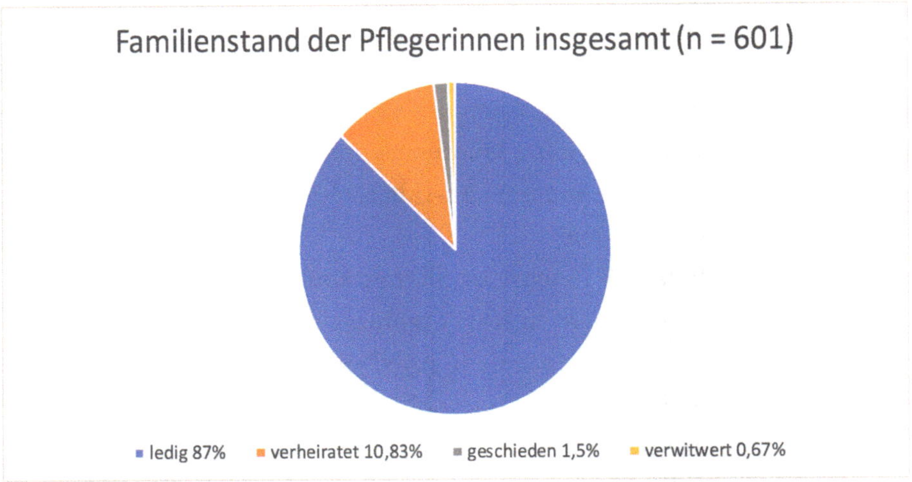

[346] Vgl. ebd., S. 32.
[347] Vgl. ebd.

Tabelle 5.16.: Prozentsatz der Pflegerinnen mit Kind in der LHA Merxhausen

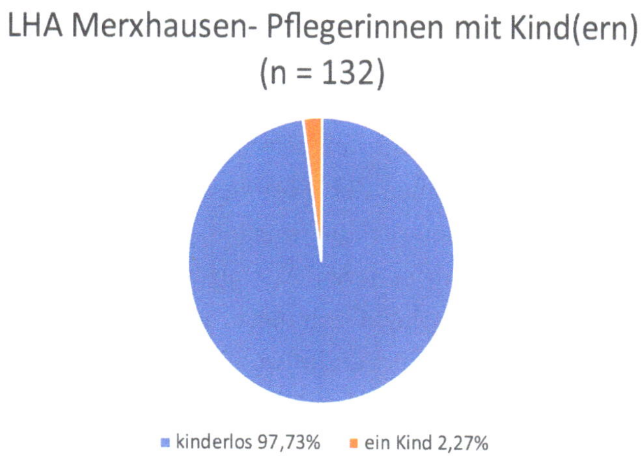

Tabelle 5.17.: Prozentsatz der Pflegerinnen mit Kind(ern) in der HUPA Gießen

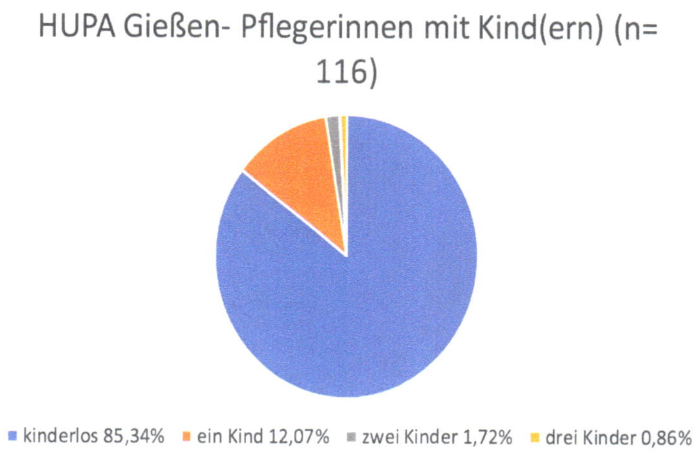

Die Pflegerinnen der hessischen Landesheilanstalten waren somit auf dem Land überwiegend junge, ledige und kinderlose Frauen aus den umliegenden Dörfern, evangelischen Glaubens und ohne NSDAP-Mitgliedschaft. Da sie aus den unteren sozialen Schichten stammten, waren es vor allem die finanziellen Absicherungen und Vorteile des Pflegeberufes (wie etwa die freie Kost und Logis), die die jungen Frauen dazu motivierte, in den Anstalten zu arbeiten. Auf dem strukturschwachen Land gab es zudem wenige andere Beschäftigungsalternativen und das soziale Netzwerk und die damit einhergehende Kontrolle waren enger als in den Städten Gießen und Marburg. Dies dürfte dazu geführt haben, dass sich die jungen Frauen nicht verweigerten und ihren Dienst möglichst kritiklos verrichteten, da sie stärker von ihrer Anstellung und dem Wohlgefallen des Direktors abhängig waren. Die Pflegerinnen in den größeren Städten wie Marburg und Gießen waren deutlich freier in ihrer Berufswahl und Lebensweise.

Eine Besonderheit stellen die Pflegerinnen der Tötungsanstalten Eichberg und Hadamar dar, da sie gezielt angeworben und ausgewählt wurden. Sie waren teilweise überzeugte NSDAP-Mitglieder und hatten sich in anderen Anstalten bewährt, sodass sie zudem deutlich älter waren als ihre Kolleginnen in Merxhausen oder Marburg. Sie waren nicht mehr die „jungen, unschuldigen Frauen vom Lande“ und hatten deutlich mehr Lebenserfahrung. Darüber hinaus waren sie durch die räumliche Distanz zu ihren Herkunftsfamilien deutlich unabhängiger von diesen als Pflegerinnen, die aus den umliegenden Orten stammten und somit der Kontrolle ihrer Verwandten unterlagen.

Zudem ist festzuhalten, dass die Zusammensetzung der sozialen Schichtung der Pflegerinnen in der Landesheilanstalt Hadamar gehobener war als die der Pflegerinnen in den anderen Anstalten.

Tabelle 5.18.: Soziale Herkunft der Pflegerinnen der LHA Hadamar

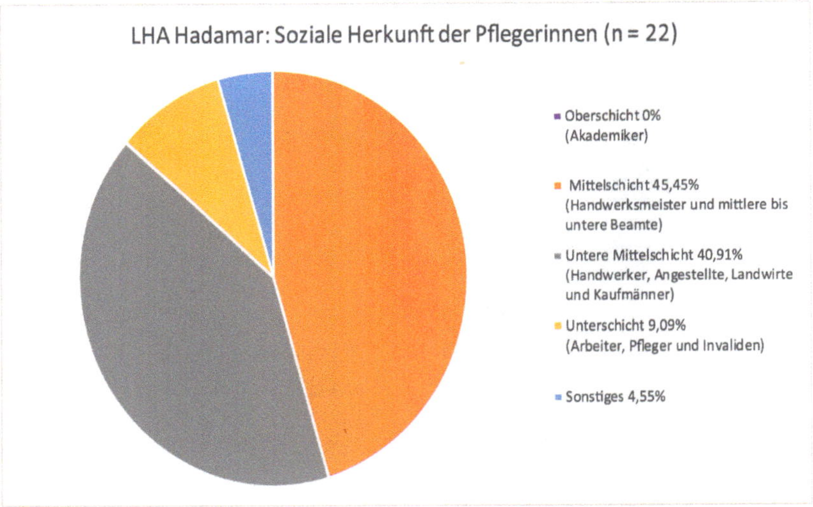

5.7. Das Selbstbild der Pflegerinnen der Landesheilanstalten

Die Pflegerinnen der Landesheilanstalten waren laut NS-Propaganda „politische Soldaten" im Kampf um die Gesundheit des deutschen Volkskörpers.[348] Den Aussagen in den Nachkriegsprozessen zugrunde liegend kann gesagt werden, dass sich die Pflegerinnen in erster Linie als Arbeitnehmerinnen sahen oder im Falle der Oberpflegerinnen noch mehr als Beamte, die ihre Dienstpflicht versahen und ihren Vorgesetzten Gehorsam leisteten.[349] So war es zumindest im Fall Berta Netz, einer ehemaligen Krankenschwester in Meseritz-Obrawalde. Berta Netz machte 1962 vor dem Münchner Schwurgericht folgende Aussage:

> „Wie schon erwähnt, waren es nicht die Gründe der Parteizugehörigkeit, sondern das Untergeordnetenverhältnis als Pflegerin und vor allem Beamtin, das mich verpflichtete und veranlaßte, alle Anordnungen, die Frau Dr. Wernicke traf, zu befolgen."[350]

Jedoch gab es auch überzeugte Nationalsozialistinnen unter den Pflegerinnen, die ihre Tätigkeit aus politischer Überzeugung ausführten.[351]

Leonie Wagner nach war die Erfüllung von Dienst und Pflicht Gradmesser für die Stellung innerhalb der „Volksgemeinschaft" und entschied daher über die Rechte des Individuums, die aus diesem Verhältnis abgeleitet wurden.[352] „Der Dienst soll ausgerichtet sein auf den großen Zusammenhang, in dem die oder der Einzelne sich bedingungslos den Erfordernissen des ‚Ganzen' unterstellen."[353] Diese Haltung, so Wagner, sollte dem nationalsozialistischen Menschen „in Fleisch und Blut übergehen" und sich als „rassische Determination" im Erbe niederschlagen.[354]

Die Bedeutung von Arbeit für das Selbstbild der Menschen schlägt sich ferner in der Sprache nieder. So hat das hessische Wort „schaffe" für „schaffen", also arbeiten, mehrere Bedeutungen: Nicht nur schafft man etwas mit seiner Arbeit im Sinne von Leistung, man erschafft auch etwas (entweder ein Produkt oder eine Dienstleistung) und trägt somit seinen Teil zum Bruttosozialprodukt bei. Man „schafft" demnach etwas und *ist* dadurch jemand. Wer in der Zeit des Nationalsozialismus nicht(s) schuf, war ein Niemand und hatte deshalb keine Lebensberechtigung, denn er konnte nicht darauf hoffen, durch das Sozialprinzip von der „Volksgemeinschaft" mitgetragen zu werden. Es galt vielmehr die

[348] Vgl. Riemann Heldisches Dienen S. 266.
[349] Siehe: 10.1. Die Nachkriegsprozesse.
[350] Steppe, Hilde / Koch, Franz / Weisbrod-Frey, Herbert, Krankenschwester-Mordgehilfin, in Benz, Ute (Hrsg.): Frauen im Nationalsozialismus, Beck'sche Reihe, München: C.H Beck Verlag, 1997, S. 145f.
[351] Siehe: 7.3.1. Pflegerin Therese H. in der Landesheil- und Pflegeanstalt Gießen; siehe: 7.5.2. Oberpflegerin Barbara G. in der Landesheil- und Pflegeanstalt Philippshospital.
[352] Vgl. Wagner Frauenansichten S. 51.
[353] Ebd.
[354] Vgl. ebd.

Devise: Alles Leben ist Kampf.[355] Viele Pflegerinnen sahen sich am unteren Ende einer langen Befehlskette und lediglich als ausführende Organe der von den „großen Männern“ befohlenen und verantworteten Politik. Sie empfanden sich oft als machtlos und taten daher wenig, um die Zustände des Systems zu ändern oder gar Widerstand zu leisten.[356] „Mit der Übernahme der Verpflichtung wird ein Verzicht-‚Opfer‘ gebracht, gleichzeitig aber Entscheidungs- und Verantwortungsentlastung erreicht.“[357]

Nicht zuletzt war das Gefühl der Angst ein wesentlicher Faktor: Die Pflegerinnen fürchteten sich nicht nur vor dem Verlust des eigenen Abseitsplatzes, sondern auch vor der Einweisung ins Konzentrationslager.[358] Andere sahen sich als erbarmungsvolle Hilfen, die die Leidenden von ihrem schweren Schicksal „erlösten“.[359] Dabei opferten sie sich nach ihrem Verständnis aus Pflichtgefühl für das Wohl des deutschen Volkes auf.[360]

Des Weiteren hatten die Pflegerinnen ein gewisses Standesbewusstsein und ihre Arbeit war für einige Quelle des Stolzes. So distanzierte sich eine Pflegerin des Philippshospitals angeblich bewusst von den niederen Rängen der Hausmädchen, indem sie sich weigerte, in einem Café neben diesen Platz zu nehmen.[361] Der Vorfall wurde von den Hausmädchen der Direktion vorgetragen mit dem Ziel, eine öffentliche Rücknahme der Beleidigung zu erwirken.[362]

Aus den Protokollen der Gerichtsverhandlungen nach dem Krieg wird deutlich, dass viele der Schwestern kein Unrechtsbewusstsein über ihre Taten entwickelt hatten, sondern sie sich vielmehr selbst als Opfer sahen. Es kam zu keinen Bekundungen der Reue, vielmehr äußerten Pflegerinnen wie Irmgard Huber stattdessen immenses Selbstmitleid.[363] Ein Teil dieser Bekundungen kann durchaus auch aus prozesstaktischen Gründen erfolgt sein. Die angeklagte Pflegerin Edith Korsch sagte 1947 vor Gericht aus:

> „Die Tätigkeit war zwar nicht sehr angenehm, aber wir glaubten eben, wie jeder Soldat, auch nur unsere Pflicht tun zu müssen, wo wir hingestellt würden. Im übrigen [sic!] scheuten wir uns, in unsere alten Anstalten zurückzukehren, wo ja doch manches durchgesickert war, und man uns schon während des Urlaubs ausfragen wollte.“[364]

Dabei waren die Pflegerinnen nicht durchweg unpolitisch. Diejenigen unter ihnen, die überzeugte Nationalsozialistinnen waren, zogen Macht und Selbstbewusstsein aus ihren

[355] Siehe: 5.9.1.2. Nationalsozialistische Dokumentarfilme.
[356] Siehe: 7.4.2. Abteilungspflegerin Katharina H. in der Landesheil- und Pflegeanstalt Philippshospital.
[357] Wagner Frauenansichten S. 53.
[358] Vgl. Wettlaufer Beteiligung S. 314.
[359] Vgl. HHStAW, Abt. 461, Nr. 32442/11, S. 1820.
[360] Siehe: 7.1.1. Aushilfspflegerin Irma S. in der Landesheil- und Pflegeanstalt Gießen (1943–1944).
[361] LWV-Archiv, Bestand 18, P 700.
[362] Vgl. ebd.
[363] Siehe: 10.1.1. Der Fall Huber.
[364] HHStAW, Abt. 461, Nr. 32061 /4,5, S. 2028.

politischen Aktivitäten. Sie fühlten sich den „gewöhnlichen" Pflegerinnen überlegen und ließen diese ihre Überlegenheit durchaus spüren.[365] Trotz dieser Tatsachen versuchten sie, sich nach dem Krieg als gänzlich unpolitisch und die NS-Politik als reine „Männerangelegenheit" darzustellen.[366] Die von Männern dominierte Hierarchie innerhalb der Anstalten und des Gesundheitswesens wurde von den Pflegerinnen nach dem Krieg zu ihrer Verteidigung hinzugezogen, denn in der Tat hatten in den Anstalten Männer das Sagen. Die pflegenden Frauen hatten jedoch gewisse Handlungsspielräume und die Möglichkeit, sich zu verweigern oder zu kündigen.

5.7.1. Hierarchie und Strukturen innerhalb der Anstalt

An der Spitze der Anstaltshierarchie stand als Gefolgschaftsführer der Direktor, er verlor allerdings die Macht über die Finanzen seiner Anstalt.[367] Alexander Veltin schreibt hierzu:

> „Die räumliche Geschlossenheit der medizinischen Versorgungs-, Arbeits- und Wohnstätte als Lebensort für Bedienstete und Pfleglinge; die strenge hierarchische Ordnung mit dem Anstaltsleiter, dem *pater familias* an der Spitze; ausgestattet mit der Disziplinargewalt über Patienten und Angestellte, oblag ihm, wie einem nahezu allmächtigen Herrscher, in umfassender Verantwortlichkeit die Gestaltung der inneren und äußeren Beziehungen der Anstalt."[368]

Dies traf in den untersuchten Anstalten jedoch nicht auf die Landesheilanstalt Hadamar zu, in der der Verwaltungsleiter Alfons Klein faktisch die Rolle des abwesenden Direktors einnahm. Die Macht des Direktors über die Anstalt war enorm, was überdies in der Hausordnung deutlich wurde.[369] Intime Berichte aus den Personalakten bezeugen, dass der Direktor über das Privatleben seiner Pflegerinnen gut informiert war.[370] Der Verwaltungsleiter nahm in den Jahren vor und nach der Jahrhundertwende den Platz des Anstaltsgeistlichen als wichtigster Partner des Direktors ein.[371] Der Verwaltungsleiter hatte seit 1938 die Macht über die Finanzen und den Haushalt der Anstalt.[372] Damit kam es zu einer Machtverschiebung weg vom medizinischen Bereich des Direktors, hin zum Verwaltungsbereich des Verwalters.[373]

[365] Siehe: 7.3.1. Pflegerin Therese H. in der Landesheil- und Pflegeanstalt Gießen; siehe: 7.5.2. Oberpflegerin Barbara G. in der Landesheil- und Pflegeanstalt Philippshospital.
[366] Siehe: 7.5.2. Oberpflegerin Barbara G. in der Landesheil- und Pflegeanstalt Philippshospital.
[367] Siehe: 5.4.2. Das Verhältnis zwischen den Pflegerinnen und dem Verwaltungsleiter.
[368] Veltin Anstaltsfamilie S. 19.
[369] Siehe: 5.2. Die Hausordnungen der Landesheilanstalten und ihre Bedeutung für den Pflegealltag.
[370] Pikante Briefe über Ehebruch, uneheliche Kinder und Ähnliches wurden meist in einem versiegelten Umschlag mit dem Hinweis „Nur von der Direktion zu öffnen!" den Personalakten beigefügt.
[371] Vgl. Veltin Anstaltsfamilie S. 25.
[372] Siehe: 3.1. Die Organisation und Trägerschaft der hessischen Landesheilanstalten.
[373] Siehe: ebd.

Dem Direktor und dem Verwalter unterstellt waren die Anstaltsärzte und -ärztinnen. Auch sie waren hierarchisch organisiert und werden von Veltin als „Seele der Anstalt" beschrieben.[374] Die Ärzte trugen die medizinische Verantwortung für die Versorgung der Kranken und bedienten in Hadamar den Gashahn der Tötungskammer.[375] Somit bestimmten sie über Leben und Tod der Kranken und konnten sich dabei auf die Zuarbeit und Unterstützung der Pflegenden verlassen.

Dem weiblichen Pflegepersonal stand die Oberpflegerin vor, sie leitete die Anweisungen der Ärzte an die Pflegerinnen weiter und war für deren Arbeit verantwortlich. „Oberschwestern und Oberpfleger regierten in ihren Bereichen mit mütterlicher beziehungsweise väterlicher Autorität in Milde und Strenge, in den Wachabteilungen auch über das untergeordnete Personal [...]".[376] Die älteren Oberschwestern waren, so Veltin, über Jahre hinweg mit ihren Abteilungen und deren Bewohnern eng verbunden.[377]

Es gab neben dem Pflegepersonal zahlreiche andere Angestellte in der Anstalt. Sie waren beispielsweise in der Verwaltung, der Anstaltsküche oder -wäscherei tätig. Zudem arbeiteten dort Handwerker, die für die Instandhaltung und den Betrieb der Anstalt zuständig waren. Am untersten Ende der Anstaltshierarchie standen die Kranken selbst. Ihre Stellung hing stark von ihrer sozialen Herkunft, ihrem Erkrankungsgrad sowie der damit einhergehenden Arbeitsfähigkeit ab. Teilweise wurden fittere Kranke als Helfer zur Überwachung ihrer Mitpatienten eingesetzt.[378] In manchen Fällen wurden vertrauenswürdigen Kranken für gewisse Situationen Schlüssel anvertraut, obwohl dies laut Dienstordnung verboten war.[379]

Abbildung 5.1.: Diensthierarchie der Landesheilanstalten

5.7.2. Die Hierarchie innerhalb des Pflegepersonals

Darüber hinaus waren die Pflegerinnen der hessischen Landesheilanstalten in der Zeit des Nationalsozialismus streng hierarchisch organisiert.[380] Die Spitze der Hierarchie bildeten die Oberpflegerinnen, die die Verantwortung für alle übrigen Pflegerinnen trugen. Sie genossen als einzige weibliche Pflegerinnen den Beamtenstatus. Die Laufbahn der Oberpflegerin kann daher im Gegensatz zu den restlichen Pflegerinnen als Berufung angesehen werden. Sie führten ihren Beruf meist bis zur Pensionierung oder gar bis zum vorzeitigen Tode aus. Von den verbeamteten Pflegerinnen wurde politisches Engagement verlangt,

[374] Vgl. ebd., S. 73ff.
[375] Siehe: 3.3. Die Landesheilanstalt Hadamar.
[376] Veltin Anstaltsfamilie S. 98.
[377] Vgl. ebd.
[378] Siehe: 5.3. Die Dienstanweisungen für die Pflegerinnen der Landesheilanstalten.
[379] Vgl. ebd.
[380] Dieses Kapitel ist eine überarbeitete und erweiterte Version aus Roth Pflegerinnen.

daher waren sie häufiger Parteigenossinnen oder Mitglied in der NS-Frauenschaft. Wenn sich Pflegerinnen trauten, Kritik am Vorgehen der Ärzte zu üben, dann waren es am ehesten die Oberpflegerinnen, da ihre berufliche Qualifikation und ihr Rang in der Anstalt ihnen das nötige Selbstbewusstsein dazu gaben.[381]

Für die einzelnen Abteilungen waren die Abteilungs- oder Stationspflegerinnen verantwortlich. Sie waren mit der Führung „ihrer“ Abteilung beauftragt und unmittelbare Ansprechperson für die Belange der einfachen Pflegerinnen. Die Führung einer eigenen Abteilung wurde finanziell mit einer Zulage entlohnt.[382] Den Abteilungspflegerinnen unterstanden die gewöhnlichen Pflegerinnen und Hilfspflegerinnen. Die Hilfspflegerinnen waren ausgebildete Pflegerinnen, die sich nach fünf Jahren Dienstzeit zu den gewöhnlichen Pflegerinnen zählen durften.

Die Lernpflegerinnen waren die Pflegerinnen, die sich noch in der Ausbildungsphase befanden. Diese dauerte mindestens drei Jahre an und schloss mit dem Examen in Form einer praktischen und einer schriftlichen Prüfung ab.[383] Bei Verfehlungen im Dienst wurde ihnen die während des Krieges mangelhafte Ausbildung sowie ihr Lernstatus zugutegehalten.[384]

In der Hierarchie tiefergestellt als die Lernpflegerinnen waren nur noch die Aushilfspflegerinnen. Sie wurden aushilfsweise eingestellt, in der Landesheilanstalt beispielsweise mit einer Kündigungsfrist von acht Tagen, und konnten gegebenenfalls in eine Planstelle als Lernpflegerin aufrücken.[385]

Der jeweilige Stand der einzelnen Pflegerin in der Landesheilanstalt war demnach durch ihren Dienstgrad und ihren Ausbildungsstand gekennzeichnet. Zudem drückten sich diese Unterschiede im Verdienst der Pflegerinnen sowie ihrem Anspruch auf Altersversorgung aus.

[381] Siehe: 10.1.1.1. Der Fall Huber.
[382] Vgl. LWV-Archiv, Bestand 17, P 339.
[383] Siehe: 5.8.1. Ausbildung und Verdienst der Pflegerinnen.
[384] Siehe: 7.4.2 Abteilungspflegerin Katharina H. in der Landesheil- und Pflegeanstalt Philippshospital.
[385] Vgl. LWV-Archiv, Bestand 17, B 66, S. 157.

Abbildung 5.2.: Abbildung: Diensthierarchie der Pflegerinnen

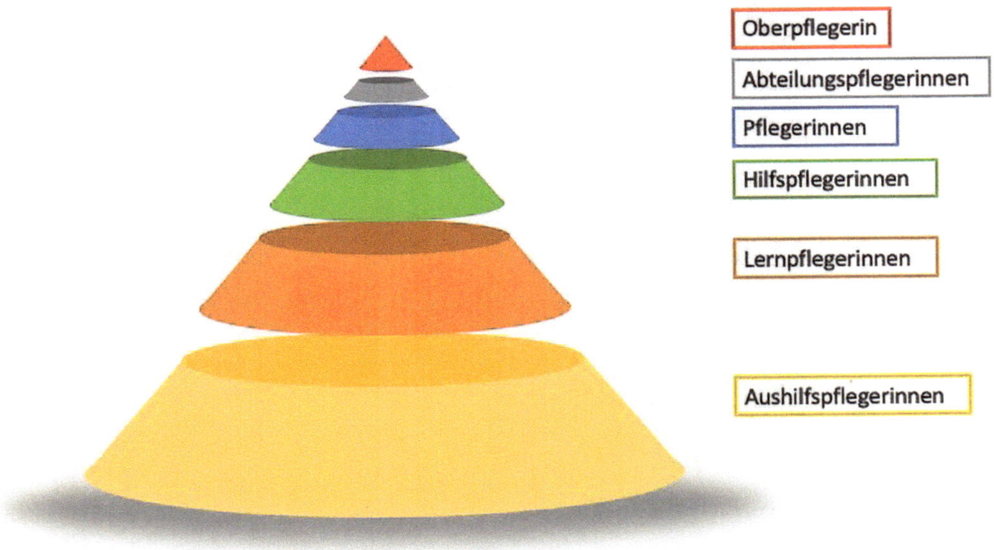

5.8. Das Ansehen der Pflegerinnen in der deutschen Bevölkerung in der Zeit des Nationalsozialismus

Da das Ansehen eines Berufes eng mit der jeweiligen Verdienstmöglichkeit und der dazugehörigen Ausbildung zusammenhängt, soll an dieser Stelle nicht nur auf die Propaganda- und Werbemaßnahmen eingegangen werden, sondern auch auf die Ausbildung und den Verdienst der Pflegerinnen in den hessischen Landesheilanstalten.

5.8.1. Ausbildung und Verdienst der Pflegerinnen

Die Beschäftigung in einer Landesheilanstalt als „Irrenpflegerin" war für viele Frauen durchaus attraktiv, denn sie erhielten dort im Vergleich zu anderen Berufen, wie etwa der Arbeit als Haushaltshilfe oder als Arbeiterin in der Landwirtschaft, einen höheren Lohn.[386] Hinzu kamen tradierte Beschäftigungsverhältnisse in strukturschwachen Regionen wie beispielsweise Merxhausen. Im Regierungsbezirk Kassel sollten die auszubildenden Lernschwestern mindestens das 20. Lebensjahr erreicht haben und maximal 25 Jahre alt sein.[387] Dennoch konnten Frauen ab 18 Jahren in die Ausbildung aufgenommen wer-

[386] Vgl. LWV-Archiv, Bestand 17, B 66, S. 208. Dieses Kapitel ist eine überarbeitete und erweiterte Version aus Roth Pflegerinnen.

[387] Vgl. LWV-Archiv, Bestand 17, B 074, S. 71.

den.[388] Bei minderjährigen Bewerberinnen musste zusätzlich eine Erlaubnis des Vaters zur Aufnahme des Dienstes eingeholt werden.

Pflegedirektor i. R. Karl-Heinz Pohlmann und der Historiker Daniel Wicker beziffern die theoretische Stundenzahl in den Ausbildungslehrgängen für die Pflegerinnen auf nur 200 Theoriestunden, wobei die politische Ausbildung an erster Stelle stand.[389] In der Landesheilanstalt Merxhausen wurde die Dauer der Ausbildung im Februar 1939 mit anderthalb Jahren beziffert, was der Krankenpflegeordnung vom 28. September 1938 entsprach.[390] In der Praxis jedoch ruhten die Ausbildungskurse in den Landesheilanstalten während des Krieges aufgrund des Ärztemangels.[391]

Der Unterricht in den Krankenpflegeschulen umfasste unter anderem die „weltanschauliche Schulung", „Erb- und Rassenkunde", „Erb- und Rassenpflege" sowie Bevölkerungspolitik.[392] So wurden im amtlichen Krankenpflegelehrbuch Preußens 1938 und 1939 die Leser zu Beginn des Kapitels „Erb- und Rassenpflege" persönlich angesprochen und an deren Mithilfe appelliert, indem die Kenntnis der nationalsozialistischen „Erb- und Rassenlehren" zur Grundvoraussetzung für diese Hilfe erklärt wurde.[393] Darüber hinaus wurde ab 1939 an die persönliche Lebensführung und eigene Partnerwahl der Pflegerinnen im Sinne dieser Lehren appelliert.[394] Durch einen Runderlass des Reichsministers des Inneren vom 2. Februar 1943 wurde der Umfang der „weltanschaulichen Schulung", „Berufsehre" sowie „Erb- und Rassenpflege" auf 40 Stunden festgesetzt.[395]

Die Lernpflegerinnen in der Landesheilanstalt Merxhausen verpflichteten sich, an den jährlichen Ausbildungslehrgängen teilzunehmen. Diese sollten der Ausbildungs- und Prüfungsordnung des Regierungsbezirkes Kassels zufolge in der Regel jährlich während der Wintermonate stattfinden und maximal fünfzehn Teilnehmerinnen umfassen. Der Unterricht in der Landesheilanstalt Merxhausen erfolgte während der Dienstzeit der Pflegerinnen, die Lernpflegerinnen in der Landesheil- und Pflegeanstalt Philippshospital hingegen besuchten den Kurs in ihrer Freizeit.[396]

Das verwendete Lehrbuch in jenem Regierungsbezirk war bis 1938 der „Leitfaden für

[388] Vgl. ebd.

[389] Vgl. Pohlmann, Karl-Heinz / Wicker, Daniel, Die Krankenpflege nach der Machtübernahme der Nationalsozialisten, in Hübener, Kristina / Heinze, Martin (Hrsg.): Brandenburgische Heil- und Pflegeanstalten in der NS-Zeit, Schriftenreihe zur Medizin-Geschichte des Landes Brandenburg, Band 3, Berlin: Be.bra Wissenschaft im Be.bra Verlag, 2002, S. 72.

[390] Vgl. LWV-Archiv, Bestand 17, B 074, S. 99.

[391] Vgl. ebd.

[392] Vgl. Weisbrod-Frey Krankenpflegeausbildung S. 92f.

[393] Vgl. Schweikardt, Christoph, Zur Popularisierung nationalsozialistischer Erb- und Rassenlehren in den amtlichen Krankenpflegelehrbüchern zwischen 1933 und 1945, in Medizin im Dienst der Erbgesundheit, Berlin: Lit, 2009, S. 137.

[394] Vgl. ebd.

[395] Vgl. Weisbrod-Frey Krankenpflegeausbildung S. 93.

[396] Vgl. LWV-Archiv, Bestand 17, B 074, S. 86 (Rückseite); vgl. 6.5.2. Abteilungspflegerin Katharina H. in der Landesheil- und Pflegeanstalt Philippshospital.

Irrenpfleger“ des Psychiaters L. Scholz (1868–1918) aus Bremen.[397] Das Krankenpflegelehrbuch von Scholz erreichte bis 1950 26 Auflagen.[398] „Ein Leitfaden definierte, was ein Wärter wissen – und was er nicht wissen sollte, was er durfte, was nicht. Nach außen demonstrierte ein Leitfaden Geschlossenheit.“[399] Kai Sammet sieht darin die Sicht, Ideologie, Ängste und Ambivalenzen der wilhelminischen Irrenärzte abgebildet.[400]

Ab 1938 wurde dann das Buch „Geisteskrankenpflege“ von Faltlhauser, welches den „kleinen Scholz“ umfasste und im Kapitel 4.2.4. „Die medizinische Behandlung der Kranken“ näher beschrieb, für die Ausbildung der Lernpflegerinnen verwendet.[401] Das neue Krankenpflegelehrbuch sollte beide Vorzüge des bisherigen Faltlhauserlehrbuchs und des „kleinen Scholz“ in sich vereinen und preislich zwischen den beiden älteren Lehrwerken liegen.[402] Der günstige Preis des neuen Lehrbuchs war insofern relevant, als das Pflegepersonal sich das Buch auf eigene Kosten beschaffen musste.[403] Das neue Lehrbuch gliedert sich in zwölf Kapitel.

Im ersten Kapitel wird der Beruf des Irrenpflegers vorgestellt und die „Irrenpflege“ als eine Tätigkeit innerhalb der Krankenpflege definiert, die darüber hinaus weitere Anforderungen an die PflegerInnen stellt.[404] Es folgt die Darstellung der normativen Anforderungen an den Beruf, wie in Kapitel 5.5.1 der vorliegenden Arbeit dargestellt.[405] Die Geschichte der Irrenpflege wird im zweiten Kapitel behandelt. Ausgehend von der Antike bis über das Mittelalter werden Personen wie Hippokrates und Philipp der Großmütige vorgestellt. Die Entwicklung vom Zucht- und Arbeitshaus über die anfänglichen „Verwahranstalten“ hin zur modernen Landesheilanstalt ausgehend vom 17. und 18. Jahrhundert wird darin nachgezeichnet. Das Kapitel schließt mit einem Ausblick auf das „neue Deutschland“ in dem auch eine große Zahl von Pflegenden notwendig sein werde, da nicht alle Geisteskrankheiten erblich bedingt seien.[406]

Im dritten Kapitel des Lehrbuchs werden psychische Erkrankungen als Folgen von Veränderungen im Gehirn definiert, sie seien deshalb „genau so zu werten wie jede andere körperliche Krankheit“, denn das Gehirn sei ebenso ein Organ des menschlichen Körpers wie etwa das Herz oder die Lunge.[407] Das Kapitel behandelt die Ursachen von psychischen Erkrankungen, wonach es zwei Ursachenkategorien gäbe: 1. äußere Ursachen und 2. innere Ursachen.[408] Darüber hinaus könne es zu einer Mischung der beiden Katego-

[397]Vgl. Sammet Sozialistenfurcht S. 165.
[398]Vgl. ebd.
[399]Ebd., S. 176.
[400]Vgl. ebd., S. 181.
[401]Vgl. LWV-Archiv, Bestand 17, B 74, S. 94ff.
[402]Vgl. ebd., S. 94.
[403]Vgl. ebd.; vgl. ebd., S. 71.
[404]Faltlhauser Geisteskrankenpflege S. 7.
[405]Siehe: 5.5.1. Die normativen Anforderungen.
[406]Vgl.Faltlhauser Geisteskrankenpflege S. 14.
[407]Ebd., S. 15.
[408]Vgl. ebd.

rien kommen, jedoch sei die eine oder andere Ursache in besonderem Maße schuld an der Entstehung der Krankheit.[409] Körperliche Ursachen wie etwa Infektionskrankheiten oder Störungen im Blutkreislauf würden bei der Entstehung von psychischen Krankheiten einen „außerordentlichen breiten Raum“ einnehmen.[410] Weitere äußere Ursachen neben Vergiftungen seien seelische Ursachen, wie beispielsweise „Gemütserschütterungen“. Diese Erschütterungen könnten zwar jeden Gesunden aus seinem seelischen Gleichgewicht bringen, jedoch lehre die Erfahrung, dass diese besonders dort wirksam würden, wo entweder eine verborgene Veranlagung bestünde „oder wo überhaupt schon vorher gewisse Anzeichen einer Abweichung von der seelischen Norm, gewisse Schwächen erkennbar waren.“[411] Eine weitere äußere Ursache sei eine „seelische Ansteckung“ wie das Gähnen; so habe der Suizid eine ansteckende Wirkung und die großen seelischen Volkskrankheiten wie auch der Kinderkreuzzug im Mittelalter und Sekten hätten darin ihren Ursprung.[412] Zu den inneren Ursachen werden neben der jeweiligen körperlichen Beschaffenheit Alter und Veranlagung sowie Beruf oder die sogenannte „Volksart“ gezählt: Juden seien beispielsweise häufiger von „Geisteskrankheiten“ betroffen.[413] Es folgt ein längerer Abschnitt über die vermeintliche Vererbung von psychischen Erkrankungen und Behinderungen.[414]

Das vierte Kapitel ist den allgemeinen Kennzeichen der geistigen Erkrankungen gewidmet.[415] Dazu werden Störungen des Wahrnehmungsvorgangs, wie z. B. Sinnestäuschungen, Störungen des Bewusstseins, Störungen des Verstandes, Verwirrtheit und Störungen des Gefühlslebens sowie des Wollens und Handelns gezählt.[416] Die an einer „Geisteskrankheit“ Erkrankten seien von allen Kranken am meisten zu bedauern, da sie des höchsten Gutes des Menschen beraubt seien, nämlich des menschlichen Verstandes.[417] Jedoch habe die „Narrenfreiheit“ ihre Grenzen dort, wo sie sich zu sehr von „der Breite des gesunden Tuns und Lassens entferne[]“.[418] Die wichtigsten psychischen Krankheiten werden im fünften Kapitel beschrieben. Es handelt sich um folgende Erkrankungen: „Erbanlagebedingte Geistesstörungen“ („angeborener Schwachsinn“, Schizophrenie, „zirkuläres Irresein“, Epilepsie, „erblicher Veitstanz“ und „Psychopathie“) sowie „Geisteskrankheiten aus äußerer Ursache“ (Geisteskrankheiten bei körperlichen Erkrankungen wie z. B. Fieber, Progressive Paralyse, geistige Störungen bei Hirnverletzungen, Geistesstörungen infolge

[409] Vgl. ebd., S. 16.
[410] Vgl. ebd.
[411] Ebd., S. 17.
[412] Vgl. ebd., S. 18.
[413] Vgl. ebd., S. 18.
[414] Vgl. ebd., S. 18ff.
[415] Vgl. ebd., S. 32.
[416] Vgl. ebd., S. 32ff.
[417] Vgl. ebd. S. 40.
[418] Ebd.

von Vergiftungen, Irresein bei Gefäßverkalkungen des Gehirns und das „Greisenirresein“ bzw. „Alterblödsinn“).[419]

Das sechste Kapitel behandelt die Heil- und Pflegeanstalt und ihre Einrichtungen.[420] So wird beispielsweise die geschlossene Fürsorge dargestellt: die bauliche Einrichtung im Pavillonsystem und die verschiedenen Abteilungen sowie die offene Fürsorge, so z. B. die Familienpflege, der Außendienst der Heil- und Pflegeanstalten (Hausbesuche und Sprechstunden) und schließlich die sogenannten „Irrenhilfsvereine“, die die Kranken sowie deren Familien nicht nur finanziell unterstützen, sondern auch nach der Entlassung bei der Wiedereingliederung helfen sollten. Darüber hinaus waren sie an der publizistischen Aufklärung über Geisteskrankheiten beteiligt.[421] Im siebten Kapitel wird über die Behandlung der „Geisteskranken“ aufgeklärt; neben der medikamentösen Behandlung wird zudem die psychotherapeutische Behandlung der Kranken beschrieben.[422] Im achten Kapitel „Allgemeines über den Umgang mit Geisteskranken“ wird auf die Ursachen der Vorbehalte in der Bevölkerung gegen die Heil- und Pflegeanstalten eingegangen. Neben der Bauart und älteren Zwangsmitteln, wie etwa der Zwangsjacke, wird mangelnde Aufklärung als Hauptursache identifiziert.[423] Menschliche Pflege und menschenwürdige Umgebung seien neben den modernen, erfolgversprechenden ärztlichen Behandlungsarten die Mittel, um die Abneigung gegen die Anstalten wenigstens bei den vernünftigen Menschen zu beseitigen.[424] Im täglichen Umgang mit den Kranken plädiert der Autor für Offenheit, Ehrlichkeit und Beständigkeit.[425] PflegerInnen dürften niemals Zwang oder Gewalt anwenden und müssten sich für Fehlverhalten vor Gericht verantworten.[426]

Das neunte Kapitel behandelt „besondere Beobachtungen bei Geisteskranken“. Die fortlaufende Beobachtung der Kranken wird darin zunächst als die wichtigste Aufgabe in der „Irrenpflege“ identifiziert.[427] Es sei daher ein Mangel an Befähigung zum Pflegeberuf, wenn man nichts zu melden wüsste.[428] Wiederholungen von Meldungen schadeten nichts im Vergleich zu Versäumnissen.[429] Verschiedene alltägliche Szenarien werden im weiteren Verlauf beschrieben (Beobachtungen über allgemeines Verhalten, Beobachtungen bezüglich der Sicherheit und des körperlichen Zustandes, der Reinlichkeit, des Verhaltens beim Essen sowie bezüglich der Beeinflussbarkeit der Pfleglinge und Beobachtungen zur medizinischen Behandlung) und Beobachtungshinweise gegeben.[430]

[419] Vgl. ebd., S. 40ff.
[420] Vgl. ebd., S. 70.
[421] Vgl. ebd., S. 78.
[422] Vgl. ebd., S. 79ff.
[423] Vgl. ebd., S. 86.
[424] Vgl. ebd.
[425] Vgl. ebd., S. 87.
[426] Vgl. ebd., S. 90.
[427] Vgl. ebd., S. 91.
[428] Vgl. ebd., S. 91f.
[429] Vgl. ebd., S. 92.
[430] Vgl. ebd., S. 91ff.

Im täglichen Dienst (zehntes Kapitel) gab es eine Vielzahl von Dingen, die die PflegerInnen zu tun und zu unterlassen hatten.[431] Das Kapitel gliedert sich in die Punkte Dienst allgemein, Essen, Reinlichkeit und Körperpflege sowie Arbeitsdienst, Dienst auf den Wachabteilungen, im Dauerbad, die Nachtwache, Dienst bei Besuchen, die Pflege von Kranken mit besonderen Erkrankungen, die Pflege von unruhigen, gewalttätigen und sicherheitsgefährlichen Kranken und das Anfassen aufgeregter Kranker und letztlich dem Verhalten bei Brand.[432] Der Transport der Kranken ist Gegenstand des elften Kapitels, denn der sachverständige Transport der Pfleglinge gehörte zu den Aufgaben des geschulten Pflegepersonals.[433] Im zwölften und letzten Kapitel des Lehrbuches werden die wichtigsten für das Pflegepersonal einschlägigen gesetzlichen Bestimmungen behandelt.[434] Dazu zählten neben dem Strafrecht das bürgerliche Recht und die Zivilprozessordnung und eine Reihe von pflegespezifischen Verordnungen wie etwa die Durchführungsverordnung zur Vereinheitlichung des Gesundheitswesens vom 3.7.1934 und diverse organisatorische Verordnungen zur Erwerbstätigkeit im Allgemeinen. Auch das „Gesetz zur Verhütung erbkranken Nachwuchses" wird erläutert sowie das Ehegesundheitsgesetz von 1935.[435]

Dieses Wissen war für die Lernpflegerinnen prüfungsrelevant. Die Prüfungen sollten im Frühjahr abgehalten werden; zu ihnen zugelassen wurden nur Lernpflegerinnen, die an mindestens zwei Lehrgängen teilgenommen hatten und „nach Führung und Leistungen" zum Pflegeberuf als geeignet befunden wurden.[436]

Der Prüfungsausschuss wurde durch die Prüfungsordnung des Regierungsbezirkes Kassel auf den Anstaltsdirektor oder seinen Stellvertreter, den Lehrgangsleiter oder einen anderen Arzt der Anstalt sowie einen Arzt einer anderen Anstalt des Bezirksverbandes festgelegt.[437] Die Prüfung bestand aus einem mündlichen und praktischen Teil und sollte an zwei Tagen abgehalten werden. Pro Prüfung wurden in der Regel acht Personen geprüft.[438] Inhalt der mündlichen Prüfung waren folgende Aspekte:

1. „Bau und Verrichtung des menschlichen Körpers.
2. Allgemeine Lehre von den Erkrankungen und ihren Erscheinungen, besonders Fieber und Puls, Ansteckung, Wundkrankheiten, Asepsis und Antisepsis.
3. Einrichtungen von Krankenräumen; den Anforderungen der Gesundheitslehre ent-

---

[431] Vgl. ebd., S. 96.
[432] Vgl. ebd., S. 96ff.
[433] Vgl. ebd., S. 128.
[434] Vgl. ebd., S. 130ff.
[435] Vgl. ebd. S. 133ff.
[436] Vgl. LWV-Archiv, Bestand 17, B 74, S. 71.
[437] Vgl. ebd. (versus).
[438] Vgl. ebd.

sprechende Herrichtung und Ausstattung des Krankenzimmers, Lüftung, Beleuchtung, Heizung, Wasserversorgung, Beseitigung der Abgänge.

4. Die Krankenwartung; insbesondere Reinlichkeitspflege, Versorgung mit Wäsche, Lagerung und Umbetten der Kranken, Krankenbeförderung, Badepflege.
5. Krankenernährung: Zubereitung und Darreichung der gewöhnlichen Krankenspeisen und Getränke.
6. Krankenbeobachtung: Krankenbericht an den Arzt, Ausführung ärztlicher Verordnungen.
7. Hilfeleistung bei der Krankenuntersuchung und Behandlung, namentlich der Wundbehandlung, Lagerung und Versorgung verletzter Glieder. Notverband; Hilfeleistungen bei Operationen sowie bei der Betäubung, Vorbereitung des Verbandsmaterials und der Instrumente.
8. Hilfeleistung bei Krankheitserscheinungen verschiedener Art; bei Unglücksfällen (Blutstillung, künstliche Atmung) und Vergiftungen, Grenzen der Hilfeleistungen.
9. Pflege bei übertragbaren Krankheiten, Verhütung der Übertragung von Krankheitskeimen auf den Kranken, das Pflegepersonal und andere Personen. Desinfektionslehre.
10. Pflege Sterbender. Zeichen des eingetretenen Todes. Behandlung der Leiche.
11. Gesetzliche und sonstige Bestimmungen, soweit sie die Krankenpflegetätigkeit berühren.
12. Verpflichtungen des Krankenpflegepersonals in Bezug auf allgemeines Verhalten, namentlich Benehmen gegenüber den Kranken und deren Angehörigen sowie gegenüber den Ärzten, Geistlichen und Mitpflegern; Berücksichtigung des Seelenzustandes des Kranken, Verschwiegenheit.
13. Die wichtigsten Grundsätze der Wochen- und Säuglingspflege (für Schülerinnen).
14. Pflege Geisteskranker:
    1. Die Kennzeichen der Geistesstörungen.
    2. Die Irrenanstalt.
    3. Der Umgang mit Geisteskranken.
    4. Die Pflege und Beobachtung Geisteskranker.
       a) Die Verbringung des Kranken in die Anstalt.

b) Der Eintritt des Kranken in die Anstalt.

c) Beobachtung des Kranken.

d) Die Pflege der unsauberen und unordentlichen Kranken.

e) Die Pflege der Blinden, Gelähmten und Epileptischen.

f) Die Pflege der unruhigen und gewalttätigen Geisteskranken.

g) Das Anfassen aufgeregter Kranker.

h) Beköstigung und Nahrungsverweigerung.

i) Arbeitende Kranke.

k) Selbstmord.

l) Entweichung.

m) Feuersgefahr.“[439]

Nach der mündlichen Prüfung mussten die Lernpflegerinnen für 24 Stunden einen Kranken beobachten und darüber mündlichen sowie schriftlichen Bericht erstatten. Dies stellte jedoch noch nicht die praktische Prüfung dar, denn in dieser mussten die Prüflinge ihre Kenntnisse in der ersten Hilfeleistung und in der Hilfeleistung bei Operationen, der Betäubung, der Ausführung ärztlicher Vorschriften, der Badepflege und der Desinfektion erweisen.[440]

Wenn die Lernpflegerin die Prüfung bestanden hatte und mindestens drei Jahre Lernpflegerin gewesen war, rückte sie als Hilfspflegerin in eine höhere Vergütungsklasse auf. Die Hilfspflegerinnen waren verpflichtet, innerhalb von fünf Jahren nach bestandener Prüfung an einem Fortbildungslehrgang zu den Themen Krankenpflege, Beamtenrecht und Verwaltungstechnik sowie Belehrung über soziale Fürsorgeeinrichtungen und dergleichen teilzunehmen.[441] Bei Nichtbestehen der Prüfungen konnten diese nach einem Jahr wiederholt werden. Die Prüfung musste bis zum vierten Jahr nach dem Eintritt als Lernpflegerin bestanden werden oder die Lernpflegerin musste aus dem Dienst ausscheiden.[442]

Ein großer Teil der Lernpflegerinnen in der Landesheilanstalt Merxhausen brach ihre Ausbildung ab.[443] Der Ausbildungskurs 1936 wurde z. B. nur für die älteren Lernpflegerinnen fortgeführt, da der Rest der Auszubildenden bei der Ernte in Merxhausen benötigt wurde.[444] Zwei Jahre später hingegen wurde die Zahl der Pflegerinnen, die an

[439] Ebd., S. 71ff.
[440] Vgl. ebd., S. 72.
[441] Vgl. ebd. (versus).
[442] Vgl. ebd.
[443] Vgl. Mollet Merxhausen S. 59f.
[444] Vgl. ebd., S. 60.

der Prüfung teilnahmen, nicht mehr angegeben und der Lehrgang nur noch viermal in der Woche für je zwei Stunden durchgeführt. Im Jahr darauf wurde die theoretische Ausbildung schließlich aufgrund von Erntearbeiten unterbrochen und wegen des Krieges nicht wieder aufgenommen.[445] Auch die Fortbildungskurse wurden, veranlasst durch den Ärztemangel, nicht mehr angeboten.[446]

Die Pflegerinnen zu dieser Zeit waren demnach schlecht ausgebildet, was sich unweigerlich negativ auf die Qualität der Krankenversorgung und die eigene Sicherheit auswirken musste.

Tabelle 5.19.: Ausbildung zur „Irrenkrankenpflegerin“ in Merxhausen nach Mollet.

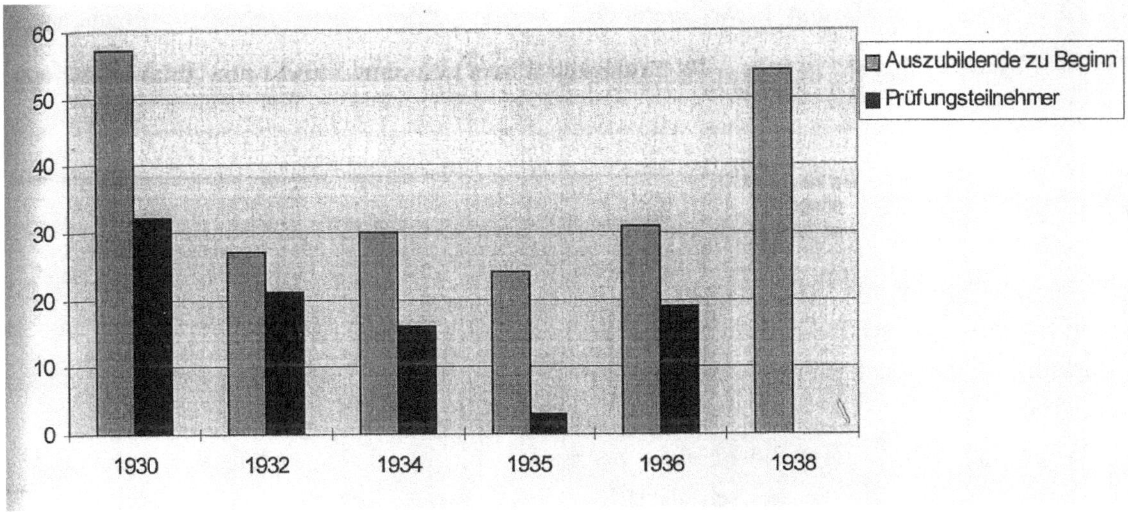

Das Durchschnittsentgelt in den Jahren 1939 bis 1945 lag bei etwa 2.178 Reichsmark jährlich.[447] Das durchschnittliche Monatsgehalt betrug demnach 181,54 Reichsmark. Dieser Wert dürfte leicht über dem durchschnittlichen Verdienst eines einfachen Arbeiters liegen, da im Durchschnittsentgelt das Durchschnittseinkommen aller Versicherten im Sinne der Sozialversicherung angegeben wird. Zudem kann davon ausgegangen werden, dass Frauen deutlich weniger verdienten als Männer.

Lernpflegerinnen in den Landesheilanstalten Merxhausen und Marburg erhielten als Besoldung neben freier Station 1934 im ersten Lehrjahr 50 Reichsmark in der Ortsklasse A und 40 Reichsmark in der Ortsklasse D. Im zweiten Lehrjahr erhielten sie 55 Reichsmark bzw. 45 Reichsmark in der Ortsklasse D. Im darauffolgenden Lehrjahr erhielten die Lernpflegerinnen der Landesheilanstalten Merxhausen und Marburg 60 Reichsmark in der Ortsklasse A und 50 Reichsmark in der Ortsklasse D. Ab dem vierten Lehrjahr

[445] Vgl. ebd.
[446] Vgl. LWV-Archiv, Bestand 17, B 74, S. 99.
[447] Vgl. Bundesministerium der Justiz und für Verbraucherschutz, Durchschnittsentgelt in Reichsmark, http://www.gesetze-im-internet.de/sgb_6/anlage_1.html (Zugriff: 27.07.2018)

erhielten die Lernpflegerinnen dort 62 Reichsmark bzw. 52 Reichsmark in der Ortsklasse D.[448]

Hilfspflegerinnen verdienten 1934 1.201,20 Reichsmark jährlich (inkl. Wohngeldzuschuss), also 100,10 Reichsmark monatlich.[449] Mit der Führung einer Abteilung beauftragte Hilfspflegerinnen erhielten 1941 145.26 Reichsmark monatlich (inkl. Wohngeldzuschuss).[450]

Die Oberpflegerinnen der Landesheilanstalten Marburg und Merxhausen erhielten hingegen 1935 ein Gehalt nach der Gruppe 8, was ein Gehalt von 2.000 bis 2.700 Reichsmark und 258 Reichsmark Wohngeldzuschuss jährlich bedeutete.[451] Auch ein sogenanntes Ruhegehalt wurde den Oberpflegerinnen gezahlt. Im Fall der Oberpflegerin L. in Merxhausen wurde eine einmalige Abfindung aufgrund ihres heiratsbedingten Ausscheidens aus dem Dienst gezahlt.[452] Zu der Besoldung der Pflegerinnen kam ein Zuschuss zu den Kosten für die Dienstkleidung hinzu.[453] Die Oberpflegerin Barbara G. aus der Landesheil- und Pflegeanstalt Philippshospital verdiente im Jahr 1939 225,49 Reichsmark bzw. 209,75 Reichsmark monatlich. Ihr jährliches Gehalt betrug zwischen 3.026,40 Reichsmark und 2.800 Reichsmark.[454] Die Oberpflegerin der Landesheilanstalt Hadamar verdiente 1944 217,14 Reichsmark monatlich, also 2.605,68 Reichsmark im Jahr. Der Verdienst der Oberpflegerinnen im Regierungsbezirk Kassel sowie Wiesbaden und dem Volksstaat Hessen unterschied sich demnach nicht deutlich voneinander.

Die im Jahr 1941 zur „Aktion T4“ vom Bezirksverband abgeordneten Pflegerinnen erhielten für ihren Dienst in der Tötungsanstalt Hadamar ein Grundgehalt von 155,17 Reichsmark monatlich und 29 Reichsmark Wohngeldzuschuss bzw. 19,75 Reichsmark Zuschuss, falls sie verheiratet waren. Nach Abzug der üblichen sechs Prozent Kürzung blieben ihnen monatlich 173,12 Reichsmark bzw. 164,43 Reichsmark.[455]

Eine kinderlose Abteilungspflegerin verdiente 1942 in der Landesheilanstalt Hadamar monatlich 201,66 Reichsmark: 185,50 Reichsmark Grundvergütung, 29 Reichsmark Wohngeldzuschuss Ortsklasse C, abzüglich 12,84 Reichsmark Kürzung aufgrund der Notverordnung.[456] Das ist deutlich mehr als die Abteilungspflegerinnen in der Landesheilanstalt Merxhausen zu dieser Zeit verdienten.

Als Aushilfspflegerin in der Landesheil- und Pflegeanstalt Gießen verdiente man im

[448] Vgl. LWV-Archiv, Bestand 17, B 074, S. 71.
[449] Vgl. LWV-Archiv, Bestand 17, B 62, S. 247.
[450] Vgl. LWV-Archiv, Bestand 17, P 339.
[451] Vgl. LWV-Archiv, Bestand 17, B 92, S. 39.
[452] Vgl. LWV-Archiv, Bestand 17, P 0159.
[453] Vgl. Kühne, Karl, Die Anstellungs- und Besoldungsverhältnisse des Pflegepersonals im Wandel der Zeiten. Landesamtmann, Geisteskrankenpflege, Monatsschrift für Geisteskranken- und Krankenpflege 40 (1936), S. 168.
[454] Vgl. LWV-Archiv, Bestand 100, P 304; vgl. LWV-Archiv, Bestand 18, unverzeichnet, Karton Schwestern, Akte Barbara G.
[455] Vgl. HHStAW, Abt. 461, Nr. 32061 /1, S. 1.
[456] Vgl. LWV-Achiv, Bestand 12, P 328.

Jahr 1933 88 Reichsmark monatlich.[457] Im Jahr 1943 war dieses Gehalt auf 105 Reichsmark Grundvergütung gestiegen, hinzu kam der Wohngeldzuschuss.[458]

Zusammenfassend war die Anstellung als Pflegerin in einer Landesheilanstalt in der Provinz Hessen-Nassau oder dem Volksstaat Hessen zwar aus finanziellen Gründen attraktiver als eine Anstellung in einem privaten Haushalt oder der Landwirtschaft in der Region, jedoch verdienten die Pflegerinnen auch dort eher wenig im Vergleich zu einem durchschnittlichen männlichen Arbeiter. Eine Ausnahme bildeten die Oberpflegerinnen, die bessere Verdienstchancen als der durchschnittliche männliche Arbeiter hatten. Diese Chancen sind nicht mit den Verdienstmöglichkeiten männlicher Führungskräfte in anderen Bereichen vergleichbar. Eine Anstellung in der Tötungsanstalt Hadamar war für Abteilungspflegerinnen lukrativer als eine Tätigkeit in der Landesheilanstalt Marburg. Trotz dieser Verdienstmöglichkeiten herrschte vor allem in Kriegszeiten ein Mangel an Pflegerinnen, insbesondere in den Anstalten für psychisch Kranke.

5.8.2. Werbemaßnahmen

Zahlreiche Autoren beschreiben den Beruf der „Irrenpflegerin“ als einen Beruf mit wenig Prestige.[459] Dies änderte sich auch nicht, so Karl-Heinz Pohlmann und Daniel Wicker, als nach dem Machtantritt der Nationalsozialisten der Pflegeberuf eine enorme Aufwertung verzeichnete.[460] „Jetzt stand die ‚deutsche Schwester‘ gleichrangig neben der ‚deutschen Frau‘ im Dienst am Volk.“[461] Durch die Politisierung der Krankenpflege ab 1935 wurde dieser Prozess zusätzlich verstärkt.[462] Die einzelne Schwester wurde nun als wichtiges Glied des politischen Systems betrachtet.[463] „Der Nationalsozialismus ließ die Psychiatrie am Abenteurertum seiner Politik teilhaben. Dies weckte den Sonderstolz eines Berufsstandes, der über Jahrzehnte nur die Nachhut der medizinischen Wissenschaften gebildet hatte.“[464]

Der Anstieg an Pflegerinnen war Teil des Vierjahresplans, welcher 1936 begann und auf die Vorbereitung des Krieges zielte.[465] Um junge Frauen für eine Ausbildung in Heil- und Pflegeanstalten zu motivieren, wurde beim Bund Deutscher Mädel geworben und mit der NS-Frauenschaft zusammengearbeitet, denn das propagierte Ideal der fürsorglichen

[457] Vgl. LWV- Archiv, Bestand 11, P 393.
[458] Vgl. LWV-Archiv, Bestand 11, P 936.
[459] Siehe: 5.4. Das Bild und die Rolle der pflegenden Frau in der Zeit des Nationalsozialismus. Dieses Kapitel ist eine überarbeitete und erweiterte Version aus Roth Pflegerinnen.
[460] Vgl. Pohlmann/Wicker Krankenpflege S. 74.
[461] Ebd.
[462] Vgl. ebd.
[463] Vgl. ebd.
[464] Blasius Seelenstörung S. 146.
[465] Vgl. Hahn, Susanne, Nursing Issues during the Third Reich, in Medicine, Ethics, and the Third Reich, Kansas City, MO: Sheed & Ward, 1994, S. 145.

Mutter führte nicht zum gewünschten Erfolg.[466] Pohlmann und Wicker vermuten zutreffenderweise die schlechten Arbeitsbedingungen der Pflegerinnen als ausschlaggebend für diesen Zustand.[467] Auch Mollet, die über die Landesheilanstalt Merxhausen in der ersten Hälfte des 20. Jahrhunderts forschte, kategorisiert die „Irrenpflege" als einen unbeliebten Arbeitsbereich.[468] Jedoch ist zu bemerken, dass die Situation in der Landesheilanstalt Merxhausen etwas differenzierter betrachtet werden muss, denn bereits seit dem 16. Jahrhundert arbeiteten Frauen aus der Region in dieser Anstalt. Es handelte sich demnach um eine lange Tradition der Beschäftigung. Ähnlich war die Situation in der Landesheil- und Pflegeanstalt Philippshospital, das auf eine lange Beschäftigungstradition zurückblickte. Hier hatte sich eine lange Pflegetradition etabliert.

In der Zeit des Nationalsozialismus wurden außenstehende Personen in die Anstalten eingeladen, nicht um über die geleistete Arbeit dort aufzuklären und um Verständnis zu werben, sondern um „Minderwertiges" zu veranschaulichen und die staatliche Politik gegenüber den „Erbkranken" in den Köpfen der „Erbgesunden" zu implementieren.[469] So sollte beispielsweise Mollet zufolge im Jahr 1938 die rassenkundliche AG der Hitlerjugend die Landesheilanstalt Merxhausen besichtigen. Dieser Termin wurde von Direktor Malcus allerdings abgelehnt, da der gewünschte Termin für diese Besichtigung mit dem Besuchstag der Angehörigen der Patientinnen kollidierte.[470]

„Schon vor dem Zweiten Weltkrieg bekamen die NS-Psychiater die Dialektik ihres Tuns zu spüren: Der Kampf gegen die Minderwertigen führte dazu, die irrenärztliche und irrenpflegerische Tätigkeit selbst ‚als minderwertig hinzustellen'."[471] Auch die zahlreichen Propagandafilme über die vermeintlichen „Erbkranken" machten keine Werbung für den Dienst in der „Irrenpflege": Die Arbeit der Pflegerinnen wurde darin als hart und als ressourcenverschwendend dargestellt. Die schlechten Arbeitsbedingungen in den Anstalten selbst verstärkten den Eindruck der „Irrenpflege" als unattraktives Arbeitsfeld. Diese schlechten Arbeitsbedingungen waren teilweise bereits in der Hausordnung und Dienstanweisung der Anstalten verankert.

5.9. Nationalsozialistische Gesundheitspropaganda und Dienstauszeichnungen

Der Begriff „Propaganda" stammt vom lateinischen Verb „propagare" (verbreiten, ausbreiten) und kommt ursprünglich aus dem kirchlichen Bereich. Sylke Hachmeister be-

466 Vgl. Pohlmann/Wicker Krankenpflege S. 74.
467 Vgl. ebd., S. 75.
468 Vgl. Mollet Merxhausen S. 61.
469 Vgl. Blasius Seelenstörung S. 161.
470 Vgl. Mollet Merxhausen S. 64.
471 Blasius Seelenstörung S. 188.

schreibt den Begriff als bis zum 19. Jahrhundert auf den kirchlichen Bereich beschränkt und sieht in der „religiösen Verkündung" seine Bedeutung. Der Begriff wurde erstmals von Papst Gregor XV. im 17. Jahrhundert im Kontext der Gegenreformation verwendet.[472] Insbesondere durch die Kriegspropaganda des Ersten Weltkrieges war und ist der Begriff heute negativ konnotiert.[473] „Ausdrücke wie ‚Lügen', ‚Verzerrung', ‚Betrug', ‚Manipulation', ‚Psychologische Kriegsführung' und ‚Gehirnwäsche' werden häufig synonym für ‚Propaganda' gebraucht."[474]

Der Begriff der Propaganda wurde von den Nationalsozialisten versucht, neu und positiv zu besetzen.[475]

Zum Propagandabegriff äußerte sich der Reichspressechef Otto Dietrich 1937:

> „Es wird gebeten[,] das Wort ‚Propaganda' nicht missbräuchlich zu verwenden. Propaganda ist im Sinne des neuen Staates gewissermaßen ein gesetzlich geschützter Begriff geworden und soll nicht für abfällige Dinge Verwendung finden. Es gibt also keine ‚Greulpropaganda', keine ‚bolschewistische Propaganda,, sondern nur Greulhetze, Greulagitation, Greulkampagne usw. Kurzum – Propaganda nur dann, wenn für uns, Hetze wenn gegen uns."[476]

Propaganda war demnach „Aufklärung" und immer im Sinne des NS-Staates. Gerhard Stahr ist der Ansicht, dass die Propaganda einen Ersatz für eine theoretisch systematisierte Ideologie darstellte.[477]

5.9.1. Zeitgenössische Propagandafilme

Der Film war ein beliebtes Mittel der Nationalsozialisten, um ihre Weltanschauung im deutschen Volk zu verbreiten und es in diesem Sinne zu beeinflussen.[478]

[472] Vgl. Hachmeister, Sylke, „Ich klage an" für das nationalsozialistische „Euthanasieprogramm", Band 2, Nomos Universitätsschriften, Kulturwissenschaft, Baden Baden: Nomos Verlagsgesellschaft, 1992, S. 77.

[473] Vgl. ebd., S. 78.

[474] Ebd.

[475] Die dieser Arbeit zugrundeliegende Definition des Propagandabegriffs entstammt Sylke Hachmeister: „Propaganda ist der gezielte und systematische Versuch, Empfindungen und Wahrnehmungen, Meinungen und Einstellungen einer Zielgruppe durch Kommunikation zu beeinflussen und ihr Verhalten so zu lenken, daß ihre erwarteten Reaktionen den politischen Zielen der Propagandisten dienen. Propaganda tritt getarnt auf hinsichtlich ihrer Quelle, der ihr zugrunde liegenden Interessen, der angewandten Methoden, des zu verbreitenden Inhalts oder der Folgen für die Rezipienten, wobei diese Faktoren einzeln oder in allen möglichen Kombinationen auftreten können."Hachmeister Kinopropaganda S. 90.

[476] Reichspressechef: Bestellungen auf der Reichspressekonferenz, Anweisung Nr. 960 Berlin 1937; zitiert nach: Sachsse, Rolf, Die Erziehung zum Wegsehen: Fotografie im NS-Staat, Dresden: Philo Fine Arts, 2003, S. 238.

[477] Vgl. Stahr, Gerhard, Volksgemeinschaft vor der Leinwand? Der nationalsozialistische Film und sein Publikum, Berlin: Verlag Hans Theissen, 2001, S. 17.

[478] Vgl. Kaiser, Marian, Rundfunk und Film im Dienste nationaler Kultur: Zur Film- und Medientheorie im Dritten Reich, in Köppen, Manuel / Schütz, Erhard (Hrsg.): Kunst der Propaganda, Publikationen zur Zeitschrift für Germanistik, Bern: Peter Lang Verlag, 2008, S. 23.

Joseph Goebbels sah die (Film)-Kunst als pädagogische Aufgabe an, es sei

> „dabei sehr ratsam, diese pädagogische Aufgabe zu verschleiern, sie nicht sichtbar zutage treten zu lassen, nach dem Grundsatz zu handeln, daß wir die Absicht nicht merken sollen, damit man nicht verstimmt wird. Das ist also die eigentliche große Kunst, zu erziehen, ohne mit dem Anspruch des Erziehers aufzutreten [...],daß sie zwar eine Erziehungsaufgabe vollführt, ohne daß das Objekt der Erziehung überhaupt merkt, daß es erzogen wird, wie ja das überhaupt auch die eigentliche Aufgabe der Propaganda ist. Nicht das ist die beste Propaganda, bei der die eigentlichen Elemente der Propaganda immer sichtbar zutage treten, sondern das ist die beste Propaganda, die sozusagen unsichtbar wirkt, das ganze öffentliche Leben durchdringt, ohne daß das öffentliche Leben überhaupt von der Initiative der Propaganda irgendeine Kenntnis hat.“[479]

Die Nationalsozialisten nutzten Spielfilme und Dokumentationen, um nicht nur die Bevölkerung, sondern auch das Pflegepersonal für ihre Vernichtungspolitik zu gewinnen bzw. den Unmut darüber zu lindern. Mit scheinbar subtilen Methoden der Filmtechnik wie etwa Sprache, Schnitt, bewegten Bildern, Kameraführung und Musik sollte Zustimmung oder zumindest Verständnis für die Vernichtung kranker und behinderter Menschen erwirkt werden. So lief etwa vier Wochen, nachdem die Predigt des Bischofs von Galen für großes Aufsehen in der Bevölkerung gesorgt hatte, der Spielfilm „Ich klage an“ in den deutschen Kinos an.[480]

Der Film „Ich klage an“, wie auch die zuvor produzierten Dokumentarfilme, die dem Volk einen vermeintlichen Einblick in die Welt der Landesheilanstalten und deren PatientInnen verschaffen sollten, sind als Propagandafilme zu kategorisieren, da sie gezielt versuchten, – teils offen teils verdeckt – die politische Meinung der Bevölkerung sowie deren Wahrnehmung und Verhalten zugunsten der nationalsozialistischen Sterilisations- und Vernichtungspolitik zu beeinflussen. Der Film wurde in der Landesheilanstalt Eichberg dem Personal vorgeführt.[481]

---

479 Joseph Goebbels, Rede anlässlich der Kriegstagung der Reichsfilmkammer am 15.2.1941 in Berlin, zitiert nach: Albrecht, Gerd, Nationalsozialistische Filmpolitik: Eine soziologische Untersuchung über die Spielfilme des Dritten Reichs, Stuttgart: Ferdinand Enke Verlag, 1969, S. 468f.

480 Vgl. Hachmeister Kinopropaganda S. 121.

481 Vgl. Vanja, Christina / Vogt, Martin, „Zu melden sind sämtliche Patienten ...“, Vanja, Christina (Hrsg.): Euthanasie in Hadamar: Die nationalsozialistische Vernichtungspolitik in hessischen Anstalten; eine Ausstellung des Landeswohlfahrtsverbandes Hessen; Begleitband, Band 1, Historische Schriftenreihe des Landeswohlfahrtsverbandes Hessen: Kataloge, Kassel: Eigenverlag des LWV Hessen, 1991. S. 38.

5.9.1.1. Nationalsozialistische Spielfilme

„Ich klage an“ wurde am 29. August 1941 in Berlin uraufgeführt. „Bei den internationalen Festspielen in Venedig zeichnete die Jury den Film Mitte September 1941 mit dem Pokal der Biennale aus.“[482] Die Produktion des Films kostete 960.000 Reichsmark, er spielte 6.200.000 Reichsmark brutto ein.[483] In Dänemark und Schweden war der Film erfolgreich, während er in der Schweiz verboten wurde.[484]

„Viele katholische Pfarrer nutzten die ihnen noch zur Verfügung stehenden Einflußmöglichkeiten, um die Gläubigen von dem Besuch des Films abzuhalten.“[485] Aufseiten der Protestanten missbilligte man den Film und versuchte, dagegen vorzugehen.[486] Die Geistlichen wurden daraufhin in einigen Fällen wegen „Heimtücke“ oder „Kanzelmißbrauch“ angeklagt und zu Gefängnisstrafen verurteilt.[487]

Die Entstehungsgeschichte des Spielfilms „Ich klage an“ ist, so Sylke Hachmeister, nicht vollständig dokumentiert.[488] Hachmeister nach ging die Initiative für einen Spielfilm zur Propagierung der „Euthanasie“ von der Kanzlei des Führers aus.[489] Der Briefroman „Sendung und Gewissen“ von Helmuth Unger aus dem Jahr 1935 sowie der Roman „Ich klage an“ von Eberhard Frowein dienten als Vorlage für die beiden Drehbücher zum Film, die durch den Regisseur Wolfgang Liebeneiner geschrieben wurden.[490] Wolfgang Liebeneiner sei ein Favorit Goebbels gewesen, so Hachmeister.[491] Goebbels hielt Liebeneiner für „jung, modern, strebsam und fanatisch“.[492] 1943 wurde der Regisseur Produktionschef der Ufa, des Weiteren war er im Präsidialrat der Reichstheaterkammer und Leiter der Fachschaft Film der Reichsfilmkammer.[493] Liebeneiner war bekannt für seine Propagandafilme, wie z. B. den Film „Bismarck“ aus dem Jahr 1940.[494]

Hachmeister nennt folgende grundlegende Argumentationszüge aus dem Roman „Sendung und Gewissen“, die ihrer Ansicht nach bereits im Roman ausgebildet seien und durch Liebeneiner in den Film übernommen wurden:

---

482 Ebd., S. 121.
483 Vgl. ebd.
484 Ebd., S. 138f. Der Film wurde vom Luzerner „Filmberater“ als „Tendenzfilm gefährlichster Sorte“ klassifiziert, der gegen das bestehende Gesetz Sturm laufe. Vgl.Hachmeister Kinopropaganda S. 139.
485 Stahr Volksgemeinschaft S. 226. Zum katholischen Protest gegen „Ich klage an“ siehe: Kuchler, Christian, Bischöflicher Protest gegen nationalsozialistische „Euthanasie“-Propaganda im Kino: „Ich klage an“, Historisches Jahrbuch – Görres-Gesellschaft zur Pflege der Wissenschaft im Katholischen Deutschland, Nr. 126, 2006, S. 269–294.
486 Vgl. Kuchler Protest S. 278;Vgl. Stahr Volksgemeinschaft S. 226.
487 Vgl. Kuchler Protest S. 290;Vgl. Stahr Volksgemeinschaft S. 226.
488 Vgl. Hachmeister Kinopropaganda S. 122.
489 Vgl. ebd.
490 Vgl. ebd., S. 123ff.
491 Vgl. ebd., S. 134.
492 Kuchler Protest S. 272.
493 Vgl. Hachmeister Kinopropaganda S. 135. Zur Geschichte der UFA Siehe: Kreimeier, Klaus, Die Ufa-Story : Geschichte eines Filmkonzerns, München u. a.: Hanser, 1992.
494 Vgl. Stahr Volksgemeinschaft S. 224.

- „die Vermischung von Sterbehilfe und Vernichtung ‚lebensunwerten' Lebens,
- die Forderung nach einer Gesetzesänderung,
- die Stilisierung des Protagonisten zur Führerpersönlichkeit,
- die Gleichsetzung von Mensch und Tier,
- die Kontrastierung von Qual und Erlösung,
- die Euphemismen helfen und erlösen für töten,
- das Argument, der Mensch sei im Leid nicht mehr er selbst,
- die Widerlegung der kirchlichen Argumentation."[495]

Der Schauspieler Paul Hartmann spielte die Rolle des Thomas Heyt und Mathias Wieman die Rolle des Bernhard Lang. Mathias Wieman und Paul Hartmann gehörten zu den beliebtesten Schauspielern ihrer Zeit.[496] Heidemarie Hatheyer sei als weibliche Hauptdarstellerin ausgewählt worden, da durch ihre lebenslustige Art der Schicksalsschlag besonders betont werden sollte.[497]

Das Phänomen des Starkultes beruht auf den Faktoren Vorbild, Identifikation, Imitation, Idealisierung und Projektion.[498] Andrea Winkler-Mayerhöfer stellt fest, dass das Phänomen des Starkults im Dritten Reich bewusst für Propagandazwecke aufgebaut und forciert wurde.[499] Paul Hartmann und Heidemarie Hatheyer wurden demnach gezielt als Hauptdarsteller ausgewählt. Ihre Bekanntheit sorgte zudem für eine Publikumsgarantie. Eine Umfrage der Zeitschrift „Der deutsche Film" beziffert die Anzahl der Befragten, die angaben, allein aufgrund der Schauspieler ins Kino zu gehen, auf 32 Prozent.[500]

Handlung

Im Film „Ich klage an" wird die Geschichte des Ehepaares Thomas und Hanna Heyt, gespielt von Heidemarie Hatheyer, sowie ihres befreundeten Arztes Bernhard Lang erzählt. Die Familie führt ein rundum glückliches Leben, bis Hanna Heyt an multiple Sklerose erkrankt. Der Krankheitsverlauf ist schnell und zunehmend treten Lähmungen in Erscheinung. Der Mediziner Thomas Heyt forscht daher unablässig an der Universität nach einem Heilmittel, bleibt jedoch ohne Erfolg. Der Arzt Bernhard Lang behandelt die Erkrankte mit Arsen und sie bittet ihn darum, ihr, falls die Krankheit unerträglich werden

[495] Hachmeister Kinopropaganda S. 127.
[496] Vgl. ebd., S. 137.
[497] Vgl. ebd.
[498] Vgl. Winkler-Mayerhöfer, Andrea, Starkult als Propagandamittel? Studien zum Unterhaltungsfilm im Dritten Reich, Band 14, Kommunikation audiovisuell, München: Ölschläger, 1992, S. 90.
[499] Vgl. ebd., S. 109.
[500] Vgl. zitiert nach: Albrecht, Gerd, Der Film im 3. Reich, Karlsruhe: Doku-Verlag, 1979, S. 23.

sollte, die Arzneiflasche zu überlassen.[501] Bernhard Lang lehnt jedoch diesen Wunsch ab mit dem Ausspruch: Der Arzt sei „Diener des Lebens".[502] Als Hanna allerdings immer häufiger an Erstickungsanfällen leidet, gibt ihr Ehemann ihr das tödliche Gift. Hanna Heyt stirbt daraufhin einen sanften Tod und Thomas Heyt wird für seine Tat vor Gericht gestellt.[503]

Der Angeklagte schweigt zunächst vor Gericht. Es war zu einem Streit mit seinem Freund Bernhard Lang gekommen, der als Einziger bezeugen kann, dass Hanna Heyt die Männer um Sterbehilfe gebeten hatte. Bernhard Lang, der zum Verhandlungsbeginn verschollen ist, ändert unterdessen seine Meinung, als er eine ehemalige schwerstbehinderte junge Patientin, die er als Säugling vor dem Tod bewahrt hatte, in einer Anstalt besucht.[504] Selbst die Eltern des Kindes machen dem Mediziner Vorwürfe, denn er hätte das Kind ihrer Ansicht nach sterben lassen sollen. Die damalige Rettung des behinderten Kindes wird nun von ihm als Fehler angesehen, da ihn der Anblick des Kindes schwer erschüttert und er „erkennt" die Tat des Thomas Heyt als vermeintlich richtig.

Der Arzt Bernhard Lang sagt daraufhin vor Gericht als Entlastungszeuge für seinen Freund Heyt aus und versöhnt sich mit diesem. Heyt wiederum bricht nun sein Schweigen und verteidigt seine Tat.[505] Das Schlusswort wird von ihm genutzt, um die „überkommenen" Gesetze anzuklagen, und der Film endet, ohne den Ausgang der Gerichtsverhandlung aufzulösen.[506]

Struktur und Analyse

„Wie bemüht man war, den Zweck des Films so perfekt als möglich zu kaschieren, belegt die nachweisbare Tatsache, daß das Wort ‚Euthanasie' bewußt aus dem Film selbst verbannt wurde und die Journalisten angewiesen waren, das Wort ‚Euthanasie' in den Filmrezensionen nicht zu benutzen."[507] Zudem erhielt der Film, so Gerd Albrecht, das Prädikat „künstlerisch besonders wertvoll", um zu verschweigen, dass er „staatspolitisch besonders wertvoll" war.[508]

„Gerade weil ‚Ich klage an' durch Streichung offensichtlicher Bezüge, eine Verschiebung des Hauptproblems zur Tötung auf Verlangen hin sowie die Vorgabe juristisch korrekter Behandlung der Euthanasie scheinbar nicht mehr viel mit den Geisteskrankenmorden

[501] Vgl.
[502] Ebd.
[503] Vgl. ebd.
[504] Vgl. ebd.
[505] Vgl. ebd., S. 150.
[506] Vgl. ebd.
[507] Ebd., S. 222.
[508] Vgl. Albrecht Film 18f.

gemein hat, konnte er wenige Wochen nach dem Aufruhr um die Galen-Predigt überhaupt gezeigt werden.“[509]

Die Krankenmorde wurden von den Nationalsozialisten unter anderem als „Aktion Gnadentod“ bezeichnet, im Film „Ich klage an“ wird die Tötung der Kranken neunmal direkt und zweimal indirekt mit Liebe begründet.[510] Ferner wird das Zitat des berühmten Arztes und Philosophen Paracelsus „Medizin ist Liebe“ im Film für die Befürwortung des Tötens von Kranken instrumentalisiert.[511] Der Film präsentiert demnach das Thema „Euthanasie“ stark romantisierend und beschönigend, ohne sich dabei direkt zu den Krankenmorden zu bekennen. Karl Ludwig Rost spricht gar von einer *Ästhetisierung des Tötens* und einem ersten behutsamen Schritt in der Vorbereitung der Öffentlichkeit auf eine geplante Veröffentlichung eines „Euthanasiegesetzes“.[512]

Überdies wird in dem Film eine Pflegerin dargestellt, sie begleitet den Arzt Bernhard Lang mit auf die Kinderabteilung der Anstalt, in der eine ehemalige Patientin von ihm untergebracht ist. Offensichtlich erschüttert von dem Anblick des schwerstbehinderten Kindes fragt der Mediziner beim Verlassen der Kinderabteilung den ihn begleitenden Arzt: „Sagen Sie, hält die Schwester das aus?“ Der Professor antwortet ihm daraufhin ernst: „Die Schwester? Tja sehen Sie, das ist eben eine Frau. Sie liebt alles, was hilflos ist. Ob es ein Säugling oder ein Kranker ist, das ist nicht so wichtig.“[513]

Der Pflegeberuf wird in dieser kurzen Szene als äußerst emotional belastend und die Pflege als natürliche weibliche Intuition und als weibliches Bedürfnis dargestellt. Die Pflegerin selbst kommt hierzu nicht zu Wort, der Mediziner und Professor beantwortet die Frage Bernhard Langs an ihrer Stelle. Die negative Einstellung zur „Sterbehilfe“ und „Euthanasie“ wird mit dieser Sequenz indirekt als „weibisch“ und „schwach“ charakterisiert: Frauen pflegen und hegen das hilflose kranke Wesen und erhalten es am Leben, während Männer das „Problem“ anders angehen, indem sie es „von ihrem Leid erlösen“ und töten.

5.9.1.2. Nationalsozialistische Dokumentarfilme

Hachmeister sieht in den vom Rassenpolitischen Amt der NSDAP produzierten Dokumentarfilmen zunächst die Sterilisation propagiert sowie bereits die Notwendigkeit der

[509] Rost, Karl Ludwig, Sterilisation und Euthanasie im Film des „Dritten Reiches“: Nationalsozialistische Propaganda in ihrer Beziehung zu rassenhygienischen Maßnahmen des NS-Staates: Zugl. Dissertation, Berlin: Freie Universität, 1986, Band 55, Abhandlungen zur Geschichte der Medizin und der Naturwissenschaften, Husum: Matthiesen Verlag, 1987, S. 204.

[510] Hachmeister Kinopropaganda S. 168.

[511] Vgl. ebd. 169ff.

[512] Vgl. Rost Film S. 205.

[513] Zitiert nach: Rost Film S. 264.

„Euthanasie" impliziert.[514] „Dokumentarfilme boten gegenüber Spielfilmen den Vorteil, daß sie authentisch und scheinbar objektiv wirkten."[515]

Herbert Gerdes war Regisseur und Verantwortlicher für das Drehbuch der Filme: „Sünden der Väter", „Abseits vom Wege", „Erbkrank", „Alles Leben ist Kampf" und „Was du ererbt ...", für den Film „Alles Leben ist Kampf" hatte er Unterstützung von Werner Hüttig. Die 16-Millimeter-Schmalstummfilme wurden über die Gaufilmstellen verbreitet und bei Schulungen und in der Schule vorgeführt.[516] Bis 1936 entstanden 32 Gaufilmstellen, diese Parteifilmorganisation organisierte Filmveranstaltungen in den Gemeinden ohne Kino.[517] Dies geschah mithilfe von mit Projektoren und Leinwand ausgestatteten LKW, die „Tonbildwagen" genannt wurden.[518]

Die Filme „Das Erbe" und „Opfer der Vergangenheit" wurden von der Reichspropagandaleitung in Normalfilmformat produziert. Letzterer wurde auf den Wunsch Hitlers persönlich hin produziert und passierte im März 1937 die Zensur. Mit den Prädikaten „staatspolitisch wertvoll" und „volksbildend" versehen, war er ab 14 Jahren freigegeben.[519] Da Kinobesitzer zur Vorführung des Films verpflichtet wurden, lief er ab April 1937 als Vorfilm in allen 5.300 deutschen Kinos.[520]

Für die Filme wählten die Macher bewusst besonders extreme Fälle von geistiger und körperlicher Behinderung aus.[521] Karl Ludwig Rost vermutet, dass die Filmaufnahmen überwiegend aus der Berliner Umgebung stammten, andere wiederum auch aus entfernteren Anstalten wie z. B. Wiesloch bei Heidelberg.[522] Die Bilder der Kranken wurden zudem bewusst mit Bildern von jungen, aktiven und gesunden Menschen in Kontrast gesetzt sowie auch mit antisemitischer und anderer rassistischer Propaganda kombiniert.[523] Die Landesheilanstalten werden in den NS-Propagandadokumentarfilmen als sonnendurchflutete geräumige Paläste in reizvollen Landschaften mit schönen Gärten dargestellt, in

[514]Vgl. Hachmeister Kinopropaganda S. 208. Das Rassenpolitische Amt der NSDAP wurde 1933 gegründet und wurde als Reichsdienststelle der Partei durch den Reichsamtsleiter Dr. Walter Groß geleitet. Es hatte die Aufgabe, die gesamte Schulungs- und Propagandaarbeit bezüglich der Bevölkerungs- und Rassenpolitik zu vereinheitlichen und zu überwachen. Zudem hatte er hierzu die „alleinige Befugnis, ‚über Fragen der Rassen- und Bevölkerungspolitik Maßnahmen der Schulung und Propaganda zu treffen und Presseverlautbarungen vorzunehmen"'.Rost Film S. 38. Ferner arbeitete das Rassenpolitische Amt der NSDAP mit den Behörden zusammen und war bei der Legislative betreffend bevölkerungs- und „rassenpolitischen Fragen" beteiligt.

[515]Hachmeister Kinopropaganda S. 208.

[516]Vgl. ebd., S. 209.

[517]Vgl. Rost Film S. 56. Zum Kinokonsum der Landbevölkerung Siehe: Stahr Volksgemeinschaft S. 67ff.; siehe: Kleinhans, Bernd, Ein Volk, ein Reich, ein Kino: Lichtspiel in der braunen Provinz, Band 88, Neue kleine Bibliothek, Köln: PapyRossa-Verlag, 2003.

[518]Vgl. Stahr Volksgemeinschaft S. 70; vgl. Kleinhans Lichtspiel S. 165f.

[519]Die Prädikatserteilung war mit einer Ermäßigung oder Befreiung von der Vergnügungssteuer (1933: 15 Prozent) verbunden und wirkte sich so unmittelbar auf die Reichweite und Verbreitung des Films aus. Zu den einzelnen Prädikaten siehe: Rost Film S. 53f.

[520]Vgl. ebd., S. 213.

[521]Vgl. ebd., S. 215.

[522]Vgl. Rost Film S. 61.

[523]Vgl. ebd., S. 235f.

denen sich junge arische Pflegerinnen aufopferungsvoll um „degenerierte, unproduktive und vor allem rassisch minderwertige“ Personen kümmern.

Der Film „Erbkrank“ (1935/1936) wird mit dem folgenden Text eröffnet:

> „Abseits vom Lärm und Hasten des Alltags – in reizvoller Landschaft – liegt ... eine Anstalt für UNHEILBAR GEISTESKRANKE [Herv. im Orig.].“[524]

„Abseits vom Wege“ (1935) stellt die Landesheilanstalten wie folgt vor:

> „Abseits von der völkischen Gemeinschaft – Dem Blick gesunder und schaffender Menschen entzogen liegt die Irrenanstalt.“[525]
>
> „Während die Erbkranken in hellen, gesunden Räumen wohnen – müssen noch viele erbgesunde Familien in halbverfallenen Kellerlöchern hausen.“[526]

„Alles Leben ist Kampf“ (1937) charakterisiert die Situation folgendermaßen:

> „Für Idioten und geisteskranke Verbrecher baute das vergangene System Paläste – Während arme, aber erbtüchtige Menschen in halbverfallenen Löchern hausen mußten.“[527]
>
> „So sehen die Bewohner der Paläste aus: stumpf, vertiert, unempfänglich für die Schönheit, mit der man sie umgibt.“[528]

Die Pflegerinnen werden in den Dokumentarfilmen als heroische, aufopferungsvolle und vor allem gesunde, junge „arische“ Frauen dargestellt, wenn auch ihre eigentliche Arbeit, die Pflege der psychisch Kranken und Behinderten als widernatürlich kritisiert wird:

> „Ärzte und Pfleger setzten häufig Gesundheit und Leben aufs Spiel bei der Betreuung unberechenbarer Geisteskranker“ in „Abseits vom Wege“ (1935).[529]
>
> „entgegen allen Naturgesetzen Ungesundes gehegt und gepflegt [...]“ in „Sünden der Väter“ (1935).[530]
>
> „Es ist erschütternd, wenn man eine junge, gesunde Pflegerin neben einem solchen armen Wesen sieht. Zu dieser Krankenpflege gehört eine Selbstüberwindung, die geradezu heroisch ist“ in „Opfer der Vergangenheit“ (1937).[531]

Auch „Erbkrank Teil 2“ übt Kritik an der Pflege von Personen, die

[524] Zitiert nach: Hachmeister Kinopropaganda S. 210.
[525] Vgl. BArch, B-70966-1.
[526] Zitiert nach: Rost Film S. 226.
[527] Siehe: BArch, B-138872-1, zitiert nach: Rost Film S. 229.
[528] Ebd.
[529] Siehe: BArch, B-70966-1, zitiert nach: Rost, 1987, S. 226.
[530] Vgl. BArch, K-183428-1.
[531] Siehe: BArch, B-138073-1, zitiert nach: Hachmeister Kinopropaganda S. 215.

> „sich nicht verständlich machen können, gefüttert oder künstlich ernährt werden müssen oder gar ‚zeitlebens ans Bett gefesselt‘ sind.“[532]

„Die Sünden der Väter“ betont darüber hinaus:

> „Durch ärztliche Kunst und aufopfernde Pflege werden Idioten am Leben erhalten, die zeitlebens nicht sprechen oder sich verständlich machen lernen.“[533]

„Opfer der Vergangenheit“ charakterisiert die Arbeit des Pflegepersonals und Ärzte gar als „schwer“ und „widerlich“.[534] Goebbels vermerkte dazu in seinem Tagebucheintrag vom 4. Dezember 1936:

> „Dann einen Film aus Irrenanstalten zur Begründung des Sterilisationsgesetzes. Grauenhaftes Material. Mit tollen Aufnahmen. Das Blut gefriert einem bloß beim Anschauen. Da ist die Unfruchtbarmachung nur ein Segen. Darum sind auch unsere Kirchen so dagegen. Die brauchen unsere Idioten, teils als Gläubige, und teils um an ihnen ihre Nächstenliebe zu erproben. Furchtbare Geistesverirrung! Aber wir schreiten darüber hinweg, zur Tagesordnung.“[535]

„Was der Film ‚Opfer der Vergangenheit‘ mit brutaler Offenheit aussprach nämlich, daß behinderte Menschen Ballastexistenzen seien, brachte ‚Ich klage an‘ vier Jahre später nur versteckt und somit auf besonders perfide Weise zum Ausdruck.“[536]

Das Bildmaterial aus den Anstalten bediente die voyeuristische Sensationsgier des Publikums und fand mehrfach Verwendung in den verschiedenen Dokumentarfilmen. Eine Werbekampagne für den Beruf der Pflegerin waren sie sicherlich nicht, da sie versuchten, die „Irrenpflege“ als Ressourcenverschwendung und Verstoß gegen das Naturgesetz zu diskreditieren. Filme wie „Erbkrank“ oder „Opfer der Vergangenheit“ trugen zu der Stigmatisierung von Menschen mit psychischen Erkrankungen und Behinderung bei und zum schlechten Image der „Irrenpflege“. Sie verfestigten das Bild des „gefährlichen Irren“[537] in den Köpfen der Zuschauer und sorgten für deren Zustimmung zu den Zwangssterilisationen und in letzter Konsequenz auch zur „Euthanasie“.

Bernd Kleinhans nach war die NS-Filmpropaganda nur effizient, „wenn es ihr gelang, an bestehende Einstellungen anzuknüpfen, Gefühle und Ressentiments zu bestätigen und

[532] Siehe: BArch, K-126211-1, zitiert nach: Rost Film S. 226.
[533] Siehe: BArch, K-183428-1, zitiert nach: Rost Film S. 225.
[534] Vgl. BArch, B-138073-1, zitiert nach: Rost, 1987, S. 235.
[535] Goebbels, Joseph, Aufzeichnungen 1924–1941, in Die Tagebücher von Joseph Goebbels, Band sämtliche Fragmente, (Hrsg.): Elke Fröhlich im Auftrag des Instituts für Zeitgeschichte, München: Saur, 1987, S. 746.
[536] Hachmeister Kinopropaganda S. 219.
[537] Vgl. https://www.zeit.de/wissen/gesundheit/2018-04/psychiatrie-gesetz-bayern-psychkhg-stigmatisierung-psychisch-kranke-nationalsozialismus (Zugriff: 24.04.2020).

zu verstärken.“[538] Gehard Stahr konstatiert diesbezüglich, dass der Anfang der Tötungsaktionen bewiesen habe, dass das Personal der Landesheilanstalten weit weniger Bedarf an propagandistischer Überzeugungsarbeit gehabt hätte als „die zutiefst verunsicherte Bevölkerungsmehrheit.“[539]

Vor allem die zeitgenössischen Fachzeitschriften und Zeitungen, die unter anderem von den Pflegerinnen konsumiert wurden, hatten dazu beigetragen, die vom Staat geschürten Ressentiments gegen Kranke zu verbreiten. In den Anstalten wurde sichergestellt, dass das Personal nicht nur Propagandafilme sah, sondern auch stets mit den neuesten Propagandazeitschriften und Zeitungen versorgt war.[540]

5.9.2. Zeitgenössische Fachzeitschriften und Zeitungen

Heinrich Wilhelm Kranz (1897–1945) war Gauleiter des Rassenpolitischen Amtes der NSDAP in Hessen-Nassau. Er war 1934 für die aktive Verbreitung der Propaganda des Amtes in seinem Gau verantwortlich:[541]

> „Etwa 150 Beiträge aus dem engeren Fachgebiet wurden für Zeitschriften und Zeitungen den Tageszeitungen und Fachzeitschriften geliefert. In Kürze wird fortlaufend von der Abteilung regelmäßig ein Beiblatt ‚Art und Sipp‘ in sämtlichen hessischen nationalsozialistischen Tageszeitungen erscheinen, das der Leiter der Abteilung verantwortlich zeichnet.“[542]

Heinrich Wilhelm Kranz veröffentlichte darüber hinaus Aufsätze in der Fachzeitschrift „Geisteskrankenpflege: Monatsschrift für Geisteskranken- und Krankenpflege zur Belehrung und Fortbildung des Pflegepersonals an Heil- und Pflegeanstalten“, welche zuvor unter dem Titel „Die Irrenpflege“ von 1897 bis 1930 erschien. Herausgeber war in der Zeit des Nationalsozialismus der Psychiater Karl (Carl) Wickel, welcher seit 1910 Redakteur der Zeitschrift war.[543] Die Zeitschrift wurde 1897 von Konrad Alt (1861–1922), dem Leiter der Landesheil- und Pflegeanstalt Uchtspringe gegründet.[544] Dieser leitete sie bis 1902, bis sie nacheinander von den Psychiatern Schlöss, Scholz, Schott, Thoma und zuletzt durch Wickel übernommen wurde.[545] In der Zeitschrift meldeten sich neben Ärzten

[538] Kleinhans Lichtspiel S. 198.
[539] Stahr Volksgemeinschaft S. 224.
[540] Siehe: 5.10.4. Freizeitgestaltung innerhalb der Anstalten.
[541] Zu Heinrich Wilhelm Kranz Siehe: Oehler-Klein Rassenhygiene.
[542] Zitiert nach: Rost Film S. 40f.
[543] Vgl. Vanja, Christina / Wickel, Karl (1870–1949), in Biographisches Lexikon zur Pflegegeschichte: 6, Hungen: hpsmedia, 2012, S. 295. Karl Wickel war von 1919 bis 1935 Direktor der Landesheilanstalt Haina der preußischen Provinz Hessen-Nassau, die als männliches Pendant zur Landesheilanstalt Merxhausen fungierte.
[544] Vgl. ebd.
[545] Vgl. Leherr, Herbert, Die Geschichte der Psychiatrischen Krankenpflege von 1900 bis 1933, Dissertation, Ulm: Universität Ulm, 2000, S. 8.

auch gelegentlich PflegerInnen zu Wort, im wesentlichen Oberpfleger. Auch Faltlhauser veröffentlichte Aufsätze in dieser Zeitschrift.[546]

Im Dezember 1933 legte der Arzt Georg Schiffmann von der Heil- und Pflegeanstalt Wiesloch in Baden mit seinem Aufsatz „Die rassenhygienischen Aufgaben der Heil- und Pflegeanstalten im neuen Staat. Unter besonderer Berücksichtigung der Mithilfe des Pflegepersonals“ dar, was von den Pflegerinnen der Landesheilanstalten im nationalsozialistischen Staat erwartet wurde.[547]

Im Zuge des neuerlassenen „Gesetzes zur Verhütung erbkranken Nachwuchses“ lag nun der Fokus der Fürsorge und Pflege auf dem „Wohl der Gesamtheit“ und dem „Volksganzen“ und nicht mehr bei dem einzelnen Individuum.[548] Der Staat, so Schiffmann, müsse sich das Recht nehmen, die Kinderzeugung wertvoller Menschen zu fördern und die der minderwertigen zu verhindern, um „den Strom krankhaften Erbgeschehens“ einzudämmen und zu verhüten.[549] Mithilfe der Darlegung einer Krankenstatistik und einer Kostenrechnung für die Versorgung von psychisch kranken Menschen verdeutlicht der Arzt den vermeintlich wirtschaftspolitischen Gesichtspunkt und die Notwendigkeit des neuen Gesetzes. Durch das neue Gesetz wachse die Aufgabe der Anstalten zum Positiven: Die psychiatrische Wissenschaft und Pflegetätigkeit sei nicht länger Selbstzweck, sondern habe „die Pflicht, die Rasse zu läutern“.[550] Es sei darüber hinaus anzunehmen, dass eine einer Volkszählung ähnliche Bestandsaufnahme des deutschen Volkes vorgenommen werde, die selbstverständlich alle in den Anstalten verwahrten Kranken erfassen würde.[551]

Bei der Erstellung und Vervollständigung von Erbtafeln könne vom Pflegepersonal oft wichtige Hilfe geleistet werden, da diese aus denselben Orten stammten wie die Kranken und daher über Wissen über die Kranken und deren Verwandte verfügten, was „die erblichen Belastungen“ der Familie betraf. Pflege sollten diesbezüglich als aufmerksame BeobachterInnen und BeurteilerInnen der Besucher der Kranken fungieren sowie bei der psychiatrischen Aufklärungsarbeit am „Laienpublikum“ mithelfen.[552] Den Pflegerinnen der Landesheilanstalten kam somit die Rolle der Denunziantin, Vermittlerin und der Multiplikatorin der Gesundheitspropaganda des nationalsozialistischen Staates zu.

Diesem Verständnis entsprechend zeichnen sich vor allem die Jahrgänge 1933 und 1934

[546] Siehe: Faltlhauser, Valentin, Erbpflege und Rassenpflege, Geisteskrankenpflege: Monatsschrift für Geisteskranken- und Krankenpflege zur Belehrung und Fortbildung des Pflegepersonals an Heil- und Pflegeanstalten 38, Nr. 8, 1934, S. 113–140.

[547] Vgl. Schiffmann, Georg, Die rassenhygienischen Aufgaben der Heil- und Pflegeanstalten im neuen Staat: Unter besonderer Berücksichtigung der Mithilfe des Pflegepersonals. Geisteskrankenpflege: Monatsschrift für Geisteskranken- und Krankenpflege zur Belehrung und Fortbildung des Pflegepersonals an Heil- und Pflegeanstalten 37, Nr. 12, 1933, S. 177–182.

[548] Vgl. ebd., S. 178.

[549] Ebd.

[550] Ebd., S. 179.

[551] Vgl. ebd., S. 180.

[552] Vgl. ebd. S. 181.

durch einen hohen Anteil an Beiträgen zur „Erb- und Rassenpflege" und „Rassenhygiene" aus. In einem Vorwort zur ersten Ausgabe im Jahr 1934 heißt es:

> „Mit dem neuen Jahre beginnt der achtunddreißigste Jahrgang der ‚Geisteskrankenpflege'.
> Die 14 Jahre bis 1933 waren Jahre des Niedergangs auch auf unserem Gebiete. Es kam trotz vieler gegenteiliger Worte nicht an auf erhöhte Aus- und Fortbildung, sondern auf agitatorische Beeinflussung. Freuen wir uns, daß wir nun wieder Deutsche sind mit dem Streben nach Tüchtigkeit, nach erhöhtem Können und erhöhter Leistung! Nehmen wir uns ein Vorbild an unserem großen Führer!
> Heil Hitler!"[553]

Dieser nationalsozialistischen Kritik der „Geisteskrankenpflege" der Weimarer Republik folgte ein Aufsatz des erwähnten Heinrich Wilhelm Kranz aus Gießen über „Die Bedeutung der Vererbung und die Erbgesundheitspflege im neuen Staate".[554] Kranz kritisiert in dieser Abhandlung den Mangel an Zielen und Vorsicht bei der „Zucht" bzw. Fortpflanzung der eigenen Sippe und eine angebliche Fokussierung auf das Finanzielle bei der Wahl des Ehepartners zulasten der „Erbgesundheit".[555] Die Menschen seien, so Kranz, nicht alle gleich wertvoll, es gäbe Hochwertige, Durchschnittliche und Minderwertige. Die Hochwertigen hätten eine hochwertige Nachkommenschaft, während die Kinder der Minderwertigen auch minderwertig seien.[556] Der Staat Adolf Hitlers, der eine „Gesundung und Aufartung" des deutschen Volkes anstrebe, wolle keineswegs diese „Erbkranken" und „asozialen" Elemente umbringen. Aber er genüge einer selbstverständlichen und sittlichen Pflicht, wenn er diese „Schädlinge der Volksgemeinschaft" aus dem Fortpflanzungsprozess ausschalte.[557] Das „Zuchtziel" seien nicht blonde Haare und blaue Augen, sondern ein körperlich, geistig und sittlich gesunder, innerlich harmonischer und „nordisch bedingter" deutscher Mensch.[558] Das deutsche Volk würde dann frohe und glückliche Menschen innerhalb seiner Grenzen haben, seine „Sendung als Kulturträger" in der Welt erfüllen und „dermaleinst das gesundeste, das freiste, das größte und das unsterbliche Volk der Erde sein."[559]

Die dunkle Seite dieser Verheißung wurde in der Zeitschrift bereits 1936, drei Jahre

[553] Wickel, Carl, Vorwort, Geisteskrankenpflege: Monatsschrift für Geisteskranken- und Krankenpflege zur Belehrung und Fortbildung des Pflegepersonals an Heil- und Pflegeanstalten 38, Nr. 1, 1934.
[554] Kranz, Heinrich Wilhelm, Die Bedeutung der Vererbung und die Erbgesundheitspflege im neuen Staate, Monatsschrift für Geisteskranken- und Krankenpflege zur Belehrung und Fortbildung des Pflegepersonals an Heil- und Pflegeanstalten 38, Nr. 1, 1934, S. 2.
[555] Vgl. ebd., S. 2f.
[556] Vgl. ebd., S. 3.
[557] Ebd., S. 4.
[558] Ebd., S. 6.
[559] Ebd., S. 7.

vor Beginn der „Aktion T4", wenn auch verdeckt, diskutiert. In einer Buchrezension des „Gegenwartsromans" des Autors Friedrich Klingler mit dem verheißungsvollen Namen „Darfst du töten?" wird die „Euthanasie" klar und deutlich abgelehnt.[560]

Der Inhalt des Romans entspricht den Schilderungen der Rezension nach in erschreckender Weise der Realität in den Landesheilanstalten einige Jahre später: Ein ärztlicher Direktor tötet 72 seines Erachtens unheilbare Kranke heimlich durch die Einspritzung von Gift, da er die Ansicht vertritt, dass jene Kranken kein Verständnis mehr von sich oder der Außenwelt hätten und ihren Angehörigen und dem Staat nur Kosten verursachen würden. Mit einem Verweis auf die Ersparnis vieler Millionen an Volksvermögen und einer im Roman durchgeführten Umfrage der Angehörigen, die der Tötung zustimmten, wird die Krankentötung verteidigt. Der Mediziner entwirft darüber hinaus ein Gesetz, nach dem die „Ausmusterung" bereits mit dem dritten Lebensjahr beginnt und nach Antrag der Eltern durch ein Medizinalkollegium entschieden wird. Durch einen Zufall werden seine Taten aufgedeckt und es kommt zu einem Gerichtsverfahren. Der Mediziner führt Sachverständige durch seine Anstalt und führt ihnen vermeintlich aussichtslose Fälle vor, er demonstriert ihnen die „Verschwendung" von Ressourcen. Der angeklagte Arzt ist selbst unheilbar krank und entgeht seiner Verurteilung durch Suizid.[561]

Der Redakteur bemängelte einige sachliche Fehler in der Darstellung der Anstalten und Kranken durch den Roman und stellt die vermeintlichen Ersparnisse durch die Krankentötungen infrage. Kranke, wie sie im Roman geschildert werden, dürften sich nicht so entwickeln und seien „Kunstprodukte" bzw. die Folge einer falschen Behandlung. Die eigentliche Absicht des Autors, nämlich die Frage nach der „Euthanasie" zu stellen, wird in dieser Rezension klar identifiziert.[562]

Karl Wickel beschreibt in diesem Zusammenhang 1936 eine Begegnung, die er selbst im Anstaltsdienst einmal gemacht habe:

> „Ich führte einmal vor Jahren eine Reihe von Herren durch einige Häuser einer Anstalt. Einer meinte, es wäre doch besser, diese Patienten lebten nicht mehr. Ich fragte ihn, ob er auch dieser Ansicht wäre, wenn sein Vater nun Patient einer Anstalt wäre. Da hielt er seine Ansicht nicht aufrecht. Der beschriebene Geheimrat durfte auf keinen Fall von sich aus so vorgehen."[563]

Wickel kommt zu folgendem Fazit:

---

[560] Vgl. Wickel, Carl, Friedrich Klingler: Darfst du töten? Ein Gegenwartsroman, Stuttgart 1935, J.G. Gotta'sche Buchhandlung, Monatsschrift für Geisteskranken- und Krankenpflege zur Belehrung und Fortbildung des Pflegepersonals an Heil- und Pflegeanstalten, 40, 1936, S. 12.

[561] Vgl. ebd., S. 11f.

[562] Vgl. ebd., S. 12.

[563] Ebd., S. 12.

> „Das Buch ist sehr gut geschrieben. Das Thema ist von allen Seiten eingehend erörtert. Kein Psychiater versäume, es zu lesen.“[564]

Der Philosoph Gerd Grübler sieht in dem Roman eine offensichtliche Adaption des Stückes „Der Massenmörder“ von Rennefarth und erkennt in ihm u. a. Binding und Hoches Schrift sowie die Umfrage Ewald Meltzers unter den Eltern behinderter Kinder wieder.[565] In seiner Auswertung von insgesamt 74 Texten der deutschen Belletristik aus der Zeit zwischen 1895 und 1945 kommt er zu dem Fazit, dass die Mehrheit dieser Werke über den Verdacht, „eine schiefe Ebene hin zu den Krankenmorden der Nationalsozialisten zu bilden“, erhaben sei und sich eine Subsumierung der Texte unter nur eine Kategorie verbiete.[566] Das Werk Klinglers jedoch gehört offensichtlich nicht zu dieser Mehrheit und die Rezension Wickels bezieht klar Stellung gegen die Idee der „Euthanasie“. Trotz einer moralischen Ablehnung der „Euthanasie“ hielten manche Pflegerinnen dem Anstaltsdienst die Treue und wurden dafür mit Dienstauszeichnungen belohnt.

5.9.3. Dienstauszeichnungen

Die für die Pflegerinnen relevante Dienstauszeichnung war das 1938 durch Adolf Hitler gestiftete Treudienst-Ehrenzeichen für Beamte, Angestellte und Arbeiter im öffentlichen Dienst. Anlass der Stiftung war die „fünfte Wiederkehr des Tages der nationalen Erhebung“.[567]

Die Auszeichnung erhielten Personen, die eine „25 jährige oder 40 jährige Arbeitszeit im öffentlichen Dienst in Treue zurückgelegt haben, sowie Angestellte und Arbeiter in der freien Wirtschaft, die einem und demselben Dienstherrn, Arbeitgeber oder Betrieb 50 Jahre lang in Treue gedient haben.“[568]

Das Treudienst-Ehrenzeichen für den öffentlichen Dienst war in zwei Stufen eingeteilt:

- Stufe 2 für Personen mit 25 Jahren Diensterfahrung;
- Stufe 1 für Personen mit 40 Jahren Diensterfahrung.[569]

In die Berechnung der Dienstzeit floss die Probezeit mit ein sowie bis zu 3,5 Jahre des für die Berufsausbildung notwendigen Studiums. Des Weiteren wurde der hauptamtliche Dienst in der NSDAP oder einer ihrer Gliederungen und angeschlossenen Verbände auf die Dienstzeit angerechnet sowie geleisteter Militärdienst oder die Zeit in „unverschuldeter

[564] Ebd.
[565] Vgl. Grübler, Gerd, Euthanasie und Krankenmord in der deutschen Literatur, 1885–1936, Marburg: Tectum, 2011, S. 181.
[566] Ebd., S. 196.
[567] Vgl. Reichsgesetzblatt, Verordnung des Führers und Reichskanzlers über die Stiftung des Treudienst-Ehrenzeichens, 1938, Teil 1 (Reichsministerium des Inneren, 1938).
[568] Ebd.
[569] Vgl. ebd.

Kriegsgefangenschaft".[570] Selbst die Zeit „unverschuldeter Arbeitslosigkeit" konnte auf die Dienstzeit im öffentlichen Dienst angerechnet werden.[571] Die Dienstzeit im öffentlichen Dienst wurde erst ab dem 18. Lebensjahr berechnet.[572] Hatte die Person verschiedene Dienstherren während ihrer Zeit im öffentlichen Dienst, so galt diese Dienstzeit als eine bei ein und demselben Dienstherrn erbrachte Dienstzeit.[573]

> „Das Treudienst-Ehrenzeichen für Beamte, Angestellte und Arbeiter im öffentlichen Dienst ist ein Ordenskreuz, das in der Mitte mit einem Eichenkranz umgebenen schwarzen Hakenkreuz belegt ist.
> Die 2. Stufe ist in Silber, die 1. Stufe in Gold ausgeführt."[574]

[570] Vgl. LWV-Archiv, Bestand 16, B 67.
[571] Vgl. Reichsgesetzblatt Verordnung Teil I S. 50.
[572] Vgl. LWV-Archiv, Bestand 16, B 67.
[573] Vgl.Reichsgesetzblatt Verordnung Teil I S. 49.
[574] Ebd., S. 48.

Abbildung 5.3.: Abbildung: Treudienst-Ehrenzeichen (Quelle: Reichsgesetzblatt 1983 I)

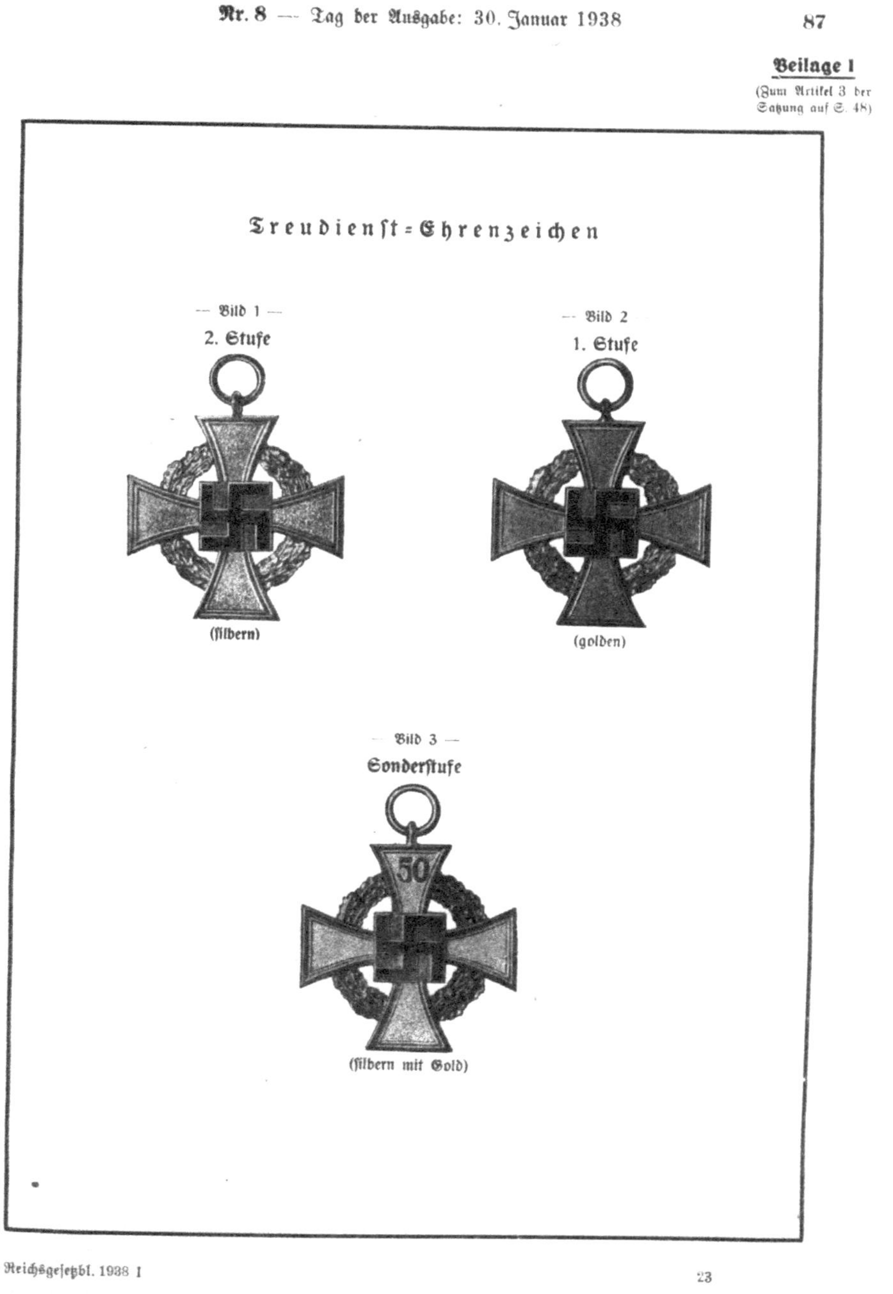

Nr. 8 — Tag der Ausgabe: 30. Januar 1938 87

Beilage I
(Zum Artikel 3 der Satzung auf S. 48)

Treudienst-Ehrenzeichen

— Bild 1 —
2. Stufe
(silbern)

— Bild 2
1. Stufe
(golden)

— Bild 3 —
Sonderstufe
50
(silbern mit Gold)

Reichsgesetzbl. 1938 I 23

Das Treudienst-Ehrenzeichen wurde am kornblumenblauen Bande auf der linken Brustseite getragen.[575]

[575]Vgl.Reichsgesetzblatt Verordnung Teil I S. 49.

Eine in Treue geleistete Dienstzeit lag vor, „wenn der Beamte, Angestellte oder Arbeiter sich gegenüber dem Dienstherrn oder Arbeitgeber keine ernsthaften Verstöße gegen die Treuepflicht hat zuschulden kommen lassen.“[576] Lag ein ernsthafter Verstoß gegen die Treuepflicht vor, so konnte das Treudienst-Ehrenzeichen trotzdem verliehen werden, wenn der Verstoß „nicht auf ehrloser Gesinnung begründet war“ und das Arbeitsverhältnis „in Kenntnis des Sachverhalts fortgesetzt“ worden war.[577]

Vorschläge für auszuzeichnende KandidatInnen wurden im Reich und in Preußen durch die Dienstherren an den zuständigen Reichs- und Preußischen Minister zum 20. jedes Monats unter Verwendung eines speziellen Musters aus den Anlagen des Reichsgesetzblattes auf dem Dienstweg eingereicht.[578] Die zuständigen Stellen überprüften dann die Liste der Anwärter und füllten ihrerseits Vorschlagslisten aus.[579] In den Vorschlagslisten mussten Angaben zur vorgeschlagenen Person (Name, Geburtstag und Geburtsort), zur Dienststellung und dem Dienstherrn gemacht werden. Auch der Wohnort und die Wohnung der für die Auszeichnung vorgeschlagenen Person mussten angegeben werden sowie ein Auszug aus der Dienstlaufbahn und eine kurze Begründung des Vorschlags.[580]

Folgenden Personen durfte das Treuedienst-Ehrenzeichen nicht verliehen werden:

- Personen, die zur Todesstrafe, Zuchthausstrafe, oder Gefängnisstrafe verurteilt wurden, die wegen Dienstflucht aus dem Reichsarbeitsdienst oder Fahnenflucht erfolgt ist,
- zu Gefängnisstrafe von mindestens einem Jahr verurteilte Personen aufgrund von politischen, rassischen oder wirtschaftlichen Volksverrates oder einer „sonstigen strafbaren Handlung“, bei deren Begehung der Täter eine ehrlose oder besonders rohe Gesinnung gezeigt hat,
- Menschen, die ihre bürgerlichen Ehrenrechte verloren haben,
- Personen, denen die Befähigung zur Bekleidung öffentlicher Ämter oder die Fähigkeit als Zeuge oder Sachverständiger eidlich vernommen zu werden, aberkannt worden war,
- Männer, die ihre Wehrwürdigkeit verloren hatten,
- zu Maßregeln der Sicherung und Besserung nach § 42a des Reichsstrafgesetzbuchs Verurteilten,
- aus der NSDAP Ausgestoßene,

[576] Ebd., S. 50.
[577] Ebd.
[578] Vgl. ebd.
[579] Vgl. ebd.
[580] Vgl. ebd., S. 52.

- Personen, die durch ein nach gesetzlichen Vorschriften gebildetes Ehrengericht wegen vorsätzlichen Verstoßes gegen die ständische, berufliche oder soziale Ehre zum Verlust ihrer bisherigen Standes- und Berufsstellung verurteilt worden waren,
- aus anderen Gründen der Verleihung unwürdige Personen.[581]

Das Treudienst-Ehrenzeichen wurde in den Anstalten durch den Direktor verliehen, laut Vorschrift möglichst am 30. Januar anlässlich des Jubiläums der „Machtergreifung".[582] Aus der Landesheilanstalt Marburg ist die Sachakte „Ehrenzeichen und Orden" überliefert, in der eine Liste mit vorzuschlagenden KandidatInnen aus dem Februar 1938 enthalten ist. Die Liste wird angeführt von Direktor Langelüddeke, gefolgt von zwei Oberärzten und dem Oberinspektor an vierter Stelle. Die einzige Frau auf der Liste von 28 Personen ist die Abteilungspflegerin Maria R. an 25. Stelle.[583]

„Aus theoretischer Perspektive können Orden als kulturelle Artefakte betrachtet werden, die für die Verleihenden wie für die Empfangenden eine wichtige symbolische Funktion erfüllen und zur Schaffung und Stärkung kultureller Werte und Ideale sowie anderer Formen der sozialen Stratifikation beitragen. Eben aufgrund dieser Funktion gelten Orden und Ehrenzeichen auch als bedeutende Symbole des Heroischen oder spezifischer heroischer Ideale."[584] Treue ist ein solches heroisches Ideal. Die unbedingte jahrelange Treue zum Dienstherren trotz widriger Umstände in den Anstalten und trotz der Krankenmorde wurde mit dem Treudienst-Ehrenzeichen ausgezeichnet. Von den ArbeitnehmerInnen wurde nicht nur ihre Arbeitskraft gefordert, sondern eben auch die Treuepflicht, die von ihnen unter anderem forderte, an Betriebsfeiern selbst außerhalb der Arbeitszeit sowie an den Kundgebungen und Märschen etc. am 1. Mai teilzunehmen. Die Verweigerung solcher betrieblicher Sozialverpflichtungen konnte, so Wolfgang Spohn, eine fristlose Entlassung rechtfertigen.[585] „In der Verpflichtung der Arbeiter auf eine Treuepflicht gegenüber dem Unternehmer steckte ein Element der Verbeamtung des Arbeitsverhältnisses, allerdings nur hinsichtlich der Pflichten und nicht der mit dem Beamtenstatus verknüpften Rechte und Vorteile."[586]

Sogar Geschlechterrollen waren bei der Vergabe der Dienstauszeichnung von Bedeutung. Frank Werner sieht in der Ausschüttung von Orden sowie in dem Aufstieg in den Massenorganisationen die förmliche Einladung zum Erwerb von „symbolischem Kapital der Männlichkeit".[587] So war die Alltagskultur des Nationalsozialismus vom Militarismus

[581] Vgl. Reichsgesetzblatt Durchführungsverordnung S. 63f.
[582] Vgl.Reichsgesetzblatt Durchführungsverordnung S. 63.
[583] Vgl. LWV-Archiv, Bestand 16, B 67.
[584] Gilmour, Colin, Orden und Ehrenzeichen, Albert-Ludwigs-Universität Freiburg (2018), 1.
[585] Vgl. Spohn Betriebsgemeinschaft S. 150.
[586] Ebd., S. 152. So wurde beispielsweise von den Arbeitnehmern gefordert, nicht lediglich aufgrund einer besseren Verdienstmöglichkeit die Stelle zu wechseln oder bei ausbleibender Entlohnung weiterzuarbeiten. Vgl. ebd. S. 151.
[587] Werner, Frank, „Noch härter, noch kälter, noch mitleidloser". Soldatische Männlichkeit im deutschen

und seiner Symbolik durchdrungen und der soziale Raum „mit heroischer Bedeutung aufgeladen und auf Kampf geeicht".[588] „Auf den Schlachtfeldern des Alltags konnte potenziell jeder ‚Volksgenosse' am Sozialprestige des Kämpfers partizipieren und eine Bedeutungssteigerung seiner selbst imaginieren."[589]

Das Ehrenzeichen ist als propagandistisches Instrument des Staates anzusehen, um treuen MitarbeiterInnen Anerkennung auszudrücken und Anreize zum möglichst langen Verbleib im öffentlichen Dienst zu schaffen. Zugleich machte das NS-Regime mit den Dienstorden die soldatische Männlichkeit emotional erlebbar.[590] Das Treudienst-Ehrenzeichen war nicht mit einer finanziellen Dienstprämie verbunden und änderte darüber hinaus nichts an den schlechten Arbeitsbedingungen in der Pflege innerhalb der Landesheilanstalten. So blieb die Wirkungsmacht dieses Ehrenzeichens auf die reine Symbolik beschränkt: Die ausgezeichnete Person konnte sich als jemand Besonderes fühlen und erlangte durch die Auszeichnung berufliche und soziale Anerkennung. Diese gefühlte Anerkennung, so Werner, stärkte die Bindung an das Regime letztlich nachhaltiger als ideologische Übereinstimmungen oder materielle Anreize.[591] Die Pflegerinnen wurden durch den Erhalt eines solchen Dienstordens nicht „entweiblicht", sondern wurden als „politische Soldaten" im Gesundheitswesen betrachtet.[592] Die Militarisierung des Alltags drückte sich nicht nur in Dienstauszeichnungen und Orden aus, sondern wirkte sich auch auf den Umgang mit den Beschäftigten in den Anstalten aus.

5.10. Regulierung des Privatlebens der Pflegerinnen in den Anstalten

Das Privatleben der Pflegerinnen in den Anstalten unterlag einer Vielzahl von Vorschriften und Regulierungen. So ist von der Landesheilanstalt Hadamar überliefert, dass besonders zu Anfang der ersten Tötungsphase die Beteiligten „militärischen Gepflogenheiten" unterworfen wurden, um sie einzuschüchtern und im Mordbetrieb Gruppendruck zu erzeugen.[593] So bestand eine vorübergehende Ausgangssperre, eine Pflicht zur An- und Abmeldung, und es wurden Zimmerkontrollen durchgeführt sowie bewaffnete Wachen eingesetzt. Zudem gab es gemeinsamen Frühsport, angeordnete Putz, Flick- und Gesangsstunden sowie einen militärischen Duktus in der Umgangssprache.[594] Auch in den

Vernichtungskrieg 1941–1944", in Männlichkeitskonstruktionen im Nationalsozialismus, Frankfurt am Main: Peter Lang GmbH Internationaler Verlag der Wissenschaften, 2013, S. 50.

588 Ebd., S. 49.

589 Ebd.

590 Vgl. ebd., S. 49.

591 Ebd.

592 Vgl. Riemann Heldisches Dienen S. 266.

593 Wettlaufer Beteiligung S. 313.

594 Vgl. ebd.

anderen hessischen Anstalten war das Privatleben der Pflegerinnen selbst außerhalb des Anstaltsgeländes, streng reglementiert.

5.10.1. Das Heiratsverbot

Pflegerinnen mussten bereits vor der NS-Zeit ihre berufliche Tätigkeit aufgeben, sobald sie die Ehe eingingen.[595] Nach 1933 wurde diese Regelung beibehalten. Jedoch wurde eine Kulanzregelung eingeführt, die es den Pflegerinnen erlaubte, bis zu einem Jahr nach der Eheschließung weiterzuarbeiten, um einen plötzlichen Mangel an Pflegerinnen zu vermeiden.[596] Selbst die verbeamteten Oberpflegerinnen wurden bei Heirat entlassen. Der Wandel in der Einstellungspraxis aufgrund des Mangels an Pflegekräften und die Zunahme verheirateter Schwestern im Pflegedienst, teilweise sogar von Müttern, wird auch von der Pflegerin Lucie F. als spürbares Novum geschildert.[597]

In einer Abschrift eines Briefes vom Deutschen Gemeindetag an den Oberpräsidenten und die Landesheilanstalten Marburg und Merxhausen vom 14. Juli 1936 wird berichtet, dass in einigen Provinzialheilanstalten in letzter Zeit Fälle vorgekommen seien, in denen Pflegerinnen, die sich „in anderen Umständen befanden", gebeten hatten, für die Zeit ihrer Entbindung beurlaubt zu werden und „alsdann nach erfolgter Genesung" wieder zum Dienst zugelassen zu werden.[598] Der Provinzialverband war zu diesem Zeitpunkt der Ansicht, dass schwangere Pflegerinnen dienstuntauglich seien und in der Schwangerschaft ein Grund zur Kündigung gegeben sei, selbst bei bisheriger guter Führung. Eine spätere Wiedereinstellung, so der geschäftsführende Präsident, werde nur in Betracht gezogen, wenn es ohne eigenes Verschulden der Pflegerin nicht zur Ehe gekommen ist und sie sich im Dienst bewährt hatte. Auch ihr sonstiger sittlicher Lebenswandel musste für eine Wiedereinstellung einwandfrei sein.[599] Zu der gestellten Frage, wie im „vorliegenden Falle dortseits verfahren wird" und wie viele derartige Fälle es seit dem ersten Januar 1933 gegeben habe, wurde auf der Rückseite des Schreibens handschriftlich vermerkt, dass es in der Landesheilanstalt Merxhausen seit dem ersten Januar 1933 keine solchen Fälle gegeben habe.[600] Tatsächlich war die Zahl der Mütter unter den Pflegerinnen in der Landesheilanstalt Merxhausen vergleichsweise gering.[601]

Da die Ehe jedoch, wie in Kapitel 5.6. beschrieben, die für Frauen gängige und auch propagierte Lebensweise zur Zeit des Nationalsozialismus war, schied die Mehrzahl der Pflegerinnen nach wenigen Dienstjahren zwecks Heirat wieder aus dem Berufsleben aus,

[595] Vgl. Pohlmann/Wicker Krankenpflege S. 73. Dieses Kapitel ist eine überarbeitete und erweiterte Version aus Roth Pflegerinnen.
[596] Vgl. ebd.
[597] Siehe: 7.3.2. Pflegerin Lucie F. in der Landesheil- und Pflegeanstalt Philippshospital (1941–1945).
[598] Vgl. LWV-Archiv, Bestand 17, B 66, S. 237.
[599] Vgl. ebd.
[600] Ebd (versus).
[601] Siehe: 5.10.2. Die Vereinbarkeit von Mutterschaft und Beruf.

was eine große Fluktuation für die Anstalt bedeutete.[602] Die männlichen Pfleger durften mit der Zustimmung des Direktors heiraten und die Oberpfleger bewohnten zusammen mit ihren Familien eigene Häuser auf dem Anstaltsgelände.[603]

Der Pflegenotstand während des Krieges führte dazu, dass auch verheiratete Pflegerinnen eingestellt wurden. Zudem wurden Mütter nicht mehr automatisch aus dem Dienst ausgeschlossen, sondern konnten unter bestimmten Bedingungen nach ihrer Entbindung in den Dienst zurückkehren.

5.10.2. Die Vereinbarkeit von Mutterschaft und Beruf

Nachdem Mütter nicht mehr zwangsläufig aufgrund ihrer Schwangerschaft entlassen wurden, stellte sich für sie die Frage nach der Vereinbarkeit von Familie/Mutterschaft und Beruf. Es war den Frauen grundsätzlich nicht erlaubt, mit ihren Kindern auf dem Anstaltsgelände zu leben.

Manche Mütter entschieden sich daher, ihre Kinder zu nahen Verwandten zu geben, die in den umliegenden Ortschaften wohnten.[604] Diese Kinder wuchsen dann dort auf und sahen ihre Mütter nur, wenn diese dienstfrei hatten.

Andere Mütter, wie das Beispiel der Therese H. zeigt, entschieden sich dafür, ihre Kinder in ein Kinderheim zu geben, weil sie keine andere Betreuungsmöglichkeit hatten.[605] In der Zeit des Nationalsozialismus war das Gesetz zum Schutze der erwerbstätigen Mutter (Mutterschutzgesetz) vom 17. Mai 1942 von den Arbeitgebern zu beachten.[606] Dieses sollte die Gesundheit der Mütter und Kinder schützen und vor allem Behinderungen und Fehlentwicklungen des ungeborenen oder neugeborenen Kindes vermeiden.

> „Die deutsche Frau kann ihre größte Leistung für die Volksgemeinschaft, die Geburt gesunder Kinder, nur vollbringen, wenn sie vor allen Schäden und Nachteilen vor und nach der Niederkunft behütet wird. Die Sorge für einen ausreichenden Schutz gilt allen deutschen Frauen. Vordringlich ist jedoch ein besonderer Schutz für die im Erwerbsleben stehende Mutter, die trotz erschwerter Lebensbedingungen dem Vaterlande Kinder schenkt. Damit sie die Pflichten ihrer Mutterschaft ungefährdet erfüllen kann, hat die Reichsregierung das folgende Gesetz beschlossen, das hiermit verkündet wird: [...]“[607]

Darin enthalten waren Bestimmungen wie etwa, dass werdende Mütter in den letzten

---

602 Siehe: 5.6. Die Rekrutierung, das Sozialprofil und die Fluktuation der Pflegerinnen; siehe: 5.10.2. Die Vereinbarkeit von Mutterschaft und Beruf.
603 Vgl. McFarland-Icke Personal S. 367.
604 Siehe: 7.4.2. Abteilungspflegerin Katharina H. in der Landesheil- und Pflegeanstalt Philippshospital (1939–1976).
605 Siehe: 7.3.1 Pflegerin Therese H. in der Landesheil- und Pflegeanstalt Gießen (1933–1941).
606 Vgl. LWV-Archiv, Bestand 3, B 179.
607 Ebd.

sechs Wochen vor der Geburt und sechs bzw. acht Wochen danach (falls sie stillten) von der Arbeit zu befreien waren. Für stillende Mütter von Frühgeburten verlängerte sich diese Frist auf zwölf Wochen.[608] Die Frauen erhielten auch in dieser Zeit ein „Wochen- und Stillgeld“, welches dem Durchschnittsverdienst der Frauen in den letzten dreizehn Wochen und mindestens zwei Reichsmark täglich entsprechen musste.[609]

In dem Kündigungsverbot in § 6 heißt es:

> „Frauen dürfen aus Anlaß ihrer Schwangerschaft nicht gegen ihren Willen entlassen werden. Während der Schwangerschaft und bis zum Ablauf von vier Monaten nach der Niederkunft sind Kündigungen auch aus sonstigem Anlaß unwirksam, wenn dem Betriebsführer zur Zeit der Kündigung die Schwangerschaft oder Niederkunft bekannt war oder unverzüglich mitgeteilt wird. Dies gilt nicht, wenn die Frau sich mit der Lösung des Beschäftigungsverhältnisses einverstanden erklärt. Der Reichstreuhänder der Arbeit kann Ausnahmen zulassen, wenn ein wichtiger Grund die Lösung des Beschäftigungsverhältnisses erfordert.“[610]

In den untersuchten hessischen Landesheilanstalten stimmten die Pflegerinnen meist einer Entlassung bei Schwangerschaft zu bzw. reichten selbst die Kündigung ein. Welche Rolle ein eventuell psychologischer Druck durch den Direktor in diesen Fällen spielte, ist schwer zu beurteilen. Im Fall der Therese H. in Gießen wurde der Wiedereintritt nach der Schwangerschaft mithilfe der DAF erstritten.[611]

Es herrschte eine Mitteilungspflicht gegenüber dem Betrieb, sobald der werdenden Mutter ihre Schwangerschaft bekannt war.[612] Auch die Kinderbetreuung wird vom Mutterschutzgesetz von 1942 angesprochen:

> „Um eine ausreichende Betreuung von Kindern erwerbstätiger Mütter sicherzustellen, kann der Reichsarbeitsminister bestimmen, daß Betriebe und Verwaltungen zu den Kosten von Kindertagesstätten der Nationalsozialistischen Volkswohlfahrt oder der Gemeinden beitragen. Soweit solche Kindertagesstätten nicht vorhanden sind oder nicht errichtet werden, kann der Reichsarbeitsminister auch bestimmen, daß Kindertagesstätten (Krippen, Kindergärten oder Kinderhorte) von den Betrieben oder Verwaltungen selbst errichtet und unterhalten werden. Für öffentliche Betriebe und Verwaltungen wird diese Befugnis vom Reichsarbeitsminister oder der nach § 12 Abs. 4 zuständigen

[608] Vgl. ebd.
[609] Vgl. ebd.
[610] Ebd.
[611] Siehe: 7.3.1. Pflegerin Therese H. in der Landesheil- und Pflegeanstalt Gießen (1933–1941).
[612] Vgl. LWV-Archiv, Bestand 3, B 179.

> obersten Reichsbehörde im Einvernehmen mit den beteiligten Reichsministern ausgeübt."[613]

Die hessischen Landesheilanstalten boten den Pflegerinnen keine betriebseigene Kinderbetreuung. Finanziell wurden sie durch eine Kinderzulage unterstützt.[614]

Verstöße gegen das Mutterschutzgesetz konnten mit einer Geldstrafe bis zu 100 Reichsmark und in besonders schweren Fällen mit Gefängnis geahndet werden.[615]

Tabelle 5.20.: Prozentsatz der Pflegerinnen mit Kind(ern) insgesamt

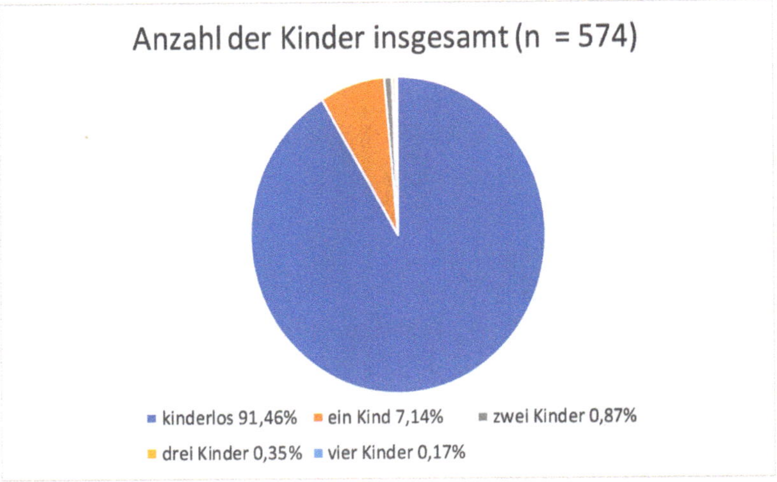

Die Pflegerinnen in der ländlichen Region der Landesheilanstalt Merxhausen hatten vergleichsweise wenige Kinder, was mit den dörflichen Strukturen ihrer Herkunftsorte aus der unmittelbaren Umgebung, aber auch der Personalpolitik des Regierungsbezirkes Kassel zu erklären ist.

---

[613]Ebd.
[614]Vgl. LWV-Archiv, Bestand 3, B 166, Tarifvertrag, S. 5.
[615]Vgl. ebd.

Tabelle 5.21.: Prozentsatz der Pflegerinnen mit Kind(ern) in der LHA Merxhausen

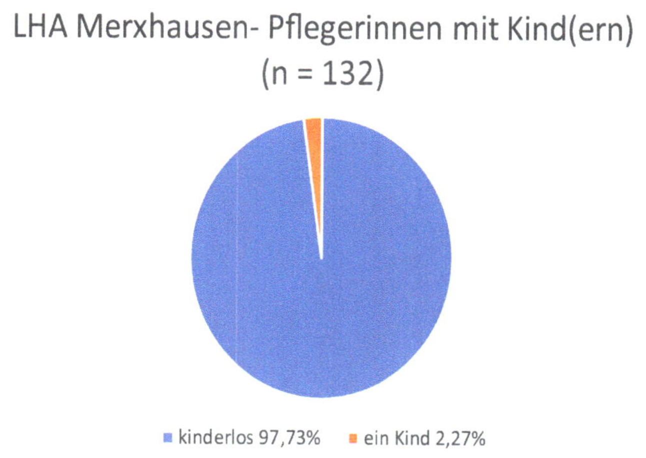

Tabelle 5.22.: Prozentsatz der Pflegerinnen mit Kind(ern) in der HUPA Gießen

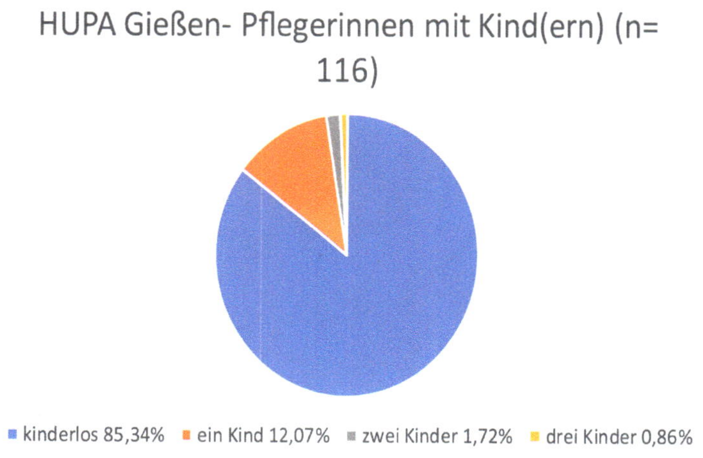

Die Pflegerinnen der Landesheil- und Pflegeanstalt Gießen hingegen genossen einen größeren Freiraum und vermutlich mehr Anonymität in der Stadt, sodass sich dieser Lebenswandel in der Zahl ihrer Kinder niederschlug. Zudem ist zu vermuten, dass die Personalpolitik sich den Gegebenheiten im Pflegepersonal im Volksstaat Hessen besser anpasste.

Eine Analyse der Zahlen aus dem Philippshospital zeigt zudem, dass die Zahl der Mütter im Pflegedienst während des Krieges um 8,35 Prozent angestiegen ist:

Tabelle 5.23.: Prozentsatz der Mütter in der Landesheil- und Pflegeanstalt Philippshospital 1939 und 1944

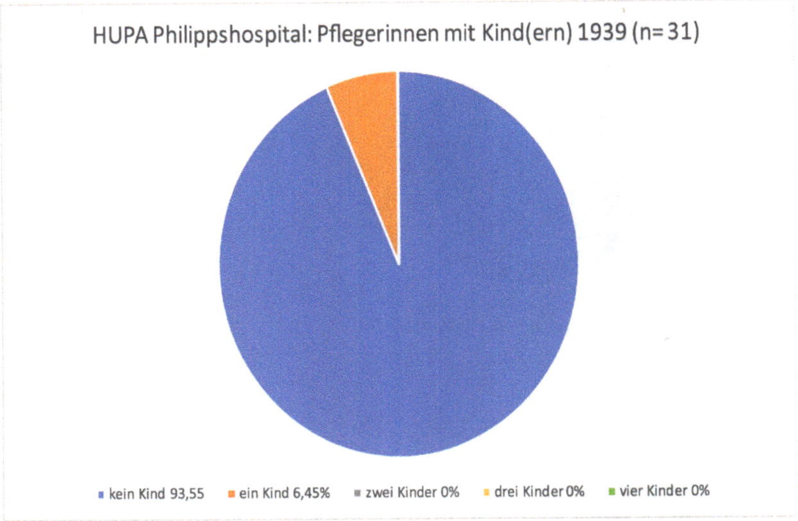

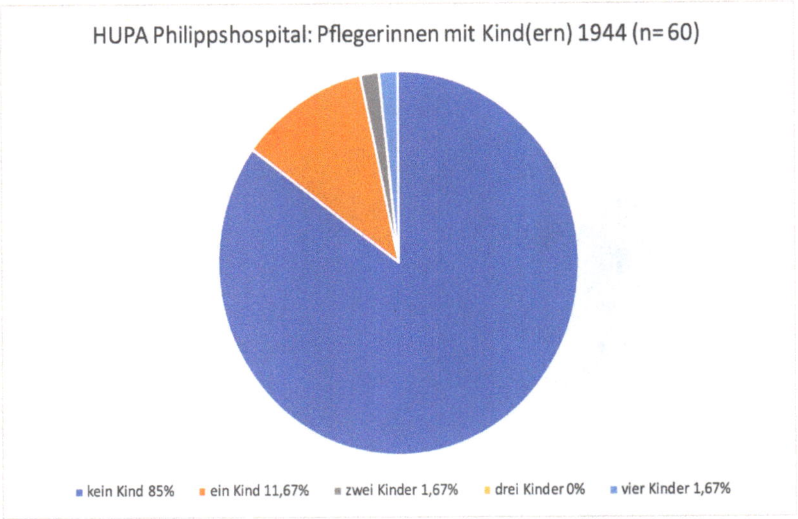

5.10.3. Exkurs: Die Sexualmoral in der Zeit des Nationalsozialismus

Die amerikanische Historikern Dagmar Herzog beschreibt das Dritte Reich als „ein gewaltiges Unterfangen zur Steuerung der Fortpflanzung“:[616] „Es unterband (durch Sterilisation, Abtreibung und Mord) die Reproduktion jener, die es als ‚unerwünscht‘ klassifizierte, und förderte oder erzwang (durch Einschränkungen bei der Verhütung und Abtreibung, durch finanzielle Anreize und propagandistische Lockungen) die Fortpflanzung jener, die es als gesunde heterosexuelle ‚Arier‘ pries.“[617]

Sexualität und die damit einhergehende Sexualmoral war somit, Herzog zufolge, alles andere als eine Nebensächlichkeit für den Nationalsozialismus.[618] Die Nationalsozialisten verwarfen christliche Werte und instrumentalisierten ihre Assoziationen zugleich unermüdlich, um eine Verknüpfung zwischen der Sexualität mit dem „Bösen“ – dem Judentum – herzustellen und die „Heiligkeit“ mit der „rassischen Reinheit“ sowie der „Erlösung“ Deutschlands zu verbinden.[619]

Frauen, die von den herrschenden Verhaltensnormen abwichen, insbesondere im Bereich der Sexualität, galten als „Minderwertige“ im Sinne der rassenhygienischen Gesetze oder gar als „asozial“.[620] So konstatiert Giesela Bock, dass das Sexualverhalten von Frauen bei den Diagnosen „Schwachsinn“ und „Schizophrenie“ schon immer eine wichtige Rolle gespielt hat. „Bei weiblichem Schwachsinn waren es vor allem uneheliche Geburten, ‚Nymphomanie‘ bzw. (später) ‚häufig wechselnder Geschlechtsverkehr‘ (‚hwG‘) und Prostitution (bei männlichem Schwachsinn standen Straftaten im Vordergrund).“[621] Bock interpretiert die Sexualdiagnostik der Sterilisationspolitik richtigerweise nicht als „Klassenjustiz“, sondern als eine „Geschlechterjustiz“, da sie Frauen und nicht Männer traf.[622]

„Die offenkundig brutalen Aspekte der NS-Sexualpolitik waren nicht in eine insgesamt sexualitätsfeindliche Haltung eingebettet. Vielmehr wurde die Mehrheit der Deutschen damals angespornt und ermuntert, sexuelles Vergnügen zu suchen und zu erfahren.“[623] Die Institution „Lebensborn“ beispielsweise, die es unverheirateten „arischen“ Frauen ermöglichen sollte, ihren gesunden „arischen“ Nachwuchs anonym zu entbinden, verdeutlicht diese Einstellung. „In der Bevölkerung kursierte das Gerücht, die Heime dienten in Wahrheit der selektiven Fortpflanzung von ausnehmend schönen (und rassisch wert-

[616] Herzog, Dagmar, Die Politisierung der Lust: Sexualität in der deutschen Geschichte des zwanzigsten Jahrhunderts, München: Siedler, 2005, S.15.
[617] Ebd.
[618] Vgl. ebd.
[619] Vgl. ebd., S. 15f.
[620] Vgl. Golla, Mona, „Die Dirne kann uns aber gleichgültig sein ...“ Die Auswirkungen der Bevölkerungs- und Familienpolitik auf Prostituierte im Nationalsozialismus, in Prostitution Band 24, Nr. 58, Köln: Sozialwissenschaftliche Forschung & Praxis für Frauen e.V., 2001, S. 45.
[621] Bock Zwangssterilisation S. 402.
[622] Vgl. ebd., S. 407.
[623] Herzog Politisierung S. 16.

vollen) Frauen mit hoch attraktiven, ihnen kaum bekannten SS-Männern."[624] In der Tat befahl Himmler seinen SS-Männern zu heiraten, „am Ende jedoch galt die Produktion von Kindern durch ein Mitglied der SS mit einer Frau, die ihre rassische Reinheit einwandfrei nachweisen konnte, als wichtiger [als] alle Überlegungen hinsichtlich der Legitimität."[625]

Herzog bewertet die Sexualpolitik des Dritten Reichs zwar als Gegenbewegung zur Fortschrittlichkeit und Toleranz, die in der Weimarer Republik möglich gewesen sei, jedoch habe der Nationalsozialismus der Mehrheit der Bevölkerung auch eine „Fortschreibung, Ausweitung und Intensivierung schon vorhandener liberalisierender Tendenzen" ermöglicht.[626] So habe die Verfolgung und Folterung Homosexueller beispielsweise den Hintergrund für die ständigen Empfehlungen, heterosexuellen Kontakten freudig nachzugehen, geliefert: Legitimation des Terrors und Aufforderung zur Lust gingen demnach „Hand in Hand".[627]

Lesbische Sexualität war hingegen – im Vergleich zu Österreich – während der gesamten NS-Zeit in Deutschland nicht strafbar; allerdings wurden lesbische Frauen überwacht und gelegentlich wegen ‚asozialen' Verhaltens in Konzentrationslagern inhaftiert.[628] „Auch die Tatsache, dass Frauen von einflussreichen Positionen und Berufen weitgehend ausgeschlossen waren und ihnen keine eigenständige, vom Mann unabhängige Sexualität zugestanden wurde, führte dazu, dass weibliche Homosexualität als sozial ungefährlicher und im Sinne der Bevölkerungspolitik weniger bedrohlich galt als männliche Homosexualität."[629]

Juden – wie Homosexuellen – wurde vorgeworfen, die Gesellschaft und Nation zu schwächen, indem Homosexuelle sie um ihre zukünftigen Soldaten und Arbeiter brächten und Juden mit einem unkontrollierbaren Sexualtrieb ausgestattet seien, der sich gegen „arische" Frauen richtete.[630] „Durch ihr wollüstiges Verlangen verdürben sie, so hieß es, die Mütter der Nation und verhinderten auf diese Weise die Geburt gesunder Kinder. Darüber hinaus wurde den Juden vorgeworfen, sie hätten die Geburtenkontrolle erfunden – ein weiteres Mittel, um die arische Rasse zu vernichten."[631]

---

[624] Ebd., S. 75. Zum Lebensborn siehe: Lilienthal, Georg, Der „Lebensborn e.V.", Ein Instrument nationalsozialistischer Rassenpolitik, 2. Auflage, Frankfurt am Main: Fischer Verlag, 2008;; Schmitz-Köster, Dorothee, „Deutsche Mutter, bist du bereit ... ", Der Lebensborn und seine Kinder, 2. Auflage, Berlin: Aufbau TB, 2011.

[625] Mosse, George L., Nationalismus und Sexualität: Bürgerliche Moral und sexuelle Normen, Band 448, Reinbek bei Hamburg: Rowohlt-Taschenbuch-Verlag, 1987, S. 209. Heinrich Himmler hatte selbst zwei uneheliche Kinder mit seiner Geliebten Hedwig Potthast.

[626] Herzog Politisierung S. 22.

[627] Ebd., S. 25.

[628] Vgl. ebd., S. 19.

[629] Schoppmann, Claudia, Lesbische Frauen und weibliche Homosexualität im Dritten Reich: Forschungsperspektiven, in Schwartz, Michael (Hrsg.): Homosexuelle im Nationalsozialismus: neue Forschungsperspektiven zu Lebenssituationen von lesbischen, schwulen, bi-, trans- und intersexuellen Menschen 1933 bis 1945, Zeitgeschichte im Gespräch, München: De Gruyter Oldenbourg, 2014, S. 86.

[630] Vgl.Mosse Nationalismus S. 178.

[631] Ebd.

Die nationalsozialistische Propagandazeitung „Der Stürmer“ berichtete mit einer „erbarmungslosen Besessenheit“ von vermeintlich jüdischen Sexualverbrechen und der Verbreitung von „Rassenschande“.[632] „Mit dem Stil der Texte, der großen Detailfreude, mit der Sexualvergehen geschildert wurden, und den vielen Bildern nackter Blondinen, die von großnasigen Juden besudelt wurden, diente *Der Stürmer* allerdings unverhohlen pornografischen Zwecken.“[633]

Der Mangel an Beherrschung der sexuellen Triebe wurde als charakteristisch für die „minderwertigen Rassen“, Kriminellen, „Asozialen“ und als „erblich minderwertig“ geltenden Menschen angesehen.[634] Diese Zuschreibung wurde als Legitimation für die Zwangssterilisationen genutzt.

Auf der anderen Seite erhielten Führerinnen im Bund Deutscher Mädel (BDM) 1934 die streng geheime Anweisung, die ihnen unterstehenden Mädchen zum vorehelichen Geschlechtsverkehr zu ermuntern.[635] So berichtete der Arzt Walter Gmelin in seinem 1936 erschienenen Essay, dass weniger als fünf Prozent der von ihm befragten Frauen und Männer noch sexuell unerfahren seien und die meisten ihre ersten Kontakte im Alter zwischen achtzehn und zwanzig Jahren, durchschnittlich sieben Jahre vor der Heirat, gehabt hätten.[636] Viele Deutsche, so Herzog, hätten auf die radikalen NS-Angriffe auf die Institution Ehe und insbesondere auf die offene Aufforderung zur Untreue und zur Zeugung unehelicher Kinder weiterhin mit Unbehagen regiert.[637] „Christen teilten oft die antisemitische Vorstellung, dass Judentum und sexuelle Freizügigkeit auf natürliche Weise zusammenhingen, auch dann noch, als sie bereits andeuteten, dass sich der Nationalsozialismus in Sachen Sexualität nicht als Verbesserung herausstellte.“[638]

Das 1938 eingeführte Scheidungsgesetz erleichterte die Scheidung und Wiederheirat, indem es eine zerrüttete Ehe sowie den Mangel an Erfüllung der „ehelichen Pflichten“, den Einsatz von Verhütungsmitteln und die Unfruchtbarkeit als Scheidungsgründe anerkannte.[639] An der Kriegsfront gab es Kondome für die Truppen und inoffiziell wurde die Vergewaltigung örtlicher Frauen im Rahmen der Kriegsstrategie geduldet. Auch gab es von der Wehrmacht finanzierte Bordelle.[640] Im Deutschen Reich selbst war Prostitution in der Nachbarschaft öffentlicher Gebäude und in Wohnhäusern mit Kindern unter achtzehn Jahren verboten.[641] Prostituierte wurden ab 1937 als „Berufs- und Gewohn-

[632] Vgl.Herzog Politisierung S. 50.
[633] Ebd.
[634] Vgl. Mosse Nationalismus S. 171.
[635] Vgl.Herzog Politisierung ebd. S. 36.
[636] Vgl. ebd., S. 38.
[637] Vgl. ebd., S. 40.
[638] Ebd., S. 60.
[639] Vgl. ebd., S. 66.
[640] Vgl. ebd., S. 76f.
[641] Vgl. Mosse Nationalismus S. 209.

heitsverbrecher" verfolgt und in Konzentrationslager deportiert.[642] „Ab 1939 trat jedoch der nationalsozialistische Staat selber als ‚Zuhälter im großen Stil' auf, bewiesen durch sein zynisches Bestreben, Offiziere, Soldaten, Fremd- und Zwangsarbeiter sowie Häftlinge in Konzentrationslagern kontrolliert mit Prostituierten ‚zu versorgen'."[643] Die Frauen an der „Heimatfront" pflegten unterdessen „häufig Liebesbeziehungen und sexuelle Kontakte nicht nur zu deutschen Männern, mit denen sie nicht verheiratet waren, sondern auch zu ‚Fremdvölkischen'."[644]

5.10.4. Freizeitgestaltung innerhalb der Anstalten

Eine Vielzahl von Anordnungen und Verboten, die neben der beschriebenen „kasernierten Unterbringung" auf dem Anstaltsgelände und den strengen Ausgehvorschriften galten, regelten das Leben und den Alltag der Pflegerinnen in den Landesheilanstalten.[645] So mussten die Angestellten der Anstalt Merxhausen beispielsweise am Gemeinschaftsempfang einer „Führerrede" im Festsaal teilnehmen, wenn der Direktor es anordnete.[646]

Selbst gegen Ende April 1945 beschwerten sich die Pflegerinnen der Landesheilanstalt Merxhausen noch über die Festsetzung der Ausgangsbeschränkung bis 22:30 Uhr. Sie äußerten ihr Unverständnis und fragten sich, warum es diese Regelung gab. Nicht eine von ihnen, so die Pflegerinnen, führte solch einen schlechten Lebenswandel oder vernachlässige durch zu spätes Nachhausekommen den Dienst.[647]

> „Wir sind fast alles noch junge Pflegerinnen, die durch diesen harten Krieg vom Leben noch nichts gehabt haben. Die Zeiten sind noch immer sehr ernst, wir können auch jetzt vom Leben noch nichts fordern, aber wenigstens freies Verfügungsrecht über unsere Freizeit." [648]

Der Dienst an sich sei schon nicht leicht, dazu käme eine Arbeitszeit von 13 Stunden täglich und Nachtdienst, so die Klage der Pflegerinnen weiter.[649]

Den starken Eingriff in das Privatleben der Pflegerinnen durch die Anstalt zeigt auch das Beispiel eines Rundbriefes des Direktors in Merxhausen vom April 1933, in dem

[642] Vgl.Golla Dirne S. 44.
[643] Ebd., S. 49.
[644] Herzog Politisierung S. 79. Fast vier Millionen Zwangsarbeiter und annähernd zwei Millionen Kriegsgefangene waren nach Deutschland verschleppt worden, um in der Landwirtschaft und Kriegsindustrie die deutschen Soldaten zu ersetzen. Beziehungen zu ihnen waren strafbar und wurden streng geahndet. Siehe: Schneider, Silke, Verbotener Umgang: Ausländer und Deutsche im Nationalsozialismus: Diskurse um Sexualität, Moral, Wissen und Strafe, Band 2, Historische Grundlagen der Moderne. Autoritäre Regime und Diktaturen, Baden-Baden: Nomos Verlagsgesellschaft, 2010.
[645] Vgl. Braunschweig Raufereien S. 212. Dieses Kapitel ist eine überarbeitete und erweiterte Version aus Roth Pflegerinnen.
[646] Vgl. Mollet Merxhausen S. 63.
[647] Vgl. LWV-Archiv, Bestand 17, B 43, S. 85.
[648] Ebd. (inkl. versus).
[649] Vgl. ebd., S. 85 (versus).

er sich aufgrund eines „Sonderfalls“ dazu veranlasst sah, darauf hinzuweisen, dass die „zum persönlichen Gebrauch von der Anstalt gelieferte Seife“ nur innerhalb der Anstalt verwendet werden durfte und es nicht erlaubt war, diese mit nach Hause zu nehmen.[650] Sämtliche Pflegerinnen mussten dieses Schreiben zur Kenntnisnahme unterzeichnen. Die Kleinlichkeit jenes Anliegens, welches in Kriegszeiten verständlicher gewesen wäre, mag wohl angesichts des Jahres 1933 auf den ersten Blick erstaunlich sein, war jedoch für den Sparkurs der Nationalsozialisten für die Landesheilanstalten typisch.

In der Landesheilanstalt Merxhausen waren neben der Krankenhausbücherei mehrere Zeitschriften und Zeitungen für die Pflegerinnen zugänglich. In der Praxis handelte es sich bei der Bibliothek um eine Ärztebibliothek, aus der wahrscheinlich nur die Oberpflegerinnen die Fachzeitschriften lasen. Die Zeitschriften „Gute Botschaft des Friedens“ und „Der Freund der Kinder“ hingegen, welche durch die Dönges Verlagsgesellschaft bis Mai 1934 kostenlos und danach zu einem Sonderpreis geliefert wurden, waren (beispielsweise) in der Anstalt sehr beliebt.[651] Ab 1935 mussten die Anstalten und Krankenhäuser, bei denen es üblich war, Tageszeitungen zur Verfügung zu stellen, den „Völkischen Beobachter“ und den „Illustrierten Beobachter“ führen.[652] Im Juli 1936 schrieb der Oberpräsident an sämtliche Anstalten des Bezirksverbandes des Regierungsbezirkes Kassel, dass „die Krankenhausbüchereien daraufhin zu prüfen seien, ob sie dem Geist der heutigen Zeit entsprechen“.[653] „Schädliches“ musste deshalb unverzüglich ausgewechselt und durch „gute deutsche Bücher“ ersetzt werden.[654] Denn gerade im Krankenhaus müsse jedes Buch Erziehungsarbeit leisten und es sei insbesondere zu prüfen, ob den Kranken und dem Personal die Gelegenheit gegeben ist, die NS-Presse zu lesen.[655]

Ab dem 1. September 1938 wurde für alle Dienststellen das nationalsozialistische Wochenblatt „Der Stürmer“ durch den Oberpräsidenten bestellt. Im selben Jahr wurden alle von der Landesheilanstalt Merxhausen bezogenen Zeitungen und Zeitschriften aufgelistet.[656] Es handelte sich hierbei um 20 Titel für die Anstalt selbst und zusätzliche fünf Titel für das Gut.[657]

[650] LWV-Archiv, Bestand 17, B. 66, S. 119.
[651] Vgl. LWV-Archiv, Bestand 17, B 321, Bd. II, S. 234 (inkl. versus).
[652] Vgl. ebd., S. 252.
[653] Ebd., S. 253 (versus).
[654] Ebd.
[655] Vgl. ebd.
[656] Vgl. ebd., S. 270.
[657] Vgl. ebd.

Abbildung 5.4.: Zeitungen und Zeitschriften in der Landesheilanstalt Merxhausen 1938 (Quelle: LWV-Archiv, Bestand 17, B 321, Bd. II)

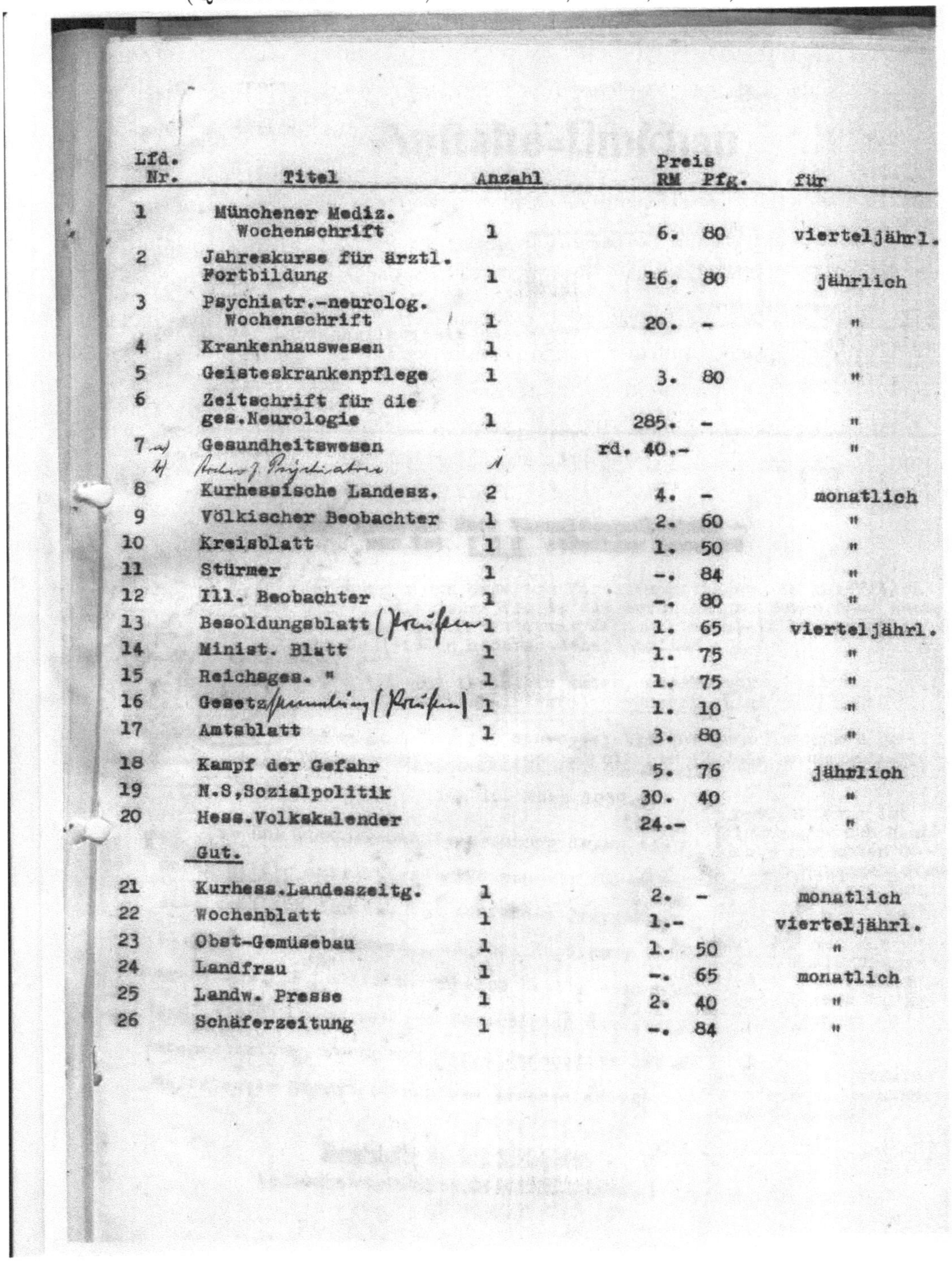

Lfd. Nr.	Titel	Anzahl	Preis RM	Pfg.	für
1	Münchener Mediz. Wochenschrift	1	6.	80	vierteljährl.
2	Jahreskurse für ärztl. Fortbildung	1	16.	80	jährlich
3	Psychiatr.-neurolog. Wochenschrift	1	20.	-	"
4	Krankenhauswesen	1			
5	Geisteskrankenpflege	1	3.	80	"
6	Zeitschrift für die ges. Neurologie	1	285.	-	"
7 a)	Gesundheitswesen		rd. 40.-		"
b)	Archiv f. Psychiatrie	1			
8	Kurhessische Landesz.	2	4.	-	monatlich
9	Völkischer Beobachter	1	2.	60	"
10	Kreisblatt	1	1.	50	"
11	Stürmer	1	-.	84	"
12	Ill. Beobachter	1	-.	80	"
13	Besoldungsblatt (Preußen)	1	1.	65	vierteljährl.
14	Minist. Blatt	1	1.	75	"
15	Reichsges. "	1	1.	75	"
16	Gesetzsammlung (Preußen)	1	1.	10	"
17	Amtsblatt	1	3.	80	"
18	Kampf der Gefahr		5.	76	jährlich
19	N.S,Sozialpolitik		30.	40	"
20	Hess.Volkskalender		24.-		"
	Gut.				
21	Kurhess.Landeszeitg.	1	2.	-	monatlich
22	Wochenblatt	1	1.-		vierteljährl.
23	Obst-Gemüsebau	1	1.	50	"
24	Landfrau	1	-.	65	monatlich
25	Landw. Presse	1	2.	40	"
26	Schäferzeitung	1	-.	84	"

Durch den Erlass vom 14. November 1939 wurde dem für den Kreis Wolfhagen zuständigen Kreisbüchereipfleger, einem Lehrer, aufgetragen, eine „mustergültige Bücherei“ in

Merxhausen nach den neuen Richtlinien für den Auf- und Ausbau von Krankenhausbüchereien aufzubauen.[658]

Die Landesheil- und Pflegeanstalt Philippshospital bestellte zudem 350 Exemplare der Schrift „Deutschlands Kampf für die abendländische Kultur“ und 123 Exemplare des Buches „Bewaffneter Aufstand“.[659] Zugleich wurde der Jahreskalender des Rassenpolitischen Amtes der NSDAP mit dem Namen „Neues Volk“ vom Philippshospital für das Jahr 1939 bestellt.[660] Kaminer beschreibt die Werbung des Kalenders mit folgenden Worten:

> „Das Rassenpolitische Amt der NSDAP will mit diesem Kalender jedem deutschen Volksgenossen das Ziel der deutschen Rassen- und Bevölkerungspolitik, das in der Schaffung des neuen deutschen Menschen gipfelt, in eindringlicher Weise veranschaulichen.“[661]

Neben der Bücherei gab es zusätzlich immer mal wieder Filmvorführungen in den Anstalten für das Personal und die PatientInnen.[662] So wurde beispielsweise in der Landesheilanstalt Merxhausen der Film „Schützenkönig“ gezeigt, allerdings ist der Quelle nicht zu entnehmen, wann genau dies stattfand.[663] 1936 gab der dortige Direktor Dr. Malcus an, dass es bei der Landesheilanstalt kein Interesse am Erwerb eines Schmal-Tonfilm-Apparates gebe.[664] Der Akte zufolge wurden 1937 zwar Filme erworben, um welche es sich dabei jedoch handelte und ob sie auch gezeigt wurden, ist nicht erkenntlich.[665]

Das Personal der Landesheilanstalt Eichberg sah gemeinsam den NS-Propagandafilm „Ich klage an!“, in dem die Tötung von unheilbar kranken Menschen propagiert wurde.[666] Selbst Feste wurden in den Landesheilanstalten gefeiert. „Feste und Feiern bilden Formen der Selbstdarstellung in der Öffentlichkeit, Ereignisse, durch die sich die teilnehmenden Individuen als Mitglieder eines Kollektivs erleben können.“[667] Am 18. Februar 1933 beispielsweise fand ein „Tanzvergnügen“ für Beamte und Angestellte der Landesheilanstalt Merxhausen statt, dessen Eintrittskarten allerdings von den Bediensteten selbst bezahlt werden mussten.[668] Im Herbst 1934 und 1935 sowie im November 1935 gab es sogar

[658] Ebd., S. 288.
[659] Vgl.Kaminer Psychiatrie S. 34f.
[660] Vgl. ebd., S. 36.
[661] Zitiert nach: Ebd.
[662] Vgl. LWV-Archiv, Bestand 17, B 290, S. 127.
[663] Vgl. ebd. Der in Bad Tölz angesiedelte Film handelt vom Zwist eines bayrischen Kurzwarenhändlers mit einem hinzugezogenen preußischen Bekleidungshändler aus Berlin. Vgl. https://www.filmportal.de/film/der-schuetzenkoenig_d39a7976dd6e41b6b2ad831826450608 (Zugriff: 29.12.2020).
[664] Vgl. ebd., S. 108.
[665] Vgl. ebd., S. 129ff.
[666] Vgl. Vanja/Vogt Patienten S. 38.
[667] Behrenbeck, Sabine / Nützenadel, Alexander, Politische Feiern im Nationalstaat: Perspektiven eines Vergleichs zwischen Italien und Deutschland, in Behrenbeck, Sabine / Nützenadel, Alexander (Hrsg.): Inszenierungen des Nationalstaats, Kölner Beiträge zur Nationsforschung, Köln: SH-Verlag, 2000, S. 13.
[668] Vgl. LWV-Archiv, Bestand 17, B 295, S. 153.

eine „Kirmes“ in der Landesheilanstalt Merxhausen, zu der Kinder aber keinen Zutritt hatten.[669]

Zusätzlich wurden „Kameradschaftsabende“ organisiert, zu denen die Direktoren die gesamte „Gefolgschaft“ der Landesheilanstalt (ohne Familienangehörige) einluden.[670] Zu diesen „Kameradschaftsabenden“ sollten „Uniformträger der Partei und ihrer Gliederungen“ in Uniform erscheinen.[671] In der Tötungsanstalt Hadamar feierte man zudem ein besonderes Fest: Anlässlich der Verbrennung der zehntausendsten Leiche im Spätsommer 1941 bestellte man das gesamte Personal in die Kellerräume, wo die Leiche eines Patienten „mit Wasserkopf“ mit Blumen geschmückt auf einer Bahre lag, und ein Angestellter der „Stiftung“ verkleidet einen Priester imitierte, während er eine kurze Rede hielt. Die Teilnehmer dieser Feier erhielten zudem eine Flasche Bier.[672]

Hinzu kamen die traditionellen Erntedankfeste und Weihnachtsfeiern in den jeweiligen Landesheilanstalten. Isidor Kaminer stellt fest, dass es kein Zufall sei, dass gerade mit Beginn der Massenverlegung von Kranken aus dem Philippshospital in die Zwischenanstalt Weilmünster am 23. Februar 1941 ein „froher Nachmittag“ für alle Beschäftigten stattfand: Die Mitarbeitenden der Anstalt sollten von den Verlegungstransporten und den eventuell dabei auftretenden Schuldgefühlen und Trennungsschmerzen abgelenkt werden.[673] Trotz allem blieben Feste und Feiern eher die Ausnahme als die Regel im Anstaltsalltag.

Die Betriebsausflüge, wie etwa in der Landesheilanstalt Merxhausen im April 1936 zur Edertalsperre, waren für alle „Gefolgschaftsmitglieder“ verpflichtend.[674] Für Sonntag, den 26. Juni 1938 ordnete der Landeshauptmann „die erste kameradschaftliche Veranstaltung für die Mitarbeiter und Mitarbeiterinnen der dem Bezirksverband Nassau gehörenden und ihm unterstehenden Anstalten“ an.[675] Diese Veranstaltung fand im Kloster Eberbach statt und eine Theatergruppe der SS führte in einer Freilichtaufführung das Stück „Uta von Naumburg“ auf.[676] Anschließend fand ein „Kameradschaftsabend mit Musik und Tanz“ in der Stadthalle Eltville statt, wo sich die Landesheilanstalt Eichberg befand.[677] Beide Veranstaltungen wurden durch den Bezirksverband finanziert.[678] „Auch der Betriebsausflug der Landesheilanstalt Eichberg ein Jahr später wurde durch eine Freilichtaufführung gekrönt: Auf der Loreley erlebte das Personal den Schiller'schen ‚Wilhelm

[669] Vgl. ebd., S. 174; S. 183f.
[670] Vgl. ebd., S. 178.
[671] Ebd., S. 201.
[672] Vgl. Winter Bürokratie S. 95.
[673] Vgl. Kaminer Psychiatrie S. 224.
[674] Vgl. LWV-Archiv, Bestand 17, B 295, S. 187.
[675] Sandner Verwaltung S. 156.
[676] Vgl. ebd.
[677] Ebd.
[678] Vgl. Sandner Eichberg S. 172.

Tell', nachdem man zuvor eine nationalsozialistische ‚Errungenschaft' – die neue Limburger Autobahnbrücke über die Lahn – besichtigt hatte".[679]

Aufgrund der kleinen Größe der Landesheilanstalt Merxhausen geht Mollet davon aus, dass die soziale Kontrolle innerhalb der Anstalt funktioniert habe.[680] Dies war jedoch auch in der vergleichsweise großen Landesheil- und Pflegeanstalt Philippshospital der Fall, wie die Untersuchung der Personalakten zeigt.[681] Spätestens mit der Gründung des Amtes „Feierabend" in der NS-Organisation „Kraft durch Freude" zeigt sich die Vereinnahmung der Freizeit durch die NS-Propaganda:[682] „Die nationalsozialistische Feierabendgestaltung heißt nicht: weg von der Arbeit! Sondern: hin zur Arbeit".[683]

Es zeigt sich, unter welchem physischen und psychischen Druck die Pflegerinnen ihre Arbeit verrichten mussten. Nicht nur der Dienst mit den Kranken an sich war kräftezehrend, sondern auch das Leben nach Dienstschluss verlangte viele Entbehrungen und Anpassung von den Frauen. Den zahlreichen Verboten und Anordnungen standen nur wenige konkrete Alternativen zur Freizeitgestaltung innerhalb der Anstalten gegenüber. Die Angebote, die zur Verfügung standen, hatten fast ausnahmslos einen politischen Bezug und waren häufig verpflichtend. Es ist fraglich, ob durch diese Angebote der Zusammenhalt unter den Pflegerinnen gestärkt oder gar ausgebaut werden konnte.

5.10.5. Netzwerke der Pflegerinnen

Was den Zusammenhalt unter den Pflegerinnen in der Landesheilanstalt Hadamar betrifft, so gab die Pflegerin Käthe Gumbmann 1947 an:

> „Während der Zeit, als die ‚Stiftung' die Anstalt betrieb, habe ich mich mit der Schwester S. ziemlich zurückgehalten. Die anderen bildeten eine Klicke für sich, wir hatten kaum Berührungspunkte. Auch zu den Berliner Schwestern bestand kein sehr herzliches Verhältnis. Man sprach zwar einmal zusammen: wir sind auch miteinander ausgegangen; im Grossen und Ganzen war man aber froh, wenn man sich aus dem Wege gehen konnte."[684]

Anhand der zahlreichen Streitigkeiten von Pflegerinnen untereinander, die in den Personalakten vermerkt wurden, wird deutlich, dass sich die Frauen auch nach Dienstschluss aufgrund der Wohnsituation nur schlecht aus dem Weg gehen konnten. So entstanden Freundschaften und Feindschaften gleichermaßen unter den Pflegerinnen. Unauffällig

[679] Ebd.
[680] Vgl. Mollet Merxhausen S. 63f.
[681] Siehe: 7.3.2. Pflegerin Lucie F. in der Landesheil- und Pflegeanstalt Philippshospital (1941–1945); 7.4.2. Abteilungspflegerin Katharina H. in der Landesheil- und Pflegeanstalt Philippshospital (1939–1976); 7.5.2 Oberpflegerin Barbara G. in der Landesheil- und Pflegeanstalt Philippshospital (1921–1945).
[682] Vgl.Schmitz-Berning Vokabular S. 229f.
[683] Zitiert nach: ebd., S. 230.
[684] HHStAW, Abt. 461, Nr. 32061/48, S. 2650.

hierbei ist, dass männliche Pfleger nicht erwähnt werden, die männlichen und weiblichen Pflegenden lebten und arbeiteten in zwei unterschiedlichen Sphären.

Die Mehrheit der ortsansässigen Pflegerinnen verbrachte ihre freien Tage zuhause bei ihren Familien, wohnten diese weiter weg, wurden sie nur im Urlaub besucht, was relativ selten vorkam.

Zu den BewohnerInnen der jeweiligen Ortschaften und Städte hatten selbst die Pflegerinnen aus der Tötungsanstalt Hadamar Kontakt. Man war befreundet, besuchte gemeinsam Gaststätten und trieb (Tausch-)Handel.

So versuchte sich die Oberpflegerin Irmgard Huber vor Gericht mittels ihrer engen sozialen Kontakte zu den Bewohnern der Stadt Hadamar zu entlasten:

> „Durch meine Arbeit kam ich mit Ausnahme der gemeinsamen Mahlzeiten mit den Berlinern sehr selten zusammen. Ich hielt mich auch sonst abseits, wie dies auch früher stets meine Gewohnheit gewesen war. Auch als die Anstalt noch dem Bezirksverband angehörte, hatte ich mit Angehörigen des Personals keine Freundschaften angeknüpft, verkehrte vielmehr nur bei zwei Familien in der Stadt, darunter bei der Ehefrau des Amtsgerichtsrats K., die ich von ihrer früheren Tätigkeit auf dem Büro der Anstalt her kannte. So war ich über die Zwecke der ‚Stiftung' und die Tätigkeit in der Anstalt lange ununterrichtet, bis ich mit der Aufnahme dieser Tätigkeit allmählich merkte und erfuhr, was in der Anstalt vor sich ging."[685]

Nach dem Krieg wurden diese Menschen häufig als Zeugen in den Gerichtsverfahren befragt und stellten eidesstattliche Erklärungen zu den einzelnen Pflegerinnen aus.

Die Anstalten waren demnach keine von der Außenwelt abgeschotteten Festungen, sondern in die sozialen Netzwerke ihrer Umgebung integriert. Es wurden Lebensmittel getauscht, Klatsch und Tratsch gehalten sowie andere Neuigkeiten ausgetauscht. So lag es im Handlungsspielraum der Pflegerinnen, Angehörige der Kranken im Ort aufzusuchen und Nachrichten an der Anstaltszensur vorbei, zu übermitteln. Dazu ist der Abschrift von Postkarten vom 10. Dezember 1943 eines Angehörigen einer Kranken Folgendes zu entnehmen:

> „Meine Innigstgeliebte Lona!
> Endlich komme ich mal dazu[,] dir einige warme Worte zugehen zuslassenentschuldige [sic!] meine [sic!] Liebling das ich dir noch nicht geschrieben habe, aber einmal dort an Frau Luise. S. Hauptpostlagernd Giessen, und eingeworfen am3 [sic!]. oder am 4.12. Bitte sei so gut und lasse es mit der Post, denn du hast doch die nette Pflegerin Emmi S., die mir so gut imponiert, denn die kann doch alle acht Tage bei mir vorbeikommen um mir nähere Nachricht

[685] Zitiert nach:Wettlaufer Beteiligung S. 323.

> zuübermitteln [sic!]. Liebling du weißt genau[,] wie schwer meine Arbeit ist und nicht viel Zeit habe, ich würde mich auch sehr freuen [,] dich jetzt mal zu sehen, denn ich habe die selbe idee [sic!] noch zu dir und Liebe wie früher, es wird auch einst der Tag kommen, sei nur recht treu und stark zu mir, das andere kommt von selbst. Bitte geben [sic!] eine Pflegerin E [mmi]. S. die Adresse von deiner Tochter mal mit. Sonst geht es mir noch gut, was ich auch von dir hoffe. Die Schuhe passen wie angemessen auch die Nette Pultzwärmer [sic!] und Schalle [sic!] die hält mich schön warm, übrigens vielen Dank für die schönen Süßigkeiten.
> Werthe [sic!] Frl. S.!
> Ich danke erstens vielmals für ihre werthe [sic!] Botschaft, die Sie mir persönlich übermittelt haben schon 2. mal [sic!] von meinem kleinen Liebling. [...]
> Ich muß immer erwähnen vorläufig meinen herzl. Dank für Ihre bisherigen bemühungen [sic!], die Sie mir und Lona tun. [...]“[686]

Die Übermittlung von Nachrichten aus der Anstalt an Angehörige war den Pflegerinnen streng verboten. Dass sie sich über dieses Verbot hinwegsetzten, zeigt dieses Beispiel. Die Pflegerin fungierte als Botin und Nachrichtenüberbringerin zwischen einer Anstaltsinsassin und ihrer Bekanntschaft außerhalb der Anstalt. In dieser Funktion hätten Pflegerinnen Angehörige während der „Aktion T4“ vor den anstehenden Verlegungen warnen können.

Die Frauen standen bei ihrem Freizeitverhalten stets unter der sozialen Kontrolle der Gemeinschaft, wie die Abschrift eines anonymen Drohbriefes aus dem Jahr 1935 in der Personalakte einer Pflegerin in Gießen zeigt:

> „Abschrift
> Herr H.:
> Sind Sie denn wirklich Vater von so einer schlechten Tochter [sic!] die sich in Giessen herumtreibt als Hur und bringt Familienväter und deren Familienglück ins Unglück. Sie hat bis jetzt nur Verhältnis mit verheirateten Männern. So ein schlechtes Weib. Reden Sie ihr ins Gewissen [sic!] sonst mache ich dem Direktor der Anstalt darüber Meldung[,] dann fliegt sie binnen kurzem [sic!] aus Giessen raus. Sie hat sich geäußert: Am liebsten verkehr ich mit Männer, da fall ich nicht so leicht hinein [,] die verstehen ihr Geschäft. Erst am Freitag abend [sic!] hat sie wieder ein verheirateter Mann begleitet und ist auch im Kino gesehen worden natürlich mit einem auswärtigen[sic!]. Wenn auch beide nicht gekannt wollten sein[,] so sind sie doch erkannt worden. Dem Herren kommt man jetzt endlich einmal auf die Spur dem wollen wir mal eins ein brocken [sic!] von wegen achten deutschen[sic!] Mann und Parteimitglied. Sei-

[686] LWV-Archiv, Bestand 11, P 893.

> ner Frau mache ich im [sic!] nächsten [sic!] Zeit darüber Stellung. Aber die Schuld betrifft ja nur ihre schlechte Tochter. Soviel ich weiss sind sie doch ein ehrbarer Mann deswegen verlangt man von ihnen[,] dass sie ihr einreden. Wie man hört soll sie ja in Odenhausen auch schon mit Männer [sic!] verkehrt haben. Nun tun sie[,] was sie wollen. Wir lassen das Büßt [sic!] nicht aus den Augen. Ich schieße ihr doch noch mal eine Kugel durch den Kopf."[687]

Die Pflegerinnen wurden nicht nur vom Direktor, sondern auch von den Bewohnern der umliegenden Ortschaften genauestens beobachtet. Jegliches als sittenwidrig empfundenes Verhalten wurde genauestens beobachtet und rückgemeldet, selbst an die Eltern der Frauen, wie dieses Beispiel zeigt. Die Pflegerinnen waren nicht nur Hüterinnen der Ehre ihres Berufsstandes, den es zu heben galt, sondern auch der individuellen Familienehre. Diese Bürde mussten auch „gewöhnliche" Frauen tragen, denn auch sie waren der sozialen Kontrolle ihres Umfelds unterworfen. In einem totalitären System, in dem selbst Kinder und Jugendliche in der Hitlerjugend zur Bespitzelung ihrer Familien aufgerufen wurden, wurden individuelle „Fehltritte" und Abweichungen von der Norm kaum geduldet. So nimmt die Freizeit in den Erinnerungen ehemaligen KZ-Personals nach dem Krieg rückblickend einen großen Raum ein, dies ist bei den ehemaligen Pflegerinnen anders. Angenehme Aktivitäten wie Spaziergänge, Kino- oder Theaterbesuche blieben absolute Ausnahmen im Alltag. In beiden Fällen drang jedoch der Dienstalltag in die Freizeit und das Privatleben ein.[688]

Nach Kriegsende traten AnwohnerInnen dann als Bekannte oder zuständige Geistliche in den Entnazifizierungsverfahren als ZeugInnen in Erscheinung.

Die Personal- und Prozessakten geben nur begrenzt Auskunft über Netzwerke und enthalten selten Korrespondenzen. Andere Quellengattungen wie etwa Briefe, Tagebucheinträge oder Zeitungen wären diesbezüglich zwar aufschlussreicher, sind jedoch schwierig aufzufinden, da sie sich größtenteils in privaten Nachlässen befinden. Aufgrund der derzeitigen Gerichtsverfahren, die zeigen, dass ein hohes Alter nicht vor einer Medienschelte oder gar Verurteilung schützt, oder auch aus einem mangelnden Bewusstsein für den historischen Wert dieser Unterlagen für die Forschung, kann vermutet werden, dass noch Selbstzeugnisse von Pflegerinnen überliefert sind, jedoch für die Forschung noch nicht zugänglich sind.

[687] LWV-Archiv, Bestand 11, P 353.
[688] Vgl. Mailänder Koslov, 2009, S.330.

6. Die Arbeitsbedingungen und der Arbeitsalltag der Pflegerinnen zur Zeit des Nationalsozialismus

Die unter anderem in Kapitel 7 vorgestellten Pflegerinnen verbrachten den Großteil ihrer Zeit im Dienst und erlebten somit den Pflegealltag in den Landesheilanstalten täglich. Im Folgenden sollen die diesem Alltag zugrunde liegenden Arbeitsbedingungen näher beleuchtet und dargestellt werden, wie sich der Alltag in den hessischen Landesheilanstalten für die Pflegerinnen konkret gestaltete.

6.1. Arbeitsbedingungen der Pflegerinnen in den hessischen Landesheilanstalten in der Zeit des Nationalsozialismus

6.1.1. Die Arbeitszeiten und Urlaubsregelungen für Pflegerinnen

Der Dienst in der Landesheilanstalt Merxhausen begann täglich morgens um sieben Uhr und endete abends um acht Uhr. Für die Essenspausen der Pflegerinnen waren zwei Stunden vorgesehen, daraus ergibt sich eine Gesamtarbeitszeit von elf Stunden.[1] Jede Woche hatten die Pflegerinnen der Landesheilanstalt Merxhausen einen freien Tag und alle zwei Wochen einen freien Sonntag. An Neujahr, Karfreitag, Himmelfahrt, Buß- und Bettag sowie zu nationalen Feiertagen musste nicht gearbeitet werden.[2] Daraus ergeben sich acht zusätzliche freie Tage zu den freien Sonntagen und dadurch vier weitere freie Sonntage. Durch diese Regelung sollten die 26 Stunden ausgeglichen werden, die das Pflegepersonal über die 60 Stunden hinaus in der Woche arbeitete.[3] Es ist anzunehmen, dass die Pflegerinnen in der Praxis zahlreiche Überstunden anhäuften.

Abhängig von der Abteilung hatte jede Pflegerin in der Landesheilanstalt Merxhausen zusätzlich zwei- bis dreimal pro Woche Bereitschaftsdienst. Die Phase des Nachtwachendienstes erstreckte sich dann über zwei Wochen: Sie begann freitagabends um acht Uhr und endete am Freitagmorgen der übernächsten Woche. Die Pflegerinnen hatten am Tag

[1] Vgl. LWV-Archiv Bestand 17, B. 68, S. 88. Dieses Kapitel ist eine überarbeitete und erweiterte Version aus Roth Pflegerinnen.
[2] Vgl. ebd.
[3] Vgl. ebd.

vor Antritt der Nachtwache sowie drei Tage im Anschluss an den Nachtdienst dienstfrei aufgrund der Tatsache dass sie wegen der Nachtwache ihre zwei freien Wochentage und den zusätzlichen freien Sonntag nicht in Anspruch nehmen konnten.

Während der Nachtwache in der Landesheil- und Pflegeanstalt Philippshospital mussten die Pflegerinnen alle Viertelstunde die Stechuhr bedienen, was auch vor den Kranken Vorrang hatte. Die Arbeitsbedingungen in dieser Anstalt wurden von Zeitzeugen allgemein mit der Sklaverei verglichen.[4] „So wurde einer Bediensteten, die einmal nicht zum Dienst erschienen war, angedroht, daß sie ‚*beim nächsten geringsten Verstoß gegen die Disziplin damit rechnen müsse, anderweitig* [d. h. *KZ*] *durch das Arbeitsamt eingesetzt zu werden, wo es ihr wahrscheinlich weniger gefallen werde.*'"[5]

Eine Aufstellung aus dem Jahr 1935 zeigt, dass die Oberpflegerinnen in der Landesheilanstalt Marburg jeden zweiten Sonntag bzw. Festtag sowie in jeder Woche einen Tag dienstfrei hatten.[6] Beginn und Ende des freien Tages waren im Winter halb acht Uhr morgens bis halb acht Uhr abends und im Sommer von sieben Uhr morgens bis sieben Uhr abends.[7]

In der Landesheil- und Pflegeanstalt Philippshospital kam es im November 1942 aufgrund einer Anordnung des Vorsitzenden des Ministerrats für die Reichsverteidigung, Reichsmarschall Hermann Göring, zu einer Veränderung der Arbeitszeitregelung in allen Abteilungen. Die Arbeitszeit für das Pflegepersonal begann nun morgens um acht Uhr und dauerte bis halb sieben Uhr abends. In der Freistunde der Pflegerinnen, nämlich von zehn bis elf Uhr vormittags, fand der Unterricht für die Lernpflegerinnen statt. Die Pflegerinnen mussten somit im Philippshospital ab 1942 neuneinhalb Stunden pro Tag arbeiten, hinzu kam eine Stunde Pause, in der der Pflegeunterricht stattfand. Für alle öffentlichen Betriebe wurde durch den Ministerrat eine wöchentliche Arbeitszeit von 51 Stunden festgelegt.[8]

1938 trat in Hessen-Nassau eine Tarifordnung in Kraft, nach der „Gefolgschaftsmitgliedern" im öffentlichen Dienst nach einer Dienstzeit von fünf Jahren Erholungsurlaub, abhängig von der Vergütungsgruppe und dem Alter, zustand.[9] Angestellte der Vergütungsgruppe I bis III erhielten demzufolge 25 Kalendertage im Alter bis zu 30 Jahren, 31 Kalendertage im Alter zwischen 30 und 40 Jahren und 37 Kalendertage ab dem 40. Lebensjahr. In der Vergütungsgruppe IV bis VI bekamen die Angestellten 21 Kalendertage bis zum 30. Lebensjahr, 28 Kalendertage bis zum 40. Lebensjahr und 35 Tage ab dem darauffolgenden Lebensjahr. In den Vergütungsgruppen VII bis IX erhielten die MitarbeiterInnen18 Kalendertage Erholungsurlaub, bis sie 30 Jahre alt waren. Danach

[4] Vgl.
[5] Ebd.
[6] Vgl. LWV-Archiv, Bestand 16, B 129.
[7] Vgl. ebd.
[8] LWV-Archiv, Bestand 18, B unverzeichnet.
[9] Vgl. LWV-Archiv, Bestand 17, B 43, S. 1.

erhielten sie 25 Tage bis zum 40. Geburtstag und anschließend 31 Tage Urlaub. Angehörigen der Vergütungsgruppe X standen bis zum 30. Lebensjahr 16 Tage Erholungsurlaub zu, bis zum 40. Geburtstag 21 Kalendertage und anschließend 28 Tage Erholungsurlaub. Zusätzlich konnten MitarbeiterInnen für NSDAP-Veranstaltungen beurlaubt werden.[10] Dazu zählte auch die Teilnahme an Sportlehrgängen und Schulungskursen. Weitere Beurlaubungen gab es für die Verwaltung von NSDAP-Ämtern.[11]

Die Dauer des zustehenden Erholungsurlaubs wurde mit der Zeit jedoch deutlich gekürzt.[12] 1943 wurde der Urlaub von MitarbeiterInnen im öffentlichen Dienst weiter beschränkt: Der Erholungsurlaub wurde nur noch bei Feststellung der Urlaubsbedürftigkeit durch den Dienstherren gewährt und auch nur, wenn die Geschäftslage dies zuließ.[13] Die maximale Dauer des Erholungsurlaubs betrug 14 Werktage. Selbst der Urlaubsbeginn war geregelt, er war während der Zeit vom 1. Mai bis 30. September auf die Wochentage Dienstag bis Freitag festzusetzen.[14] Zu den Einschränkungen des Urlaubs traten weitere zusätzliche Beschränkungen der Freizeit in Kraft, die durch die Direktion der Anstalt angeordnet wurden.[15]

Die Untersuchung der Sachakten aus den Landesheilanstalten, die in Hinblick auf das Thema „Urlaub und Arbeitszeiten“ angelegt wurden, ergab, dass die Pflegerinnen mindestens 60 Stunden in der Woche arbeiten mussten, zuzüglich des Bereitschaftsdienstes. Obwohl es Bemühungen gab, die geleisteten Überstunden durch freie Tage auszugleichen, blieb der Beruf sehr fordernd. Nicht nur die langen Arbeitszeiten und die Regelungen des Anstaltsalltags beschnitten die Pflegerinnen in ihrer Freiheit, überdies wirkten sich diese auf das Prestige des Berufes aus. Die schlechten Arbeitsbedingungen waren jedoch nicht kennzeichnend für den Pflegedienst in der Zeit des Nationalsozialismus, sondern waren schon lange Zeit zuvor allgemein bekannt.[16] Die mangelhaften Arbeitsbedingungen für Pflegerinnen in den hessischen Landesheilanstalten in der Zeit des Nationalsozialismus folgten somit einer langen Tradition von Kasernierung und maximaler Ausschöpfung der Arbeitskraft des Pflegepersonals. Dies spiegelt sich in den Berichten zu den psychischen und psychosomatischen Erkrankungen der Pflegerinnen wider.[17]

[10] Vgl. LWV-Archiv, Bestand 17, B. 80, S. 90.
[11] Vgl. ebd., S. 90f.
[12] Vgl. LWV-Archiv, Bestand 17, B 43, S. 22.
[13] Vgl. LWV-Archiv, Bestand 17, B 42, S. 1.
[14] Vgl. ebd.
[15] Vgl. McFarland-Icke Personal S. 367.
[16] Vgl. Steppe Krankenpflege bis 1933 S. 35.
[17] Siehe: 6.1.6. Der Umgang mit psychischen Erkrankungen im Pflegepersonal.

6.1.2. Die Renten und Pensionen der Pflegerinnen

Lern- und Hilfspflegerinnen waren nicht verbeamtet und hatten daher kein Anrecht auf eine Pension.[18] Nach 15 Dienstjahren konnten sie jedoch eine Rente erhalten, allerdings schied die Mehrheit von ihnen aufgrund von Heirat frühzeitig aus dem Dienst aus. Abteilungspflegerinnen erhielten bis Juni 1935 eine Zulage von 240 Reichsmark jährlich, die ruhegehaltsfähig wurde, wenn die Betreffende mindestens zehn Jahre einer Abteilung vorgestanden hatte.[19] So erhielt die Abteilungspflegerin Katharina H. aus dem Philippshospital nach 37 Dienstjahren im Jahr 1976 monatlich 893,60 DM Rente.[20]

Die Oberpflegerinnen erhielten als Beamtinnen eine Pension. Eine Oberpflegerin aus der Landesheilanstalt Hadamar erhielt 1972 nach 35 Dienstjahren 825,58 DM Versorgungsbezüge.[21] Für eine Oberpflegerin aus der Landesheilanstalt Eichberg wurde das Ruhegehalt nach 24 Dienstjahren im Jahr 1951 bei 63 Prozent auf 231,21 DM berechnet.[22] Die durchschnittliche Altersrente von Frauen betrug im Vergleich dazu im Jahr 1970 etwa 295,33 DM monatlich in den alten Bundesländern.[23] Die Oberpflegerinnen waren somit im Vergleich zu anderen alleinstehenden Frauen zu dieser Zeit finanziell besser gegen Altersarmut abgesichert.

6.1.3. Die Kost und Logis der Pflegerinnen

Grundsätzlich lebten alle Pflegerinnen auf dem Anstaltsgelände der Landesheilanstalten: „On-site housing also contributed to the isolation of the nurses and their availability to work up to 14 hours per day without additional pay."[24] Die Pflegerinnen waren so dem Zugriff des Direktors immer verfügbar und unterstanden selbst nach Dienstschluss seiner Kontrolle. Zudem nahmen die Pflegerinnen an der Anstaltsverköstigung teil, eine Ausnahme bildeten lediglich Pflegerinnen, die sich aufgrund einer vorangegangenen Nachtwache, wegen Krankheit oder Urlaub nicht auf dem Anstaltsgelände aufhielten. Ihnen wurde stattdessen ein Beköstigungsgeld ausgezahlt.[25]

Die Lernpflegerinnen der Landesheilanstalt Merxhausen lebten und aßen kostenlos auf dem Anstaltsgelände und in der Küche der Anstalt.[26] Die genaue Wohnlage der Pflege-

[18]Dieses Kapitel ist eine überarbeitete und erweiterte Version aus Roth Pflegerinnen.
[19]Vgl. Kühne, Karl, Die Anstellungs- und Besoldungsverhältnisse des Pflegepersonals im Wandel der Zeiten. Landesamtmann, Geisteskrankenpflege, Monatsschrift für Geisteskranken- und Krankenpflege 40, 1936, S. 168.
[20]Vgl. LWV-Archiv, Bestand18, P 738.
[21]Vgl. LWV-Archiv, Bestand 100, P 1460.
[22]Vgl. LWV-Archiv, Bestand 100, P 755.
[23]Vgl. Deutsche Rentenversicherung Bund, Rentenversicherung in Zeitreihen 2007, S. 90, Zugriff über: www.bpb.de/system/files/pdf/W75XVC.pdf (Zugriff: 13.03.2020).
[24]Benedict Killing S. 77. Dieses Kapitel ist eine überarbeitete und erweiterte Version aus Roth Pflegerinnen.
[25]Vgl. LWV-Archiv, Bestand 16, B 389.
[26]Vgl. LWV-Achiv, Bestand 17, B 074, S. 71.

rinnen auf dem Gelände ist den überlieferten Akten nicht zu entnehmen. In der Anstaltsküche der Landesheilanstalt Merxhausen gab es zwei Verpflegungskategorien, die Oberpflegerinnen erhielten die „Anstaltsbeköstigung“ erster Klasse, die ihnen untergeordneten Pflegerinnen aßen zweiter Klasse.[27] 1940 erhielt das gesamte Personal eine Verpflegung erster Klasse.[28] Die Mahlzeiten erster Klasse kosteten dort 1,65 Reichsmark täglich.[29] Da die Butter durch Fettkarten im Krieg rationiert war, wurde sie nur an zwei Tagen in der Woche ausgegeben. Es gab zudem Marmelade und Brotaufstrich zum Brot, Wurst hingegen war, wie in der Zivilbevölkerung, eine Seltenheit.[30] Die Dienstordnung für das Pflegepersonal der Landesheilanstalt Merxhausen verfügte, dass die Pflegerinnen ihr Essen zwar mittags eine halbe Stunde vor den Kranken, aber nie in einem gesonderten Raum einnahmen.[31]

Die Oberpflegerinnen der Landesheilanstalt Merxhausen bewohnten gesonderte Wohnräume auf dem Anstaltsgelände, für die sie 20 Reichsmark monatliche Miete zu zahlen hatten. Die Hilfspflegerinnen mussten, wie die Oberpflegerinnen, für ihre Unterkunft auf dem Anstaltsgelände und ihre Verpflegung dort selbst zahlen.[32] Die Kosten für sie betrugen täglich 1,10 Reichsmark für ihre Beköstigung und 8 Reichsmark Miete im Monat.[33] Während des Bereitschaftsdienstes schliefen die Pflegerinnen abwechselnd in Betten, die in den von den Kranken tagsüber genutzten Aufenthaltsräumen aufgestellt wurden.[34]

Die Pflegerinnen in der Landesheilanstalt Marburg waren in speziell für diesen Zweck errichteten Häusern untergebracht und wurden durch die Anstaltsküche verpflegt.[35]

In der Landesheilanstalt Hadamar waren die Schlafräume für die Pflegerinnen im sogenannten Männerbau oder Altbau (Kloster) untergebracht.[36] Durch die Anstaltsküche wurden sie mit Essen verpflegt. In einem Bericht des Oberlandesgerichts Frankfurt am Main an das Justizministerium aus dem Dezember 1940 heißt es über das Personal der Landesheilanstalt Hadamar:

> „Das mit der Liquidation befaßte Personal dieser Anstalten, das von auswärts abgeordert sei, werde von der Bevölkerung völlig gemieden. Das Personal sitze abends in den Gastwirtschaften und spreche dem Alkohol auffallend stark zu.“[37]

[27] Vgl. LWV-Archiv, Bestand 17, P 0159.
[28] Vgl. LWV-Archiv, Bestand 17, P 88.
[29] Vgl. LWV-Archiv, Bestand 17, P 0159.
[30] Vgl. LWV-Archiv, Bestand 17, P 88.
[31] Vgl. LWV-Archiv, Bestand 17, B 35 S. 24 (versus).
[32] Vgl. LWV-Archiv, Bestand 17, P 339.
[33] Vgl. ebd.
[34] Vgl. LWV-Archiv, Bestand 17, P 88.
[35] Vgl.
[36] Vgl. Schmidt-v. Blitterdorf/Debus/Kalkowsky Geschichte S. 62.
[37] Zitiert nach: Kaul, Friedrich Karl, Die Psychiatrie im Strudel der „Euthanasie“: Ein Bericht über die erste industriemäßig durchgeführte Mordaktion des Naziregimes, Frankfurt am Main: Europäische Verlagsanstalt, 1979, S. 133.

Die Oberpflegerin Irmgard Huber sagte vor Gericht nach 1945 aus, dass insbesondere das „Stiftungspersonal" viel Alkohol konsumierte.[38]

Es ist nicht nachzuvollziehen, wo genau die Pflegerinnen der Landesheilanstalt Eichberg auf dem Anstaltsgelände untergebracht waren und wie sie durch die Anstaltsküche verpflegt wurden. Es kann jedoch vermutet werden, dass sie, wie in den anderen Anstalten, in Wohnräumen über den Krankenabteilungen untergebracht waren und in der niedrigsten Tischklasse der Anstaltsküche verpflegt wurden.

In der Landesheil- und Pflegeanstalt Gießen wohnten die Pflegerinnen in den Dachgeschossen der Krankengebäude.[39] Sie wurden durch die Küche der Landesheil- und Pflegeanstalt in der dritten von drei Tischklassen verköstigt und erhielten somit dasselbe Essen wie die meisten Kranken. Bronwyn McFarland-Icke sieht in besserem Essen auch ein Statussymbol.[40]

Die Pflegerinnen der Landesheil- und Pflegeanstalt Philippshospital wohnten in den Wohnräumen über den Stationen.[41] Die Zeitzeugin Katharina H. berichtet, dass die Pflegerinnen in diesen Wohnräumen ab 21 Uhr eingeschlossen wurden.[42]

Aufschluss über die Verpflegung des Pflegepersonals im Philippshospital geben die Zeugenaussagen im Verfahren gegen Dr. Jakob Schmitt vor dem Landgericht Darmstadt 1949.[43] Sie enthalten die Aussage des ehemaligen Verwaltungsamtmanns Adalbert H., der während des Krieges unter anderem das Verpflegungswesen der Landesheil- und Pflegeanstalt in Riedstadt-Goddelau verwaltete.[44] Zusammen mit den PatientInnen hätte das Pflegepersonal die ihnen zugeteilte „Normalverbraucherration", ohne Krankenhauszulage, die den Anstaltspfleglingen im gesamten Reich vorenthalten wurde, erhalten.[45] Es habe jedoch Sonderzulagen an Gemüse, Obst und Kartoffeln aus anstaltseigener Erzeugung gegeben.[46] Ferner habe es Vollmilch aus der eigenen Landwirtschaft bis zur Mitte des Krieges im Philippshospital für das Personal sowie für die Pfleglinge gegeben.[47] Er, so Adalbert H., habe die Anregungen des Personals, motiviert durch die immer geringer werdenden allgemeinen Zuteilungen, ihm mehr Verpflegung zukommen zu lassen, „entschieden zurückgewiesen", da Sondermittel hierfür nicht zur Verfügung gestanden hätten

[38] Vgl. HHSTAW, Abt. 461, Nr. 320616, S. 001652.
[39] Vgl. McFarland-Icke Personal S. 366.
[40] Vgl. ebd.
[41] Vgl. Leonhardt-Braun Katharina S. 117.
[42] Vgl. ebd.
[43] Jakob Schmitt (1890–1949) war seit 1931 Medizinaldezernent für den Volksstaat Hessen. Er nahm für das Land Hessen eine Schlüsselposition als „Sonderbeauftragter" der Organisation „T4" ein. Er organisierte in dieser Funktion die reibungslose Erfassung der potenziellen Mordopfer durch die Meldebögen. Vgl. Sandner Anstaltspolitik S. 303, 312.
[44] Adalbert H. wurde laut eigener Aussage am 1. Mai 1947 auf Beschluss der Militärregierung entlassen, da er seit 1937 NSDAP Mitglied gewesen – und eine leitende Position innegehabt habe. Er sei als Mitläufer eingestuft worden.
[45] Vgl. HStAD, H 13 Darmstadt, 191, S. 211 recto.
[46] Vgl. ebd.
[47] Vgl. ebd., S. 211 recto.

und eine Verbesserung der Verpflegung des Personals somit „folglich nur auf Kosten der Kranken hätte geschehen können".[48] Im Gegensatz zum Pflegepersonal hatten die Kranken jedoch nicht die Möglichkeit, sich außerhalb der Anstalt zusätzlich mit Nahrungsmitteln zu versorgen.[49]

Die freie Kost und Logis dürfte einen großen finanziellen Anreiz für die Arbeit in den Landesheilanstalten dargestellt haben. Das Wohnarrangement wurde auch von Pflegerinnen aus der Tötungsanstalt Hadamar im Prozess in Frankfurt als Grund für ihren Verbleib im Anstaltsdienst aufgeführt:

> „Wenn ich hätte kündigen wollen, hätte ich die Anstalt verlassen können. Ich tat dies nicht, da ich keine andere Unterkunft hatte."[50]

> „In meiner Berliner Wohnung wohnten meine Geschwister [,] und ich hätte nicht gewußt, wo ich unterkommen sollte. In den Anstalten selbst war Wohngelegenheit. Dies war auch ein Hauptgrund dafür, warum ich um eine Entlassung nicht gebeten habe. Wenn ich den Versuch gemacht hätte, glaube ich schon, daß ich Erfolg gehabt hätte."[51]

Die kostenlose Unterbringung der Pflegerinnen auf dem Anstaltsgelände war nicht nur ein Bewerbungsgrund für junge Frauen um den Anstaltsdienst, er war zudem in einigen Fällen Hauptgrund für den Verbleib der Frauen in der Tötungsanstalt Hadamar. Das Wohnangebot band die Pflegerinnen an ihren Arbeitsplatz in einer Zeit, in der der Pflegedienst in der Landesheilanstalt Hadamar – zumindest im Nachhinein – als psychisch äußerst belastend dargestellt wurde.

In vielen Städten herrschte in der Zeit des Nationalsozialismus ein erheblicher Wohnungsmangel, der sich nicht nur auf die Mietpreise auswirkte.[52] In Offenbach am Main berichteten Hausbesitzer 1935, dass sich auf eine annoncierte Wohnung im Schnitt 50 bis 60 und sogar noch mehr Personen bewarben.[53] Der Kriegsbeginn ergab, anders als 1914, keine Entspannung auf dem Wohnungsmarkt, der Wohnungsmangel verschärfte sich hingegen weiter.[54] Der seit 1942 einsetzende alliierte Bombenkrieg führte zusätzlich

[48] Ebd., S. 211 verso.

[49] In dem Nachkriegsprozess kam der Verdacht auf, dass es im Philippshospital eine Praxis des Mordes durch Nahrungsmittelentzug gegeben habe. Es wurden keine Beweise oder Zeugenaussagen aufgetan, die diese Vermutung hätten bestätigen können. Selbst Pflegepersonal, dass sich während der Zeit des Nationalsozialismus aufgrund seiner sozialdemokratischen politischen Positionierung der Kündigung ausgesetzt gesehen hatte, bestritt in seinen Aussagen, dass es zu derartigen Vorgehensweisen gekommen war. Vgl. HStAD, H 13 Darmstadt, 191; vgl. ebd., S. 205ff.

[50] Hackbarth, zitiert nach: Wettlaufer Beteiligung S. 314.

[51] Zachow, zitiert nach: Wettlaufer Beteiligung S. 341.

[52] Vgl. Führer, Karl Christian, Mieter, Hausbesitzer, Staat und Wohnungsmarkt:Wohnungsmangel und Wohnungszwangswirtschaft in Deutschland 1914–1960, Zugl.: Oldenburg: Universität, Habil.-Schrift, 1993, Band 119, Vierteljahrschrift für Sozial- und Wirtschaftsgeschichte Beihefte, Stuttgart: Steiner, 1995, S. 335.

[53] Vgl. ebd., S, 336.

[54] Vgl. ebd., S. 338.

zu enormen Verlusten im großstädtischen Wohnungsbestand und ab März 1943 wurden alle Bauarbeiten an Normalwohnungen mit Verweis auf den „totalen Krieg“ eingestellt.[55] Der Wohnungsmangel betraf hauptsächlich die Pflegerinnen aus den urbanen Gebieten.

Die mehrheitlich alleinstehenden jungen Frauen gehörten zudem nicht zu der kleinen Gruppe der Bevorrechtigten und Begünstigten mit Anspruch auf öffentliche Hilfe bei der Wohnungssuche. Bevorzugt wurden unter anderem besonders schwer Kriegsversehrte, „Träger des Eichenlaubes zum Ritterkreuz des Eisernen Kreuzes“, Soldatenwitwen, die mindestens ein Kind im Krieg verloren hatten, „förderungswürdige“ kinderreiche Familien mit mindestens fünf Minderjährigen sowie Ausgebombte, die untergebracht werden mussten, um eine „unmittelbare erhebliche Gefährdung des Lebens, der Gesundheit oder der Sittlichkeit abzuwenden“.[56] Der Historiker Karl Christian Führer kommt zu dem Fazit, dass die NS-Führung von einer gleichmäßigen Verteilung des Wohnraums „überhaupt nichts wissen“ wollte.[57] Das Angebot einer kostenlosen Wohngelegenheit für Pflegerinnen war demnach auch ein bewusstes Profitieren des Staates von einem selbstgeschaffenen Problem, durch das die jungen Frauen in elementarster Weise betroffen waren. Die Versorgung mit Wohnraum war somit ein entscheidender Aspekt der Forschung für die erfolgreiche Durchführung der nationalsozialistischen Krankenmorde, der bisher unberücksichtigt blieb.

6.1.4. Die Dienstkleidung der Pflegerinnen

Nicht nur die Kranken der hessischen Landesheilanstalten trugen mit ihrer Krankenkleidung eine besondere Uniform, auch die Pflegerinnen trugen eine Dienstkleidung, die sie als solche kenntlich machte.[58]

Für die Pflegerinnen in der Landesheilanstalt Merxhausen wurde im Jahr 1926 die Dienstkleidung einheitlich eingeführt. Jeder Pflegerin sollten seitdem zwei Dienstkleider zur Verfügung stehen. Erst nachdem die vorschussweise gezahlten Kosten für die Dienstkleider vollständig erstattet worden waren, gingen die Kleider in den Besitz der Frauen über.[59] Da in den untersuchten Akten keine genaue Beschreibung der Dienstkleidung der Merxhäuser Pflegerinnen überliefert ist, soll im Folgenden die Dienstkleidung anhand eines Fotos aus dem Jahr 1939 beschrieben werden: Die Pflegerinnen trugen lange Kleider mit langen Ärmeln, die, dem Schwarz-Weiß-Foto nach zu urteilen, von blauer oder grauer Farbe gewesen sein könnten. Über den Kleidern wurden weiße Schürzen getragen.

55 Vgl. ebd., S. 342.
56 Ebd.
57 Vgl. ebd., S. 343.
58 Dieses Kapitel ist eine überarbeitete und erweiterte Version aus Roth Pflegerinnen.
59 Vgl. LWV-Archiv, Bestand 17, B 69, S. 56.

Abbildung 6.1.: Gruppenbild Merxhäuser Pflegerinnen aus dem Jahr 1939 (Erckenbrecht, Merxhausen, S. 167.)

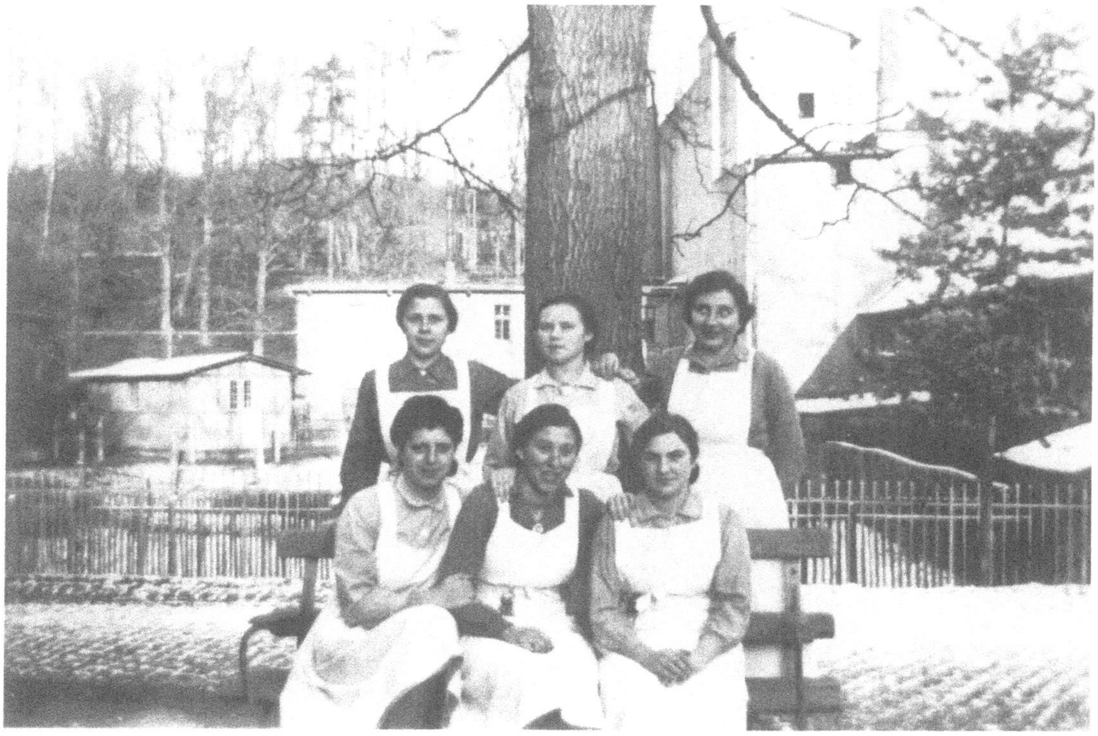

Auf dem Gruppenbild aus dem Jahr 1939 ist auch der Schlüsselbund der Pflegerinnen, den sie an der Taille befestigt stets mit sich trugen, gut zu sehen. Die Bedeutung der sogenannten „Schlüsselgewalt“, welche die Pflegerinnen innehatten, wird hier deutlich: Sie war wesentliches Distinktionsmerkmal und unterschied die Pflegerinnen von den Kranken, die sie betreuten. Die Tragezeit der Dienstkleidung, die von den Pflegerinnen zu zwei Drittel selbst bezahlt werden musste, betrug in der Landesheilanstalt Merxhausen ein Jahr. 1934 kostete die Dienstkleidung dort sechs Reichsmark. Als Schutzkleidung wurden dem Pflegepersonal zusätzlich „Druckzeugschürzen“ und weiße Leinenschürzen je nach Bedarf durch die Anstalt gestellt.[60] Die Pflegerinnen trugen dem Foto nach Blusen in unterschiedlichen Farben.

In der Landesheilanstalt Marburg sind Stoffproben aus dem Jahr 1939 in den Sachakten für die Einführung neuer Dienstkleidung für die Pflegerinnen überliefert.

Abbildung 6.2.: Stoffprobe für die Dienstkleidung in der LHA aus dem Jahr 1939 (Quelle: LWV-Archiv, Bestand 16, B 105)

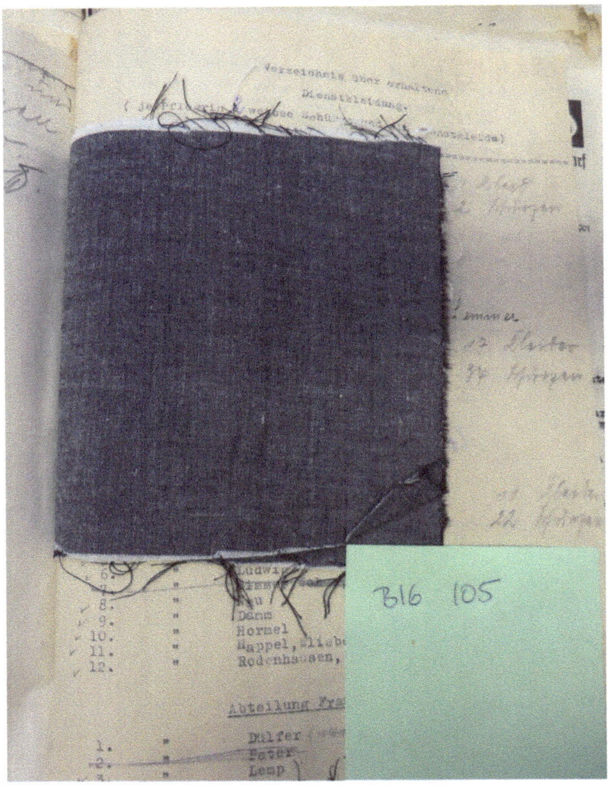

Der abgebildete Stoff wurde allerdings, einem Schreiben des Direktors vom 13. Februar 1939 an den Oberpräsidenten zufolge, von den Pflegerinnen als ungeeignet abgelehnt,

[60] Vgl. LWV-Archiv, Bestand 17, B 69, S. 84.

> „[...] weil er nach dem Waschen die Farbe verlieren und dann ein ganz unansehnliches Ansehen bekommen soll.“ [61]

Weil es nicht möglich gewesen sei einen guten Stoff zu bekommen, machte der Direktor den Vorschlag, den Pflegerinnen ein Drittel der Kosten eines Kleides in mittlerer Preislage, also sechs Reichsmark, unter der Bedingung auszuzahlen, dass diese sich ein Kleid beschaffen und dieses dem Anstaltsinspektor vor der Auszahlung des Geldes vorzeigen.[62]

Die Dienstkleidung unter der weißen Schürze der Pflegerinnen dürfte der in dem Modell in der Abbildung geglichen haben.

Abbildung 6.3.: Abbildungen von Formvorlagen für Dienstkleider (Quelle: LWV-Archiv, Bestand 16, B 10)

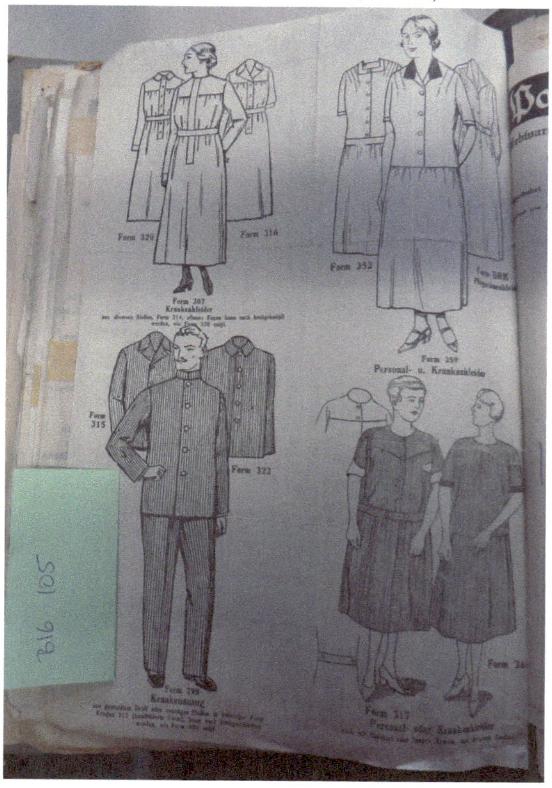

Das eigentliche Dienstkleid der Pflegerinnen unterschied sich im Design nicht von den Anstaltskleidern der Patientinnen, lediglich die Schürze und die Kopfbedeckung sowie ggf. eine Rotkreuz- oder Hakenkreuzbrosche dienten als wichtige Distinktionsmerkmale. Die Rotkreuz-Schwestern in der Landesheil- und Pflegeanstalt Philippshospital hatten eine besondere „Dienstuniform“.

Als die Hilfspflegerin Gretel J. 1943 aus dem Dienst im Philippshopital ausschied und

[61] Ebd.

[62] Vgl. LWV-Archiv, Bestand 16, B 105.

Abbildung 6.4.: Abbildung Dienstuniform des Roten Kreuzes (Quelle: LWV-Archiv, Bestand 18, unverzeichnet)

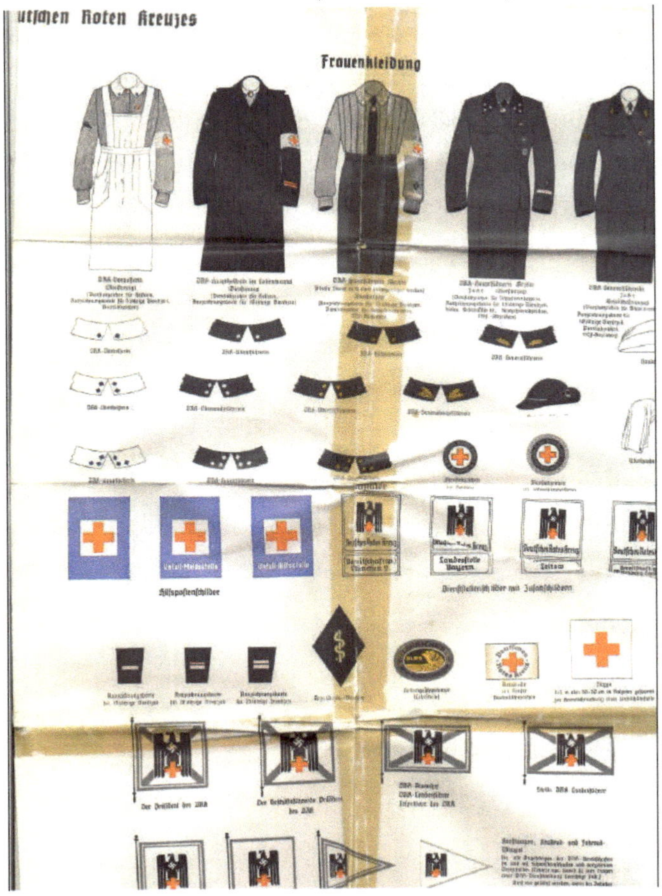

sich unerlaubterweise aus der Anstalt entfernte, nahm sie ihre Dienstkleidung mit sich, was den Direktor dazu veranlasste, einen Strafantrag zu stellen. Die Kleidung wird von der Direktion folgendermaßen beschrieben:

> „Diese [Schwestern, die keiner Organisation angehören] tragen über ihrem eigenen Kleid im Dienst ein graues Schutzkleid, weiße Schutzschürze und weißen Kragen. Diese Schutzkleidung, die meiner Anstalt gehört und von ihr den Pflegerinnen unentgeltlich gestellt wird, darf entsprechend ihrer Bestimmung außerhalb der Anstalt höchstens bei vorübergehendem Aufenthalt in den Nachbardörfern getragen werden.“[63]

Die Dienstuniform der Pflegerinnen diente ihnen nicht nur als Arbeitskleidung und Schutz vor Schmutz, sie war zudem ein wichtiges Distinktionsmerkmal im Arbeitsalltag, um sich

[63] LWV-Archiv, Bestand 18, P 889. Die Pflegerin wurde vom Darmstädter Strafgericht zu einem Jahr Gefängnis verurteilt. Vgl. ebd.

von den Patientinnen abzuheben. Die Arbeitskleidung diente als eine Art Uniform, schuf Gemeinschaft unter den Pflegerinnen und erzeugte Autorität bei den Kranken. Teile der Dienstkleidung wurden auch außerhalb des Dienstes von den Pflegerinnen getragen, teils aus Mangel an eigener Kleidung. Wichtiger Bestandteil der Dienstkleidung war die weiße Schürze sowie der Schlüsselbund, der in der „Totalen Institution" Macht repräsentierte. Die Ablehnung des vorgeschlagenen Stoffes durch die Pflegerinnen der Landesheilanstalt Marburg zeigt, dass die Dienstkleidung für die Pflegerinnen nicht nur rein praktikabel sein, sondern ebenfalls ästhetischen Ansprüchen genügen musste.[64] Diesen Ansprüchen an den Stoff im Mangel der Kriegszeit gerecht zu werden, war in der Masse einer Sammelbestellung nicht möglich, sodass den Pflegerinnen die Beschaffung des Dienstkleides selbst überlassen wurde. Dies führte zwar zu unterschiedlichen Dienstkleidern, da die Schürze darüber sowie eine Haube als Kopfbedeckung getragen wurde, war das äußerliche Erscheinungsbild der Pflegerinnen dennoch einheitlich. „Die einheitlich uniformierten Körper vermittelten den Trägerinnen und den Betrachtern das Gefühl bzw. das Bild einer in sich geschlossenen Gruppe."[65]

Die Dienstkleidung bot den Pflegerinnen zwar keinen Schutz vor gewalttätigen Übergriffen durch erregte Kranke, jedoch den „symbolischen Schutz der Institution".[66] Ähnlich wie andere Uniformen verlieh die Dienstkleidung den Pflegerinnen ein gewisses gesellschaftliches Prestige und Autorität, sie war ein identitätsstiftendes Element, das die Selbstwahrnehmung und Darstellung nachhaltig prägte.[67] Dass Teile von ihr auch außerhalb der Anstalt getragen wurden, zeigt auch, dass die Pflegerinnen sich die Dienstkleidung aneigneten und sie mit ihrer Alltagskleidung kombinierten. Für einen solchen Prozess mussten sie sich in ihrer Dienstkleidung wohlfühlen und keine Scheu haben, ihren Berufsstand nach außen hin zu vertreten. Jedoch war dies weniger Ausdruck eines modischen Bedürfnisses, sondern vielmehr ein Ausdruck des Mangels an Alltagskleidung und des daraus folgenden Pragmatismus.

6.1.5. Gewalt im Dienstalltag

„Die Wurzel des deutschen Wortes ‚Gewalt' kommt aus dem indogermanischen ‚val' (lateinisch ‚valere'). Das Verb ‚giwaltan' oder ‚waldan' bedeutete ursprünglich Verfügungsgewalt besitzen und Gewalt haben [...]." [68] Winfried Speitkamp zählt neben der physischen (körperlichen) Gewalt und der ausgeführten Gewalt auch die Drohung, die eine Gewalt-

[64] Vgl. LWV-Archiv, Betsand 16, B 105.
[65] Mailänder Koslov Gewalt im Dienstalltag S.175.
[66] Ebd., S. 184.
[67] Vgl. ebd., S. 187.
[68] Schulz, Peter-Michael, Gewalterfahrungen in der Pflege: Das subjektive Erleben von Gewalt in Pflegebeziehungen, Band 13, Bonner Schriftenreihe „Gewalt im Alter", Frankfurt am Main: Mabuse, 2006, S. 13.

tat eventuell überflüssig macht, zum Gewaltbegriff.[69] Darüber hinaus umfasst der Begriff „nicht nur den Eingriff in den Körper eines anderen, die Verletzung oder Tötung, sondern auch die Fixierung, die Beschränkung der Bewegungsfreiheit“.[70] „Gewalt liegt dann vor, wenn Individuen sich unerwünschten Angriffen auf ihre psychische und/oder physische Unversehrtheit ausgesetzt sehen.“[71]

Die Literatur ist reich an Gewaltbegriffen, wie z. B. der politische, symbolische, direkte, personale, individuelle und kollektive Gewaltbegriff zeigt.[72] Dirk Richter und Dorothea Sauter identifizieren darüber hinaus eine psychische bzw. emotionale Gewalt, zu der sie neben Drohungen und Beleidigungen ferner die Vernachlässigung in Pflegesituationen zählen.[73] Der Soziologe Peter Imbusch differenziert zudem weiter in institutionelle Gewalt, kulturelle Gewalt und strukturelle Gewalt.[74] Während institutionelle Gewalt von Institutionen ausgeht, können auch Strukturen und Infrastrukturen Gewalt hervorrufen, welche dann durch die kulturelle Gewalt gerechtfertigt und legitimiert wird. So richteten sich beispielsweise, so Speitkamp, die Gewalttaten in der Zeit des Nationalsozialismus „vor allem gegen Menschen, die zugleich und schon vorab qua Ideologie als minderwertig und vernichtenswert deklariert worden waren“.[75] „Ideologische Motivation und gegenseitige ideologische Selbstbestätigung innerhalb einer Tätergruppe gehören zu den Faktoren, die Gewaltakte und Gewaltprozesse beeinflussen.“[76]

Die Pflegewissenschaftler Jürgen Osterbrink und Franziska Andratsch betonen, dass nicht nur Pflegebedürftige Opfer struktureller Gewalt seien, sondern auch Pflegende. So seien Pflegende aufgrund äußerer Strukturen gezwungen, Verhaltensweisen an den Tag zu legen, die ihrem grundsätzlichen beruflichen Selbstbild widersprechen.[77] Der Alltag der deutschen Gesellschaft im Ganzen war darüber hinaus in dieser Zeit, insbesondere während des Krieges, von Gewalt geprägt. Es galt das Züchtigungsrecht in der Familie

[69] Vgl. Speitkamp, Winfried (Hrsg.): Gewaltgemeinschaften in der Geschichte: Entstehung, Kohäsionskraft und Zerfall, Göttingen: Vandenhoeck & Ruprecht, 2017, S. 11.
[70] Ebd.
[71] Scherr, Albert, Körperlichkeit, Gewalt und soziale Ausgrenzung in der postindustriellen Wissensgesellschaft, in Heitmeyer, Wilhelm / Soeffner, Hans-Georg (Hrsg.): Gewalt, Edition suhrkamp, Frankfurt am Main: Suhrkamp Verlag, 2004, S. 204.
[72] Vgl. Gudehus, Christian / Christ, Michaela (Hrsg.): Gewalt: Ein interdisziplinäres Handbuch mit 7 Abbildungen, Stuttgart: Weimar und Metzler, 2013, S. 1.
[73] Vgl. Richter, Dirk / Sauter, Dorothea, Patiententötungen und Gewaltakte durch Pflegekräfte: Beweggründe, Hintergründe, Auswege, Werkstattheft, Eschborn: DBfK, Deutscher Berufsverband für Pflegeberufe, 1997, S. 24.
[74] Vgl. Imbusch, Peter, Der Gewaltbegriff, in Internationales Handbuch der Gewaltforschung, Wiesbaden: Westdeutscher Verlag, 2002, S. 39ff.
[75] Speitkamp Gewaltgemeinschaften S. 16.
[76] Ebd., S. 17.
[77] Vgl. Osterbrink, Jürgen / Andratsch, Franziska (Hrsg.): Gewalt in der Pflege: Wie es dazu kommt, wie man sie erkennt, was wir dagegen tun können, Band 6210, München: C.H. Beck Verlag, 2015, S. 50.

sowie in der Schule und die Gewalttaten gegen Juden sowie politische Oppositionelle häuften sich.[78]

Gewalt in sämtlichen Formen war ein integraler Bestandteil des Alltags der Pflegerinnen. Sie erfuhren Gewalt durch erregte Kranke oder andere Pflegerinnen und übten selbst Gewalt aus. Folgende Taten werden heute als pflegetypische Gewaltformen beschrieben:

- Anschreien oder lautes Reden, Beleidigungen, abfällige Äußerungen, Kritik und Rügen,
- körperliche und medikamentöse Fixierung, unangemessene Unterstützung von Bewegungen, Absperren von Türen oder Ausgängen, Liegenlassen im Bett und zwanghaftes Lagern,
- Temperaturregelung erfolgt nicht nach dem Befinden der Gepflegten, zu warme oder zu kalte Kleidung, zu weniges oder zu häufiges Lüften,
- Zwang oder Vorenthaltung der Körperpflege, Missachtung von persönlichen, kulturell- oder religiös bedingten Ess- und Trinkgewohnheiten, Verweigerung oder Zwang zur Nahrungsaufnahme,
- zu wenig oder erzwungene Toilettengänge, Verweigerung des Windelwechsels nach erfolgter Darm- oder Blasenentleerung,
- Zwang zum An- oder Ausziehen, Zwang zur Einheitskleidung, Einschließung von Wäsche,
- festgelegte Schlaf- und Ruhezeiten,
- eintönige, langweilige oder festgelegte, starre Tagesabläufe, Verweigerung oder Zwang zu Beschäftigungsprogrammen,
- Verletzung von Schamgefühl,Verhinderung von zwischengeschlechtlichen Beziehungen oder Partnerschaften, Verhinderung oder Bestrafung von Selbstbefriedigung,
- Verweigerung von Taschengeld, festgelegte, starre Besuchszeiten, rücksichtslose Durchsetzung der Hausordnung,
- Vernachlässigung der Wünsche und Bedürfnisse von Angehörigen, Nichtbeachten von Ängsten, Sorgen oder Schmerzen.[79]

---

[78] Vgl. Speitkamp Ohrfeige S. 148f.

[79] Vgl. Schulz, Peter-Michael, Gewalterfahrungen in der Pflege: Das subjektive Erleben von Gewalt in Pflegebeziehungen, Band 13, Bonner Schriftenreihe „Gewalt im Alter“, Frankfurt am Main: Mabuse, 2006, S. 39ff.

Viele der oben aufgeführten Beispiele der Gewalt waren in den Landesheilanstalten in der Zeit des Nationalsozialismus schon qua Hausordnung durch die Direktion angelegt. Neben dem hohen Maß an struktureller und institutionalisierter Gewalt kam es daneben häufiger zu direkter Gewaltanwendung, sei es gegen Kranke (beispielsweise durch Fixierungen oder die Anwendung von Dauerbädern) oder gegen die Pflegerinnen selbst (durch erregte Kranke und im Fall von Streitigkeiten durch andere Pflegerinnen).

So sind in den Personalakten der Pflegerinnen häufiger ausgefüllte Unfallmeldebögen enthalten, die im Unfallhergang eine Attacke durch eine erregte Kranke beschreiben. Die Pflegerin Meta A. aus dem Philippshospital beispielsweise wurde von einer erregten Kranken angegriffen und verletzt sowie angeblich mehrfach von Kranken „überfallen". Sie hatte daraufhin mit derartig großer Angst zu kämpfen, dass sie 1941 einen Arzt für eine Krankschreibung aufsuchte, der daraufhin den Direktor der Heil- und Pflegeanstalt „über den Sachverhalt zwecks Ergreifung der nötigen Maßnahmen" informierte.[80] Auch kam es gelegentlich zu handfesten Auseinandersetzungen zwischen Pflegerinnen. So wird in einem Bericht zu einer Schlägerei zwischen zwei Pflegerinnen, vor den Augen der Patientinnen, im Jahr 1939 im Philippshospital Folgendes beschrieben:

> „Schwester Jakobine C. gibt auf Befragen an:
> Ich sah, wie die Pflegerin G. als erste [sic!] der Pflegerin M. ins Gesicht schlug. Ich war so perplex im ersten Moment, dass ich gar nichts sagen konnte. Ich wartete ein Moment zu und sah noch, wie die G. die M. an den Haaren hatte. Dann ging ich ins Ärztezimmer und meldete es der Oberpflegerin T. In der Zwischenzeit tobte der Kampf weiter." [81]

Da es sich nicht eindeutig klären ließ, wer zuerst zugeschlagen hatte und ihr zudem ihr junges Alter und Lernstatus angerechnet wurde, wurde die Pflegerin G. allein verwarnt und mit Hausmädchentätigkeiten unter Beobachtung auf einer anderen Station beschäftigt.[82] Als sie im Jahr 1940 erneut in eine Schlägerei mit einer Kollegin verwickelt war, wurde ihr aufgrund von „unkameradschaftliche Verhalten, bewiesen durch Beschimpfungen und Tätlichkeiten gegen eine andere Pflegerin", gekündigt.[83]

In der Landesheil- und Pflegeanstalt Gießen kam es im Februar 1939 zu einer Prügelei unter Pflegerinnen aufgrund eines verschwundenen Brötchensäckchens. Das Protokoll in der Personalakte einer der beteiligten Pflegerinnen beschreibt den Vorfall folgendermaßen:

> „Protokoll!

[80] LWV-Archiv, Bestand 18, P 558.
[81] LWV-Archiv, Bestand 18, P 872.
[82] Vgl. ebd.
[83] Ebd.

> betr, Schlägerei der Pflegerinnen S. Käte, S. Helene und R. am 20.2.39. morgens in Frauen 2
> Pflegerin S. Käte, welche in Fr. 2 Abteilungsdienst hat, gibt an: Morgens waren die Brötchen von Fr. 2 und 3 vertauscht, doch dass [sic!] Brötchensäckchen gehörte nach Fr.2 Pflegerin S. sagte dann telef. nach Fr. 3 dass Pflegerin R., welche den Kaffeetransport hatte, die Brötchen umtauschen möchte, das Säckchen wäre aber Fr.2
> Pflg. R., welche dann rüber kam und in der Küche die Brötchen umtauschte, wollte auch das Säckchen mitnehmen: daraufhin [sic!] riß Pflg. S. es ihr aus der Hand wobei es zu einem Wortwechsel kam. Pflg. S. welche nun Pflg. R. aus der Tür stoßen wollte, wurde von der Pflg. R. ins Gesicht geschlagen, sodaß es zu einer üblen Rauferei kam, so, dass der Pflg. S. ein Fingernagel ausgerissen wurde, welchen später die Pflg. R. in ihrem Haar fand.
> Pflg. R. macht über die Brötchenaffäre dieselben Angaben, doch sagte sie, dass Pflg. S. gleich gedroht hätte, sie solle nur nicht frech sein, sonst würde sie ihr gleich hinter die Ohren schlagen und daraufhin wäre es zu gemeinen Beschimpfungen gekommen.
> Pflegerin R. ging nun in der Kaffeezeit auf ihr Zimmer und wurde dort von der S. Helene, welche inzwischen von der Schlägerei erfahren hatte und auf ihren Zimmer war, (beide wohnen in Fr. 2 Personalboden) plötzlich angegriffen und zu Boden geworfen. Auf das Schreien der Pflegerin R. kam die Pflg. F., welche auch im Zimmer war, herbei und befreite die Pflg. R.
> Pflg. R. und F. kamen dann zu mir, meldeten den Vorfall und zeigten mir Büschel Haare, welchen Pflg. R. sich ausgekämmt hatte und den Fingernagel der Pflg. S. Pflg. R. klagte sehr über Kopfschmerzen, sodass sie keinen Dienst machen konnte und im Bett blieb.
> Pflg. S. Helene hätte noch gesagt, ‚das habe ich Dir schon lange zugedacht'
> Pflg. S. Helene macht dieseleben [sic!] Angaben wie die R., gibt zu, dass die in der Aufregung sehr plötzlich gehandelt hätte.
> den 21.2.39"[84]

Das Beispiel der „Brötchenaffäre" zeigt , dass sich lange angestaute Spannungen unter den Frauen immer wieder auch schlagartig in handfesten Schlägereien entladen konnten. Darüber hinaus gab es hierbei Bündnisse unter den Pflegerinnen, vor allem, wenn diese miteinander verwandt waren.

Die Pflegerinnen hatten zwar die symbolische Schlüsselgewalt, konnten sich aber dennoch nicht auf dem Anstaltsgelände frei bewegen, geschweige denn, es ohne Erlaubnis

[84] LWV-Archiv, Bestand 11, P 995.

verlassen.[85] Überdies kann die Propaganda gegen die als „erbkrank“ bezeichneten Kranken durch die Nationalsozialisten als kulturelle Gewalt angesehen werden.[86] Die Pflegerinnen der Landesheilanstalten waren dieser Form von Gewalt permanent ausgesetzt und hatten sie teilweise schon, erwartungsgemäß, verinnerlicht. Viele der nach 1945 vor Gericht gestellten Pflegerinnen waren von der „Lebensunwertigkeit“ der getöteten Kranken überzeugt und behaupteten teilweise sogar, mit der „Euthanasie“ eine gute Tat vollbracht zu haben.[87] Die Zwangssterilisationen wurden auch lange nach Kriegsende nicht als NS-Unrecht anerkannt.[88]

Obwohl das Schlagen und Beleidigen von Kranken verboten war, kam es immer wieder zu derartigen Zwischenfällen, wie das Beispiel der Lernpflegerin Elfriede T. zeigt.[89] Der sogenannte „Backenstreich“, mit dem eine Patientin ihre Mitpatientin züchtigte, soll hier erneut aufgegriffen werden. Die Ohrfeige gilt als Symbol der Demütigung: „Geohrfeigt wird häufig nicht unter Gleichrangigen, in Status und Ehre Ebenbürtigen, sondern von oben nach unten.“[90] Zu dem körperlichen Schmerz trete, so Speitkamp zusätzlich der vorübergehende Souveränitätsverlust sowie die Frage, den Akt still zu erdulden oder zurückzuschlagen.[91] Die Ohrfeige werde genutzt, um die Ordnung oder zumindest die moralische Hierarchie wiederherzustellen.[92] So ist es auch im Fall der Lernpflegerin Elfriede T., die sich der körperlichen Gewalt bediente, um die in ihren Augen aufmüpfige Kranke gefügig zu machen und die vermeintliche Ordnung wiederherzustellen. Wie von Speitkamp für die Vormoderne beschrieben, wurde in diesem Falle geohrfeigt, um dem Gegenüber, hier der Patientin, bei deren Fehlverhalten deutlich zu machen, dass sie nicht auf gleichem Rang stand.[93] „Mit solchen Gewaltperformances werden in einem Beziehungs- und Kommunikationsdreieck Machtbeziehungen zwischen Akteuren, Opfern sowie den umstehenden Personen ausgehandelt.“[94] Die Pflegerin statuierte mit ihrer Gewaltanwendung ein Exempel für die anderen Patientinnen, die die Prügelattacke hilflos mit ansehen mussten.

Richter und Sauter bemerken, dass bei Fällen von Krankentötungen durch Pflegende in den 1990er Jahren in einigen Fällen rückblickend auffiel, dass der Umgang mit den Kranken „derber, ruppiger geworden war, und die sprachliche Ausdrucksweise der Täter roher, ja brutal geworden war“.[95] In der Zeit des Nationalsozialismus gipfelte die Gewalt

[85] Siehe: 5.3. Die Dienstanweisungen für die Pflegerinnen der Landesheilanstalten.
[86] Siehe: 5.9. Nationalsozialistische Gesundheitspropaganda und Dienstauszeichnungen.
[87] Siehe: 10. Die Krankenmorde im Spiegel der Nachkriegsprozesse.
[88] Vgl. Form Zwangssterilisation S. 166f.
[89] Siehe: 7.2.1. Lernpflegerin Elfriede T. in der Landesheilanstalt Marburg (1936–1937).
[90] Speitkamp Ohrfeige S. 147.
[91] Vgl. ebd.
[92] Vgl. ebd.
[93] Vgl. ebd., S. 148.
[94] Mailänder Koslov Gewalt im Dienstalltag S. 425.
[95] Richter/Sauter Patiententötungen S. 22.

gegenüber Kranken ebenfalls in Mord, jedoch war dieser Mord systematisch geplant und basierte auf einer Ideologie. Zwar wurde die „Euthanasie" mittels Kohlenstoffmonoxid und Überdosierung als „schmerzfreie" und „humane" Arten des Sterbens propagiert,[96] viele Opfer starben jedoch den qualvollen Tod durch Erstickung im Fall der Gaskammer in Hadamar.[97]

Waren einige Opfer in der Lage, sich körperlich gegen die Gabe der todbringenden Medikamente zu wehren, dann wurde in Österreich mit maximaler Gewalt gearbeitet. In den hessischen Tötungsanstalten dürfte es ähnlich zugegangen sein.[98] Des Weiteren wurden die Opfer teilweise mit Gewalt in die „grauen Busse" und später in die Gaskammer in Hadamar gebracht.[99]

Der Pfleger Moos, gegen den schon 1937 ein Strafverfahren wegen Patientenmisshandlung eingeleitet worden war, beschreibt die Situation wie folgt:[100]

> „Es ist vorgekommen, daß sich Kranke vor der Gaskammer widersetzt haben und diese mit Anwendung körperlicher Gewalt in die Kammer gebracht werden mußten. Ich gebe zu, daß auch ich in solchen Fällen die erforderlichen Maßnahmen ergriffen habe und Widerspenstige unter Anwendung körperlicher Gewalt in die Kammer gebracht habe."[101]

Nicht zuletzt stellt das Hungersterben in den Anstalten und die Tötungen durch Vernachlässigungen und Pflegemangel einen Akt der Gewalt dar, den die Pflegerinnen tagtäglich ausübten. Die Gründe hierfür sind sowohl struktureller Natur als auch in der ideologischen Überzeugung vieler Pflegerinnen zu suchen, die sich nicht nur mit diesem mörderischen System arrangierten und somit aktiv zu dessen Erhalt beitrugen, sondern es, wie es der Fall Pauline Kneissler zeigt, zudem als moralisch richtig empfanden:

> „Ich war im Jahre 1940 bereits 15 Jahre bei einer Heil- und Pflegeanstalt tätig und hatte dort alle Typen von Geisteskranken kennengelernt. Ich war im täglichen Umgang mit ihnen zu der ehrlichen Überzeugung gelangt, daß

[96] Selbst im Sachverständigengutachten von Dr. Walter Schwarzacher (Universitätsprofessor für gerichtliche Medizin an der Universität Graz) aus dem Strafverfahren vor dem Volksgericht Graz gegen Bedienstete der Landes-Irren- und Landes-Siechenanstalt am Landeskrankenhaus Klagenfurt im Jahr 1946 wurde die Tötungsmethode der Überdosierung als eine „humane Art" bezeichnet. Man habe die „Pfleglinge nicht mit der Hacke erschlagen, sondern hat sie eingeschläfert". Zitiert nach: Fürstler/ Malina Dienst S. 172.

[97] Lilienthal zitiert eindrücklich aus der Vernehmung des Maximilian L.: „Wenn man da reinsah, ich konnte mir nicht denken, daß das vollkommen schmerzlos gewesen sein soll." Lilienthal, Georg, Der Gasmord in Hadamar, in Morsch, Günter / Perz, Bertrand (Hrsg.): Neue Studien zu nationalsozialistischen Massentötungen durch Giftgas, Schriftenreihe der Stiftung Brandenburgische Gedenkstätten, Berlin: Metropol Verlag, 2012, S. 147.

[98] Siehe: ebd., S. 206.

[99] Vgl. Klee Euthanasie S. 140; vgl. Lilienthal Gasmord S. 145.

[100] Vgl. Wettlaufer Beteiligung S. 305.

[101] Zitiert nach: Wettlaufer Beteiligung S. 305.

> das Leben für viele von ihnen nichts mehr bedeutete und daß der Tod für sie eine Erlösung sei. Ich habe deshalb nie das Gefühl gehabt, daß ich mir etwas vorzuwerfen hätte, wenn ich mich für die Durchführung der Euthanasieaktion zur Verfügung stellte."[102]

In den Akten der Nachkriegsprozesse sind die Protokolle der eidesstattlichen Erklärungen ehemaliger Pfleglinge überliefert. So gibt die ehemalige Patientin Liselotte H., die in der Landesheilanstalt Eichberg von 1940 bis 1945 untergebracht war, 1946 an:

> „Ich dränge danach, hier zu sagen, dass die genannte Schwester keine Pflegeschwester war. Ihre Handlungen an mir sowie an anderen Patienten bestanden durchweg in grobste [sic!] Misshandlungen, Beschimpfungen, ja ich muss schon sagen sadistischer Art."[103]

Die ehemalige Patientin schildert diese Misshandlungen wie folgt:

> „Unter vielen anderen bitteren Erlebnissen erwähne ich, dass Schwester E. in meiner schwersten Lage andere Patienten laut herbeirief mit dem Hinweis: ‚Hier könnt ihr eine Hure sehen, wie sie kaputt geht'. Ich bin geschlagen und gestossen worden, habe entsetzlich quälenden [sic!] eiskalte Packungen in grauenhafter Art angelegt bekommen, meine Ernährung war dem verhundern [sic!] nahe, kurzum man trachtete danach, mich systematisch zu Grunde zu richten."[104]

Es gab jedoch auch positive Berichte über einzelne Pflegerinnen, so berichtet dieselbe ehemalige Patientin über eine andere Pflegerin:

> „Wie wohltuend wirkte es auf mich, als ich nunmehr beobachten konnte, wie fürsorglich Schwester Rita zu den anderen Patienten gewesen ist. Es tat mir so wohl zu wissen, dass ich nun eine solche liebevolle gute Schwester zur Pflege hatte und ich muss sagen, dass ich es nur dieser Schwester zu verdanken habe, wenn ich heute von meinem Leiden geheilt bin."[105]

Offensichtlich waren nicht alle Pflegerinnen „böse" oder gewalttätig, es gab auch gute und liebevolle Pflegerinnen in den Landesheilanstalten. Allerdings vermochten es diese „guten" Pflegerinnen nicht, sich gegen die Gewalt in den Anstalten und die „schwarzen Schafe" unter ihren Kolleginnen durchzusetzen. Durch ihr Schweigen signalisierten sie Toleranz und ermöglichten so das Unrecht. Zudem war die Wahrnehmung der Kranken

[102] Kneissler im Hadamar-Prozess zitiert nach: Wettlaufer Beteiligung S. 319.
[103] HHStAW, Abt. 461, Nr. 32442/2 S. 2218.
[104] Ebd.
[105] Ebd.

subjektiv, eine „gute" Pflegerin konnte sich einer anderen Kranken gegenüber schlecht verhalten oder bei ungerechten Strafmaßnahmen anderen, „bösen" Pflegerinnen zur Hand gehen und umgekehrt.

Für Gewaltgemeinschaften ist Gewalt in Netzwerken, Gruppen oder Verbindungen ein wesentlicher Teil ihrer Existenz.[106] Dies trifft auf die Gemeinschaft der Pflegerinnen der hessischen Landesheilanstalten nicht zu, dennoch war ihr Alltag stark von Gewalt gezeichnet. So verbrachten sie einen wesentlichen Teil ihres Lebens arbeitend, in einem Umfeld, das von Gewalt durchdrungen war. Sie übten täglich Gewalt aus und erfuhren Gewalt oder waren zumindest Zeugen von Gewaltakten. Diese Umstände stellten eine enorme psychische Belastung für die Pflegerinnen dar.

Die Besonderheit der Gewalt in den Anstalten zur Zeit des Nationalsozialismus liegt in der Tatsache, dass sie in einem systematischen Massenmord gipfelte und ideologisch begründet war. Zwar war die direkte Gewalt von PflegerInnenan Pfleglingen, in Form von Schlägen beispielsweise, verboten, Mord jedoch mithilfe von Gas und Medikamenten durch Adolf Hitler selbst legitimiert und staatlich geregelt.

6.1.6. Der Umgang mit psychischen Erkrankungen im Pflegepersonal

„Aufgrund der Doppelfunktion der Psychiatrie – der expliziten Funktion der Betreuung von psychisch erkrankten Menschen und der eher impliziten Anforderung der Aufrechterhaltung der gesellschaftlichen Ordnung – stellt die psychiatrische Krankenpflege ein anspruchsvolles Tätigkeitsfeld dar."[107] Sabine Braunschweig stellt fest, dass dieser schwierige Balanceakt Nervenstärke und Gleichmut verlangt.[108]

Die Arbeitsbedingungen der Pflegerinnen in den hessischen Landesheilanstalten in der Zeit des Nationalsozialismus waren, wie in den Jahren zuvor, hart. Die Pflegerinnen erlebten tagtäglich Gewalt aus nächster Nähe, hatten eine Arbeitswoche von über 60 Stunden und nur wenig Urlaub.[109]

Hinzu kam das Wissen um die Krankenmorde und das tagtägliche massenhafte Sterben von Pfleglingen durch die Folgen der Sparpolitik in den Anstalten. Darüber hinaus waren die Pflegerinnen auf dem Anstaltsgelände kaserniert und strengen Regeln unterworfen, sie konnten sich daher dem Geschehen in der Anstalt nur schwer entziehen und hatten kaum die Möglichkeit des Ausgleichs.[110] Zudem waren sie zur Verschwiegenheit verpflichtet.[111]

[106] Vgl. Speitkamp Gewaltgemeinschaften S. 27.
[107] Braunschweig, Sabine, Wenn Psychiatriepflegende selbst erkranken: Pflegekrisen im Alltag einer psychiatrischen Anstalt in den 1930er-Jahren, Traverse: Zeitschrift für Geschichte = Revue d'histoire 19, Nr. 2, 2012, S. 57.
[108] Vgl. ebd.
[109] Siehe: 6.1.1. Die Arbeitszeiten und Urlaubsregelungen für Pflegerinnen.
[110] Siehe: 5.2. Die Hausordnungen der Landesheilanstalten und ihre Bedeutung für den Pflegealltag; siehe: 5.3. Die Dienstanweisungen für die Pflegerinnen der Landesheilanstalten.
[111] Vgl. Lilienthal Personal S. 270.

Der Pflegeschlüssel in den hessischen Landesheilanstalten war extrem hoch angesetzt, sodass die individuelle Verantwortung der einzelnen Pflegerinnen für die ihnen zugewiesenen Kranken groß war. „Während Mitte der 1930er Jahre vielerorts im Deutschen Reich durchschnittlich eine Pflegekraft auf sieben bis acht Patienten beziehungsweise Patientinnen kam, lag dieser so genannte Pflegeschlüssel in den Anstalten des Landes Hessen selbst 1937 noch bei vorbildlichen 1:4,4. Im Reichsvergleich belegte Hessen damit knapp hinter der Reichshauptstadt Berlin den zweiten Platz, während der benachbarte Regierungsbezirk Wiesbaden mit einer Relation von 1:9,8 in den öffentlichen Anstalten die letzte Position auf dieser Skala einnahm.“[112] Für das Jahr 1939 errechnete Peter Sandner für den Bezirksverband des Regierungsbezirks Wiesbaden einen Pflegeschlüssel von 1:11,3.[113]

Aufgrund der widrigen Umstände in den Landesheil- und Pflegeanstalten waren berufliche Erfolgserlebnisse selten. Die Chancen auf Heilung wurden zudem geringer, da viele der erfolgversprechenden Therapiemöglichkeiten aufgrund der Sparpolitik und der Kriegsumstände nur noch spärlich oder gar nicht mehr eingesetzt wurden.[114] Dies war der Nährboden für Frustration und auch für Abstumpfung gegenüber dem Leid der Kranken, die häufig als „hoffnungslose“, und „lebensunwerte Fälle“ angesehen wurden.[115] Darüber hinaus war die Arbeit in den Landesheilanstalten, anders als in den Krankenhäusern, mit wenig Ansehen verbunden, die NS-Propaganda gegen psychisch Kranke und Behinderte trug nicht zu einer Verbesserung der Lage bei.[116]

All diese Faktoren verursachten Stress und Frustration beim Pflegepersonal. Die Menschen reagieren, so Sauter und Richter, sehr unterschiedlich auf Stress: Es gibt recht unterschiedliche Mittel der Bewältigung (Coping).[117] Manchmal kann Stress den Ausbruch von psychischen Erkrankungen begünstigen und hervorrufen. Im Fall der untersuchten Personalakten kam es in zwölf Fällen zu einer aktenkundigen psychischen Erkrankung oder einer psychischen Störung. Die Fälle, in denen sich der Stress psychosomatisch bemerkbar machte, sind hier nicht mitgezählt, denn diese wurden nicht als solche gekennzeichnet. Gelegentlich wurde bei den Pflegerinnen eine „nervöse Störung“ diagnostiziert. So finden sich Akteneinträge wie z. B. folgende Aussage eines Vertrauensarztes zum Gesundheitszustand einer Aushilfspflegerin aus dem Jahr 1942:

[112] Sandner Anstaltspolitik S. 305f.
[113] Vgl. ebd., S. 306, Fußnote 11.
[114] So wurde beispielsweise die Insulinschockkur während des Krieges aufgrund der Knappheit des Arzneimittels eingestellt. Siehe: 4.1.4. Die medizinische Behandlung der Kranken.
[115] Vgl. Wettlaufer Beteiligung S. 310.
[116] Siehe: 5.8. Das Ansehen der Pflegerinnen in der deutschen Bevölkerung in der Zeit des Nationalsozialismus.
[117] Vgl. Richter/Sauter Patiententötungen S. 36f.

> „Vollkommen nervöse Frau. Zuckt bei der geringsten Bewegung zusammen. Ist auf Station der Hupa zur Zeit 10–12 Std. dauerbeschäftigt.“[118]

oder dokumentiert ist auch folgendes Gutachten eines Vertrauensarztes aus dem Jahr 1942:

> „Pat. ist als Pflegerin der Heil- u. Pflegeanstalt in Goddelau tätig. Sie erlitt dort einen Nervenzusammenbruch. Sie klagt jetzt über Müdigkeit, Schlaflosigkeit, Unruhe, ab und zu Erbrechen. Sie führt die Beschwerden in der Hauptursache auf ihren Beruf zurück. [...] Zur Wiederherstellung der Arbeitsfähigkeit kommt ein Milieuwechsel in Frage.“[119]

Besonders eindrücklich ist der Fall der Pflegerin Liselotte M. aus dem Jahr 1942: Sie war aufgrund eines „Zusammenstoßes“ mit einer erregten Kranken im Philippshospital in einen psychischen Ausnahmezustand geraten, so beschrieb ein Mediziner der Anstalt am 26. November 1942 den Fall folgendermaßen:

> „Sehr geehrter Herr Kollege!
> Heute überwies ich die bei uns beschäftigte pflegerin [sic!] Liselotte auf deren Wunsch hin in ihre Behandlung. Fräulein M. bat ausdrücklich um diese Überweisung für den Fall, dass sie doch noch weiter behandelt werden mußte. Die Pflegerin erkrankte am 23.11.1942 nach einem Zusammenstoß mit einer unruhigen Kranken. Sie fiel im Krankensaal, in dem sieNachtwache hatte, um, behauptete später bewusstlos gewesen zu sein[,] und bekam Schreizustände. Sie glaubte[,] u. a. an ihrem Bett habe eine Hexe gesessen, die nach ihr gegriffen habe. Durch ihr Schreien störte sie auch nachts andere Pflegerinnen, die mit ihr im gleichen Krankenzimmer untergebracht waren. Allem Zuspruch gegenüber erwies sie sich als unzugänglich. Ich glaubte zunächst an einen hysterischen Dämmerzustand. Nachdem der Direktor der hiesigen Anstalt die Pflegerin jedoch etwas energisch anfaßte und ihr in Aussicht stellte, sie bei Wiederholung der Schreizustände auf die unruhige Abteilung zu verlegen, wurde die Pflegerin plötzlich geordnet, unterhielt sich und verlangte, in Urlaub fahren zu dürfen.
> Ich habe den Eindruck gewonnen, daß es sich bei der Erkrankung der Pflegerin um eine hysterische Reaktion handelt, deren Grund mir bisher unbekannt ist. Im Einverständnis mit unserem Vertrauensarzt, Herrn Medizinalrat Dr. Thinnes, schrieb ich sie bis zum 30.11.1942 krank und es wurde ihr von der Direktion hiesiger Anstalt erlaubt, im Anschluß an ihre Erkrankung einen 11 tägigen Urlaub zu nehmen.

[118] LWV-Archiv, Bestand 11 P 263.
[119] LWV-Archiv, Bestand 18, P 880.

> Ich teile Ihnen diese Vorgänge zu Ihrer Orientierung mit, falls die Pflegerin sich in ihre Behandlung begeben sollte. Sollten Sie Fräulein M. weiter krank schreiben müssen, so wäre ich Ihnen für eine kurze Mitteilung dankbar.
> Heil Hitler!"[120]

Erneut hatte hier die erlebte Gewalt durch eine erregte Kranke psychische Folgebeschwerden ausgelöst. Die Symptome der Pflegerin ähneln denen einer posttraumatischen Belastungsstörung.

Der Mediziner des Philippshospitals betont, dass er mit dem Schreiben ausdrücklich im Sinne der Pflegerin gehandelt habe, die eventuell weiter behandelt werden müsste. Der Vorfall an sich wurde von ihm als „hysterische Reaktion" eingeordnet. Der Grund für diese Reaktion sei ihm nicht bekannt, jedoch ist es auffällig, dass der vorher erwähnte Zusammenstoß mit einer erregten Patientin nicht als mögliche Ursache angesehen wird.

Auf derart belastende Situationen oder andere Stressfaktoren reagieren pflegende Menschen mit unterschiedlichen Copingmechanismen: Einige zeigen psychosomatische Reaktionen, werden aggressiv oder versuchen, sich durch „Abstumpfung" bzw. Dehumanisierung / Depersonalisierung der PatientInnen zu schützen. Andere entwickeln psychische Erkrankungen wie z. B. Depressionen oder verfallen der Alkohol- oder Medikamentensucht. Auch das Verlassen des ungesunden Arbeitsumfeldes bzw. die Kündigung kann als eine mögliche Reaktion angesehen werden.[121] Unter diesem Gesichtspunkt ist zudem die hohe Fluktuation unter den Pflegerinnen zu betrachten.[122] Die Autoren Sauter und Richter nennen des Weiteren die Misshandlung und Tötung von Kranken als „eine Reaktionsform auf die Nicht-Passung von Persönlichkeitsstruktur und Umfeld".[123]

In der Landesheil- und Pflegeanstalt Gießen kam es zu dem Vorfall, dass eine Pflegerin einer befreundeten Krankenschwester, die sich zur Behandlung ihres Schlafmittelmissbrauchs in der Anstalt befand, Schlafmittel besorgte, obwohl die Krankenschwester bereits einen Suizidversuch mit ebendiesen unternommen hatte.[124] Eine weitere Pflegerin dieser Anstalt wurde in ihrer Personalakte ebenfalls als suizidal beschrieben.[125] Die Pflegerin Lina B., die von 1930 bis 1945 in der Landesheilanstalt Eichberg tätig war und seit 1948 als Stationspflegerin in der Anstalt Hadamar arbeitete, beging im Jahr 1958 den Suizid in einem abgelegenen Waldstück mithilfe von Veronaltabletten. Zuvor hatte sie noch versucht, in die Anstalt Eichberg zurückversetzt zu werden.[126]

Was den Alkoholkonsum unter den Pflegerinnen betrifft, so muss erwähnt werden, dass der Alkohol in der Tötungsanstalt Hadamar nach Aussage der Oberpflegerin Irmgard Hu-

[120] LWV-Archiv, Bestand 18, unverzeichnet, Karton Schwestern, Liselotte M.
[121] Vgl. Richter/Sauter Patiententötungen S. 36f.
[122] Siehe: 5.6. Die Rekrutierung, das Sozialprofil und die Fluktuation der Pflegerinnen.
[123] Richter/Sauter Patiententötungen S. 37.
[124] Vgl. LWV-Archiv, Bestand 11, P 935.
[125] LWV-Archiv, Bestand 11, P 900.
[126] Vgl. LWV-Archiv, Bestand 12, P 339.

ber vor allem unter dem „Stiftungspersonal“ reichlich floss.[127] Anlässlich der Verbrennung der zehntausendsten Leiche im Spätsommer 1941 wurde eine Feier veranstaltet, bei der das gesamte Personal eine Flasche Bier erhielt.[128]

In den meisten Fällen wurden die Pflegerinnen wegen ihrer Fehlzeiten oder aufgrund von mangelnder Berufseignung bei solchen Diagnosen entlassen. Im Fall der Lernpflegerin Lina R. in der Landesheilanstalt Merxhausen wurde die junge Frau sogar explizit auf angeborenen Schwachsinn und andere Erbkrankheiten untersucht.[129] Allgemein wurden die Pflegerinnen bei ihrer Einstellung auf ihre gesundheitliche Eignung von einem Arzt überprüft. Dazu gehörte sogar eine kurze Prüfung der Intelligenz durch Rechenaufgaben sowie die Befragung zum Gesundheitsstand der Eltern in Form eines Fragebogens.[130]

Die psychische Erkrankung von Pflegerinnen während ihrer beruflichen Tätigkeit in den Landesheilanstalten brachte die Direktoren und zuständigen Behörden in eine peinliche Lage. Die Pflegerinnen sollten als Vorbilder fungieren und der gesundheitliche Raubbau möglichst verschwiegen werden. Für die Pflegerinnen war diese Situation ebenso denkbar problematisch – wussten sie doch am besten, wie der NS-Staat mit psychisch Erkrankten umging und wie bedrückend die Situation in den Anstalten selbst war.

Sabine Braunschweig stellte in ihrer Untersuchung der Personaldossiers der Basler Heil- und Pflegeanstalt Friedmatt aus der ersten Hälfte des 20. Jahrhunderts fest: „(Ehemalige) Pflegepersonen fühlten sich nicht nur beschämt, wenn sie selbst zum stigmatisierten Patienten wurden, sie fühlten sich wohl auch existenziell bedroht, weil sie von ihrer Arbeitserfahrung her über den Krankheitsverlauf Bescheid wussten.“[131]

Diese Umstände dürften in den hessischen Landesheilanstalten dazu beigetragen haben, dass psychische Probleme von den Pflegerinnen über das übliche Maß hinaus möglichst verheimlicht wurden. Erst wenn die Auswirkungen der psychischen Belastungen sich in einer Arbeitsunfähigkeit niederschlugen, wurden sie aktenkundig und führten in den meisten Fällen zu einer Entlassung aus dem Anstaltsdienst. Die Ursachen für den Zusammenbruch der jeweiligen Pflegerin wurden dann nicht in der gesundheitsschädlichen Arbeitssituation gesucht, sondern bei den Pflegerinnen selbst, die sich dann schlichtweg „nicht für den Dienst in der Anstalt eigneten“.

Dieses Vorgehen entsprach der nationalsozialistischen Gesundheitspropaganda, in der es „gutes“ und „minderwertiges“ „Menschenmaterial“ gab. Die Pflegerinnen waren dieser Propaganda selbst ausgesetzt.

---

[127] Vgl. HHSTAW, Abt. 461, Nr. 320616, S. 001652.
[128] Vgl. Winter Bürokratie S. 95.
[129] Vgl. 7.2.2 Lernpflegerin Lina R. in der Landesheilanstalt Merxhausen (1938–1939).
[130] Vgl. LWV-Archiv, Bestand 11, B 15; vgl. LWV-Archiv, Bestand, 11 P 935.
[131] Braunschweig Psychiatrienpflegende S. 64.

6.2. Beschreibungen des Pflegealltags in den Personal- und Prozessakten

Die eigentlichen Krankenmorde werden in den Personalakten nicht erwähnt, weil sie geheim gehalten werden sollten. Für die Landesheil- und Pflegeanstalt Gießen sind die Benachrichtigungen über die Abordnungen zur Notdienstverpflichtung einiger Pflegerinnen als Begleitung der Transporte in die Zwischenanstalt Weilmünster im Jahr 1941 überliefert.[132] Die Abteilungspflegerin K. und der Oberpfleger E. aus der Landesheilanstalt Marburg begleiteten am 14. Juni 1944 die kranke Ostarbeiterin Olga B. und neun andere mit der Eisenbahn in die Landesheilanstalt Hadamar. Er erhielt für die mehr als zwölf Stunden 6,50 Mark Tagegeld, sie 5,50 Mark für dieselbe Stundenanzahl.[133]

In der Personalakte der Aushilfspflegerin Emmy K. aus den Landesheilanstalten Herborn und Eichberg ist ein Bericht über ihre Tätigkeiten während der Arbeit in der Landesheilanstalt als Teil ihrer Prüfung im Jahr 1938 überliefert.[134] Emmy K. beginnt ihren Aufsatz, indem sie ihre Arbeit als Hilfe und Pflege der Kranken definiert. Darüber hinaus werden von ihr die Aspekte Pflicht und Verantwortung ihres Dienstes, aber auch ihres außerdienstlichen Bewusstseins hierfür betont:

> „Ich muss wissen, daß ich als Pflegerin strenge Pflichten und Verantwortungen habe, darum muß ich im Dienst, sowie außerdienst meiner Pflicht bewußt sein.“[135]

„Peinlichste“ Sauberkeit und Ordnung standen im Alltag an erster Stelle, nicht nur bei den Pfleglingen, sondern auch bei den Pflegerinnen selbst.[136] So musste beispielsweise bei der Pflegerin Hannelore K. aus der Landesheil- und Pflegeanstalt Philippshospital 1940 der regelmäßige Wechsel ihrer Wäsche überwacht werden, da die Pflegerin „wenig Wert auf körperliche Reinlichkeit“ legte.[137] Der Umgang der Pflegerinnen mit den Kranken hatte, nach eigener Aussage, „freundlich“ und „liebevoll“ zu sein.[138] Es war jedoch im Alltag erforderlich, dass sich die Pflegerinnen gegenüber den Kranken durchsetzen konnten und eine gewisse Präsenz und „Auftritt“ hatten, wie der an die Direktion gerichtete Bericht aus dem Jahr 1940 über die erwähnte Hannelore K. zeigt:

> „Sie erwies sich als ausgesprochen verträumt, machte ständig einen verschlafenen-apathischen, müden Eindruck, hatte keinerlei Überblick und liess es zweifellos

[132] Siehe: LWV-Archiv, Bestand 11, P 792, P 168; siehe: LWV-Archiv, Bestand 11, P 446.
[133] Vgl. LWV-Archiv Bestand 16, B 806.
[134] Siehe: LWV-Archiv, Bestand 12, P 306.
[135] Ebd.
[136] Vgl. ebd.
[137] Vgl. LWV-Archiv, Bestand 18, P 924.
[138] Vgl. LWV-Archiv, Bestand 12, P 306.

> auch an dem nötigen Interesse fehlen. Den Kranken gegenüber hatte sie keinerlei Autorität und konnte sich nicht durchsetzen. Alle Ermahnungen des vorgesetzten Personals waren fruchtlos."[139]

Die Rapporte der Pflegerinnen (z. B. bei Dienstantritt) gegenüber ihren vorgesetzten Pflegerinnen und Ärzten waren ein wichtiger Bestandteil des Pflegedienst.[140] Für diese Berichte waren ein wacher Geist und ein guter Überblick über die Lage notwendig. Zudem galt es Flucht- und Suizidversuche unter den Kranken zu verhindern:

Emmy K. schrieb hierzu in ihrer Prüfung:

> „Ich muß stehts darauf achten, daß alle Türen und zur Flucht verhelfende Fenster verschlossen sind; damit keine Pat. die Flucht ergreifen oder Selbstmord begehen kann."[141]

In der Aufgabe des Rapportierens lag die Macht und Verantwortung der Pflegerinnen. Hier gab es einen gewissen Handlungsspielraum für die Frauen, den sie entweder zulasten oder zugunsten der Kranken nutzen konnten, denn sie allein bestimmten den Inhalt und Umfang der Rapporte. Der Inhalt der Berichte schlug sich in den Krankenakten der Pfleglinge nieder und konnte zum entscheidenden Kriterium für die „T4"-Gutachter für das Weiterleben oder den Mord der Pfleglinge werden: „Mehr als die Hälfte der Opfer des Krankenmordes, 54,2 %, wurden von Ärzten und Pflegepersonal als störend, unruhig und (potentiell) gefährlich eingestuft."[142] Auffällig ist hier, dass in der Gruppe der Opfer fast doppelt so viele weibliche wie männliche Kranke als störend und unruhig charakterisiert wurden. Petra Fuchs vermutet, dass diese deutlich negativere Einschätzung der Patientinnen mit zu ihrem geschlechtsspezifisch erhöhten Risiko der Ermordung beitrug.[143]

Ein Großteil des Pflegealltags bestand demnach aus der Beobachtung und Bewachung der Kranken, welche möglichst unauffällig erfolgen sollte. Die eigentliche Pflege war das Waschen, Kämmen und „Füttern" der Pfleglinge. Darüber hinaus versuchten die Pflegerinnen die Pfleglinge zu beschäftigen und abzulenken.[144] Dabei war es wichtig, die Kranken nicht aufzuregen und selbst, auch in schwierigen Situationen, ruhig zu bleiben:

Die entsprechende Passage im Prüfungstext der Emmy K. lautet:

> „Ferner muß ich auf die Pat. Rücksicht nehmen und sie so behandeln, daß ihnen jegliche Aufregung erspart bleibt. Auch wenn eine Pat. unsauber, unordentlich [ist] und mir Schwierigkeiten bereitet, so muss ich immer wieder mit Ruhe und Freundlichkeit versuchen, sie an die Ordnung zu gewöhnen."[145]

[139] LWV-Archiv, Bestand 18, P 924.
[140] Vgl. LWV-Archiv, Bestand 12, P 306.
[141] LWV-Archiv, Bestand 12, P 306.
[142] Fuchs, 2014, S. 66.
[143] Vgl. ebd., S. 66f.
[144] Vgl. LWV-Archiv, Bestand 12, P 306.
[145] Ebd.

Erregte Kranke wurden nicht selten sich oder anderen gegenüber gewalttätig und stellten ein unkalkulierbares Risiko für die Pflegerinnen dar. Davongetragene Verletzungen solcher Angriffe wurden als Arbeitsunfälle deklariert und dementsprechend gemeldet und gegebenenfalls medizinisch behandelt.[146]

Auf den Isolierstationen der Landesheilanstalten mussten besondere Hygieneregeln befolgt werden, um eine Weiterverbreitung der ansteckenden Krankheiten zu verhindern: Emmy K. zählte hierzu in ihrer Prüfung Folgendes auf:

> „Arbeite ich auf der Typhusstation so, muß ich mich durch einen Schutzkittel und ständigen desinfizieren sauber halten. Der Fußboden sowie alle Gegenstände mit Desinfektion gereinigt werden. Zu den Türen liegen Fußmatten in Desinfektion gehängt [sic!]. Die schmutzige Wäsche, sowie alles andere, was fortgegeben wird, muß gut desinfiziert werden, sodaß keine Weiterverbreitung erfolgen kann. Die Abgänge muß ich mehrere Stunden in Desinfektion stehen lassen.“[147]

Hier zeigt sich erneut, dass der Parameter Sauberkeit von enormer Bedeutung im Arbeitsalltag der Pflegerinnen war, da er vor allem auch einen Sicherheitsaspekt darstellte. Die Pflegerinnen verbrachten viel Zeit mit Reinigungsarbeiten während ihres Dienstes. „Unsaubere“ Kranke waren deshalb besonders von den Krankenmorden bedroht, denn sie erschwerten den Dienst der Pflegerinnen.[148] Arbeitsfähigkeit, Betragen und besondere Vorfälle wurden von den Pflegerinnen rapportiert und fanden Niederschrift in den Krankenakten, welche den Ärzten bei der Bearbeitung der „T4“-Meldebögen und Transportlisten der „Gekrat“ zur Orientierung dienten.[149]

Im Rahmen der Vernichtungspolitik der Nationalsozialisten erhielten die Beobachtungen und Rapporte der Pflegerinnen im Arbeitsalltag eine lebensentscheidende Bedeutung für Kranke und Menschen mit Behinderung.

Durch Überbelegung und Sparpolitik, welche als Teil der nationalsozialistischen Vernichtungspolitik anzusehen sind, wurde der Arbeitsalltag der Pflegerinnen in den Landesheilanstalten unmittelbar erschwert. Unliebsame und pflegeintensive Fälle melden zu können, die dann aus dem Arbeitsbereich der einzelnen Pflegerin verschwanden, konnte ein Mittel sein, um mit überfordernder Arbeitsbelastung umzugehen. Andererseits konnten die Berichte über lieb gewonnene Pfleglinge besonders positiv gestaltet werden, um deren Verbleib im Arbeitsbereich der Pflegerinnen zu erwirken. Besonders Kranke, die den Pflegerinnen bei der täglichen Arbeit zur Hand gingen, dürften davon profitiert haben.

[146] Siehe: 6.1.5. Gewalt im Dienstalltag.
[147] LWV-Archiv, Bestand 12, P 306.
[148] Vgl. Fuchs Skizze S. 66.
[149] Vgl. ebd., S. 66f.

Die Pflegerinnen in den Tötungsanstalten Eichberg und Hadamar arbeiteten aus verschiedenen Gründen in der jeweiligen Landesheilanstalt. Während einige dienstverpflichtet eingesetzt waren, hatten sich andere – aus unterschiedlicher Motivation – freiwillig für den Dienst in der Anstalt beworben. So sagte beispielsweise die Gemeindeschwester Ottilie V. aus Hadamar über die Pflegerin Margarete B. vor Gericht aus, diese habe sich freiwillig aus der Landesheilanstalt Weilmünster nach Hadamar versetzen lassen, weil „es ihr bei dieser Tätigkeit finanziell besser gehe und sie weniger Arbeit habe."[150]

Die Pflegerin Käthe G., die von 1932 bis 1945 in der Landesheilanstalt Hadamar tätig war, erklärte 1947 in ihrer Aussage auf der Polizeidirektion:

> „Während der ganzen Zeit, in der die ‚Stiftung' die Heil- und Pflegeanstalt Hadamar betrieb, ist uns niemals von dem Chefarzt oder in anderer Weise offiziell gesagt worden, was eigentlich vor sich ging."[151]

Nichtsdestotrotz habe sich in der Anstalt sehr schnell herumgesprochen, was mit den Kranken geschah:

> „Nach kurzer Zeit war die ganze Stadt unterrichtet."[152]

Als sie 1942 in der Waschküche der Landesheilanstalt tätig war, fiel ihr auf, dass ihr ungewöhnlich viel Bettwäsche von Verstorbenen gebracht wurde:

> „Während in Friedenszeiten manchmal monatelang kein Patient starb, waren jetzt an manchen Tagen 1, 2 oder gar 3 Todesfälle zu verzeichnen. Es war ziemlich klar, dass das nicht mit rechten Dingen zugehen konnte. Die Berliner Schwestern machten, als ich sie [die Frage] andeutungsweise stellte, auch gar keinen Hehl daraus."[153]

Auf Station fielen die Tötungen in der zweiten Mordphase ebenfalls im Alltag auf, so gab Käthe G. in ihrer Aussage an:

> „Man riecht ja schließlich, was in einer Spritze enthalten ist."[154]

Da der Fokus der Gerichtsverfahren auf den Krankenmorden lag, findet sich kein klassischer Alltagsbericht aus dem Arbeitsbereich der Pflegerinnen in den Akten. Es entsteht so der Eindruck, als wurden die Gasmorde in der Landesheilanstalt Hadamar routiniert, nach Bedarf abgearbeitet.[155] Die Mitarbeit am systematischen Krankenmord war der Arbeitsalltag der Pflegerinnen in der Landesheilanstalt Hadamar. Die Transporte der „Gekrat" brachten viele unterschiedliche Kranke mit unterschiedlichem Pflegebedarf. Meist

[150] HHStAW, Abt. 461, Nr. 32061/1, S. 2
[151] HHStAW, Abt. 461, Nr. 32061/48, S. 2650.
[152] Ebd.
[153] Ebd.
[154] Ebd.
[155] Zur Beteiligung der Pflegerinnen an den Gasmorden siehe: 8.1. Die Rolle der Pflegerinnen bei den Krankenmorden.

mussten diese jedoch nicht aufwändig pflegerisch versorgt werden, da sie direkt nach der Ankunft in die Tötungskammern gebracht wurden. So beschreibt beispielsweise die zur Zeit des Eintreffens des ersten „grauen Busses“ in Hadamar in der Küche tätige Käthe G. die Situation wie folgt:

> „Nach meiner Erinnerung im Januar 1941 kamen das erste Mal die grauen Omnibusse mit Patienten. Wir fragten uns naturgemäß, was wir kochen sollten und erhielten darauf nur den Bescheid, wir brauchten uns um die Verpflegung dieser Patienten nicht zu kümmern.“[156]

Die Kranken erhielten demnach vor ihrer Ermordung kein letztes Mahl. Arbeitsfähige Kranke jedoch, die in der Anstalt beschäftigt wurden, wurden auch von den Pflegerinnen verpflegt und gepflegt. Diese Pflegeinterventionen dürften sich jedoch auf ein Minimum belaufen haben, da pflegeintensive Kranke häufiger auf die Todeslisten gesetzt wurden.[157] Es handelte sich hierbei vielmehr um eine Beaufsichtigung bei der Arbeit. Arbeitsfähigkeit war in der Landesheilanstalt Hadamar ebenso ein wichtiges Überlebenskriterium für PatientInnen: „Solange ein Mensch noch produktive Leistungen erbrachte, und dies bedeutete hier in erster Linie, für die Anstaltsökonomie nutzbringende Arbeiten zu leisten, gab es noch die Chance zu überleben bzw. von der drohenden Ermordung zurückgestellt zu werden.“[158]

Die Oberschwester der Landesheilanstalt Eichberg, Helene Schürg, gab 1946 an, dass bei den Streichungen von den Transportlisten der „Gekrat“ „nur Stamminsassen, keine Durchgangspatienten, zurückbehalten wurden.[159] Diese Angabe unterstützt die These, wonach sich die Pflegerinnen mehr für das Überleben und Wohlergehen ihrer LangzeitpatientInnen einsetzten, da sie eine emotionale Bindung zu ihnen aufgebaut hatten und sich, auch weil sie vermutlich die Angehörigen kannten, für diese mehr verantwortlich fühlten als für „fremde“ Kranke.

Monika Daum hingegen begründet das Zurückbehalten zuverlässig und selbstständig arbeitender LangzeitpatientInnen für die Landesheilanstalt Hadamar mit der Tatsache, dass diese Kranken das Pflegepersonal „nicht sonderlich in Anspruch“ nahmen, da sie weitgehend für sich selbst sorgen konnten und eine Anpassung an die Anstaltsbedingungen stattgefunden hatte.[160] Beide Faktoren, emotionale Bindung und nicht nur die Bewährung bei der Arbeit, waren vermutlich ausschlaggebend für die Selektion.[161] So waren es schließlich auch die Pflegerinnen, die die Arbeitsleistung der Kranken einschätzten

[156] HHStAW, Abt. 461, Nr. 32061/48, S. 2650.
[157] Vgl. Fuchs Skizze S. 66.
[158] Daum Arbeit und Zwang S. 189.
[159] HHStAW, Abt. 461, Nr. 32442/2, S. 2111.
[160] Vgl. Daum Arbeit und Zwang S. 191f.
[161] Vgl. Fuchs et al. Vergessen.

und den Ärzten berichteten. Somit spielten sie eine wichtige Rolle bei der Selektion der Opfer und hatten eine große Macht über das Schicksal der ihnen anvertrauten Kranken.

Eine erhöhte Pflegebedürftigkeit verursachte Mehrarbeit für die Pflegerinnen, dies konnte leicht (vor allem im Rahmen des anspruchsvollen Pflegeberufs) in ein Gefühl der Abneigung gegenüber den hilfsbedürftigen Menschen führen. Hinweise auf den Pflegealltag in den Landesheilanstalten finden sich in den Gerichtsakten auszugsweise in Schilderungen besonders eindrücklicher Begebenheiten: Die Pflegerin Katharina E. in der Landesheilanstalt Eichberg war für ihren rohen Umgang mit den Kranken bekannt.[162] So schildert die Pflegerin Kunigunde S. folgende Begebenheit aus dem Pflegealltag in der Landesheilanstalt 1946 eidesstattlich:

> „Während meiner Tätigkeit als Pflegerin bei der Landes Heilanstalt Eichberg habe ich gesehen, wie die Pflegerin Katharina E. – damals nannte sie sich noch R. – in der Frauenabt. IV im Bad eine etwa 50jährige Geisteskranke, welche sich am ganzen Körper mit Kot verunreinigt hatte, reinigte. Sie setzte die Kranke in die Badewanne, drehte das Wasser auf und schrubbte die Kranke mit einem rauhen Putzschrubber ab, wobei sie die sich in keiner Weise wehrende Kranke mehrmals mit dem Schrubber schlug. Bei diesem Vorfall waren noch mehrere Pflegerinnen zugegen, auf deren Namen ich mich heute nicht mehr entsinnen kann. Ebenso sind mir der Name der Kranken und auch die Zeit des Vorfalls entfallen.“[163]

Diesem Bericht zufolge züchtigte die Pflegerin Katharina E. die Kranke für deren Pflegebedürftigkeit und die daraus entstandene Verunreinigung, die die Pflegerin nun zu beseitigen hatte. Ob die anderen Pflegerinnen bei dieser Form der körperlichen Misshandlung einschritten, wird in der kurzen eidesstattlichen Erklärung nicht erwähnt. Es ist sehr wahrscheinlich, dass die Kranke nicht zuletzt aufgrund ihrer „Unreinheit“ auf eine der „T4“-Transportlisten gesetzt wurde.

In den Prozessakten der Gerichtsverfahren zu den Krankenmorden werden Momente des Pflegealltags in den Landesheilanstalten Eichberg und Hadamar deutlich. So war den Pflegerinnen in den Tötungsanstalten schnell bewusst, dass in ihrer Anstalt gemordet wurde, selbst wenn sie versuchten, dies vor den nicht unmittelbar beteiligten Pflegerinnen zu verschleiern.[164] Der Alltag in den Tötungsanstalten diente der Aufrechterhaltung des Anstalts- und somit des Tötungsbetriebes. Die Vernichtungspolitik der Nationalsozialisten gegen Menschen mit psychischen Erkrankungen und Behinderungen war gelebter Pflegealltag in diesen Einrichtungen.

[162] Vgl. HHStAW, Abt. 461, Nr. 32442 /2, S. 2221.
[163] Ebd.
[164] Siehe: 10.2. Der Eichberg-Prozess.

Die LangzeitpatientInnen dieser Anstalten wurden mehr beaufsichtigt als gepflegt, die emotionale Bindung der Pflegerinnen zu ihnen ist nicht getrennt von der Arbeitsleistung der Pfleglinge zu betrachten und sie beeinflussten sich gegenseitig. Die Pflegearbeit in der Tötungsanstalt Hadamar wurde als leichter betrachtet als in den gewöhnlichen Landesheilanstalten, wenngleich die psychische Belastung im Zuge der Verteidigung vor Gericht von der großen Mehrheit der Pflegerinnen betont wurde.[165]

[165] Siehe: 10.1. Die Nachkriegsprozesse.

7. Fallstudien zu den Pflegerinnen der Landesheilanstalten

In den folgenden Fallstudien wird aufgezeigt, wie sich die Rahmenbedingungen und die Arbeitsbedingungen auf den Alltag der Pflegerinnen auswirken konnten. Zu der anonymen Datenmasse des Sozialprofils und der statistischen Erhebungen treten somit konkrete Einzelschicksale, die die Arbeit und das Leben in den Anstalten näher beleuchten. Die ausgewählten Pflegerinnen stellen insofern eine Besonderheit dar, als ihre Personal- und Versorgungsakten aufgrund besonderer Vorkommnisse ungewöhnlich umfangreich überliefert sind. Trotzdem lässt sich aus den Einzelfällen auch Allgemeines ableiten und Ergebnisse aus der kollektivbiographischen Untersuchung bestätigen. Es ist dabei jedoch mit zu beachten, dass die Personalakten Obrigkeitsquellen sind und nur wenige Selbstzeugnisse enthalten, Spruchkammerakten hingegen beinhalten den Versuch der Pflegerinnen, sich möglichst zu entlasten. Es bleibt zu betonen, dass sie die einzigen überlieferten Quellen auf diesem Gebiet sind, da der Zugang zu privaten Nachlässen fehlt.

7.1. Die Aushilfspflegerinnen

7.1.1. Aushilfspflegerin Irma S. in der Landesheil- und Pflegeanstalt Gießen (1943–1944)

Die Aushilfspflegerin Irma Auguste Karoline S., geschiedene G., geborene S., kam am 28. August 1910 in Odersbach als Tochter des Maurers August Karl Otto S. und seiner Ehefrau Luise Wilhelmine zur Welt.[1] Die Eltern waren evangelischer Konfession und nachweislich ihrer Unterlagen „arischer Abstammung“. Irma Auguste Karoline besuchte die Volksschule. Im Anschluss an ihre Schulbildung war sie in einer Schokoladenfabrik für zwei Jahre beschäftigt, bis sie für dreieinhalb Jahre nach Rod an der Weil ging. Danach ging sie für zwei Jahre nach Wiesbaden, um zu arbeiten. Daraufhin war sie bis zu ihrer Ehe bei der Stadt Wiesbaden als Telefonistin beschäftigt.[2]

Durch das Arbeitsamt in Gießen bekam die Pflegerin 1943 die Stelle in der Landesheil- und Pflegeanstalt Gießen vermittelt. Bereits in ihrer Bewerbung um die Stelle als Pfle-

[1] Dieses Kapitel enthält überarbeitete und erweiterte Passagen aus Roth Pflegerinnen.
[2] Vgl. LWV-Archiv, Bestand 11, P 936.

gekraft hatte sie angegeben, vorbestraft zu sein. Sie wurde am 2. Oktober 1943 für monatlich 156,04 Reichsmark eingestellt. Dieser Verdienst setzte sich aus 105 Reichsmark Grundvergütung und 61 Reichsmark Wohnungsgeldzuschuss Ortsklasse A für Verheiratete zusammen, abzüglich der sechs Prozent Kürzungen nach den Notverordnungen. Irma S. hatte am 2. September 1942 die Ehe mit dem Dompteur Karl S. in Weilburg geschlossen.[3]

Am 1. März des folgenden Jahres wurde der Aushilfspflegerin dann jedoch aufgrund ihrer Vorstrafen und einer festgestellten Tuberkuloseerkrankung gekündigt. Die Aushilfspflegerin wehrte sich mithilfe ihres Anwalts gegen diese Kündigung. In dem Schreiben des Anwalts der Irma S. vom 23. März 1944 heißt es, die Pflegerin habe gute berufliche Leistungen gezeigt und sei selbst zufrieden mit ihrer Tätigkeit als Pflegerin. Ihre vorangegangene Straffälligkeit sei in ihrem seelischen Leiden unter den damals zerrütteten Eheverhältnissen und den unzureichenden Unterhaltszahlungen ihres Exmannes begründet.[4]

Die Betrügereien seien jetzt fünf Jahre her und die Pflegerin habe seitdem gute Führung bewiesen. So habe sie beispielsweise durch das Sammeln für die NSV und das WHW (Winterhilfswerk) gezeigt, dass sie ein nützliches Volksmitglied sei. Nun, wieder verheiratet mit einem FLAK-Soldaten, der seit einem Einsatz in Hannover vermisst werde, sei auch ihre politische Einstellung einwandfrei. Da sie bei ihrem Dienst in der Anstalt ihre Gesundheit „für den Dienst an der Allgemeinheit geopfert“ habe, stehe ihr die besondere Vergünstigung einer Rücknahme der erfolgten Kündigung zu. Zum Zeitpunkt dieses Schreibens befand sich die Pflegerin Irma S. bereits in einer Lungenheilstätte zur Behandlung ihrer Tuberkulose.[5]

Am 31. März 1944 antwortete man ihr vonseiten der Anstalt, dass es falsch sei, dass Frau S. sich die Tuberkuloseerkrankung während ihrer Dienstzeit in der Landesheil- und Pflegeanstalt zugezogen habe. Die Erkrankung, eine rechtsseitige Lungentuberkulose, die noch nicht zur Ruhe gekommen war, stamme, so die Anstalt, aus vorheriger Zeit. Jenes sei das Ergebnis einer Röntgenuntersuchung des Dienstarztes. Da die Kündigung durch die hessische Landesregierung in Darmstadt erfolgte, könne sie nicht zurückgenommen werden, so die Hauptargumentation.[6]

Vorangegangen war ein Brief des Reichsstatthalters an die Direktion vom 28. Februar 1944, in der dieser ein Schreiben vom Personalamt vom 30. November 1943 anspricht, laut dem die Pflegerin Irma S. eine „ausgesprochene Hochstaplerin und gemeingefährliche Betrügerin“ gewesen sei, deren Beschäftigung im öffentlichen Dienst nicht verantwortet

[3] Vgl. ebd.
[4] Vgl. ebd.
[5] Vgl. ebd.
[6] Vgl. ebd.

werden könne. Ihr sei, so heißt es weiter, sofort zum nächst zulässigen Zeitpunkt zu kündigen.[7]

Aufgrund ihrer Angaben zu ihren Vorstrafen hatte man vonseiten der Anstalt bei der Polizeidirektion in Gießen (Kriminalabteilung) Erkundigungen über Irma S. eingeholt und erfahren, dass die Aushilfspflegerin elf Vorstrafen wegen Betrugs, Unterschlagung und Urkundenfälschung hatte. Ihre letzte Verurteilung sei am 22. März 1939 zu anderthalb Jahren Gefängnis sowie zur Unterbringung in der Landesheilanstalt Eichberg gewesen. Weil man aber in der Landesheilanstalt Eichberg die Pflegerin weder als Patientin noch als Angestellte kannte, holte man sich den Strafregisterauszug von Irma S. vomn Oberstaatsanwalt in Limburg.[8]

Irma Auguste Karoline S. war nicht, wie anfänglich angegeben, in der Landesheilanstalt Eichberg, sondern in der Landesheilanstalt Herborn vom 6. Juli 1940 bis 25. August 1941 untergebracht gewesen. In ihrem Schlussbericht bescheinigte ihr die Anstalt in Herborn eine „einwandfreie Haltung“ und Beschäftigung in einem Beamtenhaushalt, die „nie Grund zur Klage“ gegeben habe. Nach erneuter Prüfung des Gerichts sei Irma S. schließlich als „gebessert sowie erwerbs- und geschäftsfähig“ entlassen.[9] Die Polizeidirektion in Gießen hingegen bemerkte 1943 in einem Antwortschreiben an den Direktor zu dem Fall:

> „Die Beschäftigung der als notorischen Betrügerin anzusprechenden S. im dortigen Pflegedienst wird diesseits als bedenklich angesehen, weil anzunehmen ist, dass der Umgang mit den Patienten und deren Besuchern der S. Anlass zu weiteren Straftaten geben könnte. Da beabsichtigt ist, gegen S. bei hiesigen Daueraufenthalt vorbeugende Maßnahmen zu ergreifen, bitte ich um baldmöglichste Mitteilung, ob diese dort und in welcher Tätigkeit weiterbeschäftigt wird.“[10]

Trotz dieser negativen Einschätzung des Polizeidirektors der Gießener Kriminalabteilung hatte sich der Direktor der Landesheil- und Pflegeanstalt Gießen am 30. November 1943 mit folgenden Worten an seinen Vorgesetzten gewandt:

> „In Anbetracht, dass es heute sehr schwer ist, wirklich einwandfreies Pflegepersonal zu bekommen, bitte ich um Entscheidung, ob die S. trotz ihrer vielen Vorstrafen (es handelte sich immer um geringfügige Summen) weiter in der Anstalt als Pflegerin beschäftigt und hierdurch Gelegenheit gegeben werden soll, wieder ein nützliches Mitglied der Volksgemeinschaft zu werden.“[11]

[7] Vgl. ebd.
[8] Vgl. ebd.
[9] Vgl. ebd.
[10] Ebd.
[11] Ebd.

Auffallend an diesen beiden Schreiben ist nicht nur der Grad der Stigmatisierung von Kranken und selbst deren Besuchern der Landesheilanstalt durch den Polizeidirektor, sondern auch der Pragmatismus des Direktors Schneider, mit dem er die Situation betrachtet.

Der Mangel an Pflegerinnen hatte 1943 offenbar bewirkt, dass selbst mehrfach vorbestrafte und ehemalige Patientinnen der Landesheilanstalten für den Beruf in Betracht zu kommen schienen. Wie das restliche Pflegepersonal zu dem Fall S. stand, ist nicht überliefert. Es steht fest, dass die Bestrebungen des Personals nach einer Hebung des sozialen Prestiges des Pflegestandes durch die Beschäftigung einer ehemaligen Patientin in einer anderen Anstalt in Gefahr geriet. Es bleibt die Frage, warum die Aushilfspflegerin Irma S. überhaupt eingestellt wurde, hatte sie doch ihre Vorstrafen von Beginn an offen angegeben. Die Krankenakte der Irma S. aus der Anstalt Herborn ist leider nicht überliefert.

Um den schleichenden Beginn einer Tuberkuloseerkrankung rechtzeitig zu erkennen, mussten alle, die einer solchen Infektion ausgesetzt waren, unabhängig ihres eigenen Befindens, in regelmäßigen Abständen von mindestens einem Vierteljahr von einem Arzt genauestens untersucht werden.[12] Dazu gehörten das Röntgen sowie Blutuntersuchungen.[13] Diese Untersuchungen sollten auch schon vor Beginn des Dienstes auf einer Tuberkuloseabteilung erfolgen.[14] Pflegerinnen in den Krankenhäusern, Entbindungsanstalten, Lazaretten sowie Heil- und Pflegeanstalten waren Infektionskrankheiten besonders ausgesetzt. Krankheiten wie Typhus, Cholera, Masern, Scharlach, Diphtherie, Genickstarre und Infektionen mit Leichengift usw. waren deshalb als Berufskrankheiten anerkannt.[15] Bei der Infektion mit einer dieser Krankheiten musste der behandelnde Arzt des Pflegepersonals dies dem zuständigen Versicherungsamt anzeigen, das dann überprüfte, ob es sich in diesem Fall um eine während der Arbeit zugezogene Erkrankung handelte.[16] Das Pflegepersonal musste im Fall einer Erkrankung selbst darüber Nachweis erbringen, wo und wann Infektionskranke durch sie gepflegt worden waren.[17] Bei Lungentuberkulose, die nicht ausdrücklich als entschädigungspflichtige Berufskrankheit im Verzeichnis für Berufskrankheiten angeführt war, war dies besonders wichtig.[18]

Die Pflege von Menschen mit psychischen Erkrankungen und geistigen Behinderungen

[12] Vgl. Schedtler, Otto, Was muß ich auf der Tuberkuloseabteilung beachten, um eine eigene Ansteckung zu vermeiden?, Geisteskrankenpflege, Monatsschrift für Geisteskranken- und Krankenpflege 40, 1936, S. 56.
[13] Vgl. ebd.
[14] Vgl. ebd.
[15] Vgl. Bindschädel, Fritz, Die Feststellung, ob eine Berufskrankheit vorliegt, unter der besonderen Berücksichtigung des Pflegepersonals Geisteskranker, Geisteskrankenpflege, Monatsschrift für Geisteskranken- und Krankenpflege 37, 1933, S. 74.
[16] Vgl. ebd.
[17] Vgl. ebd., S. 76.
[18] Vgl. ebd., S. 74f.

stellte für die Infektion mit Tuberkulose eine besondere Gefahr dar, denn häufig waren die Kranken nur schwer oder überhaupt nicht imstande, die nötigen Hygiene- und Vorsichtsmaßnahmen zu befolgen.[19] Bei Tuberkulose beispielsweise enthalten Ausscheidungen jeglicher Art wie Hustentropfen, Auswurf, Speichel, Harn und Stuhl die ansteckenden Tuberkelbazillen, was bekannt war.[20] Sämtliche Gebrauchsgegenstände wie Geschirr, Wäsche oder medizinische Gegenstände mussten deshalb von den Pflegerinnen desinfiziert werden.[21] Selbst die Ausscheidungen mussten vor dem Ausschütten in die Kanalisation mithilfe von chemischen Mitteln 24 Stunden lang desinfiziert werden.[22]

Die Körperpflege war daher nicht nur für die Kranken, sondern auch für die Pflegerinnen von enormer Bedeutung.[23] Zusätzlich gingen MedizinerInnen davon aus, dass Pflegerinnen durch ausreichend Bewegung an der frischen Luft, körperliche Abhärtung zur Verhütung von Schnupfen, Luftröhrenaktarchen und Bronchialaktarchen sowie der Erhaltung eines „normalen Körpergewichts" durch „regelmäßige und zweckentsprechende Ernährung" Vorsorge betreiben konnten.[24] Zudem sollten sich Pflegerinnen, die auf der Tuberkuloseabteilung tätig waren, vor „körperlichen Ausschweifungen" hüten. Erschöpfung sowie ein unsolider Lebenswandel, so glaubte man, mache die Menschen anfälliger gegen ansteckende Krankheiten, insbesondere gegen die Tuberkulose. Gelegentlicher und mäßiger Alkohol- und Nikotingenuss sei jedoch nicht zu beanstanden.[25]

Zur Zeit des Nationalsozialismus konnte Tuberkulose bei einer rechtzeitigen Erkennung in der Mehrzahl der Fälle geheilt werden.[26] Zeitgenössische statistische Erhebungen zeigen, dass eine Seltenheit der Infektion von Pflegepersonal mit Tuberkulose erwiesen war, vorausgesetzt, die Vorsichtsmaßregeln wurden richtig angewandt.[27]

Der Fall der Aushilfspflegerin Irma S. verdeutlicht die Permeabilität zwischen den Patientinnen und den Pflegerinnen.[28] Die Tatsache, dass eine ehemalige, vorbestrafte Anstaltsinsassin – wenn auch für kurze Zeit – zur Aushilfspflegerin aufsteigen konnte, ist beachtlich. Dies zeigt, welche Ausmaße der Mangel an geeignetem Personal angenommen hatte. Zugleich erinnert die Argumentation des Direktors der Landesheil- und Pflegeanstalt, Irma S. eine Chance zur Rehabilitation zu geben bzw. sich als nützliches Volksmitglied zu beweisen, an die Argumentation des Direktors der Landesheilanstalt Marburg zum Fall des Fürsorgezöglings, Lernpflegerin Lina R., auf die an anderer Stelle eingegangen wird. Jedoch überwog im Fall Lina R. die Ablehnung dieser aus Sorge um

[19] Vgl. ebd., S. 75f.
[20] Vgl. Schedtler Tuberkuloseabteilung S. 55.
[21] Vgl. ebd.
[22] Vgl. ebd.
[23] Vgl. ebd.
[24] Vgl. ebd., S. 56.
[25] Vgl. ebd.
[26] Vgl. ebd., S. 57.
[27] Vgl. ebd.
[28] Siehe: Goffman Asyle S. 121.

das Ansehen der Pflegerinnen insgesamt.[29] Beiden Pflegerinnen wurde jedoch letztendlich eine Chance zur Bewährung gegeben.

Die Tuberkuloseerkrankung der Irma S. schien als willkommener Anlass, sich ihrer zu entledigen, jedenfalls wurde ihr Gesuch um eine Wiedereinstellung halbtags 1944 als nicht zweckmäßig erachtet, zumal keine Stelle frei gewesen sei und sie nicht mehr gebraucht wurde.[30]

7.1.2. Aushilfspflegerin Friederike R. in der Landesheilanstalt Merxhausen (1934–1935)

Am 11. Dezember 1933 ging in der Landesheilanstalt Merxhausen die Bewerbung der 21-jährigen Friederike R. um eine Stelle als Pflegerin ein.[31] Friederike R. aus Sand war die zweite Tochter des Steinhauers Konrad R. und seiner Ehefrau Anna R., sie wurde 1912 geboren. Mit vierzehn Jahren beendete sie die örtliche Volksschule und ging vom 1. April 1926 bis zum 31. Dezember 1926 bei einem Gastwirt „in Stellung“. Ab Anfang des darauffolgenden Jahres bis Mitte März war sie bei einer Wirtin angestellt, um dann Anfang April 1927 bis Ende Dezember 1927 für einen anderen Gastwirt zu arbeiten. Von Anfang Januar 1930 bis Ende Dezember 1932 arbeitete Friederike R. bei einem Landwirt in der Umgebung. Als Friederike 15 Jahre alt war, starb ihre Mutter Anna R.[32]

In der Funktion der Ortspolizeibehörde in Sand, Kreis Wolfhagen, bescheinigte der Bürgermeister Friederike R. am 14. Dezember 1933, dass über eine politische Betätigung „hier nichts bekannt“ war und dass dieselbe in den „Dienst der nationalen Regierung“ eingestellt werden konnte.[33] Die Personalakte der Aushilfspflegerin enthält auch die Geburtsurkunde sowie die Heiratsurkunde der beiden evangelischen Eltern.[34]

Ein kreisärztliches Zeugnis bescheinigte der jungen Frau, mit „kräftiger allgemeine Körperbeschaffenheit“ tauglich für den Pflegerinnenberuf zu sein. Darüber hinaus konnte der Befundschein des staatlichen Medizinal-Untersuchungsamtes beim Hygienischen Institut der Universität Marburg keine pathogenen Darmkeime im Stuhl und Urin der Aushilfspflegerin nachweisen.[35] Aufgrund ihrer gesundheitlichen Eignung für den Pflegeberuf konnte Frke R. am 7. Dezember 1934 in den Dienst der Landesheilanstalt Merxhausen eintreten. Das erste Mal aus gesundheitlichen Gründen dienstunfähig war sie dann Mitte Februar, sie konnte jedoch nach zwei Tagen ihren Dienst wieder aufnehmen. Im April desselben Jahres war Friederike R. wieder erkrankt und konnte nicht arbeiten. Infolge

[29] Siehe: 7.2.2. Lernpflegerin Lina R. in der Landesheilanstalt Merxhausen (1938–1939).
[30] Vgl. LWV-Archiv, Bestand 11, P 936.
[31] Vgl. LWV-Archiv, Bestand 17, P 451. Dieses Kapitel ist eine überarbeitete und erweiterte Version aus Roth Pflegerinnen.
[32] Vgl. ebd.
[33] Vgl. ebd.
[34] Vgl. ebd.
[35] Vgl. ebd.

der erneuten Erkrankung im April 1935, diesmal für zwei Monate, wurde ihr zum 1. Juli 1935 gekündigt.[36]

> „Trotz der Sozialversicherungsgesetze, die ab den 1880er Jahren eingeführt wurden, änderte sich für das Pflegepersonal in Bezug auf die soziale Absicherung erst einmal nichts. In der gesetzlichen Krankenversicherung (1883) und der Unfallversicherung (1884) waren zunächst nur Arbeiter versichert."[37]

Die 1889 eingeführte Alters- und Invaliditätsversicherung schützte zunächst nur gewerbliche Arbeiter.[38] Die Pflegenden waren gemäß Paragraf 617 des Bürgerlichen Gesetzbuches im Krankheitsfall durch den Arbeitgeber für sechs Wochen finanziell abgesichert. Dies bedeutete darüber hinaus, dass die erforderliche Verpflegung und ärztliche Behandlung durch den Arbeitgeber gewährt werden mussten.[39] Anja Faber sieht im Pflegealltag ein hohes Infektionsrisiko und das Potenzial einer späteren Berufsunfähigkeit. Besonders fatal habe sich dies für die Pflegerinnen auswirken können, wenn die Versicherung die Leistung ablehnte und auch das Mutterhaus sich nicht mehr zuständig fühlte.[40] Der Oberpräsident der Verwaltung des Bezirksverbandes Hessen äußerte in einem Schreiben vom Mai 1934 deutlich: „Pflegerinnen, die wegen Krankheit oft ausfallen, eignen sich nicht für den Pflegerinnendienst, ihnen ist zu kündigen."[41]

Ab Oktober 1935 war die mittlerweile 22-Jährige dann wieder im Anstaltsdienst beschäftigt.[42] Aus der in der Personalakte enthaltenen Bewerbung um die Wiederaufnahme geht hervor, dass die Erkrankung, welche zur Kündigung führte, aus einem Unfall während des Dienstes stammte.[43] Die sonst übliche Unfallmeldung ist ihrer Personalakte nicht beigefügt. Ein beiliegendes ärztliches Attest bescheinigte der Aushilfspflegerin die Gesundheit und vollkommene Arbeitsfähigkeit Anfang September 1935. Die Diagnose ist diesem Attest jedoch nicht zu entnehmen.[44] Neben Nadelstichverletzungen oder allgemeinen Stichverletzungen, Stürzen und Schnittverletzungen zählten auch Verletzungen, die aufgrund von Gewaltausbrüchen der PatientInnen hervorgerufen wurden, zu den Arbeitsunfällen in den Heil- und Pflegeanstalten.[45] Nach ihrer Rückkehr in den Anstaltsdienst war die Pflegerin Friederike R. einige Tage Ende November und Anfang Dezember 1936 erkrankt.[46]

[36] Vgl. ebd.
[37] Faber Pflegealltag S. 144.
[38] Vgl. ebd.
[39] Vgl. ebd.
[40] Vgl. ebd., S. 145.
[41] LWV-Archiv, Bestand 17, B 63, S. 2.
[42] Vgl. LWV-Archiv, Bestand 17, P 451.
[43] Vgl. ebd.
[44] Vgl. ebd.
[45] Vgl. Faber Pflegealltag S. 162f.
[46] Vgl. LWV-Archiv, Bestand 17, P 451.

Der Tatsache, dass die Aushilfspflegerin nach ihrer gesundheitlichen Genesung wieder in den Dienst aufgenommen wurde, liegt vermutlich eine gute „Führung“ und „Bewährung“ der Pflegerin zugrunde. Überdies wird deutlich, dass die Anstaltsleitung davon ausging, dass Friederike R. völlig geheilt sei oder in naher Zukunft nicht wieder erkranken würde. Am 31. Mai 1937 kündigte Friederike R. zum 1. Juli desselben Jahres nach etwa dreieinhalb Jahren aus unbekannten Gründen ihre Stelle.[47] Diese Zeitspanne entsprach in etwa der typischen Verweildauer der Pflegerinnen im Anstaltsdienst. Die Personalakte der Aushilfspflegerin enthält keinerlei Information über die privaten Umstände oder über die Korrespondenzen der Pflegerin mit der Anstalt. Jedoch ist der häufige Wechsel des Arbeitsplatzes vor dem Dienstantritt in der Anstalt auffällig, welcher im Vergleich zu den anderen Lebensläufen der Pflegerinnen ungewöhnlich erscheint.[48] Im Zusammenhang mit dem Verlauf ihres Dienstes in der Landeseheilanstalt Merxhausen stellt sich die Frage, ob die junge Frau ebenso in ihren früheren Arbeitsverhältnissen häufiger krank gewesen war oder ob sie der Anstaltsdienst derart belastete.

Neben verschiedenen Leiden des Bewegungsapparates, vor allem an der Wirbelsäule, die durch das schwere Heben und Tragen von PatientInnen verursacht wurden, gehörten überdies Infektionserkrankungen und psychische Erkrankungen, die durch den nervlich sehr belastenden Dienst hervorgerufen werden konnten, zu den berufsbedingten Erkrankungen in den Heil- und Pflegeanstalten.[49] In der von Faber untersuchten Heil- und Pflegeanstalt Illenau beispielsweise verließen im Untersuchungszeitraum von 1880 bis 1930 knapp zehn Prozent der Pflegerinnen die Anstalt aufgrund gesundheitlicher Probleme. Die Historikerin fand dabei Bemerkungen wie „nervöse Störungen“, „nervöses Leiden“, Depressionszustände oder melancholische Verstimmungen in den Personalakten.[50]

Bemerkenswerterweise stand der Suizid im Zeitraum 1903 bis 1913 mit 22,2 Prozent an zweiter Stelle (nach Tuberkulose mit 31,1 Prozent) einer Statistik der B.O.K.D.[51] Agnes Karll[52] äußerte sich zu der hohen Suizidrate der Pflegerinnen 1910 wie folgt:[53]

> „Zu der traurigen hohen Selbstmordziffer ist besonders zu betonen, daß darunter nicht ein einziges Mal Liebeskummer oder Leichtfertigkeit irgendwelcher

[47] Vgl. ebd.
[48] Vgl. ebd.
[49] Vgl. Faber Pflegealltag S. 154f.
[50] Vgl. ebd., S. 164.
[51] Die B.O.K.D. (Berufsorganisation der Krankenpflegerinnen Deutschlands) wurde am 11. Januar 1903 gegründet; Vgl. Faber Pflegealltag S. 164..
[52] Agnes Karll (1868–1927) gilt als die Begründerin der beruflichen Krankenpflege in Deutschland. Zu Agnes Karll Siehe: Sticker, Anna, Agnes Karll: die Reformerin der deutschen Krankenpflege: Ein Wegweiser für heute zu ihrem 50. Todestag am 12. Februar 1927, 3. durchgesehene und verbesserte Auflage, Stuttgart: Kohlhammer, 1984.
[53] Vgl. Karll, Agnes, Statistische Erhebungen über den Gesundheitszustand von 2500 Schwestern der B.O.K.D. Rechnerisch bearbeitet von Schw. Raida Lübben. Besprochen von Schw. Agnes Karll, Unterm Lazaruskreuz: Mitteilungen der Berufsorganisation der Krankenpflegerinnen 5, Nr. 10, 1910, S. 105–109.

> Art und nur einmal zu große Familienfragen neben sehr schlechter Gesundheit die Veranlassung waren. In einigen Fällen handelte es sich um ausgesprochen schwere geistige Erkrankungen, in den anderen um psychische Störungen verschiedener Formen und Grade, teils auf körperlicher Erschöpfung oder Erkrankung beruhend. Daß wir unter Schwestern stets Fälle von Alkoholismus und Morphinismus finden, ist nicht erstaunlich. Der Erschöpfte, der weiter arbeiten muß, greift nach jedem Strohhalm und schmerzhafte Leiden, Schlaflosigkeit und Depression bilden oft genug den erklärlichen und entschuldbaren Anlaß zum Beginn der Gewöhnung."[54]

Hinweise auf Schlafmittelabhängigkeit und Suizidversuche finden sich auch in der Personalakte der Pflegerin Gertrude S. der Landesheil- und Pflegeanstalt Gießen.[55] Sie hatte der befreundeten Pflegerin G., die wegen ihrer Schlafmittelabhängigkeit in Behandlung war, gegen Geld (205 Reichsmark) Schlafmittel besorgt. Die Pflegerin G. hatte zuvor bereits einen Suizidversuch mithilfe von Schlafmitteln begangen, ihr musste „der Magen ausgepumpt" werden.[56] Die Krankenakte der ehemaligen Pflegerin G. ist leider nicht überliefert. In den von Faber untersuchten Quellen finden sich keine solchen Fälle.[57] Die angegebenen Zahlen stammen aus der Zeit vor dem Ersten Weltkrieg, während des Krieges war die Arbeitsbelastung jedoch nochmals gestiegen.[58] Steppe bemerkt, dass die konkreten Arbeitsbedingungen in der Pflege auch in der Zeit des Nationalsozialismus „so schlecht gewesen seien wie früher".[59]

Im Gegensatz zu dem oftmals vorhandenen Fortschrittsglauben hatten sich weder die Arbeitsbedingungen des Pflegepersonals noch die Art und Weise, wie mit psychischen Erkrankungen umgegangen wurde, verbessert. Aufgrund der vorherrschenden Gesundheitspolitik zur Zeit des Nationalsozialismus wurden diese Fälle vermutlich nicht nur von den Betroffenen und deren Verwandten verschwiegen: Die Veröffentlichung einer solchen Statistik wäre darüber hinaus in höchstem Maße kontraproduktiv zu der von den Nationalsozialisten verbreiteten Propaganda, Politisierung und Idealisierung des Pflegeberufs gewesen.

Sabine Braunschweig sieht das Pflegepersonal in psychiatrischen Einrichtungen hohen Ansprüchen und widersprüchlichen Erwartungen ausgesetzt.[60] Etliche PflegerInnen hätten auf diese Umstände mit „Kranksein", also Depressionen oder chronischen Beschwerden reagiert.[61]

---

[54]Karll Gesundheitszustand S. 108f.
[55]Vgl. LWV- Archiv, Bestand 11, P 935.
[56]Siehe: ebd.
[57]Vgl. Faber Pflegealltag S. 164.
[58]Vgl. ebd., S. 208.
[59]Steppe Krankenpflege ab 1933 S. 68.
[60]Vgl.Braunschweig Raufereien S. 226.
[61]Vgl. ebd.

Die als Aushilfspflegerin eingestellte Friederike R. war hierarchisch den Lernpflegerinnen untergeordnet. Aushilfspflegerinnen wurde schneller gekündigt und sie erhielten die Bezeichnung „Lernpflegerin“ ab 1934 erst nachdem sie in eine Planstelle nach deren Freiwerden eingerückt waren.[62] Man trennte sich von Friederike R. deshalb schnell, nachdem sie über zwölf Wochen lang dienstunfähig gewesen war. Der Arbeitsunfall der Friederike R. ist vermutlich nicht als solcher angezeigt worden und es ist anzunehmen, dass die Aushilfspflegerin keinerlei finanzielle Entschädigung oder Unterstützung durch die Landesheilanstalt Merxhausen oder sonstige Einrichtungen erwarten konnte. Ihre Wiedereinstellung nach ihrer Genesung war demnach eine glückliche Fügung.

Der Fall der Friederike R. zeigt, wie schwierig nicht nur die Arbeitsbedingungen in den Landesheilanstalten für die Aushilfspflegerinnen waren, sondern auch wie unzureichend sie vor krankheitsbedingten Entlassungen sowie vor einer möglichen Arbeitsunfähigkeit geschützt waren. Der Frage, wie genau in der Zeit des Nationalsozialismus in den hessischen Landesheilanstalten mit psychischen Erkrankungen des Pflegepersonals und eventuellen Suizidfällen umgegangen wurde, wird im Kapitel 6.1.6. „Der Umgang mit psychischen Erkrankungen im Pflegepersonal“ nachgegangen.[63]

Erving Goffmann nach ist es ein besonderes Merkmal der Gruppe der niedrigsten Personalränge, dass sie meist in langfristigen Beschäftigungsverhältnissen stehen und daher Träger der Tradition sind, während die höheren Personalränge häufig eine hohe Fluktuation aufweisen. Außerdem habe diese Gruppe die Forderungen der Institution gegenüber den Insassen zu vertreten, daher lenken sie mitunter den Hass der Insassen von den höheren Rängen ab und ermöglichten es diesen, „eine onkelhafte Freundlichkeit an den Tag zu legen und sogar Vergünstigungen zu gewähren, falls es einem Insassen gelingen sollte, sich den Kontakt mit eben diesen zu erkämpfen“.[64]

Für den Fall der Pflegerinnen der hessischen Landesheilanstalten in der Zeit des Nationalsozialismus lässt sich eine höhere Zahl der Fluktuation bei höheren Diensträngen nicht feststellen; eher das Gegenteil scheint der Fall gewesen zu sein: Die niederen Ränge der Pflegerinnen schieden häufiger zwecks Heirat oder aufgrund mangelnden Kündigungsschutzes bei Krankheit aus dem Dienst in der Anstalt aus.

[62]Vgl. LWV-Archiv, Bestand 17, B 66, S. 157.
[63]Siehe: 6.1.6. Der Umgang mit psychischen Erkrankungen im Pflegepersonal.
[64]Goffman Asyle S. 114.

7.2. Die Lernpflegerinnen

7.2.1. Lernpflegerin Elfriede T. in der Landesheilanstalt Marburg (1936–1937)

Die Lernpflegerin Elfriede T. wurde am 1. August 1912 in Herne Westfalen als Tochter eines Kutschers und dessen Ehefrau geboren. Sie war evangelisch-lutherischer Konfession und besuchte die Volksschule in Herne bis zum vierzehnten Lebensjahr und im Anschluss einen dreimonatigen Hausschneiderkursus. Anschließend ging Elfriede T. für ein halbes Jahr in die Handarbeitsfachschule und wurde vom 15. Mai 1929 bis 11. August 1935 Hausangestellte, nachdem die Familie nach der Heirat der ältesten Schwester nach Kirchhain bei Marburg umsiedelte. Bis Ende 1935 war Elfriede T. in der Familie des Amtsgerichtsrats S. in Neustadt Kreis Marburg angestellt. Mitte Januar unterzog sie sich einer Blinddarmoperation im Hephata-Krankenhaus in Treysa. Sie blieb dort für zwölf Tage, bis sie vom 17. März 1936 bis 18. August 1936 als Krankenpflegerin im Frankfurter Diakonissen-Krankenhaus arbeitete.[65]

Am 8. Januar 1936 war die gesunde junge Frau 166 cm groß und wog bei gutem Ernährungszustand 68 kg. Sie hatte angegeben, niemals ernstlich krank gewesen zu sein und hielt sich selbst für vollkommen gesund und leistungsfähig. Der Arzt der Klinik Hephata attestierte ihr, allen körperlichen Anforderungen gewachsen zu sein, auch im Ausland. Lediglich der Blinddarm müsse vor dem Verlassen Deutschlands entfernt werden. Elfriede T. hatte also noch im Januar desselben Jahres geplant, ins Ausland zu gehen. Warum sie diesem Vorhaben nach ihrer Blinddarmoperation nicht nachging, lässt sich aus der Personalakte nicht entnehmen. Fest steht, dass sie sich im Sommer, nach ihrer Tätigkeit im Frankfurter Diakonissen-Krankenhaus bei der Landesheilanstalt Marburg als Pflegerin bewarb.[66] Am 23. Juli 1936 richtete Elfriede T. ihre Bewerbung um die Stelle als Pflegerin an die Landesheilanstalt Marburg. Ihre Bewerbung enthielt neben ihrem Lebenslauf ein Dienstzeugnis, ein ärztliches Zeugnis, ihre Geburtsurkunde sowie ihren Taufschein und ein Schulabgangszeugnis. Das politische Führungszeugnis sollte in den nächsten Tagen aus Frankfurt eintreffen und ebenso die Heiratsurkunde der Eltern, welche ihre Schwester in Verwahrung hatte, sollte bald nachgereicht werden.[67]

Ab dem 12. Oktober 1936 wurde Elfriede T. dann schließlich als Lernpflegerin in der Landesheilanstalt Marburg eingestellt. Sie verdiente im ersten Lernjahr 50 Reichsmark und im zweiten Jahr 55 Reichsmark neben freier Station. Der dienstliche Wohnsitz wurde laut Arbeitsvertrag vom Arbeitgeber bestimmt und befand sich in Marburg an der Lahn.[68] In der Nacht vom 2. auf den 3. Dezember 1937 beging sie im zweiten Lernjahr ei-

[65] Vgl. LWV-Archiv, Bestand 16, P 234.
[66] Vgl. ebd.
[67] Vgl. ebd.
[68] Vgl. ebd.

ne folgenschwere Tat: Sie schlug der Patientin V. mehrfach derart ins Gesicht, dass deren „rechte Gesichtshälfte von der Haargrenze bis zum Kinn und ebenso die linke Schläfengegend“ am nächsten Tag in der Frühvisite „mit blutunterlaufenen Stellen bedeckt“ war.[69] Die Kranke gab in der Visite an, von einer Pflegerin misshandelt worden zu sein, konnte jedoch den Namen der Schwester nicht nennen. Zwei andere Patientinnen, die die Tat bezeugen konnten, identifizierten Elfriede T. als Täterin: Sie habe die Patientin geschlagen, weil diese nicht im Bett bleiben wollte und würde die Patientinnen „überhaupt immer schlagen“.[70]

Elfriede T. leugnete die Tat und gab an, dass am Morgen im Saal ein „furchtbares Durcheinander“ gewesen sei.[71] Die Patientin K. sei „sehr erregt“ gewesen und habe der Patientin V. „einen Backenstreich“ gegeben.[72] Sie selbst habe die Patientin V. „höchstens etwas fest angefasst“, aber sie „nicht ins Gesicht geschlagen“, als sie sie zurück ins Bett brachte.[73] Auch nach mehreren Rückfragen blieb die Lernpflegerin bei dieser Version der Geschichte. Die befragte Pflegerin W. jedoch gab „ängstlich“ und „weinend“ nach anfänglichem Leugnen dann zu, dass die Pflegerin T. der Patientin V. „einige Schläge ins Gesicht“ gegeben hat, da diese nicht im Bett blieb.[74]

Am 9. Dezember desselben Jahres wurde der Lernpflegerin Elfriede T. wegen Misshandlung und unerlaubten Entfernens aus der Anstalt fristlos gekündigt. Eine Fortsetzung des Dienstverhältnisses sei unter diesen Umständen nicht weiter zumutbar, so die Begründung. In seiner Verzweiflung und aufgrund ihrer Abwesenheit (Elfriede war zu ihrer Schwester gereist), schrieb der Vater von Elfriede T. einen Brief an die Direktion mit der Frage, ob und wieso seine Tochter für immer aus dem Dienst der Anstalt fristlos entlassen wurde.[75] Die Antwort des Direktors auf diese elterliche Nachfrage ist in der Personalakte nicht enthalten.

Der Fall der Elfriede T. zeigt, dass 1937 grobe Gewalt gegenüber den Patientinnen nicht geduldet wurde und zu einer fristlosen Entlassung führte. Dies bedeutet nicht, dass es keine Gewalt gegen Pfleglinge gab, eine einfache Ohrfeige beispielsweise hätte wohl nicht zu einer fristlosen Entlassung ohne vorherige Verwarnung geführt. Zudem hatte die Lernpflegerin die Patientinnen laut deren Auskunft immer geschlagen.[76] In diesem konkreten Fall jedoch schien die Gewalt über das tolerierte Maß hinausgegangen zu sein, zumal die Prügelattacke sichtbare Spuren am Körper der Kranken hinterlassen

[69] Ebd.
[70] Ebd.
[71] Ebd.
[72] Ebd.
[73] Ebd.
[74] Ebd.
[75] Vgl. ebd.
[76] Vgl. ebd.

hatte. Diese Spuren hätten von der Direktion gegenüber den besorgten Angehörigen der Kranken verantwortet und erklärt werden müssen.

Ein Schlag ins Gesicht mit der flachen Hand oder eine sogenannte Ohrfeige war selbst in den Schulen noch bis weit in die Nachkriegsjahre hinaus als sogenanntes Züchtigungsrecht erlaubt.[77] In den Landesheilanstalten jedoch wurde von den Pflegerinnen Milde und Nachsicht verlangt. Die Kranken zu schlagen, wurde abgelehnt, da ihr Verhalten aus ihrer Erkrankung rühre und sie somit keine Verantwortung dafür tragen konnten.[78]

Es gehörte zu den Anforderungen an die Pflegerinnen, auf mütterliche, liebende Art mit den ihnen anvertrauten Kranken umzugehen und selbst in den nervenaufreibenden Situationen stets die Geduld und Fassung zu bewahren. Eine Prügelattacke, wie sie die Lernpflegerin Elfriede T. ausgeübt hatte, passte nicht in das Bild der liebenden, fürsorglichen Pflegerin und wurde als Misshandlung der Patientin wahrgenommen. Zudem sollte wohl durch die Kündigung der Elfriede T. ein Exempel für andere Pflegerinnen statuiert werden: Die grobe Misshandlung von Pfleglingen wurde in diesem Einzelfall nicht geduldet und führte zu einer umgehenden Entlassung. Misshandlungen und Missbrauch im Rahmen des damaligen Normsystems wurden jedoch geduldet, wie das Kapitel 6.1.5. „Gewalt im Dienstalltag“ zeigt.[79]

Der Fall der Elfriede T. zeigt, dass 1937 Pflegerinnen, die den zeitgenössischen Anforderungen der Gewaltlosigkeit nicht gerecht wurden, ohne jegliche Rücksicht entlassen wurden. Darüber hinaus zeugt der Zwischenfall von der Gewaltbereitschaft einzelner Pflegerinnen den Patientinnen gegenüber. Das unangepasste Verhalten der Kranken wurde mit der Anwendung von körperlicher Gewalt bestraft und ihre Gefügigkeit auf diese Weise hergestellt. Es war keine Ohrfeige aus dem Affekt, keine „ausgerutschte Hand“, sondern gängiges Mittel der Elfriede T., um „Ordnung“ herzustellen.

7.2.2. Lernpflegerin Lina R. in der Landesheilanstalt Merxhausen (1938–1939)

Die Lernpflegerin Lina R. wurde im März 1920 als Tochter eines Vorarbeiters und dessen Ehefrau bei Frankfurt am Main geboren.[80] In Frankfurt besuchte sie die Volksschule acht Jahre, wobei sie nach Beendigung der vier Grundschuljahre in eine neu eingerichtete Sonderklasse durch ihren Direktor versetzt wurde, deen Lernstoff dem Lebenslauf zufolge dem einer Mittelschule entsprach. Im Alter von elf Jahren verlor Lina R. ihren Vater wegen einer Bauchfellentzündung.[81]

[77] Vgl. Speitkamp, Winfried, Ohrfeige, in Gudehus, Christian / Christ, Michaela (Hrsg.): Gewalt, Stuttgart: Weimar und Metzler, 2013, S. 149.
[78] Siehe: 5.3. Die Dienstanweisungen für die Pflegerinnen der Landesheilanstalten.
[79] Vgl. 6.1.5. Gewalt im Dienstalltag.
[80] Dieses Kapitel ist eine überarbeitete und erweiterte Version aus Roth Pflegerinnen.
[81] Vgl. LWV-Archiv, Bestand 17, P 0029.

Lina R. erlernte nach der Schulentlassung in einem Diakonissenheim in Frankfurt am Main den Haushalt. Im Anschluss begann sie eine Ausbildung zur Verkäuferin in einer Metzgerei, welche sie allerdings infolge einer Krankheit aufgeben musste.[82] Daraufhin nahm sie dann eine Tagesstelle in einem Haushalt an, arbeitete jedoch nur vier Monate dort. Ende August 1937 kam die junge Frau in Fürsorgeerziehung in den Elisabethenhof in Marburg. Am 22. Januar 1938 wurde sie von dort nach Homberg Efze in das Mädchen-Erziehungsheim verlegt.[83]

Lina R.s Personalakte enthält nicht nur ihren selbstverfassten Lebenslauf, sondern auch ihr Gesuch um die Einstellung als Lernpflegerin bei der Landesheil- und Pflegeanstalt in Marburg: Dieser ist an den Oberpräsidenten adressiert und auf den 6. Mai 1938 datiert. Dem Gesuch nach bewarb sich Lina R. dort nach Rücksprache mit Herrn Landesbürodirektor Schneider.[84] Der Oberpräsident leitete die Bewerbung der jungen Frau am 11. Mai 1938 an den Direktor der Landesheilanstalt Marburg mit der Bitte um Stellungnahme weiter.

Dieser lehnte in einer Stellungnahme vom 30. Mai 1938 die Einstellung der Bewerberin ab. Der Direktor sei zwar durchaus der Meinung, dass man Fürsorgezöglingen die Gelegenheit geben müsse, sich in einem praktischen Beruf zu bewähren, um dadurch den rechten Weg wiederzufinden, jedoch halte er gewisse Berufe, so wie den der „Irrenpflegerin“, für prinzipiell ungeeignet. Die Anforderungen an Pflegerinnen etwa in „charakterlicher Hinsicht“ seien derart hoch, dass Fürsorgezöglinge sie niemals aufbringen könnten und über kurz oder lang „entweder in krasser Form versagen oder zu einer Belastung der Anstalt werden würden“.[85]

Dieses Versagen hätte, so begründete der Direktor, einen Verlust des Selbstvertrauens und ein Zweifeln an der eigenen Kraft zur Folge und derartige „Experimente“ seien nicht „im wohlverstandenen Interesse des Fürsorgezöglings“.[86] Darüber hinaus hätten die übrigen Pflegepersonen schon oft einen schweren Stand und wenn sich die Vorgeschichte des Fürsorgezöglings in kürzester Zeit in der Anstalt herumspräche, sei es noch schwerer, sich durchzusetzen, was ihr Versagen nur beschleunigen würde. Auch verwies er auf einen Fall, in dem eine Pflegerin, deren Namen leider nicht festzustellen sei, ein Fürsorgezögling gewesen war. Jene Pflegerin sei durch eine Patientin erkannt worden und habe danach aus dem Dienst scheiden müssen.[87]

[82]Der Name der Erkrankung wird nicht genannt.
[83]Vgl. LWV-Archiv, Bestand 17, P 0029.
[84]Vgl. ebd.
[85]Vgl. ebd. Zu Fürsorgezöglingen in der Landesheilanstalt Marburg von 1900–1924 siehe: Schäfer, Wolfram, Die Anfänge psychiatrischer Beobachtung und Behandlung von Zwangs- und Fürsorgezöglingen in der Landesheilanstalt Marburg 1900 bis 1924., in Sandner, Peter / Aumüller, Gerhard / Vanja, Christina (Hrsg.): Heilbar und nützlich, Band 8, Historische Schriftenreihe des Landeswohlfahrtsverbandes Hessen: Quellen und Studien, Marburg: Jonas Verlag, 2001, S. 214–239.
[86]Vgl. ebd.
[87]Vgl. ebd.

Der Direktor der Landesheilanstalt Marburg beendete seine Stellungnahme mit dem Argument, dass es unter den heutigen Umständen genug praktische Berufe mit weniger Anforderungen gebe und dass das Pflegepersonal selbst größten Wert darauf lege, dass ihr Stand gehoben werden sollte. Diese Bestrebungen, so sein Fazit, müsse man fördern und die Einstellung eines Fürsorgezöglings sei aus diesem Grund „äußerst bedenklich". Selbst der Betriebsobmann der Anstalt und die Vertrauenspflegerin würden diesen Standpunkt teilen.[88] Eine Abschrift dieser Stellungnahme ging Anfang Juni 1938 an den Direktor der Landesheilanstalt Merxhausen.[89]

Aus heutiger Sicht mag das Maß an Vorurteilen des Marburger Direktors gegenüber Fürsorgezöglingen frappierend wirken. Er ging nicht nur davon aus, dass ein Mensch, der eine gewisse Zeit in einer Fürsorgeanstalt verbrachte, charakterlich minderwertiger als andere sei, sondern nahm deshalb zudem an, dass solche Personen „über lang oder kurz" im Pflegedienst entweder „krass versagen" oder zu einer Last werden würden.

Carola Kuhlmann beschreibt die Auffassung der Ärzte dahingehend, dass die Ursachen für die Unterbringung in der Fürsorgeerziehung alle „in einem Boden verwurzelt" seien, der nur dem Mediziner vollständig bekannt sei.[90] So beschreibt die Pädagogin, dass die Fürsorgezöglinge allgemein als „Träger einer minderwertigen Erbmasse" und als „erbkrank" charakterisiert wurden.[91] „In den Augen der Nationalsozialisten waren Fürsorgezöglinge zunächst ebenfalls ‚Ballastexistenzen' wie Geisteskranke, Alkoholiker, Obdachlose oder Prostituierte."[92] Fürsorgezöglinge kamen, so Kuhlmann, hauptsächlich aus proletarischen Verhältnissen, zudem waren in den 1930er Jahren 60 Prozent der Fürsorgezöglinge aus geschiedenen, getrenntlebenden oder verwitweten Elternhäusern.[93] Dies war auch im vorliegenden Beispiel der Fall, denn Lina R. war Halbwaise.

Bemerkenswert scheint die Sorge des Direktors um die Reputation des Berufes der Pflegernnen . Zwar argumentiert er zunächst aus der Perspektive der vermeintlichen Sorge und des Wohlwollens gegenüber der Bewerberin heraus, schließt jedoch seine Stellungnahme mit der Betonung, dass die Einstellung eines Fürsorgezöglings dem Ansehen des Berufsstandes der Pflegerinnen schaden würde. Um diesen Standpunkt zu betonen, bemerkt er zusätzlich, dass der Betriebsobmann und die Vertrauenspflegerin seine Meinung teilten. Der erwähnte Fall einer ehemaligen Pflegerin, die von einer Patientin „enttarnt" wurde, scheint nicht ganz schlüssig, da die Leistungen der Pflegerin erst nach ihrer „Enttarnung" und der damit verbundenen Stigmatisierung nachließen.

[88] Vgl. ebd.
[89] Vgl. ebd.
[90] Vgl. Kuhlmann, Carola, Erbkrank oder erziehbar? Jugendhilfe als Vorsorge und Aussonderung in der Fürsorgeerziehung in Westfalen von 1933–1945, Beiträge zur Geschichte der Sozialpädagogik, München: Juventa-Verlag, 1989, S. 78.
[91] Ebd., S. 80.
[92] Ebd., S. 82.
[93] Vgl. ebd., S. 88.

Am 6. Juni 1938 wurde Lina R. schließlich, auf Veranlassung des Oberpräsidenten in Kassel, in Merxhausen angestellt.[94] Von ihrer Aufnahme in die NSV/DAF wurde vorerst Abstand genommen und auch auf die Vorlage der sonst erforderlichen Urkunden sowie des Formblattes 1 zum Nachweis der „arischen Abstammung“ wurde verzichtet.[95] Die Lernpflegerin Lina R. konnte Maschinenschreiben und hatte in der Schule Französisch gelernt, sie war damit im Vergleich zu den anderen gewöhnlichen Pflegerinnen überdurchschnittlich gebildet.[96]

Die junge Frau erhielt monatlich 45 Reichsmark, von denen ihr monatlich fünf als Taschengeld ausgezahlt und die restlichen 40 auf einem Sparbuch angelegt wurden. Im Juli 1938 schrieb das Mädchen-Erziehungsheim an die Landesheilanstalt Merxhausen, dass 5 Reichsmark Taschengeld im Monat zu wenig seien, da Lina R. sich an fünf Tagen im Monat selbst verköstigen müsse. Zudem brauchte sie Geld für den Kauf von Kleidung. Die junge Frau selbst habe zudem der Erziehungsanstalt geschrieben, dass sie verbittert sei und keine Freude an der Arbeit finde.[97]

Anfang September 1938 erkundigte sich der Oberpräsident bei dem Direktor der Landesheilanstalt Merxhausen über „Fleiß, Führung und Leistungen“ der Lernpflegerin Lina R.[98] Der Oberpräsident fragte zudem, ob sich die Lernpflegerin für den Krankenpflegedienst eigne und ob ihr Verbleiben im Anstaltsdienst befürwortet wurde. Aus der Landesheilanstalt Merxhausen antwortete man ihm, dass die Lernpflegerin in letzter Zeit etwas nachgelassen habe, das Interesse fehle und ihre Leistung gering sei. Auch müsse sie stets auffallen und sei wenig selbstständig. Den bisherigen Beobachtungen zufolge scheine sie für den Krankenpflegeberuf nicht geeignet zu sein. Trotzdem sei man bereit, „es noch einmal mit ihr zu versuchen“.[99]

Ende September wurde zudem die betroffene Lernpflegerin selbst durch den Oberpräsidenten über diese Beurteilung ihrer Leistungen informiert. Ihr wurde schriftlich mitgeteilt, dass ihre Leistungen in letzter Zeit „etwas nachgelassen“ hätten und sie es hierbei an dem nötigen Interesse habe fehlen lassen und dass sie dementsprechend „stets auf das Erforderliche aufmerksam gemacht“ habe werden müssen. Weil ihr die Verwaltung durch ihre Einstellung in den Dienst der Landesheilanstalt entgegengekommen sei, erwarte man ferner künftig einen größeren Diensteifer von ihr. Nur dann, so die Mitteilung, könne die von ihr begonnene Berufsausbildung auch mit Erfolg beendet werden. Ihre Leistungen würden zu gegebener Zeit erneut nachgeprüft werden.[100]

Des Weiteren wird in einem Brief an das Mädchen-Erziehungsheim in Homberg vom

[94] Vgl. LWV-Archiv, Bestand 17, P 0029.
[95] Vgl. ebd.
[96] Vgl. ebd.
[97] Vgl. ebd.
[98] Vgl. ebd.
[99] Vgl. ebd.
[100] Vgl. ebd.

November 1938 beschrieben, wie die Lernpflegerin Lina R. immer wieder dazu neige, in ihren Leistungen nachzulassen. Lina R. sei oberflächlich und wenig selbstständig, außerdem bedürfe sie dauernder Führung und Beaufsichtigung. Zum Beruf der Krankenpflegerin erscheine sie an sich wenig geeignet, doch man sei damit einverstanden, sie noch weiter in der Landesheilanstalt zu lassen, um ihr die Gelegenheit zu geben, sich in einem praktischen Beruf zu bewähren.[101] Über das außerdienstliche Verhalten der jungen Frau sei nichts Nachteiliges bekannt geworden. Die eingehende Prüfung, insbesondere ihres Schul- und Allgemeinwissens, die an diesem Tage mit ihr vorgenommen wurde, ergab, dass „eine Erbkrankheit im Sinne des Gesetzes zur Verhütung erbkranken Nachwuchses", also etwa „angeborener Schwachsinn" oder ein anderes Erleiden bei ihr nicht vorliege.[102] Dagegen sei Lina R. als „psychiatrisch minderwertige", somit als „Anlageträgerin ungünstiger und unerwünschter seelischer Eigenschaften" anzusehen.[103]

Anfang Januar 1939 berichtete man dann aus der Landesheilanstalt Merxhausen an den Oberpräsidenten, dass Lina R. trotz wiederholter Ermahnungen wenig befriedigende Leistungen gezeigt habe: Lina R. fehle es weiterhin an dem nötigen Eifer und Fleiß, sie sei oberflächlich, unselbstständig, und unzuverlässig sowie mit den Gedanken nicht bei der Sache. Zum Krankenpflegeberuf sei sie daher nicht geeignet und man bitte deshalb, sie wieder abzulösen zu wollen.[104]

Von ihrem Urlaub vom 7. bis zum 14. März 1939 in Frankfurt war die Lernpflegerin am 15. März nicht wieder zu ihrem Dienst in der Landesheilanstalt Merxhausen erschienen. 1943 erhielt die Anstalt dann ein Schreiben vom Amt für Volkswohlfahrt, nachdem Lina R. sich dort um eine Anstellung beworben hatte. Man bat um Auskunft über die Länge der Beschäftigung, Fleiß, Führung, Charakter sowie über den Grund des Ausscheidens.[105] Die Anstalt beantwortete diese Anfrage, indem zunächst erwähnt wurde, dass sie auf Veranlassung einer vorgesetzten Behörde als Lernpflegerin überwiesen worden war und dass sie sich bis dahin in einem Erziehungsheim in Homberg a. d. Efze befunden habe. Da ihre Leistungen in der Landesheilanstalt Merxhausen unbefriedigend gewesen seien, sei sie auf Antrag zum 4. März 1939 abgelöst worden. Man bemerkte zudem, dass sie von ihrem bewilligten achttägigen Urlaub nicht zurückgekehrt sei.[106]

Eine Neuanstellung der jungen Frau wurde mit dieser Auskunft sehr wahrscheinlich verhindert. 1943 war dieses Schreiben wohl selbstverständlich und eine logische Konsequenz aus dem Verhalten der ehemaligen Lernpflegerin. Doch worin lag die Motivation für das Verhalten der Lina R.? Ihrem Lebenslauf ist zu entnehmen, dass der Beruf der

[101] Vgl. ebd.
[102] Vgl. ebd.
[103] bd.
[104] Vgl. ebd.
[105] Vgl. ebd.
[106] Vgl. ebd.

„Irrenpflegerin" nicht die erste Wahl der jungen Frau gewesen war und sie sich mehr oder weniger mit dem zufrieden geben musste, was man ihr zuteilte.

Zugleich dürften die Umstände, nicht frei über ihren eigenen Verdienst verfügen zu dürfen und dass ihr Taschengeld nicht einmal für das Essen reichte, wohl wenig motivierend auf sie gewirkt haben. Zudem wurde sie auf Wunsch eines Vorgesetzten des restlichen Personals eingestellt und hatte somit von Anfang an einen schwierigen Stand inne, denn sie musste sich in den Augen ihrer Kolleginnen deshalb umso mehr beweisen. Aus der Personalakte der Lina R. geht nicht hervor, ob die anderen Pflegerinnen über die Situation der Lernpflegerin unterrichtet waren, es ist jedoch klar, dass ihre unmittelbaren Vorgesetzten Bescheid wussten.

Der Grad der Stigmatisierung, mit der Lina R. zu kämpfen hatte, war beachtlich. Nicht nur galt sie als Fürsorgezögling als charakterlich ungeeignet für den Beruf, sondern musste sich zudem einer Überprüfung auf „Erbkrankheiten", wie etwa dem genannten „angeborenen Schwachsinn" unterziehen.[107] Die Tatsache, dass sie überhaupt eingehend getestet wurde, verdeutlicht, dass man sie wohl für „schwachsinnig" hielt oder diese Möglichkeit zumindest nicht von Anfang an ausschloss. Das Überprüfungsergebnis, nämlich dass Lina R. als „Anlageträgerin ungünstiger und unerwünschter seelischer Eigenschaften" anzusehen sei, verbesserte die Situation der jungen Frau nicht.[108] Aufgrund dieses Befundes hätte sie von einem Erbgesundheitsgericht zur Sterilisation gezwungen werden können. Ob dies tatsächlich geschah, geht aus der Personalakte nicht hervor, viele Fürsorgezöglinge wurden jedoch in der Zeit des Nationalsozialismus zwangssterilisiert.[109] „Im Jahre 1935 galten in Preußen 11,93 % der Fürsorgezöglinge als ‚erbkrankverdächtig' (im übrigen Reichsgebiet waren es nur 5,2 %) [...]."[110]

Aus der heutigen Perspektive lässt sich das Verhalten der Lina R. angesichts der damaligen Umstände in der Landesheilanstalt Merxhausen fast schon wie ein passiver Widerstand oder Sabotage lesen. Lina R. wollte und konnte sich dem Anstaltssystem nicht anpassen und nutzte, anders als die anderen Pflegerinnen, die erste Gelegenheit zur „Flucht" bzw. zum Ausstieg. Überdies ist es möglich, dass die beschriebene Unselbstständigkeit, Faulheit, Demotivation und Ungeschicklichkeit ein bewusstes „Dummstellen", also eine Taktik ihrerseits gewesen war, um sich der Situation zu entziehen.

Letztendlich lastete nach dem Einsatz des Oberpräsidenten und dem vom Direktor der Landesheilanstalt Marburg prophezeiten Versagen ein enormer Druck auf Lina R. Nicht zu unterschätzen ist auch die Tatsache, dass die junge Frau ihrem gewohnten großstädtischen Umfeld entrissen wurde und im ländlichen Merxhausen völlig isoliert war. Gute soziale Kontakte zu den Mitarbeiterinnen und Vorgesetzten wären für ihre Integra-

[107] Vgl. ebd.
[108] Vgl. ebd.
[109] Vgl. Kuhlmann Jugendhilfe S. 132.
[110] Ebd., S. 135.

tion wichtig gewesen. Es ist jedoch anzunehmen, dass dies aufgrund der beschriebenen Stigmatisierung ausblieb. Hinzu traten noch finanzielle Nöte und der harsche Anstaltsalltag samt seinen einschränkenden Regeln und Verboten, die sich auf die Freizeit der Pflegerinnen auswirkten. Die Pflegerinnen durften beispielsweise nicht vom unteren Krankenhausbereich nach oben aufs „rote Feld", dem Lazarettbereich gehen, ohne sich beim Pförtner abzumelden. Selbst die von der Oberpflegerin ausgestellten Urlaubskarten mussten abends oder am Ende des Urlaubs beim Pförtner abgegeben werden.[111]

Der Fall der Lina R. verdeutlicht, dass bei der Einstellungspolitik der Pflegerinnen durchaus auf die soziale Herkunft der Frauen geachtet wurde, um das Ansehen der Pflegerinnen nicht zu gefährden. Zudem wird durch den Fall deutlich, dass in der Landesheilanstalt Marburg eine Vertrauenspflegerin tätig war, die bei Fragen bezüglich der Pflegerinnen zurate gezogen wurde. Diese hatte zwar kein Vetorecht, dennoch wurde ihre Einschätzung der Situation in die Argumentationsführung mit aufgenommen.

7.3. Die ausgebildeten Pflegerinnen

7.3.1. Pflegerin Therese H. in der Landesheil- und Pflegeanstalt Gießen (1933–1941)

Die Pflegerin Therese H. wurde am 29. Mai 1903 zu Ternberg in Oberösterreich geboren. Ihr Vater war Werkmann bei der Bahn in Waithofen, ihre Mutter Barbara stammte aus einer landwirtschaftlichen Familie. Therese H. entstammt römisch-katholischen Familien und besuchte für fünf Klassen die Volksschule sowie später drei Klassen der Bürgerschule. Mit 14 Jahren hatte die Pflegerin H. ihre erste Anstellung: Sie besuchte einen Säuglingskurs und war im Haushalt beschäftigt. Für den Beruf als „Irrenpflegerin" schien sie trotz ihres „gracilen" Körperbaus bei 165 cm Größe geeignet.[112]

Bereits im Dezember 1931 trat Therese H. in die NSDAP ein. Vor der „Machtergreifung" gehörte sie jedoch keiner anderen Gliederung dieser Bewegung, wie etwa der NS-Frauenschaft, an. Im Jahr 1932 setzte sich Therese H. aktiv in der Ortsgruppe der NSDAP ein: Sie teilte Handzettel im Wahlkampf aus und half bei dem Schleppdienst an Wahltagen.[113] Der Schleppdienst hatte während der Wahl, so Marcel Stepanek, die Aufgabe, „alten, kranken und gehbehinderten Personen" zu ermöglichen, ihrer „Wahlpflicht" nachzukommen, sowie „Wahlberechtigte zur Teilnahme an der Wahl zu motivieren".[114]

---

[111] Vgl. Erckenbrecht Merxhausen S. 176.
[112] Vgl. LWV-Archiv, Bestand 11, P 393.
[113] Vgl. ebd.
[114] Stepanek, Marcel, Wahlkampf im Zeichen der Diktatur: Die Inszenierung von Wahlen und Abstimmungen im nationalsozialistischen Deutschland, Leipzig: Leipziger Universitätsverlag, 2014, S. 37.

Parteimitglieder führten zudem am Wahltag Kontrolllisten in den Wahllokalen, um zu eruieren, wer seine Stimme abgegeben hatte.[115]

Diese Tätigkeiten während der Wahl in Österreich wurden Therese H. mit fünf Jahren auf ihre Vordienstzeit angerechnet.[116] Darüber hinaus wurde ihr aufgrund dieser Aktivitäten die Zulage für ältere Parteigenossen gewährt.[117] Im Jahr 1931 gab es in ganz Österreich rund 15 000 Parteigenossen. Lediglich acht Prozent der Parteimitglieder in Österreich waren weiblich. Ein starker Mitgliederzuwachs erfolgte erst mit der Machtübertragung auf Hitler bis zum Verbot der NSDAP in Österreich am 19. Juni 1933.[118] Dies nährte Therese H.s Selbstbewusstsein und Selbstbild einer „alten Kämpferin". Überdies war sie im Deutschen Reich als politischer Flüchtling anerkannt.[119] Von ihrem politischen Aktivismus profitierte sie demnach im nationalsozialistischen Deutschland nicht nur finanziell, sondern auch immateriell durch die Anerkennung und den Respekt ihres Umfeldes. Therese H. genoss im „Deutschen Reich" somit den vollen Schutz des NS-Regimes.

Am 13. Juni 1933, aus dem für sie sicheren Exil im Deutschen Reich, schrieb Therese H. einen Brief an die Bundesregierung in Wien, eine Abschrift des Briefes ist ihrer Personalakte beigefügt.[120] In diesem Brief, den sie angeblich aus Zorn schrieb, bezeichnete sie Bundeskanzler Engelbert Dollfuß und dessen Regierung als „Pfaffen", „Saujudensippe" und „scheinheilige Franzosen".[121] Dollfuß sei ein „Verbrecher", „Schurke", Egoist und „Hohlkopf".[122] Sie selbst stilisierte sich zum „Naturmädel" und zur Vertreterin der „einfachen Leute".[123] Einer Märtyrerin gleich, drohte sie Dollfuß mit der Erschießung und forderte nach einer persönlichen Bestrafung durch ihn.[124] Ihre Motivation begründete sie in der Liebe zu ihrem Vaterland und dem österreichischen Volk. Des Weiteren gäbe es keinen so „edlen und vornehmen" Staatsmann wie Adolf Hitler.[125]

Als Konsequenz auf diesen Brief habe sie unter zahlreichen Repressionen zu leiden ge-

---

[115] Vgl. ebd.
[116] Vgl. LWV-Archiv, Bestand 11, P 393.
[117] Vgl. ebd.
[118] Vgl. Haar, Ingo, Zur Sozialstruktur und Mitgliederentwicklung der NSDAP, in Benz, Wolfgang (Hrsg.): Wie wurde man Parteigenosse? Die Zeit des Nationalsozialismus, Frankfurt am Main: Fischer Taschenbuch Verlag, 2009, S. 68f.
[119] Vgl. LWV-Archiv, Bestand 11, P 393
[120] Vgl. ebd.
[121] Vgl. ebd. Engelbert Dollfuß war Führer des austrofaschistischen Dollfuß- / Schuschnigg-Regimes (1933–1938). Dessen erstes Ziel sei „nicht die Abwehr des Nationalsozialismus, sondern die Beseitigung der parlamentarischen Demokratie sowie die Errichtung der Diktatur zur Sicherung der eigenen Machtstellung" gewesen. Vgl. Reiter-Zatloukal, Ilse / Rothländer, Christiane / Schölnberger, Pia, Einleitung, in Reiter-Zatloukal, Ilse et al. (Hrsg.): Österreich 1933–1938, Böhlau, Wien, 2012, S. 8. Für weitere Informationen siehe: Wenninger, Florian / Dreidemy, Lucile (Hrsg.): Das Dollfuß/Schuschnigg-Regime 1933–1938: Vermessung eines Forschungsfeldes, Wien: Böhlau, 2013.
[122] Vgl. ebd.
[123] Vgl. LWV-Archiv, Bestand 11, P 393.
[124] Vgl. ebd.
[125] Vgl. ebd.

habt. Sie habe des Öfteren Besuch vom Auswärtigen Amt und der Staatspolizei erhalten, ihre Brüder seien von der Realschule verwiesen worden und ihr Vater ohne Begründung drei Wochen ins Gefängnis gekommen. Therese H. habe selbst drei Jahre nicht nach Österreich einreisen dürfen und erst seit der Amnestie 1936 ihre Familie wieder besuchen können.[126] Am 21. September 1933 wurde Therese H. als Aushilfspflegerin für 88 Reichsmark monatlich in der Landesheil- und Pflegeanstalt Gießen eingestellt. Für die Einstellung einer Ausländerin musste der Direktor eine ausdrückliche Genehmigung (sog. Befreiungsschein) einholen. Ab dem 1. Februar 1934 wurde die Pflegerin dann endgültig in den Dienst übernommen.[127]

Im Dienst erlaubte sich die „alte Kämpferin“ einiges.[128] Sie aß nicht nur ihren Patientinnen das Essen weg, sondern auch ihren Arbeitskolleginnen.[129] Dies führte zu häufigen Streitigkeiten und Beschwerden, die in Therese H.s Personalakte vermerkt wurden. Ferner wandte sich die Pflegerin häufig mit Bitten an die Direktion und dies in einem selbstbewussten Ton.[130] In keiner anderen Personalakte waren derart häufige Bitten an den Direktor enthalten, wie im Fall von Therese H.

Als sie 1937 „angeblich von einem Studenten“[131] schwanger wurde, unterbrach sie ihren Dienst kurz vor der Geburt im September.[132] Therese H. gebar im Dezember 1937 ein „gesundes und kräftiges“ Kind.[133] Als sie im Jahr 1938 in den Dienst zurückkehren wollte, kam es zu Problemen, da der Pflegeschlüssel von 1:4,5 auf 1:6 gesenkt werden sollte. Der Direktor plante, acht bis zehn Pflegerinnen zu entlassen und stellte die Pflegerin Therese H. nur erneut ein, da diese ihre Wiedereinstellung mithilfe der DAF erstritt.[134] Dies war nur einer der enormen Vorteile für die Pflegerin.

Ab März 1938 wieder im Dienst tätig, ging diese dann sogar so weit, einen Antrag auf die Gewährung einer größeren Beihilfe zu stellen, da der Erzeuger ihres Kindes nicht für dieses zahlte und die zu diesem Zeitpunkt unbeschäftigte Pflegerin die Kosten für die Erstausstattung alleine tragen musste. Dieser Antrag wurde am 3. März 1938 zwar durch die Direktion befürwortet, aber am 8. Juni 1938 durch den Landeshauptmann abgelehnt. Ihr Kind nahm die Pflegerin auf eigene Verantwortung mit auf ihr Zimmer in der Anstalt, erneut eine absolute Ausnahme.[135] Seit dem 10. Februar 1938 war das Kind jedoch im Kinderheim in Gießen untergebracht, was die Mutter nach eigener Darstellung

[126] Vgl. ebd.
[127] Vgl. ebd.
[128] „Alte Kämpfer“ waren Parteimitglieder bis zu einer Mitgliedsnummer von 300.000. Die Parteimitgliedsnummer von Therese H. war die Nummer 686.267.
[129] Vgl. ebd.
[130] Vgl. ebd.
[131] Ebd.
[132] Vgl. ebd.
[133] Ebd.
[134] Vgl. ebd.
[135] Vgl. ebd.

45 Reichsmark Pflegegeld im Monat kostete.[136] Dies war ein hoher Betrag angesichts der Tatsache, dass Therese H. lediglich über ein bescheidenes Einkommen verfügte. Da Therese H. zwar als finanziell hilfsbedürftig galt, war die offene Fürsorge grundsätzlich für die finanzielle Unterstützung zuständig, der Oberbürgermeister und Verwaltungsinspektor jedoch baten um eine unbürokratische und unförmliche Durchführung des Falles, sodass am 11. Februar 1938 die NSDAP bzw. der NSV die 2 Reichsmark Kosten täglich für die Unterbringung des Kindes für zwei Monate übernahm.[137] Therese H.s Kind war vom 10. Februar 1938 bis zum 28. Februar 1938 bzw. 7. April 1938 und vom 1. Dezember 1938 bis zum 21. Dezember 1938 im Gießener Kinderheim untergebracht. Gesunde Angehörige, die frei von ansteckenden Krankheiten waren, durften die Kinder dort lediglich am ersten und dritten Sonntag im Monat von zwei bis vier Uhr nachmittags besuchen. In den Unterlagen des Kindes ist als Beruf des Vaters tatsächlich eine akademische Profession angegeben.[138]

Auf die Führung einer eigenen Abteilung verzichtete die Pflegerin schriftlich.[139] Die Gründe für einen Verzicht bleiben unbekannt, zumal sie am 29. Juli 1939 die „Medaille zur Erinnerung an den 13. März 1938“, auch „Österreich-Medaille“ genannt, erhielt. Die Ehrung mit dieser durch Adolf Hitler gestifteten Auszeichnung wurde laut eine zeitgenössischen Zeitungsartikel, der in der Personalakte enthalten ist, nur selten Frauen zuteil.[140] Geehrt wurden nach Heinrich Doehle, einem nationalsozialistischen Autor, mit dieser Medaille Personen, „die in Österreich oder im Altreichsgebiet in hervorragender Weise auf den Anschluß hingearbeitet und sich dafür eingesetzt haben.“[141] Die Medaille war „Ausdruck der Anerkennung und des Dankes für die Verdienste um die Wiedervereinigung Österreichs mit dem Deutschen Reich“.[142] Besonders in Betracht für diese Medaille kamen Heinrich Doehle nach: „Mitglieder der NSDAP in Österreich, Personen, die im Kampf um die Wiedervereinigung Schaden an Gut und Blut erlitten haben, eingekerkert oder vertrieben wurden, Witwen oder Eltern gefallener Kämpfer für die Wiedervereinigung, ferner Angehörige der Wehrmacht, der Polizei, der SS, des NSKK und des NSFK, welche beim Einmarsch eingesetzt waren, sowie Hoheitsträger der Partei und ihrer Gliederungen, Beamte, Angestellte und Arbeiter des öffentlichen Dienstes, die in den Tagen der Angliederung innerhalb des Landes Österreich dienstlich tätig waren.“[143] Nach Hein-

[136] Vgl. ebd.
[137] Vgl. LWV-Archiv, Bestand 8, K8 186.
[138] Vgl. ebd.
[139] Vgl. LWV-Archiv, Bestand 11, P 393.
[140] Vgl. ebd.
[141] Doehle, 1940, S. 44.
[142] Klietmann, Kurt-Gerhard, Deutsche Auszeichnungen eine Geschichte der Ehrenzeichen und Medaillen, Erinnerungs- und Verdienstabzeichen des Deutschen Reiches, der deutschen Staaten sowie staatl. Dienststellen, Organisationen, Verbände usw. vom 18.–20. Jahrhundert: 2. Deutsches Reich 1871 –1945, Berlin: Verlag der Ordens-Sammlung, 1971, S. 115.
[143] Doehle, Heinrich, Orden und Ehrenzeichen im Dritten Reich, 2. Auflage, Berlin: Berliner Buch- und Zeitschriften- Verlag, 1940, S. 44f.

rich Doehle wurden bis Dezember 1940 insgesamt 318 689 dieser Medaillen verliehen.[144] Therese H. war somit offiziell eine Vorzeigeparteigenossin. Dass sie sich freiwillig den Anweisungen einer jüngeren Abteilungspflegerin unterwarf, scheint fraglich. Andererseits genoss sie durch ihre politischen Aktivitäten so viel Respekt und Achtung, dass sie den zusätzlichen Stress durch die Führung einer eigenen Abteilung vielleicht nicht für nötig hielt, um zu gesellschaftliche Ansehen zu gelangen.

Im April 1941 schied Therese H. letztendlich aus dem Dienst aus, um zu heiraten.[145] Therese H. ehelichte am 31. März 1941 nicht den Vater ihres Kindes, sondern den Kellner Ernst H. und zog nach Potsdam-Babelsberg.[146] Ihr Kind verzog dem Personenstandsregister zufolge bereits ein Jahr zuvor nach Aachen.[147] Ob die Familie jemals wieder zusammengeführt wurde, bleibt unbekannt. Es ist jedoch möglich, dass der neue Partner der Therese H. ihr Kind aus einer vorangegangenen Verbindung nicht akzeptierte. Das Arbeitszeugnis aus der Landesheil- und Pflegeanstalt stuft die Leistungen der Pflegerin als befriedigend ein.[148]

Dennoch zeigt ihr Fall, welche Auswirkungen die Politik der nationalsozialistischen Regierung auf die Personalpolitik der einzelnen hessischen Anstalten hatte. Die bevorzugte Einstellung der sogenannten „alten Kämpfer“ und deren bevorzugende Behandlung im Alltag wird in diesem Fall sehr deutlich. Mit den Konsequenzen vor Ort mussten sich dann die Arbeitskolleginnen, Vorgesetzten und die Patientinnen auseinandersetzen. Zudem ist in der Personalakte der Therese H. ein seltenes Beispiel eines politischen Selbstzeugnisses überliefert. In ihrem Brief an Dollfuß stellt sich Therese H. als glühende Anhängerin Adolf Hitlers und seiner Politik dar. Im Exil stilisierte sich die Pflegerin dann schließlich zur Märtyrerin, was mit einer Medaille und einem Zeitungsbericht belohnt wurde.

7.3.2. Pflegerin Lucie F. in der Landesheil- und Pflegeanstalt Philippshospital (1941–1945)

Die Pflegerin Lucie F. wurde am 20. Mai 1913 als Elisabeth Lucia F. in Heppenheim geboren. Lucie F. besuchte die Volksschule bis zur 8. Klasse. Danach war sie bis zum 19. Lebensjahr im Haushalt tätig.[149] Bereits seit ihrem 16. Lebensjahr habe sie als Rotkreuzhelferin bei Veranstaltungen gearbeitet.[150] Von 1932 bis 1941 war sie dann in der psychiatrischen Anstalt in Heppenheim tätig. Sie sei damals die erste Pflegerin mit Wohnsitz

[144] Vgl. Doehle, Heinrich, Die Auszeichnungen des Großdeutschen Reichs, 4. Auflage, Berlin: Berliner Buch- und Zeitschriften Verlag, 1943, S. 61.
[145] Vgl. LWV-Archiv, Bestand 11, P 393.
[146] Vgl. Stadt Archiv Gießen, Personenstandsregister, Theresia H.
[147] Vgl. ebd.
[148] Vgl. LWV-Archiv, Bestand 11, P 393.
[149] Vgl. LWV- Archiv, Bestand 18, P 618.
[150] Vgl. Leonhardt-Braun, Ulrike, Zeitzeugin Frau L. Fr, in Krankenpflege im Nationalsozialismus, 9. Auflage, Frankfurt am Main: Mabuse-Verlag, 2001, S. 57.

in Heppenheim gewesen. Zu dieser Zeit sei aus datenschutzrechtlichen Gründen normalerweise das Personal aus der weiteren Umgebung eingestellt worden.[151]

Von 1937 bis 1939 nahm Lucie F. an einem Kurs für „Kranken- und Irrenpflege“ teil und bestand am 7. Juni 1941 ihr Staatsexamen mit der Note „sehr gut“.[152] Weil sämtliche PatientInnen im Jahr 1941 „umverlegt“ wurden, wechselte Lucie F. am 18. Juli 1941 zum Philippshospital in Goddelau. Während in Heppenheim noch alle Pfleglinge gleichbehandelt worden seien, seien im Philippshospital die Zwangsarbeiter aus dem Osten eindeutig benachteiligt worden.[153] Die Pflegerinnen hätten dies versucht zu umgehen, indem sie die Kranken in das Badezimmer sperrten, wo sie ebenfalls eine Sonderzulage an Nahrungsmitteln bekamen. Die Oberschwester sei in dieses Vorgehen eingeweiht gewesen und habe die Pflegerinnen immer wieder gebeten, vorsichtig zu sein. Dieses Vorgehen sei sehr gefährlich gewesen, da einige Pflegerinnen NSDAP-Mitglieder waren, auch wenn sie selbst keine Denunziation miterlebt habe.[154] Dass sie selbst seit dem 1. Mai 1941 Mitglied der NSDAP gewesen war, wird in dem veröffentlichten Interview nicht erwähnt.[155]

Denunziation war ein Mittel des NS-Regimes, um Angst und Druck zu erzeugen und um die Menschen unter Kontrolle zu halten.[156] Margarete Dörr kommt in ihrer Studie zu dem Ergebnis, dass neuere Untersuchungen gezeigt haben, dass „Frauen unter den Denunzianten in der Minderheit waren.“[157] Sie zählt mehrere mögliche Motive zur Denunziation auf und kommt zu dem Ergebnis, dass gerade bei Frauen persönliche Gründe wie z. B. Streitigkeiten, Missgunst, Neid sowie persönliche Vorteile eine besonders große Rolle gespielt zu haben scheinen haben.[158] Dies war jedoch für beide Geschlechter der Fall, sodass die zahlreichen Denunziationen aus privaten Motiven bereits 1934 als Gefahr angesehen wurden.[159] Gisela Diewald-Kerkmann pointiert dementsprechend: „Die politische Denunziation war gewollt, der Denunziant aber nicht erwünscht.“[160]

„Wenn heute immer wieder Frauen erzählen, sie hätten Kriegsgefangenen (oder KZ-Häftlingen) Brot zugesteckt, so mag man mit Recht misstrauisch sein und dies für eine gängige, im Nachhinein konstruierte Floskel halten, welche die eigene Anständigkeit beweisen soll.“[161] Hier scheint es sich jedoch um eine größere Aktion von mehreren Beteilig-

[151] Vgl. ebd.
[152] Vgl. LWV-Archiv, Bestand 18, P 618.
[153] Vgl. Leonhardt-Braun Frau L. S. 59.
[154] Vgl. ebd.
[155] Vgl. LWV-Archiv, Bestand 18, B 1047.
[156] Vgl. Dörr, Margarete, „Wer die Zeit nicht mit erlebt hat...“: Frauenerfahrungen im Zweiten Weltkrieg und in den Jahren danach: Das Verhältnis zum Nationalsozialismus und zum Krieg, Band. 3, 2. Auflage, Frankfurt am Main: Campus-Verlag, 2007, S. 321.
[157] Ebd., S. 318.
[158] Vgl. ebd., S. 320.
[159] Vgl. Diewald-Kerkmann, Gisela, Denunziantentum und Gestapo: Die freiwilligen Helfer‘ aus der Bevölkerung, in Die Gestapo, Darmstadt: Wissenschaftliche Buchgesellschaft, 1995, S. 302.
[160] Ebd., S. 305.
[161] Dörr Verhältnis S. 334.

ten zu handeln, die durchaus glaubwürdig erscheint. Nichtsdestotrotz blieb diese Aktion der berühmte „Tropfen auf dem heißen Stein“. Es bleibt die Frage, warum es nicht zu mehr dieser Aktionen kam und ob die Pflegerinnen sich mit der Durchführung dieser vereinzelten Hilfsmaßnahme ein ruhiges Gewissen für die restliche Zeit erkauften.

In Goddelau kam es ab 1940 zu Verlegungen im Rahmen der „Aktion T4“.[162] Isidor Kaminer beziffert die Anzahl der aus dem Philippshospital Verlegten auf 1.340–1.369 Pfleglinge.[163] Die Pflegerinnen aus dem Philippshospital begleiteten die Kranken bei den Verlegungen zur Landesheilanstalt Eichberg.[164] Insgesamt kam es nach Kaminer zu drei Verlegungsaktionen zu dieser Zwischenanstalt: Am 5. Juni 1941 mit 16 PatientInnen, am 9. Dezember 1943 mit 3 Kranken und am 8. September 1944 mit 118 Kranken.[165] Vor Ort erlebte Lucie F., wie eine Patientin mit hohem Fieber und einer Lungenentzündung direkt in einen Graben geworfen wurde.[166] Sie habe damals darum gebeten die Patientin auf Station und zu einem Arzt zu bringen, sich aber schließlich mit der Aussage, dass die Frau dann schon auf Station käme und sie sich nicht mehr darum kümmern solle, zufriedengegeben.[167]

Dass die Kranken ermordet wurden, müsste ihr spätestens nach diesem Vorfall klar geworden sein. Jedoch sagte sie selbst, dass sie während des Krieges immer nur eine Vermutung gehabt hätte und sie die Wahrheit erst nach dem Krieg erfahren habe. Mit einer Vermutung ließ es sich sicherlich besser leben, als mit der schrecklichen Gewissheit, unmittelbar an einem Massenmord beteiligt gewesen zu sein. Die Tatsache, dass eine Kranke vor ihren Augen in einen Graben geworfen wurde – eine sehr eindeutige Geste – musste Lucie F. sämtliche gehegten Vermutungen bezüglich der Tötungen bestätigen.

Zudem hatte dieser Vorfall keinerlei Konsequenzen für ihr Handeln. Sie kündigte nicht, ließ sich nicht versetzen und ging auch nicht in den aktiven Widerstand. Zudem erfolgte kein Austritt aus der NSDAP. Lucie F. beruhigte ihr Gewissen mit dem Gedanken, dass die Kranke bestimmt später wieder aus dem Graben herausgeholt und ärztlich versorgt worden war. Kaminer wundert sich, dass es selbst bei den Verlegungen zum Eichberg gegen Ende des Krieges keinen nennenswerten Widerstand gab.[168]

Was den Alltag in der Anstalt zu dieser Zeit betrifft, so berichtet die damals fast 30-jährige Pflegerin, dass die Pflegerinnen nur bis um 22 Uhr Ausgang hatten und jedes längere Wegbleiben angemeldet werden musste.[169] Da es einen spürbaren Mangel an Pflegerinnen gab, seien vermehrt auch verheiratete Schwestern und zum Teil Mütter auf

[162] Siehe: Kaminer Psychiatrie S. 220.
[163] Vgl. ebd.
[164] Vgl. Leonhardt-Braun Frau L. S. 59.
[165] Siehe: Kaminer Psychiatrie S. 337ff.
[166] Vgl. Leonhardt-Braun Frau L. S. 59.
[167] Vgl. ebd.
[168] Vgl. Kaminer, 1996, S. 265.
[169] Vgl. Leonhardt-Braun Frau L. S. 59.

den Stationen eingesetzt gewesen. Dies sei zuvor nicht denkbar gewesen. Während des Krieges habe es häufiger Bombenalarm gegeben, einmal sei das Hospital sogar direkt angegriffen worden, wobei jedoch niemand verletzt wurde.[170]

Nach dem Krieg, so Lucie F., sollten alle Schwestern, die einen Transport begleitet hatten, zur Rechenschaft gezogen werden, davon sei dann jedoch wieder Abstand genommen worden.[171] Frau F. hätte sich demnach für ihren Einsatz bei der Landesheilanstalt Eichberg doch noch verantworten müssen. Warum es nie zu einer Anklage kam, bleibt ungeklärt. In der Tat gab es in den Nachkriegsjahren Vorermittlungen wegen Mordes „gegen unbekannt" im Philippshospital.[172]

Die Pflegerin Lucie F. wurde nach dem Krieg zu „Aufbauarbeiten" in die Landesheilanstalt Merxhausen versetzt, wo sie ein halbes Jahr tätig war, ehe sie zurück nach Goddelau ins Philippshospital kam. Dort stieg sie dann bis zur Oberpflegerin auf.[173] Lucie F. schied am 31. Juli 1973 ledig aus dem Dienst der Anstalt aus.[174] In ihrem Fazit über ihre Dienstzeit im Nationalsozialismus resümiert sie, es sei eine schlimme Zeit gewesen, sie selbst sei aber sicher, das Richtige getan zu haben, da sie immer versucht habe, alle ihre Pfleglinge gleich zu behandeln.[175] Welche Behandlung den PatientInnen im Philippshospital zuteil wurde, zeigt die Sterberate: Im Philippshospital starben 1944 mehr Kranke als zur gleichen Zeit in der Anstalt auf dem Eichberg, „wo bekanntlich ab Ende 1941 die sogenannte ‚wilde Euthanasie' betrieben wurde."[176] „In der hilflosen Formulierung ‚Das war eine ganz böse Zeit¡ zeigt sich keineswegs einfach die Verharmlosung des Grauenhaften, sondern die Hilflosigkeit vor dem Unvorstellbaren."[177]

Der Fall der Pflegerin Lucie F. verdeutlicht, dass die Pflegerinnen bei der Verlegung der Kranken in die Zwischenanstalten mithalfen. Die Verhältnisse vor Ort waren derartig schlecht, dass dies bereits bei der Ankunft in diesen Anstalten deutlich wurde. Mit der Abgabe der Schützlinge an die Zwischenanstalt endete jedoch für die Pflegerinnen ihr Verantwortungsgefühl. Sie waren nicht länger „ihr Problem" und mussten ihr Gewissen nicht mit der Frage nach dem weiteren Schicksal der Kranken belasten. Bedenken wurden weggeschoben und verdrängt. Spätestens mit dem „Gerücht" nach 1945, dass die Pflegerinnen für ihre Begleitung bei den Transporten gerichtlich belangt werden würden, dürfte den Pflegerinnen bewusst geworden sein, dass ihnen durchaus eine aktive Rolle an den Verbrechen zugesprochen wurde. Ferner werden hier die Kontinuitäten im Pflegepersonal

[170] Vgl. ebd.
[171] Vgl. ebd., S. 59.
[172] Siehe: HStAD, H 13 Darmstadt, 773. Die Ermittlungen wurden aufgrund mangelnder Beweise, trotz einiger belastender Zeugenaussagen, eingestellt. Siehe: Trosse Planvoll 274ff.
[173] Vgl. Leonhardt-Braun Frau L. S. 59.
[174] Vgl. LWV-Archiv, Bestand 18, P 618.
[175] Vgl. Leonhardt-Braun Frau L. S. 59.
[176] Vgl. Kaminer Psychiatrie S. 271.
[177] Dörr Verhältnis S. 389.

nach 1945 deutlich: Eine Pflegerin, die einen der „Verlegungstransporte“ begleitet hatte, stieg nach 1945 dennoch bis zur Oberpflegerin auf.

7.4. Die Abteilungspflegerinnen

7.4.1. Abteilungspflegerin Helene H. in der Landesheilanstalt Hadamar (1928–1940)

Helene Luise H. wurde am 5. Dezember 1891 in Orbke bei Detmold, Kreis Lippe in die evangelische Familie des Landwirts Friedrich Wilhelm August H. und seiner Ehefrau Karoline Wilhelmine geboren.[178] Sie besuchte vom siebten bis zum 15. Lebensjahr die Seminarschule in Detmold und war im Anschluss drei Jahre im eigenen Elternhaus tätig.[179]

Im Herbst 1917 trat Helene H. als Krankenpflegerin in die Anstalt Eben-Ezer bei Lemgo ein.[180] Danach war sie nach kurzer Unterbrechung Pflegerin in der Landesheil- und Pflegeanstalt Lindenhaus bis 1919.[181] Nach kurzer Tätigkeit im Elternhaus pflegte Helene Luise H. in einer Anstalt in Gütersloh von 1921 bis 1924, wo sie auch 1922 ihr Staatsexamen ablegte.[182]

Ihre Tätigkeit in der Landesheilanstalt Hadamar begann mit ihrer schriftlichen Anfrage an den Direktor am 24. Dezember 1927, in der sie um eine Anstellung als Pflegerin bat. Die ihr daraufhin angebotene Stelle lehnte sie Anfang Januar 1928 dann doch aus familiären Gründen ab. Am 29. November 1928 erkundigte sich Helene Luise H. erneut nach einer Anstellungsmöglichkeit in der hessischen Landesheilanstalt und wurde schließlich am 11. Dezember 1928 in den Pflegedienst der Anstalt Hadamar eingestellt.[183]

Am 16. Mai 1933 versicherte sie bezüglich des Gesetzes zur Wiederherstellung des Be-

[178] Vgl. LWV-Archiv, Bestand 12, P 0298.

[179] Vgl. ebd.

[180] Der Leistungsanspruch an das Pflegepersonal in der Heilerziehungs- und Pflegeanstalt Eben-Ezer in Lemgo nahm in den 1920er Jahren deutlich zu. Bis Mitte der 1920er Jahre jedoch stellte man dort allenfalls „rudimentär“ ausgebildetes Pflegepersonal ein. Konersmann, Frank / Berger, Klaus, Für ein Leben in Vielfalt: Historische Einblicke und Einsichten in 150 Jahre Stiftung Eben-Ezer (1862–2012), Bielefeld: Verlag für Regionalgeschichte, 2012, S. 222. Zur Geschichte der Anstalt vor und während der Zeit des Nationalsozialismus Siehe: Groeneveld, Berend, Eben-Ezer in der Zeit vor und während der Herrschaft des Nationalsozialismus (1928–1945), in Bauer, Inge et al. (Hrsg.): Eben-Ezer, Heilerziehungs- und Pflegeanstalt, Lemgo: Stiftung Eben-Ezer, 1987.

[181] In der Anstalt Lindenhaus kam es zu Verlegungen im Rahmen der „T4“-Aktion und Hungersterben. Jutta Bott stellt fest, dass keine Kranken zur Tötung selektiert und durch Überdosierung oder gezieltem Nahrungsmittelentzug getötet wurden. Vgl. Bott, Jutta M., „Da kommen wir her, da haben wir mitgemacht...“: Lebenswirklichkeiten und Sterben in der Lippischen Heil- und Pflegeanstalt Lindenhaus während der Zeit des Nationalsozialismus: Zugl.: Bremen, Univ., Diss., 2000 u.d.T.: Bott, Jutta M.: „Da kommen wir her, da haben wir mitgemacht...“, Lippische Studien, Band, 16, 1. Auflage, Lemgo: Landesverb. Lippe Inst. für Lippische Landeskunde, 2001, S. 473.

[182] Vgl. LWV-Archiv, Bestand 12, P 0298.

[183] Vgl. ebd.

rufsbeamtentums, dass sie, erstens sich nie kommunistisch betätigt hatte und auch keiner derartigen Partei angehört hatte. Zweitens sei sie „arischer Abstammung" und verfüge darüber hinaus über die laufbahnübliche Vorbildung, zudem versicherte sie „jederzeit rückhaltlos für den nationalen Staat" einzutreten. Ende Januar 1936 wurde sie dann auf „den Führer" Adolf Hitler vereidigt.[184] Aufgrund eines Erlasses des Reichsfinanzministers wurden der Pflegerin Helene H. am 17. Dezember 1936 „weitere fünf Jahre" Vordienstzeit angerechnet, sodass sie nun ab dem 1. November 1936 monatlich 150,74 Reichsmark Brutto verdiente. Mit Kriegsbeginn bis zum 1. Juni 1940 war die Pflegerin als Rotkreuz-Schwester im Reservelazarett in Hadamar eingesetzt und danach wieder in den Dienst der Landesheilanstalt übernommen worden. In der Landesheilanstalt Hadamar leitete Helene Luise H. den Waschküchenbetrieb, war für das Wäschemagazin verantwortlich sowie für die Kleiderkammer.[185]

In einem Schreiben bat die Pflegerin am 29. Juli 1940 dann um die Bewilligung einer Stationszulage, da sie für die Lazarettwäsche von bisweilen bis zu 300 Soldaten zuständig war. Nach Rücksprache mit Bernontat wurde Frau H. diese Bitte am 1. August 1940 mit der Begründung bewilligt, dass ihre Tätigkeit eine „verantwortungsvolle" sei, sie ihre Arbeit „in jeder Weise zuverlässig" erledige und ihren Dienst „zur vollsten Zufriedenheit der Anstalt" verrichte. Am 14. des Monats wurde sie zur Stationspflegerin befördert.[186]

Nur vier Monate später folgte die fristlose Entlassung aus dem Anstaltsdienst, da sie aufgrund ihres Briefkontakts mit einem kriegsgefangenen polnischen Offizier am 21. Oktober 1940 von der Gestapo verhaftet und am 7. Dezember 1940 dem Richter in Frankfurt vorgeführt worden war, der einen Haftbefehl gegen die ehemalige Pflegerin erließ. Ihre Personalakte wurde diesbezüglich vom Oberstaatsanwalt des Landgerichts Frankfurt zur Einsicht angefordert.[187] Die Gerichtsakten zu ihrem Prozess sind leider nicht überliefert, sodass sich der weitere Verlauf und das Urteil nicht rekonstruieren lassen. Die Unterlagen der Gestapo zu diesem Fall sind ebenfalls nicht überliefert. In ihrem Arbeitszeugnis der Landesheilanstalt Hadamar bescheinigte der Direktor Helene Luise H. am 25. Februar 1941 „großen Fleis und Geschicklichkeit", sie habe es verstanden sich der Kranken anzunehmen, der Entlassungsgrund, nämlich ihre Verhaftung, wurde nicht erwähnt.[188]

Silke Schneider stellt fest, dass PolInnen vor Beginn des Krieges „hinsichtlich ihrer rassischen Zuordnung auffallend anders wahrgenommen und eingeordnet" wurden als nach dem Beginn des Krieges.[189] „Die in Gesellschaft und Politik vorhandenen Ressentiments gegenüber Polen, Russen und anderen osteuropäischen Völkern als ‚Slaven' und die

[184] Vgl. ebd.
[185] Vgl. ebd.
[186] Vgl. ebd.
[187] Vgl. ebd.
[188] Vgl. ebd.
[189] Schneider, Silke, Verbotener Umgang: Ausländer und Deutsche im Nationalsozialismus: Diskurse um

Vorstellung, bei ihnen handele es sich um in einer rassischen Hierarchie tiefer stehende ‚Untermenschen', wurde erst nach 1939 rechtlich formuliert."[190] Im selben Jahr wurde auch die „Verordnung zur Ergänzung der Strafvorschriften zum Schutz der Wehrkraft des deutschen Volkes", kurz „Wehrkraftschutzverordnung", erlassen.[191] Das Verbot des Umganges mit Kriegsgefangenen war in §4 formuliert: „Wer vorsätzlich gegen eine zur Regelung des Umgangs mit Kriegsgefangenen erlassene Vorschrift verstößt oder sonst mit Kriegsgefangenen in einer Weise Umgang pflegt, die das gesunde Volksempfinden gröblich verletzt, wird mit Gefängnis, in schweren Fällen mit Zuchthaus bestraft."[192]

Silke Schneider konstatiert darüber hinaus, dass in der Regel Verstöße gegen die Wehrkraftschutzverordnung vor den Strafkammern der Amts- und Landgerichte sowie vor den Sondergerichten verhandelt wurden und, dass die Mehrzahl der deshalb angeklagten Personen Frauen gewesen seien.[193] „Der Pole" galt als doppelter Feind, militärisch wie „rassisch".[194] Intensive Freundschaften, Liebesverhältnisse und wiederholte sexuelle Kontakte seien daher strafverschärfend ins Gewicht gefallen, wie die Tatsache, wenn die Angeklagte die Ehefrau oder Witwe eines Soldaten an der Front war.[195]

Nach ihrer Entlassung wohnte Helene Luise H. in der Seilerstraße in Frankfurt am Main in der unmittelbaren Nähe des Gerichts.[196] In dem Frankfurter Adressbuch von 1941, welches über die Universitätsbibliothek der Goethe-Universität online verfügbar ist, ist unter dieser Adresse das evangelische „Luisenheim", eine Einrichtung der weiblichen Stadtmission angegeben. Im selben Haus wohnte auch eine Pflegerin mit dem Namen „Fricke".[197] Es ist nicht klar, ob Helene H. im Luisenheim oder bei einer befreundeten Pflegerin untergekommen ist. Sie stand im Frühjahr 1941 in rege Briefkontakt mit verschiedenen Mitarbeitern der Anstalt in Hadamar, darunter Alfons Klein.[198] Den der Personalakte enthaltenen Briefen nach bat die ehemalige Pflegerin um die Zusendung ihrer bei ihrer Verhaftung in der Landesheilanstalt zurückgelassenen Besitztümer. So hatte sie neben Schmuck und Kleidung, welche sie nun dringend in Frankfurt benötigte, verschiedene Gegenstände wie etwa Kernseife und diverse Möbelstücke zurückverlangt.[199]

An Alfons Klein schrieb sie bezüglich ihrer Verhaftung: „Was ich mitgemacht habe,

Sexualität, Moral, Wissen und Strafe, Band 2, Historische Grundlagen der Moderne. Autoritäre Regime und Diktaturen, Baden-Baden: Nomos Verlagsgesellschaft, 2010, S. 179.

[190] Ebd., S. 180.

[191] Vgl. ebd., S.182.

[192] Zitiert nach: ebd., S. 182.

[193] Vgl. ebd., S. 187.

[194] Ebd., S. 191.

[195] Vgl. ebd., S. 189.

[196] Vgl. LWV-Archiv, Bestand 12, P 0298.

[197] Siehe: http://sammlungen.ub.uni-frankfurt.de/periodika/periodical/pageview/8740753 (Zugriff: 09.07.2018).

[198] Siehe: LWV-Archiv, Bestand 12, P 0298.

[199] Vgl. ebd.

wünsche ich meinem ärgsten Feind nicht."[200] In einem maschinenschriftlichen Antwortschreiben des Herrn Klein am 13. März 1941 berichtete dieser, dass nach der Öffnung des nach der Verhaftung von ihm unter Verschluss gehaltenen Zimmers diverse Gegenstände und Wäsche „anderer Gefolgschaftsmitglieder" in ihrem Schrank gefunden worden seien. Auch die von der ehemaligen Pflegerin geforderte Kernseife wie auch diverse Möbelstücke seien „Anstaltseigentum", er betrachte die Sache hiermit als erledigt.[201]

Helene Luise H. war im Februar 1935 der NSV, im Januar desselben Jahres der DAF und bereits 1933 der RLB beigetreten.[202] Vom 1. Mai 1933 bis zum 1. Juli 1934 war sie Mitglied der NSBO. In einem der Personalakte beigefügten Schreiben der NSDAP vom 28. November 1940 heißt es, die Aushändigung der NSDAP-Mitgliedskarte solle nicht erfolgen, Frau H. sei nicht als Mitglied geführt, sondern habe vielmehr lediglich „vor Kurzem" ihre Aufnahme in die Partei beantragt.[203]

Die Kennkarte der Helene H. aus dem Jahr 1951 ist samt Foto im Hessischen Staatsarchiv Darmstadt archiviert. Die Kennkarte weist die Pflegerin als von 1939 bis 1943 in Frankfurt wohnhaft aus, danach lebte sie bis 1944 in Nordhausen im Harz und schließlich von 1944 bis 1951 in Mühlhausen in Thüringen. Helene H. war dann ab 1951 Diakonieschwester beim Hessischen Diakonieverein Darmstadt. Dort wurden die Akten aus dieser Zeit, so der Vorstandsvorsitzende Dr. Martin Zentgraf, entsorgt.[204] Hier zeigt sich erneut die Kontinuität im Pflegepersonal nach dem Krieg.

Der Fall der Abteilungspflegerin Helene H. zeigt die Entwicklung einer geschätzten Krankenpflegerin einer Tötungsanstalt zu einer vermeintlichen Kollaborateurin feindlicher Kriegsgefangener. Ob es sich bei dem Briefwechsel zwischen der Pflegerin und dem polnischen Offizier um eine romantische oder rein platonische Beziehung gehandelt hat, lässt sich heute nicht mehr feststellen. Zudem ist nicht feststellbar, ob es sich bei dem Kriegsgefangenen um einen (ehemaligen) Patienten der Anstalt handelte. Zudem bleibt die Frage offen, ob es sich hier um eine Aktion des Widerstandes handelte oder das Handeln unpolitischen Interessen folgte.

7.4.2. Abteilungspflegerin Katharina H. in der Landesheil- und Pflegeanstalt Philippshospital (1939–1976)

Die Abteilungspflegerin Katharina H. wurde am 14. November 1916 in Riedstadt geboren. Sie entstammt einer landwirtschaftlichen Familie evangelischen Glaubens. Frau H. besuchte die Volksschule bis zur 8. Klasse und war danach im landwirtschaftlichen Be-

[200] Ebd.
[201] Vgl. ebd.
[202] Vgl. ebd.
[203] Vgl. ebd.
[204] Die Anfrage erfolgte im Juli 2018 per E-Mail.

trieb der Eltern tätig.[205] In einem Interview mit Ulrike Leonhardt-Braun erzählte sie, dass sie sich 1939 im Philippshospital bewarb, um ein wenig Geld für die Aussteuer zu verdienen.[206] Dies war eine nicht seltene Motivation von jungen Frauen zu dieser Zeit. Es sei damals nicht möglich gewesen, ohne Empfehlung eine Arbeitsstelle zu erhalten, lediglich aufgrund der Tatsache, dass zwei ihrer Schwestern bereits in der Küche und in der Waschküche beschäftigt waren, sei sie zu einem Vorstellungsgespräch eingeladen worden.[207]

Zunächst arbeitete Katharina H. als ungelernte Pflegerin auf der Station der Frauen. Auf dieser Station waren nur sehr unruhige Patientinnen untergebracht gewesen, auch hat sich dort das Dauerbad befunden.[208] In diesem Bad ereignete sich im August 1940 ein Vorfall, bei dem eine Patientin, die in der Badewanne von mehreren Pflegerinnen – unter anderem von Frau H. – unbeaufsichtigt gelassen wurde, ertrank.[209] Die Patientin war am Abend noch einmal von der Pflegerin H. auf das Klosett geführt worden und hatte sich derartig stark beschmutzt, dass sie gebadet werden musste. Pflegerin Katharina H. erhielt den Auftrag, die Patientin „ins Bad zu tun, abzuwaschen und herauszunehmen".[210] Die Pflegerin H. und eine Helferin setzten die Patientin daraufhin in die Wanne und verließen nacheinander kurz darauf das Bad. Frau H. wies die Helferin daraufhin an, das Bett der Patientin neu zu beziehen, anstatt diese darauf hinzuweisen, die Patientin in der Badewanne nicht unbeaufsichtigt zu lassen. Eine dritte zum Dienst erscheinende Pflegerin wurde nicht darüber informiert, dass sich eine Patientin im Bad befand. So konnte es geschehen, dass die Patientin im Bad ertrank. Sie wurde in einer „halb gefüllten Wanne", „vollständig mit Wasser bedeckt" und „mit dem Oberkörper vorgebeugt" von der kürzlich hinzugekommenen Pflegerin aufgefunden. Die Pflegerin zog die Tote aus der Badewanne und versuchte erfolglos, sie wiederzubeleben.[211]

Als Konsequenz wurden die Pflegerin H. und die Helferin lediglich mit einer Verwarnung bestraft, da Katharina H. zu diesem Zeitpunkt erst acht Monate und die Helferin erst zwei Monate im Pflegedienst beschäftigt gewesen waren. Zudem wurde in der Begründung für die milden Strafen angeführt, dass diese mit Rücksicht auf den derzeitigen Mangel an älteren Schwestern, von denen ein Teil zur Wehrmacht eingezogen war, zu sehen sei. Ferner sei aufgrund der Verhältnisse die Ausbildung der Pflegerinnen mangelhaft und jene außerdem unerfahren. Ebenso wirkte sich die seit dem Vorfall einwandfreie Führung der beiden mildernd auf die Strafe der Pflegerinnen aus.[212] In der Tat war die

[205] Vgl. LWV-Archiv, Bestand 18, P 738.
[206] Vgl. Leonhardt-Braun, Ulrike, Zeitzeugin Katharina Hammel, in Krankenpflege im Nationalsozialismus, 9. Auflage, Frankfurt am Main: Mabuse-Verlag, 2001, S. 117.
[207] Vgl. ebd.
[208] Vgl. Leonhardt-Braun Katharina S. 117.
[209] Vgl. LWV-Archiv, Bestand 18, Nr. P 738.
[210] LWV-Archiv, Bestand 18, P 738, Bericht 29.08.1940.
[211] Vgl. ebd.
[212] Vgl. ebd.

Ausbildung der Katharina H. von den Kriegseinflüssen geprägt. So hätte sie erst 1950 das Krankenpflegeexamen ablegen können und habe aufgrund der Einberufung der unterrichtenden Ärzte nur sehr unregelmäßigen Unterricht erhalten.[213] Die Lernschwestern hätten lediglich wenige Unterrichtsstunden durch die Oberin erteilt bekommen, spezielle Lehrer für die Krankenpflege habe es nicht gegeben. Der Unterricht habe zweimal in der Woche für ein bis zwei Stunden in der Freizeit der Pflegerinnen stattgefunden. Im allgemeinen Krankenhaus wurden die Lernpflegerinnen während ihrer Ausbildungszeit laut Frau H. nicht eingesetzt.[214]

Die ehemalige Pflegerin H. berichtete, dass die Schwestern vier Wochen im Tag- und vier Wochen im Nachtdienst ohne Urlaub arbeiteten. Die Türen zum Wohnhaus der Pflegerinnen seien um 21 Uhr abgeschlossen worden, eine Übernachtung im Elternhaus sei ihr nur gestattet gewesen, wenn sie den nächsten Tag frei hatte.[215] Die strenge Kasernierung war typisch für den Pflegeberuf in den hessischen Anstalten für diese Zeit. Dennoch blieben die Frauen in den ländlicheren Gebieten durch ihre Besuche während ihrer Urlaubszeit teil der Dorfgemeinschaft. Was das allgemeine Arbeitsklima im Philippshospital zu ihrer Dienstzeit unter den Nationalsozialisten angeht, berichtet Frau H., dass dieses durch Vorsicht geprägt gewesen sei. Widerstand habe man nicht geleistet, da man nicht gewusst habe, was mit den PatientInnen wirklich geschah.[216]

Margarete Dörr schreibt treffend: „Wer nichts gewusst hat, hatte auch keine Veranlassung, etwas dagegen zu unternehmen. Der Satz: ‚Was hätten wir denn machen können¿ verrät vielmehr untrüglich, dass sie das Gefühl hatten oder wussten, da geschieht Unrecht, da geht es nicht mit rechten Dingen zu, und dass sie ihr Gewissen damit beschwichtigen, das ‚man' ja doch nichts machen könne."[217]

Dem von Isidor J. Kaminer zitierten Gesprächsprotokoll von Diplom-Psychologin Barbara Scholtz über ihr Gespräch mit dem ehemaligen Pfleger Christian Ruhland vom 8. Februar 1983 zufolge wurde dem Pfleger auf die Frage, wohin der Transport gehe, mit der Gestapo gedroht. Dadurch misstrauisch geworden, hatte dieser dann die Anstalt Weilmünster besucht und die Angehörigen der dorthin verlegten ehemaligen Kranken aus dem Philippshospital gebeten, über eventuelle Todesfälle Bescheid zu geben. Als diese dann recht zahlreich eintrafen, war der Pfleger sich sicher, dass die Pfleglinge ermordet worden waren.[218]

Katharina H. selbst berichtete im Verlauf ihres Interviews von einer Patientin aus dem Philippshospital, zu deren Angehörigen sie und andere Pflegerinnen Kontakt hatten. Diese Patientin sei nach Hadamar verlegt worden und dort angeblich an einer Lungen-

[213] Vgl. Leonhardt-Braun Katharina S. 117.
[214] Vgl. ebd.
[215] Vgl. ebd.
[216] Vgl. Leonhardt-Braun Katharina S. 117.
[217] Dörr Verhältnis S. 322.
[218] Vgl. Kaminer Psychiatrie S. 224.

entzündung verstorben. Katharina H. sowie einer anderen Pflegerin sei, nachdem sie die Nachricht von den Angehörigen persönlich erzählt bekommen hatten, sofort klar gewesen, dass „etwas Furchtbares geschehen war“. Dies sei das einzige Mal gewesen, dass sie bemerkt habe, dass „etwas nicht stimmt“.[219]

Die Ermordung der Kranken in der Anstalt auf dem Eichberg war dem Personal durchaus bewusst. So mutmaßt Kaminer, dass Ende 1943 im „Verlegungsbuch“ bei den Verlegungen im November Eichberg nicht als Verlegungsort angegeben worden war, da die Ärzte des Philippshospitals wussten, was genau in dieser Anstalt geschah, und deshalb vor allen anderen Beschäftigten die Verlegungen in diese Tötungsanstalt geheimgehalten werden sollte.[220] Allein die Tatsache, dass Direktor Dr. Scriba bereits im Jahr 1940 „nicht bereit war, Aufschluss darüber zu geben, an welche Dienststelle die Meldebögen eingereicht werden sollten“, hätte zum Misstrauen der Belegschaft erheblich beitragen müssen, schließlich waren auch die PflegerInnen bei dem Ausfüllen der Meldebögen mit einbezogen.[221] Hinzu kommt, dass die Bevölkerung durchaus über die Tötungen und massenhaften Verbrennungen in Hadamar Bescheid wusste.[222] Katharina H. berichtete, dass die Pflegerinnen wussten, dass die Kranken in Hadamar auf Strohsäcken schlafen mussten, und sie machten sich Sorgen um diese, da ihre Pfleglinge „sehr gepflegt und verwöhnt“ waren.[223] Tatsächlich waren auch im Philippshospital seit spätestens 1942 100 Strohsäcke und 1943 schon 246 Strohsäcke im Gebrauch. Im Jahr 1944 wurden 346 zusätzliche Strohsäcke anstelle von Krankenbetten verwendet.[224]

Auffällig hier ist jedoch, dass H. von der Anstalt Hadamar spricht, es gingen nämlich keine Verlegungen aus dem Philippshospital direkt dorthin.[225] Die Pflegerinnen müssen also von der Weiterverlegung nach Hadamar gewusst haben. Spätestens seit dem Besuch bei den Angehörigen der erwähnten ermordeten Patientin war offensichtlich, dass die Kranken aus dem Philippshospital in Hadamar ermordet werden würden. Trotzdem schildert Katharina H. im Interview: „Wir hatten keinen Verdacht, was mit ihnen geschehen würde, da wir auch zu den Angehörigen keinen Kontakt hatten und so ihr weiteres Schicksal nicht verfolgen konnten.“[226] Dem fügte sie die Schutzbehauptung hinzu: „Die Patienten kamen ja von überall her, zum Teil sogar aus Berlin“.[227] Dass diese neu-

[219]Vgl. Leonhardt-Braun Katharina S. 118.
[220]Vgl. Kaminer Psychiatrie S. 236.
[221]Vgl. Klee Meldebogen S. 230.
[222]Vgl. Meusch, Matthias, Die strafrechtliche Verfolgung der Hadamarer Euthanasie-Morde, in George, Uta / Vanja, Christina / Sandner, Peter (Hrsg.): Hadamar, Band 12, Historische Schriftenreihe des Landeswohlfahrtsverbandes Hessen, Quellen und Studien, Marburg: Jonas Verlag, 2006, S. 311f.
[223]Leonhardt-Braun Katharina S. 118.
[224]Vgl. Kaminer Psychiatrie S. 200.
[225]Vgl. ebd., S. 337ff.
[226]Leonhardt-Braun Katharina S. 118.
[227]Ebd.

en PatientInnen jedoch zusammen mit den im Philippshospital angestammten Kranken weiterverlegt wurden, berichtet sie nur wenige Sätze zuvor.[228]

Ebenso hält Trosse fest, dass mehrere Zeugenaussagen belegen, dass „das Schicksal der Verlegten in Goddelau, aber auch in anderen Anstalten bekannt war".[229] Dr. Scriba selbst habe laut einer Zeugenaussage „schon während des Krieges den Pflegekräften den Todesweg der ‚Verlegten' erzählt."[230] Dies wird, so Trosse, zudem durch die Zeugenaussage eines katholischen Geistlichen bestätigt, der zu Protokoll gab „dass man damals allgemein um das Endschicksal der sogenannten ‚Verlegten' gewusst hat."[231]

Katharina H. unterscheidet zwischen den im Hospital tätigen Rotkreuzschwestern und den freien Schwestern, zu denen sie sich zählt.[232] Viele der älteren Rotkreuzschwestern sowie auch einige freie Schwestern seien, im Gegensatz zu ihr, Parteimitglied der NSDAP gewesen.[233] Katharina H. selbst war Mitglied im NSV, DAF, Reichskolonialbund und dem Reichsluftschutzbund.[234] Dass sie keine jüdischen KollegInnen hatte, erklärt sich aus der Tatsache, dass bereits 1933 mit dem Gesetz zur Wiederherstellung des Berufsbeamtentums sämtliche unliebsamen Beschäftigten entfernt worden waren und allerspätestens seit dem 20. September 1943 „bei jeder Neueinstellung der ‚Nachweis der deutschblütigen Abstammung' erbracht werden" musste.[235] Die jüdische Krankenschwester Elise Löwenberg hatte 1933 aufgrund ihrer Abstammung die Kündigung beantragt.[236]

Über die Kriegsjahre allgemein resümiert H., dass die Menschen um alles kämpfen mussten, und sie es auf dem Lande noch wesentlich besser gehabt hätten.[237] Doch selbst im Bürgermeisteramt der Stadt schien die Situation angespannt gewesen zu sein: Auf die Bitte der Pflegerin nach „schönen neuen Schuhen", wie „die neue Schwester" sie hätte, soll ihr der Bürgermeister entgegengeschrien haben, dass er sie „dahin bringen würde, wo sie hingehöre".[238] Dieses angeführte Beispiel zeigt, dass sich Frau H. im Vergleich zu der restlichen Bevölkerung in einer recht privilegierten Lage befand. Im Juni 1941 wurde Katharina H. Mutter, ihr Kind gab sie nach Goddelau zu ihrer verheirateten Schwester in Pflege.[239] Die Bitte des Bruders von Frau H. an den Direktor im Jahr 1943, seine Schwester Katharina ganz oder für „halbetage freizustellen", da eine seiner anderen

[228]Vgl. ebd.
[229]Trosse Planvoll S. 274.
[230]Ebd.
[231]Ebd. Zitiert nach: Trosse Planvoll.
[232]Vgl. Leonhardt-Braun Katharina S. 118.
[233]Vgl. ebd.
[234]Vgl. LWV-Archiv, Bestand 18, P 738.
[235]Kaminer Psychiatrie S. 25.
[236]Vgl. ebd., S. 24f.
[237]Vgl. Leonhardt-Braun Katharina S. 118.
[238]Vgl. ebd.
[239]Vgl. LWV-Archiv, Bestand 18, P 738.

Schwestern Hilfe bei der Versorgung der Landwirtschaft sowie der Kinder brauche, wurde mit dem Hinweis auf den bestehenden Personalmangel abgelehnt.[240]

Die schwere Arbeit der Pflegerin H. im Philippshospital führte bei zunehmendem Alter zu einem Leistungsabfall, obwohl die Arbeit nach eigener Aussage nach dem Krieg „wieder etwas leichter wurde".[241] Wie alle anderen Pflegerinnen war auch sie vor Gewalt der Kranken nicht gänzlich geschützt: So wurde ihr im Dienst im Mai 1948 ein Stiftzahn durch eine Patientin herausgeschlagen.[242] Im Jahr 1972 sollte die zu diesem Zeitpunkt seit 33 Jahren im Dienst tätige Pflegerin einer Rückgruppierung in ihren Bezügen aufgrund der Leistungsminderung unterworfen werden. Der Personalrat lehnte dies in einer Stellungnahme mit Rücksicht auf die langjährige Dienstzeit der mittlerweile zur Abteilungspflegerin Beförderten sowie auf ihr fortgeschrittenes Alter und gute Führung ab. Katharina H. trat am 30. November 1976 aus dem Dienst der Anstalt aus. Sie erhielt monatlich 893,60 DM Rente.[243]

Der Fall der Abteilungspflegerin Katharina H. zeigt, dass die Pflegerinnen in den hessischen psychiatrischen Anstalten von der Weiterverlegung der PatientInnen in die Tötungsanstalt Hadamar wussten. Die Verhältnisse vor Ort waren darüber hinaus allgemein bekannt. Das Beispiel der Katharina H. zeigt ferner, dass sich die Pflegerinnen für die Pfleglinge, die zu ihnen aus anderen Anstalten verlegt worden waren, weniger verantwortlich fühlten. Es verband sie mit diesen Menschen keine längere Beziehung und es bestand keine Verbundenheit aufgrund von regionaler sozialer Vernetzung. Aufgrund der „Massenabfertigung" war ein Gefühl der Verbundenheit mit den Kranken nicht möglich, was sich als eine Art Selbstschutz für das eigene schlechte Gewissen als nützlich erwies.

7.5. Die Oberpflegerinnen

7.5.1. Die Oberpflegerin Frieda M. in der Landesheilanstalt Eichberg (1927–1934 & 1941–1942)[244]

Die Oberpflegerin Frieda M. wurde am 22. April 1890 in Schmalkalden Thüringen geboren. Ihre Eltern, Johannes Friedrich M. und Anna Maria Klara Karolina, geborene B., starben sehr früh. Johannes Friedrich, der wie sein Vater zuvor Schreiner war, starb an einem Leberleiden und die Mutter an einer Lungenentzündung. Die Familie war evangelischer Konfession und Frieda M. zog nach dem Tod ihrer Eltern 1901 nach Frankfurt am Main zu ihrem Onkel, dem Gymnasialprofessor Dr. V. Sie hatte eine Schwester.[245]

[240] Vgl. ebd.
[241] Leonhardt-Braun Katharina S. 118.
[242] Vgl. LWV-Archiv, Bestand18, P 738.
[243] Vgl. ebd.
[244] Die angegebenen Dienstzeiten beziehen sich auf die Landesheilanstalt Eichberg.
[245] Vgl. LWV-Archiv, Bestand 100, P 1460, Bd. 1.

Von 1901 bis 1906 besuchte Frieda M. die höhere Töchterschule in Frankfurt und danach für ein Jahr die Haushaltungsschule in Kassel. Während ihrer schulischen Ausbildung erwarb die spätere Oberpflegerin die Mittlere Reife.

Anschließend ließ sie sich im Jahr 1910 in Dr. Christs Kinderhospital (v. Neufvilli Stiftung) zur Kinder- und Säuglingspflegerin ausbilden. Ein Arbeitszeugnis des Frankfurter Hospitals bescheinigt Frieda M. viel Geschick und Liebe in ihrer Arbeit. Da in dieser Zeit ihr Wunsch reifte, sich als Krankenpflegerin ausbilden zu lassen, empfahl sie die dortige Oberin in ein Wiesbadener Krankenhaus, das sie sehr gut kannte. Im Jahr 1910 trat M. dort als Lernschwester ein und machte im September 1912 ihr Staatsexamen. Frieda M. arbeitete in Wiesbaden auf allen Stationen und konnte sich so nach eigener Aussage gut mit der inneren, äußeren sowie der Infektionspflege vertraut machen. Da ihre Tante jedoch schwer erkrankte, ging sie im Jahr 1914 zurück nach Frankfurt, um sie zu pflegen.

Vom Sommer 1914 bis März 1917 war die Pflegerin im Clementinen-Institut für Krankenpflege in Frankfurt tätig, meist in der Privatpflege und teils im Lazarett. Ihr Arbeitszeugnis beschreibt die junge Frau als „allseits beliebt", „tüchtig" und als eine „angenehme Hausgenossin".[246] Frieda M.s weiterer Lebensweg führte sie im März 1917 ins Flüchtlingslager zu Gmünd, wo sie als Fürsorgeschwester zur vollen Zufriedenheit ihres Arbeitgebers tätig war. Diese Stelle wurde ihr von der Generaloberin Agnes Karll zugewiesen. Sie verließ die Stelle nach Ablauf ihres Arbeitsvertrags mit der K. K. Barackenverwaltung Ende Oktober 1917.[247]

Ende 1917 bis März 1922 war die Pflegerin Frieda M. Mitglied im Institut der freiwilligen Krankenpflege e. V. in Frankfurt. Ihr Arbeitsfeld umfasste dort die Privatpflege in Familien und Sanatorien sowie den Stationsdienst im städtischen Krankenhaus. In ihrer Beurteilung befanden ihre Arbeitgeber sie aufgrund ihrer gründlichen Kenntnisse und großen Ausdauer als bei den Ärzten und Kranken sehr geschätzt und angefordert. Frieda M. verließ diese Stelle auf eigenen Wunsch und ging in die Kieler Psychiatrie- und Nervenklinik, wo sie im März 1923 ihr Spezialexamen zur „Irrenpflege" mit „sehr gut" bestand. In ihrer Arbeit auf der Privatstation erwies sich die Pflegerin als umsichtige und gewissenhafte Abteilungspflegerin, sie war zuverlässig und verstand es gut, sich in die Kranken einzufühlen.[248]

Im Herbst desselben Jahres folgte Frieda M. ihrer Tante in die USA nach New York, wo sie in zwei Krankenhäusern die amerikanische Krankenpflege kennenlernte.[249] Die amerikanische Krankenpflege befand sich zu dieser Zeit im Umbruch: Sie wurde reformiert, vereinheitlicht und die Ausbildung verbessert.[250] Nach ihrer Rückkehr im November 1925

[246] Ebd.
[247] Vgl. LWV-Archiv, Bestand 100, P 1460, Bd. 1.
[248] Vgl. ebd.
[249] Vgl. ebd.
[250] Vgl. Reverby, Susan M., Ordered to care: The dilemma of American nursing, 1850–1945, transferred

lebte sie bei der Familie ihres jüdischen Schwagers, dem Landes-Amtsgerichtsrat Dr. M. in Frankfurt am Main. Anfang Februar 1927 wurde sie als Hilfsoberpflegerin in der Landesheilanstalt Eichberg eingestellt. Sie erhielt neben freier Station zweiter Klasse 217,20 Reichsmark monatlich. Ihr Arbeitsbereich war der große Frauenbau, wo ihr 24 Pflegerinnen und drei Stationspflegerinnen unterstanden.[251]

Infolge einer Dienstverhandlung im April 1928 erhielt sie einen Angestelltenvertrag und im darauffolgenden Jahr wurde ihre offizielle Dienstbezeichnung zu „Oberpflegerin“ umgewandelt.[252] Im April 1934 unterzog sich die Oberpflegerin Frieda M. einer Blinddarmoperation, auf Wunsch und nach Bereitschaft zur Übernahme der Mehrkosten im Diakonissenkrankenhaus in Frankfurt anstatt im Krankenhaus in Wiesbaden. Ende desselben Jahres wurde sie an die Landesheilanstalt Herborn beordert, nachdem die dortige Oberpflegerin in den Ruhestand versetzt worden war. Die Reise- und Umzugskosten wurden ihr erstattet und sie begann ihren Dienst in Herborn am 2. Januar 1935.[253]

In Frieda M.s Schreiben vom 20. Februar 1935 aufgrund 14 Reichsmark Abzug von ihrem Wohngeld in der Landesheilanstalt Herborn werden die Wohnverhältnisse der Oberpflegerin in den Anstalten deutlich: In der Landesheilanstalt Eichberg bewohnte sie zwei gut ausgestattete Zimmer, von denen nur eines beheizt wurde. Für ihren Stromverbrauch zahlte sie dort, im Gegensatz zu der Anstalt in Herborn, lediglich eine Pauschale. In ihrem Schreiben führt Frieda M. an, dass sie in Herborn eine Stelle innehabe, die sich vorher zwei Oberpflegerinnen (eine Hilfs- und eine Oberpflegerin) teilten.[254]

Als im August 1941 im Zuge der erweiterten Kinderlandverschickung eine Teilumstellung der Landesheilanstalt Herborn erfolgte, wurde die Oberpflegerin zurück an die Landesheilanstalt Eichberg versetzt. Mit ihr zusammen wurden auch der spätere stellvertretende Oberpfleger Karl Willig (1894–1946) und der spätere Direktor der Landesheilanstalt Hadamar William Altvater (1880–1961) versetzt.[255] Altvater, der seit 1909 beim Bezirksverband Nassau tätig war, war seit 1934 erster Vertreter des Direktors der Landesheilanstalt Herborn und ab Dezember 1941 im Ruhestand. Nach dem Krieg wurde er bis zu seiner erneuten Pensionierung im Oktober 1948 als Direktor der Landesheilanstalt Hadamar eingesetzt.[256]

„Altvater war kein Mitglied der NSDAP gewesen und 1941 während der „T4“-Verlegungen als Oberarzt und stellvertretender Direktor der Anstalt Herborn in einen ‚gesundheits-

to digital printing Auflage, Cambridge history of medicine, Cambridge: Cambridge University Press, 2004, S. 159.

251 Vgl. LWV-Archiv, Bestand 100, P 1460, Bd. 1.

252 Vgl. ebd.

253 Vgl. ebd.

254 Vgl. ebd.

255 Siehe: 10.1. Die Hadamar-Prozesse. Zu Karl Willig Siehe: https://www.t4-denkmal.de/Karl-Willig (Zugriff: 26.06.2019)

256 Vgl. Sandner Verwaltung S. 725.

bedingten Vorruhestand gegangen'."[257] Der Mediziner galt als erfahren und vor allem als „unbelastet". Franz-Werner Kersting charakterisiert diese Berufung „unter den Bedingungen von Besatzung, Entnazifizierung und Personalmangel nicht nur in Hessen [...] als typisches Rekrutierungsmuster für neues Führungspersonal der ‚Stunde Null'."[258]

Zurück in der Landesheilanstalt Eichberg war die Oberpflegerin Frieda M. dort nicht in der Pflege, sondern als Pförtnerin und Telefonistin tätig.[259] Im Jahr 1943 wurde die Oberpflegerin an das Kindererholungsheim Schloss Dehrn versetzt.[260] Als das Schloss Dehrn im Jahr 1944 durch die Wehrmacht beschlagnahmt wurde, wurde Frieda M. an die Landeskinderheilstätte Mammolshöhe versetzt.[261] Mit ihrer Beschäftigung in der Kinderheilanstalt war Frieda M. äußerst unzufrieden. Im November 1944 schrieb sie daher eine Beschwerde an den Landrat. Die Oberpflegerin müsse, so ihre Klage, die gleiche Arbeit wie eine Russin verrichten, obwohl sie seit 18 Jahren Oberschwester im Bezirksverband sei. Durch ihr im Beruf zugezogenes Rheuma und ihre Arthritis sei sie zudem nicht mehr dazu in der Lage gewesen, vier Wochen hintereinander Nachtwache zu halten. Anfang Dezember 1944 äußerte sich der Chefarzt der Heilstätte zu den Vorwürfen von Frieda M.: Die Oberpflegerin sei den Mindestanforderungen im Dienst in der Kinderheilstätte nicht gewachsen und sei selbst mit der längeren Pflege von lediglich vier an Masern erkrankten Kindern überfordert gewesen. Frieda M. sei als Stationsschwester „hier nicht zu gebrauchen":[262]

> „Es mag sein, daß die jahrelange Gewöhnung an sehr viel mithelfende Kranke daran schuld ist, daß sie jetzt nicht in der Lage ist, alle Arbeiten selbst zu leisten. Es wird deshalb gebeten, Schwester Frieda anderweitig zu verwenden und einen geeigneten Ersatz zuzuweisen."[263]

Im Juli 1945 beschwerte sich die Pflegerin erneut schriftlich beim Landeshauptmann, denn sie sei ausschließlich mit Putzarbeiten beschäftigt.

> „Da ich nie der Partei angehörte, mich auch nicht dazu entschließen konnte, aus der Kirche auszutreten, hatte ich von jeher viele Schwierigkeiten, zumal

[257] Kersting, Franz-Werner, Die Landesheilanstalt Hadamar in den ersten Nachkriegsjahren, in Hadamar, in George, Uta / Vanja, Christina / Sandner, Peter (Hrsg.): Hadamar, Band 12, Historische Schriftenreihe des Landeswohlfahrtsverbandes Hessen: Quellen und Studien, Marburg: Jonas Verlag, 2006, S. 331.

[258] Ebd.

[259] Vgl. LWV-Archiv, Bestand 100, P 1460, Bd. 1.

[260] Schloss Dehrn wurde 1925 vom Bezirkskommunalverband Wiesbaden gekauft und im Jahr 1933 in ein Kinderkurheim des NSV umgewandelt. Ab 1944 bis Kriegsende wurde es von der Luftwaffe besetzt und nach dem Krieg von den Amerikanern besetzt. Vgl. Götting, Franz, 80 Jahre Kommunalverband des Regierungsbezirks Wiesbaden, Wiesbaden: Landeshauptmann, 1948, S. 45f.

[261] Das Gebäude Lungensanatorium Mammolshöhe wurde im Jahr 1926 durch den Bezirksverband Wiesbaden in der Gemeinde Mammolshain im Taunus gekauft und 1926/1927 in eine Klinik für tuberkulosekranke Kinder umgewandelt. Vgl. ebd., S. 32.

[262] LWV-Archiv, Bestand 100, P 1460, Bd. 1.

[263] Ebd.

> auch bekannt war, daß meine einzige Schwester mit einem jüdischen Amts- u. Landgerichtsrat, christlicher Konfession, verheiratet war.
> Ich fühle mich in keiner Weise von meiner derzeitigen Arbeit befriedigt und bitte sehr, mir wieder einen selbstständigen Posten übertragen zu wollen, wie es meiner vielseitigen Ausbildung und meiner 20-jährigen Tätigkeit als Oberschwester entspricht.“[264]

Nur einen Monat darauf verschärfte sie ihren Ton in einem Schreiben an den Oberpräsidenten des Bezirksverbandes Nassau, der Anstalt gegenüber:

> „Da ich auf mein Schreiben vom 4. Juli 45 an Herrn Landeshauptmann Urban, dessen Abschrift ich in der Anlage beilege, auch heute noch ohne Antwort bin, darf ich mich vielleicht an Sie wenden, damit ich endlich zu meinem Recht komme.
> Ich bin nun bereits seit einem Jahr, entgegen allen Versprechungen des Bezirks-Verbandes, in untergeordneter Stellung hier tätig, während andere Schwestern, noch dazu solche, die immer der Partei angehörten und immer überzeugte Nazis waren, leitende Posten hier innehaben, obgleich sie z. T. nie ein Staatsexamen gemacht haben. Wie mir gesagt wurde, sollen sie ihre Stellungen auch behalten, da der hiesige Betrieb bereits bereinigt sei.
> Von einer Bereinigung hier kann aber gar keine Rede sein, denn die leitenden Posten sind noch immer von früheren Parteiangehörigen besetzt, die den Nicht-Parteimitgliedern das Leben schwer machen, da sie auch heute noch von ihren nazistischen Ideen durchdrungen sind.
> Da es immer wieder heißt, daß keine Nazis mehr in staatlichen Betrieben tätig sein dürfen, darf ich vielleicht bitten [,] die Bereinigung des hiesigen Betriebes überprüfen zu wollen.“[265]

In der Tat kam es zu Differenzen zwischen der Pflegerin Frieda M. und ihren Vorgesetzten: So meldete sie sich im September 1945 krank, schien jedoch der Aussage der vorgesetzten Ärztin nach nicht äußerlich krank und ging weiterhin ihren Hobbys nach, reiste sogar nach Frankfurt und Wiesbaden. Die Ärztin beschrieb Frieda M.s Verhalten als herausfordernd und verlangte eine amtsärztliche Untersuchung der Pflegerin. Im Monat darauf bat die Oberpflegerin erneut schriftlich um ihre Versetzung, da sie mit Putzarbeiten beschäftigt sei, die sie nicht einmal als Lernschwester beim Roten Kreuz hätte verrichten müssen. Da sie nie ein „Nazi“ gewesen sei, bitte sie um eine geeignete Stelle.[266] Man versetzte sie daraufhin nach Hadamar.

[264]Ebd.
[265]Ebd.
[266]Vgl. ebd.

Im November 1945 äußerte sich der damalige Direktor der Landesheilanstalt Dr. Altvater zu der Versetzung der Frieda M. in seine Anstalt: Die Versetzung der Oberpflegerin nach Hadamar sei „zweifelhaft". Altvater kannte Frieda M. noch aus der gemeinsamen Dienstzeit in der Landesheilanstalt Herborn, dort habe es häufiger Differenzen zwischen ihr und dem Personal, den Ärzten und der Verwaltung gegeben, sodass ihre Versetzung auf den Eichberg dort als eine Erleichterung empfunden worden sei. Man habe angenommen, dass die Ursachen dieser Differenzen in einer früher überstandenen Erkrankung an „Gehirngrippe" läge.[267] Die jetzige stellvertretende Oberpflegerin und eine andere Pflegerin kämen beide auch aus Mammolshöhe und seien zuvor viele Jahre in Hadamar beschäftigt gewesen.[268]

Aufgrund der Ablehnung von Direktor Altvater wurde die Oberpflegerin Frieda M. stattdessen im Sommer 1946 nach Weilmünster versetzt. Dort angekommen erfuhr sie, dass die dortige Stelle der Oberpflegerin bereits besetzt war und man ihr deshalb nur eine Stelle als gewöhnliche Pflegerin anbieten könne. Dieses Angebot empfand Frieda M. jedoch als eine Degradierung und lehnte daher ab. Man schickte sie daraufhin zurück nach Herborn, doch auch dort wusste man nichts von ihrer Versetzung als Oberpflegerin. Schließlich sollte Frieda M. im Tuberkulosekrankenhaus in Hofheim eine Oberpflegerinnenstelle antreten, die dortige Oberpflegerin zog aber ihre Kündigung zurück, sodass man sie zurück in die Landesheilanstalt Weilmünster schickte. Dort war die Situation allerdings unverändert. Oberpflegerin Frieda M. war zu diesem Zeitpunkt nach eigener Aussage die älteste Oberpflegerin im Bezirksverband, die immer ihre Pflicht getan habe.[269]

Auf ihrem Schreiben ist mit Bleistift eine Notiz vermerkt:

> „Mitglied im NSF 1933–1942" Oberschw. M. darf nach ges.v. 5/3 46 nur noch mit ‚gewöhnlicher Arbeit' beschäftigt werden."[270]

Da Frieda M. neben dem NSV, der DAF, RLB und Reichskolonialbund auch der NS-Frauenschaft angehört hatte, war ihr Einsatz als Oberpflegerin schwierig. Es wurde im Juli 1946 ein Machtwort durch den Landeshauptmann gesprochen und angewiesen, dass sie ihren Dienst in der Landesheilanstalt Hadamar wieder aufnehmen sollte und darauf verwiesen, dass sie nur mit „gewöhnlicher Arbeit" unter Beibehaltung ihrer Dienstbezeichnung als „Oberpflegerin" einzusetzen sei.[271]

Es entbrannte eine erregte Diskussion über den Einsatz von Frieda M., denn keiner der Direktoren wollte sie in seiner Anstalt als Oberpflegerin wissen. Der Direktor der

[267] „Gehirn- oder Kopfgrippe" war der umgangssprachliche Begriff für Enzephalitis.
[268] Vgl. ebd.
[269] Vgl. ebd.
[270] Ebd.
[271] Vgl. ebd.

Landesheilanstalt in Weilmüster schrieb an den Landeshauptmann ebenfalls mit der Bitte, Frieda M. unter keinen Umständen in Weilmüster als Oberpflegerin einzusetzen. Der Hadamarer Direktor Altvater verwies auf denselben Artikel des Gesetzes vom 5. März 1946, nachdem Schwester Frieda M. nicht in demselben Betrieb mit nur „gewöhnlicher Arbeit“ beschäftigt werden dürfe, indem sie zuvor als Oberschwester tätig gewesen war. Da er sich nicht der Gesetzesübertretung schuldig machen wolle, müsse Frieda M. wohl in Hadamar untätig bleiben und, weil ihre Versetzung nicht von der Anstalt selbst angewiesen worden war, müsse Hadamar, so Altvater, auch nicht für ihr Gehalt aufkommen, sondern eine der anderen Anstalten.[272]

Aufgrund einer offiziellen Genehmigung des US-Militärs durfte Frieda M. bis zum endgültigen Bescheid ihres Spruchkammerverfahrens weiterbeschäftigt werden. Es kam deshalb zu einer persönlichen Besprechung des Betriebsrates wegen „besonderer Personeller Angelegenheiten bei der Landesheilanstalt Hadamar“, an der der Landeshauptmann sowie der Direktor teilnahmen. Es wurde in dieser Besprechung beschlossen, Frieda M. dringend zu empfehlen, ihre Pensionierung zu beantragen.[273]

Die Gründe für diese Empfehlung wurden der Pflegerin allerdings selbst auf Nachfrage nicht kommuniziert, sodass diese die Einsicht in ihre Personalakte verlangte. Entsetzt über die Aussagen ihrer früheren Vorgesetzten in Mammolshöhe und über die von Altvater gemachte Aussage über eine angebliche „Kopfgrippe“, verlangte sie 1947 eine Richtigstellung und Bereinigung ihrer Personalakte in einem Schreiben an den Landeshauptmann. Sie schilderte darin chaotische Zustände in der Anstalt und sprach von Intrigen gegen sie, unter denen sie zu leiden hätte:

> „Es wäre sehr zu begrüßen, wenn hier ein Zustand geschaffen würde, in dem jeder mit Lust und Zufriedenheit arbeiten könnte.“[274]

Als Reaktion auf ihre Beschwerde ordnete man vonseiten des Arbeitgebers Frieda M.s amtsärztliche Untersuchung auf Überprüfung ihrer Dienstfähigkeit an. Das Ergebnis dieser Untersuchung jedoch stufte die Oberpflegerin noch als dienstfähig ein, sodass man sie nicht vorzeitig in den Ruhestand versetzen konnte. Die Spruchkammer Limburg/Lahn ordnete Frieda M. im Dezember 1946 in die Gruppe der Mitläufer ein. Die Beurteilung ihrer Persönlichkeit sei verschieden: Während MitarbeiterInnen aus der Landesheilanstalt Hadamar berichteten, dass sie lange Zeit nur mit dem Hitlergruß grüßte und zudem im Dienst unzuverlässig sei, beschrieben MitarbeiterInnen aus der Landesheilanstalt Eichberg sie als fleißig. Bekannte von Frieda M. fungierten als Entlastungszeugen, indem sie angaben, die Oberpflegerin habe stets mit ihrem jüdischen Schwager verkehrt. Über ihre

[272] Vgl. ebd.
[273] Vgl. ebd.
[274] Ebd.

Mitgliedschaft bei der NS-Frauenschaft sagte sie selbst aus, dass sie lediglich zahlendes Mitglied gewesen sei und keinerlei Ämter bekleidet hatte.[275]

So blieb Frieda M. bis November 1950 im Dienst der Anstalt Hadamar, bis sie aufgrund gesundheitlicher Beschwerden mit 60 Jahren nach 24 angerechneten Dienstjahren um eine vorzeitige Versetzung in den Ruhestand bat. Sie erhielt 199,71 DM Ruhegehalt monatlich (Netto), da ihr 24 Dienstjahre angerechnet wurden. Im März 1951 bat die ehemalige Oberpflegerin deshalb um eine abermalige, wohlwollende Überprüfung der Berechnung ihres Ruhegehaltes, da sechs Dienstjahre nicht mit angerechnet worden seien und sie mit 210,20 DM Ruhegehalt gerechnet habe. Drei Monate später wurde das Ruhegehalt schließlich auf 231,21 DM monatlich erhöht. Am 8. Juli 1972 verstarb sie ledig im Alter von 82 Jahren in Frankfurt am Main.[276]

Der Fall der Oberpflegerin Frieda M. verdeutlicht, dass gute Beziehungen und Netzwerke für die Arbeit der Pflegerinnen in den Landesheilanstalten von großer Bedeutung waren. Hatte sich eine Pflegerin einmal bei ihren KollegInnen oder Vorgesetzten unbeliebt gemacht, konnte sie ihr schlechter Ruf noch lange Zeit verfolgen. Darüber hinaus wird die mangelhafte Entnazifizierung des Bezirksverbandes nach dem Krieg deutlich sowie die Verzweiflung angesichts dieser Aufgabe, denn der Vorwurf der NS-Gesinnung wurde von allen Seiten genutzt. Er war zudem ein leichtes Mittel, um Personen zu diskreditieren.

7.5.2. Oberpflegerin Barbara G. in der Landesheil- und Pflegeanstalt Philippshospital (1921–1945)

Oberpflegerin Barbara G. wurde am 10. Oktober 1885 in Hahn bei Pfungstadt geboren.[277] Ihr Vater Adam G. war Landarbeiter. Sie war evangelischer Konfession und besuchte von 1892 bis 1900 die Volksschule in Hahn.[278]

Ihre Karriere als Pflegerin begann 1906 als „Wärterin“ im Philippshospital, wo sie bis 1912 blieb.[279] Anschließend ging sie ins Alicehospital in Darmstadt, wo sie im April 1914 ihr Staatsexamen in der allgemeinen Krankenpflege mit der Note „sehr gut“ ablegte.[280] Im Jahr 1921 kam die Pflegerin ins Philippshospital und wurde am 1. April zur Oberpflegerin ernannt.[281] Sie erhielt dort zuletzt nach eigenen Angaben 2 800 Reichsmark Gehalt jährlich.[282] In ihrer Personalakte wird ihr Gehalt jedoch mit 3 026,40 Reichsmark beziffert.[283] Im Jahr 1939 verdiente sie 225,49 RM bzw. 209,75 Reichsmark monatlich,

[275] Vgl. ebd.
[276] Vgl. ebd.
[277] Vgl. LWV-Archiv, Bestand 100, P 304.
[278] Vgl. LWV-Archiv, Bestand 18, unverzeichnet, Karton Schwestern, Akte Barbara G.
[279] Vgl. ebd.
[280] Vgl. LWV-Archiv, Bestand 100, P 304.
[281] Vgl. ebd.; LWV-Archiv, Bestand 18, P 44.
[282] Vgl. LWV-Archiv, Bestand 100, P 304.
[283] Vgl. LWV-Archiv, Bestand 18, unverzeichnet, Karton Schwestern, Akte Barbara G.

es finden sich unterschiedliche Angaben hierzu in ihrer Personalakte.[284] Oberpflegerin G. war im Lazarett im Philippshospital tätig und erhielt das Militär-Sanitätskreuz und die Rote-Kreuz-Medaille dritter Klasse.[285]

Barbara G. wählte im November 1932 und im März 1933 nach eigenen Angaben im Entnazifizierungsfragebogen die NSDAP.[286] Im selben Jahr trat sie am 1. Mai der Partei bei. Während der Betriebsausschuss des Philippshospitals sie 1947 als überzeugte Anhängerin der NSDAP bezeichnete, gab sie selbst im Entnazifizierungsprozess an, nicht aus eigenem Willen, sondern nur auf Drängen eines Assistenzarztes der Partei beigetreten zu sein. Sie gehörte darüber hinaus ab 1. Februar 1933 der NSV, ab 1. Januar 1936 dem VDA und ab 1. Juni 1913 dem Deutschen Roten Kreuz an. Am 1. Januar 1934 trat sie dem Reichsbund der deutschen Beamten bei.[287] Allen genannten Organisationen gehörte Barabara G. bis zu deren Auflösung an. Eigener Aussage nach hat sich Barbara G. nie selbst politisch betätigt, sondern „nur ihre Aufgabe in der Krankenpflege gesehen."[288]

Der Pflegerin G. wurde nach dem Krieg vorgeworfen, an der Erstellung von Entlassungslisten im Philippshospital nach dem Machtantritt der Nationalsozialisten beteiligt gewesen zu sein.[289] Selbst in ihrem 1946 ausgestellten Dienstzeugnis wird dieser Punkt aufgeführt.[290] Sie selbst bestritt diese Vorwürfe mit der Aussage, sich nicht um „Männerangelegenheiten" gekümmert zu haben.[291]

In der Tat stand sie auf der Liste der „vor der Machtübernahme nationalsozialistisch eingestellten" Schwestern an erster Stelle.[292] Insgesamt wurden auf dieser Liste 41 Pflegerinnen, inkl. zweier Oberpflegerinnen, aufgezählt und an die NSV zurückgemeldet.[293] Hinzu kommt eine weitere Liste mit 16 Pflegerinnen, erneut inkl. zweier Oberpflegerinnen, die „sonst in jeder Beziehung einwandfrei sind". Diese Listen bezogen sich auf Pflegerinnen des Roten Kreuzes und bezeugen, so Isidor Kaminer, dass es auch dort eine „beträchtliche Anzahl von NSDAP-Anhängerinnen" gab.[294] Der Historiker vermutet, dass jene Listen zwecks Aufbau eines „Systems der Bespitzlung" innerhalb der Anstalt angefertigt wurden.[295]

Im Philippshospital waren Denunziationen durch Kollegen während der NS-Zeit nicht

[284] Vgl. ebd.
[285] Vgl. ebd.
[286] Vgl. LWV-Archiv, Bestand 100, P 304.
[287] Vgl. ebd.
[288] Ebd.
[289] Vgl. ebd.
[290] Vgl. LWV-Archiv, Bestand 18, unverzeichnet, Karton Schwestern, Akte Barbara G.
[291] Vgl. LWV-Archiv, Bestand 100, P 304.
[292] Vgl. Kaminer Psychiatrie S. 377. Es handelt sich um eine unverzeichnete Sammelakte aus dem Verwaltungsgebäude mit dem Titel: „Durchführung des Gesetztes zur Wiederherstellung des Berufsbeamtentums vom 7. April 1933". Darin befindet sich ein Umschlag mit der namentlichen Liste.
[293] Vgl. ebd.
[294] Vgl. Kaminer Psychiatrie S. 30.
[295] Vgl. ebd., S. 28.

unüblich, so kam es zu „verhörartigen Befragungen“ durch den Direktor.[296] Der Direktor Dr. Amrhein erstellte auch die erwähnte Entlassungsliste, auf der sich zum großen Teil Angehörige des Pflegepersonals befinden.[297] Kaminer vermutet, wie bereits erwähnt, dass im Philippshospital ein „System der Bespitzlung“ aufgebaut worden ist, um „die Bedrohung auch als eine ständige Gefahr wirksam sein zu lassen.“[298] Barbara G. hat demnach mit großer Wahrscheinlichkeit systemwidriges Verhalten gemeldet und somit aktiv das NS-Regime unterstützt. Neben den anderen „braunen Schwestern“, zu denen ebenso Rotkreuzschwestern im Philippshospital gehörten, war es die Oberpflegerin Barbara G., vor der die Pflegerinnen sich mit Kritik oder kleineren Widerstandsaktionen, wie sie die Pflegerin Katharina H. berichtete, in Acht nehmen mussten.

Auf der Konferenz von Jalta im Februar 1945 wurde die Ausrottung des Nationalsozialismus durch die alliierten Siegermächte erklärt.[299] Neben der Aufhebung der nationalsozialistischen Gesetze wurden die NS-Organisationen aufgelöst. Kriegsverbrechen wurden strafrechtlich verfolgt und es wurde versucht, den Staat politisch von den Nationalsozialisten zu „säubern“, um eine neue Führungsschicht zu etablieren. Dies sollte durch die sogenannte Entnazifizierung erfolgen.[300] In der amerikanischen Besatzungszone sollte der öffentliche Dienst mithilfe eines Fragebogens erfasst und anschließend „gesäubert“ werden. In diesem Entnazifizierungsbogen sollte mithilfe von 131 Einzelfragen ein genauerer Einblick in den jeweiligen Lebenslauf und die politische Vergangenheit ermöglicht werden.[301] „Ergaben sich bei der rein schematischen Auswertung des Fragebogens Anhaltspunkte, daß die betreffende Person mehr als nur ‚nomineller Parteigenosse‘ gewesen sein könnte, so bestimmte die Direktive die Entlassung, und zwar ohne Rücksicht auf personellen Ersatz und ohne Berücksichtigung etwaiger Rechtsansprüche wie Kündigungsfrist, Ablösung oder Ruhegehalt.“[302]

Zu der Gruppe der Entlassungspflichtigen gehörten unter anderem alle NSDAP-Mitglieder, die vor dem 1. Mai 1937 der Partei beigetreten waren.[303] Clemens Vollnhals nach galten bis Ende März 1946 24 Prozent aller Beschäftigten des öffentlichen Dienstes als „entlassungspflichtig“ und bei weiteren acht Prozent wurde die Entlassung empfohlen.[304] In Hessen wurden bis zum 1. Mai 1946 57 Prozent der Beamten entlassen und von 29.003 Angestellten und 16.747 Arbeitern im öffentlichen Dienst 34 bzw. 15 Prozent.[305] Am 5. März

[296]Ebd., S.26.
[297]Vgl. ebd.
[298]Ebd., S.28.
[299]Vgl. Vollnhals, Clemens / Schlemmer, Thomas, Entnazifizierung: Politische Säuberung und Rehabilitierung in den vier Besatzungszonen 1945–1949, Band 2962, dtv Dokumente, Dtv. Orig.-ausg. Auflage, München: Dt. Taschenbuch-Verlag, 1991, S. 7.
[300]Vgl. ebd.
[301]Vgl. ebd., S. 10.
[302]Ebd., S. 10f.
[303]Vgl. ebd., S. 11.
[304]Ebd., S. 13.
[305]Vgl. ebd., S. 14.

1946 ging dann mit dem Gesetz zur Befreiung von Nationalsozialismus und Militarismus in der amerikanischen Besatzungszone die Durchführung der Entnazifizierung in deutsche Hand über.[306] Ein Spruchkammerverfahren wurde durch das Gesetz etabliert, nach dem alle Deutschen über 18 Jahre einen Fragebogen ausfüllen mussten.[307] Es wurde dann in folgende Gruppen eingeteilt: Hauptschuldige (I), Belastete (II: NS- Aktivisten, Militaristen, Nutznießer) und Minderbelastete (III), Mitläufer (IV) und Entlastete (V).[308] Im Fokus der Beurteilung sollte die individuelle Verantwortung des Einzelnen stehen.[309]

Am 5. September 1945 wurde Barbara G. wegen ihrer Parteizugehörigkeit aus dem Dienst im Philippshospital entlassen und nicht weiter im öffentlichen Dienst beschäftigt.[310] Am 16. September 1939 hatte sie das silberne Treuedienstabzeichen für ihre 25-jährige Dienstzeit erhalten.[311] Durch ein Spruchkammerverfahren wurde sie am 21. März 1947 schließlich zu 500 Reichsmark Sühne verurteilt und in die Gruppe IV als „Mitläufer" eingestuft.[312] Diese Einstufung bedeutete, dass sie als Angestellte hätte weiterbeschäftigt werden können.

Barbara G. hingegen beantragte am 4. Mai 1947 ihre Versetzung in den Ruhestand aus gesundheitlichen Gründen.[313] Dieses Gesuch wurde mit der Begründung abgelehnt, dass durch den Mitläuferbescheid eine Wiederverwendung nur im Angestelltenverhältnis möglich sei und somit ihre Versorgungsrechte aus ihrem früheren Dienst- und Beamtenverhältnis aberkannt worden seien.[314] G. erhielt später 202,75 DM Unterhaltsbeitrag, der an aus politischen Gründen entlassene Beamte gezahlt wurde. Spätestens ab 1. April 1969 war sie nach einer Neuregelung rentenberechtigt und erhielt mit 75 Prozent eine Rente von 808,92 DM, bis sie am 20. September desselben Jahres in ihrem Geburtsort ledig verstarb.[315]

Der Fall Barbara G. zeigt, dass einige Pflegerinnen, die aktiv das NS-Regime unterstützt hatten, nach dem verlorenen Krieg mit (wenn auch milden) Konsequenzen zu rechnen hatten. Diese Konsequenzen ergaben sich in diesem Fall nicht aus ihrer Mittäterschaft bei den NS-Verbrechen, sondern aus den Feindschaften, die sie sich mit ihrem Verhalten und den Denunziationen im Kollegium gemacht hatte. In den Entnazifizierungsverfahren wurde dann jegliche Verantwortung geleugnet und anderen Beteiligten (meist den Vorgesetzten) zugeschrieben. Von der vielfach gebrauchten Ausrede, nur der

[306]Vgl. ebd., S. 16.
[307]Vgl. ebd., S. 17.
[308]Vgl. ebd., S. 18.
[309]Vgl. ebd., S. 19.
[310]Vgl. LWV-Archiv, Bestand 100, P 304.
[311]Vgl. LWV-Archiv, Bestand 18, unverzeichnet, Karton Schwestern, Akte Barbara G.
[312]Vgl. LWV-Archiv, Bestand 100, P 304.
[313]Vgl. LWV-Archiv, Bestand 18,. P 44.
[314]Vgl. LWV-Archiv, Bestand 100, P 304.
[315]Vgl. LWV-Archiv, Bestand 18, P 44.

Karriere wegen nominelles Mitglied der NSDAP gewesen zu sein und nicht aus Überzeugung, wurde ebenso in diesem Fall Gebrauch gemacht.

8. Die „Aktion T4" sowie die zweite Phase der NS-„Euthanasie" in den hessischen Landesheilanstalten

8.1. Die Rolle der Pflegerinnen bei den Krankenmorden

Das Pflegepersonal spielt eine zentrale Rolle bei der Vorbereitung, Durchführung und Nachbereitung der Krankenmorde im Rahmen der „Aktion T4". So war das Pflegepersonal in der Landesheil- und Pflegeanstalt Philippshospital beispielsweise in das Ausfüllen der „T4"-Meldebögen mit einbezogen.[1] Darüber hinaus flossen ihre Beobachtungen und Berichte mit in die Bewertung der Arbeitsfähigkeit der Kranken auf den Bögen ein. Beim Eintreffen der Listen hatten die Pflegerinnen zudem die Chance, eine Rückstellung einzelner Kranke von den „Verlegungen" beim Direktor zu erwirken.[2]

Die Pflegerinnen in den einzelnen Landesheilanstalten, wie z. B. in Gießen oder Merxhausen, bereiteten die restlichen Kranken auf die Verlegung vor, halfen beim Abtransport mit den „grauen Bussen" und begleiteten Transporte in die Zwischenanstalten.[3]

[1] Vgl.Klee Meldebogen S. 229f.
[2] Vgl. HHStAW, Abt. 461, Nr. 32442/2, S. 2111.
[3] Vgl.McFarland-Icke Personal S. 369f.; vgl.Klüppel "Euthanasie" S. 50.

Abbildung 8.1.: Bahnhof Herborn, Pflegerinnen der Landesheilanstalt Merxhausen, Trannsport von Kranken nach Eichberg und Herborn, Mai 1941 (LWV-Archiv, Bestand 17, F 170).

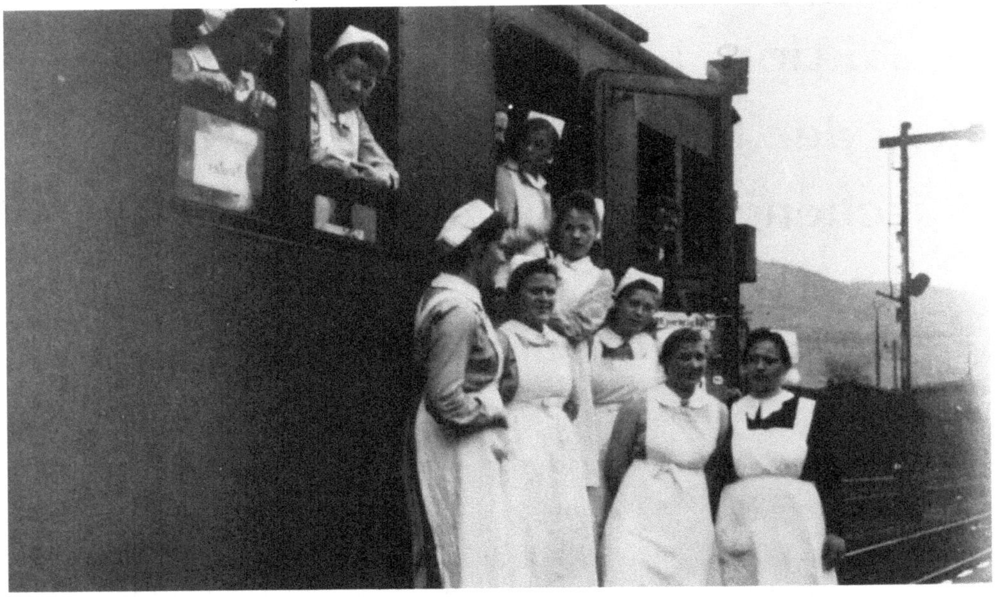

In der Gasmordanstalt Hadamar waren 1941 Pflegerinnen in der Transportabteilung und in der Aufnahmeabteilung tätig. Dort war es beispielsweise die Aufgabe der Pflegerin Lydia Thomas, die Opfer aus der Busgarage in den Umkleideraum zu bringen, ihnen beim Entkleiden zu helfen und sie zum Arzt zu begleiten. Die Pflegerin begleitete die Opfer anschließend in den Fotoraum, wo sie fotografiert, gemessen und gewogen wurden. Auch zur Kellertür, „an der sie von Pflegern in Empfang genommen und in die Gaskammer geschickt wurden", brachte Lydia Thomas die Kranken.[4]

„[...] female nurses undertook tasks that were peripheral to the gassing of patients and there were no obvious causal links between these tasks and the deaths of patients. Moreover, spatial boundries between the rooms where the patients were killed and the areas of the institution where female nurses worked were established at killing centres."[5]

Nach dem Mord halfen Pflegekräfte, die Leichen aus der Gaskammer zu entfernen, und mussten zudem manchmal deren Hinterlassenschaften und Kleidung sortieren sowie die mit Asche befüllten Urnen beschriften.[6] In der Gaskammer in Hadamar wurden mehr als 10.000 Menschen mit Kohlenmonoxyd ermordet.[7]

Sharon Harrison stellt fest, dass die räumliche Trennung und die Aufgabenteilung

[4]Lilienthal Personal S .285.
[5]Harrison, Sharon M., The boundaries of knowing: Female nurses and ‚medicalised killing' at the Landesheil- und Pflegeanstalt Eichberg, Eras, 2009, S. 5.
[6]Vgl. Benedict Killing S. 65.
[7]Vgl. George exitus S. 234.

zwischen den Geschlechtern dazu beitrug, dass die Pflegerinnen einer Strategie der Vermeidung sowie der Selbstverleugnung bzw. Verdrängung bezüglich ihrer Rolle bei den Morden folgen konnten.[8] Antje Wettlaufer hingegen ist der Auflassung, „dass bei der Aufgabenzuweisung nicht näher zwischen den ehemaligen ‚Bezirksverbändlern‘ und den ‚Stiftungsangestellten‘ differenziert wurde.[9] Selbst das Geschlecht sei während der ersten Mordphase kein Kriterium bei der Zuweisung von unmittelbar mit dem Tötungsgeschehen verbundenen Beschäftigungen gewesen.[10] Diese Strategie der räumlichen Trennung jedoch wurde, Harrison zufolge, auch in der Tötungsanstalt Landesheilanstalt Eichberg angewandt, wo die Opfer der Pflegerinnen in gesonderte Mord- und Sterbezimmer verlegt wurden, um mittels Überdosierungen getötet zu werden.[11] Die Pflegerinnen brachten die Opfer in diese Zimmer, bereiteten die für die Ermordung notwendigen Medikamente vor, täuschten misstrauische Opfer über den Zweck der Verabreichung der tödlichen Medikamente, verabreichten diese schließlich und überwachten die Sterbenden.[12]

In der Landesheilanstalt Hadamar wurden ebenfallswährend der Phase der sogenannten „regionalen Euthanasie“ ab 1942 Kranke in gesonderte Zimmer verlegt und von Pflegerinnen mittels Medikamentenüberdosierung ermordet.[13] Die Oberpflegerin Irmgard Huber leitete die Zettel der Ärzte mit den Namen der zu Tötenden an Pflegerinnen wie Lydia Thomas weiter, die dann die angeordneten Trional- oder Veronal-Tabletten verabreichte und gegebenenfalls mit Morphium- bzw. Scopolamin-Spritzen am nächsten Tag nachhalfen.[14] Auf diese Weise wurden weitere 4 500 Menschen gezielt mit Medikamenten oder durch das Vorenthalten von Nahrungsmitteln getötet.[15] Wettlaufer vermutet, dass den meisten Pflegerinnen die Umstellung von der mittelbaren Tatbeteiligung zur unmittelbaren Tötung während der zweiten Mordphase trotz der vorherigen achtmonatigen Gewöhnungsphase recht schwer fiel.[16]

Das gezielte Verhungernlassen der Kranken war Teil der planmäßigen Vernichtung und fand in allen Anstalten mehr oder weniger stark ausgeprägt statt. „Nurses were clearly aware of the starvation policy thats was being implemented and no doubt heard patients' desperate pleas for help. Some nurses tried to ameliorate patients' suffering by secretly giving starving patients additional food.“[17] Diese Maßnahmen blieben jedoch der berühmte Tropfen auf dem heißen Stein und galten mehr der Beschwichtigung des eigenen schlechten Gewissens.

[8] Vgl. Harrison boundaries S. 5.
[9] Wettlaufer Beteiligung S. 298.
[10] Vgl. ebd.
[11] Vgl. Harrison boundaries S. 5.
[12] Vgl. ebd.
[13] Vgl. Lilienthal Personal S. 285f.
[14] Vgl. ebd., S. 286.
[15] Vgl. George exitus S. 234.
[16] Vgl. Wettlaufer Beteiligung S. 300.
[17] Harrison Female S. 50.

8.2. Widerstand und Mittäterschaft von Pflegerinnen

> „Widerstand gegen das Unrechtsregime ist also mehr als nur Verweigerung, als schweigende Ablehnung, mehr als das Einverständnis gegen die Nationalsozialisten im gleichgesinnten Milieu, mehr als die Verurteilung des Diktators und seiner Gehilfen im geschlossenen Kreis. Aus der Ablehnung des Regimes wird Widerstand durch das Bekenntnis und die Bereitschaft, Konsequenzen der Haltung und Handlung zu tragen.
> Ein zentrales Element von Widerstand ist die Gefährdung dessen, der sich erkennbar auflehnt. Eine Voraussetzung ist die Bewahrung eigener Identität, das Festhalten an Normen und Werten, die Verweigerung von Anpassung und Kompromiss, wie es des Vorteils, des Friedens, des Fortkommens wegen von der Mehrheit praktiziert wurde. Widerstand ist mehr als das Beharren auf persönlichen Einstellungen, die mit der Räson des Regimes nicht übereinstimmten. Aber ohne eigene Haltung und Orientierung war kein Widerstand möglich.“[18]

Während der Mordphasen in der Landesheilanstalt Hadamar wurden Irwin Keiner, Kurt Arndt und Karl Kirchner von der Gestapo verhaftet. So starb der „Nachlassverwalter“ Jakob Küchle im Konzentrationslager Sachsenhausen, weil er seine Schweigepflicht brach.[19] Das gesamte Personal der Anstalt habe von diesen Fällen gewusst und fürchtete deshalb, so Harrsion, sich mit den „T4“-Offiziellen anzulegen.[20] Die Angst und die Drohungen mit Einweisungen in ein Konzentrationslager hinderten die Mehrheit der Pflegerinnen daran, sich Außenstehenden anzuvertrauen.[21] Selbst wenn die Aussagen über eine direkte Androhung der Todesstrafe oder KZ-Einweisung verschieden sind, so mussten die Drohungen nicht explizit ausgesprochen werden, um Angst zu verbreiten. Trotz allem riskierte die Oberpflegerin Irmgard Huber es, sich einer Bekannten aus Hadamar anzuvertrauen. Deshalb wurde ihr im Wiesbadener Prozess vorgeworfen, die Angst vor dem Konzentrationslager nur zu fingieren.[22] Jedoch wurde bei diesem Vorwurf nicht berücksichtigt, dass die Bevölkerung Hadamars durch aufmerksame Beobachtungen und andere

[18] Benz, Wolfgang, Der deutsche Widerstand gegen Hitler, Band 2798, Beck'sche Reihe C. H. Beck Wissen, München: Beck, 2014, .S. 8.
[19] Vgl. Kintner, Earl W., Trial of Alfons Klein, Adolf Wahlmann, Heinrich Ruo, Karl Willig, Adolf Merkle, Irmgard Huber, and Philipp Blum: (The Hadamar Trial); [proceedings of a military commission for the trial of war criminals held at Wiesbaden, Monday 8th Oct. 1945 ...], Band 4, London u. a.: Hodge, 1949, S. 139.
Vgl. Meyer, Winfried, Beseitigung eines Zeugen des nationalsozialistischen Krankenmords: Die Ermordung des Gendarmeriemeisters a. D. Jakob Küchle im KZ Sachsenhausen, in Zeitschrift für Geschichtswissenschaft 60, Nr. 1, 2012, S. 53.
[20] Vgl. Harrison Female S. 66.
[21] Vgl. ebd., S. 67.
[22] Vgl. Kintner Hadamar Trial S. 218.

Quellen ohnehin über die Tötungen Bescheid wusste und es sich somit um ein „offenes Geheimnis“ handelte.[23]

Harrison konstatiert treffend:

> „The nurses did not protest against the killings and were probably simply glad that they were not involved. Like many others who were coplicit in the perpetration of the Holocaust, many nurses chose to ‚abstain from examining the whole lenght of the causual chain up to its furthest links‘.“[24]

Trotzdem gab es vereinzelt Fälle von Widerstand unter den Pflegerinnen in den Anstalten. Ursula Kiel-Römer und andere stellen fest, dass PflegerInnen wohl meistens nicht aus ihrem Berufsethos heraus Widerstand geleistet haben, sondern vielmehr „aufgrund ihrer persönlichen, christlichen, humanistischen oder politischen Überzeugung“.[25] Persönliche Verweigerungen blieben, so Kiel-Römer und andere, meist undokumentiert und seien deshalb schwer auffindbar.[26] Darüber hinaus sind die Grenzen „zwischen Überzeugung und Opportunismus, zwischen Opportunismus und Pragmatismus, zwischen Pragmatismus und Resistenz, zwischen Resistenz und Widerstand schwer zu ziehen.“[27]

Organisierter pflegerischer Widerstand wurde in den untersuchten hessischen Landesheilanstalten bei den Pflegerinnen nicht gefunden. Allenfalls überliefert sind Einzelfälle und Vorkommnisse in zwei von sechs untersuchten Anstalten.[28] In der Landesheil- und Pflegeanstalt Gießen kam es zu zwei dokumentierten Fällen von Resistenz unter den Pflegerinnen: Die dänische Aushilfspflegerin Inge L. wurde am 27. März 1944 von der Gestapo „wegen Beleidigung der Deutschen Regierung und Verächtlichmachung der Deutschen Führung“ vernommen und verhaftet.[29] Der Pflegerin Berta S. wurde 1933 gekündigt, da sie sich „gegen die nationale Bewegung in Worten betätigt und sich abfällig geäußert hat“.[30] Berta S. war in der Frauenschaft der SPD aktiv und wurde aufgrund des Gesetzes zur Wiederherstellung des Berufsbeamtentums entlassen.[31] Der Fall Helene H., die 1940 wegen eines Briefkontaktes mit einem polnischen Offizier von der Gestapo verhaftet und aus der Landesheilanstalt Hadamar entlassen wurde, fällt nur bedingt in

[23] Meusch Verfolgung S. 311f.
[24] Harrison Female S. 70.
[25] Kiel-Römer/Süß/Steppe Widerstand S. 190.
[26] Vgl. ebd.
[27] Speitkamp Eschwege S. 6.
[28] In der Landesheil- und Pflegeanstalt Philippshospital starb zudem der Pfleger Jakob Hiemenz 1933 aus ungeklärter Ursache in Haft, in der er sich seit sechs Wochen wegen regimefeindlicher Äußerungen befunden hatte. Vgl. Kiel-Römer/Süß/Steppe Widerstand S. 201.
[29] LWV-Archiv, Bestand 11, P 600. Inge L. wurde 1921 in Randers, Dänemark als Tochter des Lagerarbeiters Jens Peter L. und seiner Ehefrau Laura Kristine L., geborene C, geboren. Inge L. hatte zwei ältere Brüder und arbeite in Randers als Hausmädchen. Im März 1941 zog sie in die dänische Stadt Aarhus, vgl. Randers Kommune, Folkeregisteret, Folkeregisterkort 1924–1978, Randers Stadsarkiv.
[30] LWV-Archiv, Bestand 11, P 933.
[31] Vgl. ebd.

die Gruppe der Widerständler, da die näheren Umstände des Briefkontaktes und ihrer Verurteilung nicht bekannt sind. Helene H. hatte zudem ihre Aufnahme in die NSDAP beantragt und hatte überdies die Mitgliedschaft in der NSV, DAF, dem RLB und der NSBO nicht verweigert.[32]

Die Lernpflegerin Edeltraud D. aus der Landesheilanstalt Hadamar kündigte im August 1938, fünf Tage nachdem ihr ein Komplott mit drei entwichenen Patientinnen vorgeworfen wurde. Zwar hatte sie ihre Beteiligung bestritten, doch schien man ihr keinen Glauben zu schenken.[33] Die Pflegerin Isabella W. erlitt aufgrund ihrer Tätigkeit in der Tötungsanstalt Hadamar einen Nervenzusammenbruch. Im Jahr 1941 täuschte sie eine Schwangerschaft vor, um sich der Situation zu entziehen.[34] Sie riskierte zwar eine amtsärztliche Untersuchung, leistete jedoch keinen offenen Widerstand. Die Motivation ihres Handelns war in ihrem persönlichen Befinden begründet.[35]

Antje Wettlaufer nennt folgende Ausstiegs- und Umgehungsmöglichkeiten der Tatbeteiligten: Die Nachtwache, da die tödlichen Medikamente vor Dienstantritt der Nachtwache verabreicht wurden, Heirat und Schwangerschaft für Pflegerinnen, Versetzung ins Hofgut Schnepfenhausen oder zur Wehrmacht (für Pfleger) sowie Krankheit, um den Dienst zumindest zeitweise zu unterbrechen. [36] Die überwiegende Mehrheit der Pflegerinnen wurde allerdings, wenn nicht durch ihr aktives Handeln, dann durch ihr Schweigen und Dulden der Verbrechen, zu Teilen der Vernichtungsmaschinerie selbst. Spätestens seit dem Urteil des Münchner Landesgerichts 2011 im Falle des KZ-Wärters John Demjanjuk gilt der bloße Dienst, ohne konkreten individuellen Tatnachweis, als Grund genug für eine Verurteilung zur Beihilfe zu Mord.[37] Dieses Urteil dürfte auch für die Pflegerinnen der Tötungsanstalten Hadamar und Eichberg relevant sein, so dienten diese Anstalten doch zum systematischen Massenmord. Des Weiteren ist das Verhungernlassen in den regulären Anstalten, wie beispielsweise der Landesheil- und Pflegeanstalt Philippshospital zumindest eine Form der unterlassenen Hilfeleistung.

Die jungen Pflegerinnen vom Lande aus den Landesheilanstalten Merxhausen und dem Philippshospital hatten im Vergleich zu den älteren, und im Töten versierten Pflegerinnen der Tötungsanstalten noch immer enge Kontakte zum Elternhaus und waren weiterhin Teil der dörflichen Strukturen. Widerstand hätte nicht nur den Arbeitsplatzverlust in einer extrem strukturschwachen Region bedeutet, sondern auch die Familienehre im Dorf aufs Spiel gesetzt. Männer wie der Merxhäuser Direktor Dr. Malcus genossen ein extrem hohes Ansehen in den umliegenden Gemeinden. Zudem griff die soziale Kontrolle der Dorfgemeinschaft dort eher als in den größeren Städten, wie beispielsweise Gießen.

[32] Siehe: 7.4.1. Abteilungspflegerin Helene H. in der Landesheilanstalt Hadamar (1928–1940).
[33] Vgl. LWV-Archiv, Bestand 12, P 313.
[34] Vgl. HHStAW, Abt. 461, Nr. 32061,2 S. 621 Urteilsverkündung S. 22.
[35] Vgl. ebd.
[36] Vgl. Wettlaufer Beteiligung S. 311f.
[37] Siehe: https://www.br.de/nachricht/john_demjanjuk_sobibor100.html Zugriff: 01.02.2019.

Die Pflegerinnen der Landesheilanstalt Hadamar hingegen waren nicht nur älter und erfahrener, sie unterstanden zudem nicht mehr dem direkten Einfluss des Elternhauses und der Heimatgemeinde. Zudem waren sie häufiger NSDAP-Mitglieder und von ihrer Arbeit überzeugt. Sie sahen keinen Widerspruch zwischen ihrer christlichen Erziehung und den Tötungen in den Anstalten.[38] Zwar versuchten einige, die direkte Beteiligung am Tötungsprozess zu umgehen und zu vermeiden, doch gewöhnten sie sich an diesen relativ schnell und beruhigten ihr schlechtes Gewissen mit dem Argument, „nur“ Befehlsempfänger der Ärzte zu sein, denen die medizinische Verantwortung für die Anstalt oblag. Diese kritisierten sie in einzelnen Fällen durchaus und machten ihre Bedenken über eventuelle medizinische Fehldiagnosen deutlich, doch dies blieben im Großen und Ganzen Ausnahmen, denn die Pflegerinnen waren auf Gehorsam gegenüber ihren medizinischen Vorgesetzten geschult.[39] Einziger genutzter Handlungsspielraum blieb die Benachrichtigung von Angehörigen vor anstehenden Transporten und die Bitte um die Zurückstellung einzelner Pfleglinge mit Verweis auf deren benötigte Arbeitskraft.

Ein weiterer wichtiger Faktor für die Erklärung der Beteiligung an den Morden und de Verbleibs der Pflegerinnen im Anstaltsdienst war die finanzielle Lage der Pflegerinnen. So stammten sie doch mehrheitlich aus den unteren Gesellschaftsschichten und waren relativ jung, was zur Folge hatte, dass sie finanziell von ihren Einkünften aus der Anstalt abhängig waren. Diese Tatsache beeinflusste ihre Entscheidung zwischen Widerstand, Ausstieg, Opportunismus und Beteiligung.

[38] Siehe: 10.1.2. Der Fall Kneissler.
[39] Vgl. Harrison Female S. 73.

Teil III.

Nachkriegsprozesse und Gedenken nach 1945

9. Die Entnazifizierung des Personals sowie dessen Kontinuitäten

Um das besiegte Deutschland von den Nationalsozialisten zu befreien, wurde die sogenannte „Entnazifizierung“ Deutschlands durch die Siegermächte angeordnet.[1] Im Juli 1945 sollten laut einem Runderlass des Regierungspräsidenten der Provinz Kurhessen alle Personen aus dem öffentlichen Dienst entfernt werden, die: Kriegsverbrecher waren, von der NSDAP waren, zu irgendeiner Zeit offizielle Stellen eingenommen oder in der Partei eine Befehlsgewalt ausgeübt haben, vor dem 1. Mai 1937 in die Partei eingetreten waren oder falls sie am 1. Mai 1937 oder später Mitglieder geworden sind, mehr als die nominellen Mitglieder waren, nach vier Jahren in der Hitlerjugend in die Partei aufgenommen wurden, wenn sie das 18. Lebensjahr erreicht hatten, alle Offiziere und Unteroffiziere der Waffen-SS und der SA, alle Mitglieder der allgemeinen SS sowie der SA.[2]

Die Entnazifizierung der Krankenpflege wurde von den Amerikanern als Aufgabe und Projekt angesehen, welches mit verhindern sollte, dass Deutschland wieder eine Gefahr für den Weltfrieden darstellt.[3] Der Krankenpfleger, Historiker und Germanist Bernhard Wiedmann charakterisiert die Entnazifizierung, die von den Alliierten nach 1945 in der Krankenpflege durchgeführt wurde, als nur schleppend vorankommend. Wiedmann sieht in der Tatsache, dass in den Nachkriegsjahren selbst auf politisch belastetes Pflegepersonal nicht verzichtet werden konnte, einen Grund hierfür.[4] Es war das erklärte Ziel der alliierten Besatzungsmächte, den Nationalsozialismus „auszurotten“, hierfür sollten ehemalige Nationalsozialisten und „Militaristen“ aus wichtigen Positionen entfernt und bestraft werden.[5]

„Das Programm zur Überwachung und Kontrolle der deutschen Krankenpflege in der US-Zone wurde von der Krankenpflegerin Lorraine Setzler geleitet.“[6] Lorraine Setzler hatte die Entnazifizierung im Krankenpflegebereich zu organisieren und gleichzeitig die Aufrechterhaltung der Gesundheitsversorgung zu gewährleisten. Die vom „Special Ser-

[1] Dieses Kapitel ist eine überarbeitete und erweiterte Version aus Roth Pflegerinnen.
[2] Vgl. LWV-Archiv, Bestand 17, B 140. S. 15.
[3] Vgl. Wiedemann, Bernhard, Die Vergangenheit wurde nur mühsam bewältigt, Pflegezeitschrift, Fachzeitschrift für stationäre und ambulante Pflege, Nr. 52, 1999, S. 202.
[4] Vgl. ebd., S. 201.
[5] Vgl. Vollnhals/Schlemmer Entnazifizierung S. 7; vgl.Wiedemann Vergangenheit S. 201.
[6] Ebd., S. 202.

vice Branch“ (SSB) durchgeführte Fragebogenaktion betraf auch die Pflegerinnen, ausgenommen die von vornherein als politisch unbelastet eingestuften Ordensangehörigen. Rotkreuz-Schwestern, die bei der Wehrmacht eingesetzt waren, wurden zudem nicht als Militaristen eingestuft.[7] Wiedmann stellt fest, dass die Entnazifizierung bis auf die Zeitschrift „Sanitätswarte“ der Freien Gewerkschaft kein Thema in den ab 1946 wieder erscheinenden Fachzeitschriften für Pflege war.[8]

In der britischen Besatzungszone genoss die Entnazifizierung des Pflegepersonals nicht den hohen Stellenwert, wie in der amerikanischen Zone. Hier trat die Aufgabe der politischen Säuberung mit Blick auf die allgemeine Gesundheitsversorgung in den Hintergrund.[9]

Vor allem die sogenannten „braunen“ Schwestern sollten aus dem Gesundheitswesen entfernt werden.[10] Jedoch wurden nur wenige von ihnen entdeckt, da sie sich nicht als solche zu erkennen gaben. Steppe und Werner Billinger-Salathé betonen, dass die ehemals „blauen“ Schwestern (freie Schwestern) oft größere Schwierigkeiten hatten, Arbeit zu finden als einige der „braunen“ Schwestern, denn bei der Einstellung von Bewerberinnen in den Kliniken war die erfolgte Entnazifizierung nicht unbedingt Voraussetzung.[11] Um das Personal zu erfassen, wurden von der Militärregierung Fragebögen verwendet, in denen das Personal sowie der Direktor der Anstalt Angaben zu Mitgliedschaften und Tätigkeiten in der NSDAP machen mussten.[12]

Im Zuge dieser Entnazifizierung Deutschlands wurden 1945 in der Landesheilanstalt Merxhausen zehn Personen, darunter Beamte, Angestellte und Arbeiter aus politischen Gründen entlassen oder ohne Gehalt beurlaubt.[13] Unter den Entlassenen befanden sich der Direktor Malcus, die Abteilungspflegerin Anna H. und die Lernpflegerin Martha H.[14] Anna H. war seit dem 1. Mai 1933 NSDAP-Mitglied und seit 1934 Mitglied in der NSF und NSV gewesen.[15] Martha H. war seit 1943 NSDAP-Mitglied und von 1935 bis 1943 in der HJ sowie in der DAF 1942 bis 1943 gewesen.[16] Sie hatte das Amt des Jugendverwalters in einer Schule innegehabt und wurde aufgrund ihrer Betätigung im

[7] Vgl. ebd.
[8] Vgl. ebd., S. 204.
[9] Vgl. ebd., S. 202. Die Mitarbeiterin der „Displaced Person Division“ der Streitkräfte in Lemgo, Monica Baly, war für das Gesundheitswesen in der gesamten britischen Zone zuständig. Vgl. ebd.
[10] Die Pflegerinnen der NS-Schwesternschaft trugen eine braune Dienstkleidung. Siehe: 5.1. Die Gleichschaltung der Pflegeorganisationen und die Veränderungen in der Personalverwaltung des Pflegepersonals im Nationalsozialismus.
[11] Vgl. Steppe/Billinger-Salathé Gesundheitsversorgung S. 212.
[12] Vgl. LWV-Archiv, Bestand 17, B 140, S. 3; siehe: Steppe, Hilde / Billinger-Salathé, In den Trümmern des Dritten Reichs: Entnazifizierung und Gesundheitsversorgung nach Kriegsende, in Steppe, Hilde (Hrsg.): Krankenpflege im Nationalsozialismus, 9. Auflage, Frankfurt am Main: Mabuse-Verlag, 2001, S. 210f.
[13] Vgl. LWV-Archiv, Bestand 17, B 140, S. 56.
[14] Vgl. ebd.
[15] Vgl. ebd., S. 13.
[16] Vgl. ebd.

BDM am 25. Oktober 1945 zunächst ohne Gehalt bis auf Weiteres beurlaubt, bis sie im Dezember 1945 schließlich auf Weisung der amerikanischen Militärregierung entlassen wurde.[17]

Die ehemalige Beamtin Anna H. stellte später einen Wiedereinstellungsantrag und wurde aufgrund des „fühlbaren Mangels an erfahrenen Pflegerinnen“ als Pflegerin in untergeordneter Arbeit im Angestelltenverhältnis wieder eingestellt.[18] Aufgrund dessen sollte sie sich 1946 äußern, ob sie sich zu der

> „Grundauffassung der Demokratie von einer für alle geltenden Gerechtigkeit
> und von der Achtung vor jedem Mitmenschen
> gegen die Gewaltherrschaft von Nationalsozialismus und Militarismus, die uns diese unermessliche Vernichtung gebracht haben“,[19]
> bekenne.

Anna H. antwortete darauf am vierten Oktober 1946:

> „Die Grundsätze von Gerechtigkeit und Achtung habe ich schon immer vertreten, und ich werde mich auch in Zukunft an diese Grundsätze halten.“[20]

Eine explizite Lossagung vom Nationalsozialismus und vom Militarismus ist dies nicht. Trotz des fehlenden klaren Bekenntnisses zur Demokratie wurde Anna H. bis zu ihrem Eintritt in den Ruhestand 1957 wieder in Merxhausen beschäftigt.[21]

In der Landesheilanstalt Gießen hingegen wurden Ende 1946 13 Pflegerinnen aus dem Anstaltsdienst aufgrund der Anordnung der Militärregierung entlassen:

1. Erna K., geb., 23.06.1921,
2. Elisabeth G., geb. 19.07.1915,
3. Marie F., geb. 30.08.1902,
4. Emma B., geb. 06.06.1892,
5. Annemarie B., geb. 25.10.1923,
6. Charlotte A., geb. 27.11.1917,
7. Katharina K., geb. 05.01.1927,
8. Rosa F., geb. 27.12.1914,

[17] Vgl. LWV-Archiv, Bestand 17, P 59.
[18] LWV-Archiv, Bestand 17, B. 140, S. 58.
[19] LWV-Archiv, Bestand 100-11, P 427.
[20] Ebd.
[21] Vgl. ebd.

9. Marie H., geb. 06.03.1905,
10. Susanne J., geb. 03.05.1901,
11. Ida K., geb. 25.12.1896,
12. Katharina D., geb. 03.01.1909,
13. Marie E., geb. 25.02.1921.

Rosa F. wurde ab 1946 wieder als Pflegerin in der Landesheil- und Pflegeanstalt Gießen eingestellt, ihre Entlassung war von der Militärregierung ohne Angabe von Gründen angeordnet worden.[22]

Einem internen Schreiben des Regierungspräsidenten Hessens vom 10. Januar 1946 zufolge seien in der Landesheil- und Pflegeanstalt Gießen auffällig viele Bedienstete schon seit 1933 Parteimitglieder der NSDAP gewesen. Die Entlassenen erhoben demnach den Einspruch, dass sie nur aufgrund des Drucks und Zwangs durch den damaligen Medizinalrat Dr. V., einem dem Präsidenten persönlich bekannten „fanatischen Nationalsozialisten“, der Partei beigetreten seien. Dem Regierungspräsidenten zufolge seien diese Angaben als glaubhaft anzusehen.[23]

In der politischen Beurteilung des Betriebsrates der Landesheil- und Pflegeanstalt Gießen für das Spruchkammerverfahren heißt es 1946 hingegen über die Pflegerin Ida K.:

> „War lediglich Mitglied der NSV und der DAF angebl. vom Betrieb hierzu gezwungen, was glaubhaft klingt nach meiner Sachkenntnis. Hatte niemals ein Amt, war nie in irgendeiner Form tätig[,] hielt sich für sich, m. E. bestand linksneigung [sic!], weshalb auch von dem Personal in den Betriebsrat 1945 gewählt. Durchaus harmlose Persönlichkeit, die aus ihrer Linkseinstellung keine [sic!] Hehl machte. Das Frl. K aus ihrem Dienst entlassen wurde[,] u. [nd] nur noch mit untergeordneter Tätigkeit beschäftigt werden konnte, kann nur auf falscher Information aus der ausführenden Dienststelle beruhen.“[24]

Es ist davon auszugehen, dass bei den Entnazifizierungsverfahren Fehler gemacht wurden und Pflegerinnen eventuell verwechselt wurden. Jedoch wurden diese Unterlagen nicht umsonst umgangssprachlich als „Persilscheine“ bezeichnet.[25]

---

[22] Vgl. LWV-Archiv, Bestand 200, P 303.
[23] Vgl. LWV-Archiv, Bestand 11, B 39.
[24] HHStAW, Abt. 520/16, Nr. 1703.
[25] „Diese aus der Hygiene gewonnenen metaphorischen Begriffe standen – vielfach unbewusst – in einem engen Zusammenhang mit Vorstellungen von einem ‚Volkskörper‘, der von ‚Beschmutzung‘ zu befreien sei.“ Schlosser, Horst Dieter, Es wird zwei Deutschlands geben, Zeitgeschichte und Sprache in Nachkriegsdeutschland 1945–1949, Frankfurter Forschungen zur Kultur- und Sprachwissenschaft, Band 10, Frankfurt am Main: Peter Lang, 2005, S. 142. Schlosser zufolge wurde in diesem Zusammenhang auch das durch die Nationalsozialisten geprägte Wort der „Ausmerzung“ weiter verwendet, um die „innere Reinigung“ Deutschlands von Nationalsozialisten zu beschreiben. Vgl. ebd.

In der Landesheilanstalt Marburg wurde bis 1946 neben dem Direktor Langelüddeke und sechs männlichen Pflegern nur die Hilfspflegerin Sophie S. am 21. September 1945 aus politischen Gründen entlassen.[26]

Im Philippshospital wurden viele als politisch belastet geltende Pflegerinnen mit „gewöhnlicher Arbeit" weiterbeschäftigt. Im Oktober 1946 zählt die Liste mit Namen beispielsweise über 120 Pflegerinnen.[27] Neben der Oberin Käthe W., geb. 18.03.1885, wurden sieben weitere Pflegerinnen auf Anordnung der Militärregierung entlassen:

1. Barbara G., geb. 10.10.1885,
2. Marie T., geb. 04.04.1896,
3. Klara S., geb. 12.08.1888,
4. Susanne K., geb. 19.04.1894,
5. Elisabeth K., geb. 08.07.1885,
6. Anna K., geb. 07.09.1892,
7. Babette L., geb., 04.05.1890.[28]

Klara S. war nicht nur seit dem 1. Mai 1933 NSDAP-Mitglied gewesen, sie war u. a. förderndes Mitglied der SS.[29] Susanne K. war ebenfalls seit dem 1. Mai Parteimitglied in der NSDAP gewesen, neben DAF und NSV gehörte sie dem Kolonialbund und dem Schutzbund an und hatte nach eigener Aussage 1933 die NSDAP gewählt.[30] Durch die Spruchkammer Groß-Gerau wurde sie am 19. Mai 1947 in die Gruppe IV der Mitläufer eingestuft und fiel unter die Weihnachtsamnestie.[31] In einem Schreiben an den Regie-

[26] Vgl. LWV-Archiv, Bestand 16, B. 340. Albrecht Langeldüddeke befürwortete die „Euthanasie" und störte sich lediglich an dem geheimen Charakter der „Aktion T4" und half deshalb einzelnen Kranken. Er wurde nach dem Krieg des mehrfachen Mordes verdächtigt und wurde aufgrund seiner „geschönten" Angaben der vor den Verlegungen entlassenen Kranken sowie der Hervorhebung von Streichungen von Kranken von den Verlegungslisten freigesprochen. Vgl. Lilienthal Opfer S. 301f.

[27] LWV-Archiv, Bestand 18, B unverzeichnet, (Gesetz zur Befreiung von Nationalsozialismus Militarismus (05.03.1946).

[28] LWV-Archiv, Bestand 18, B unverzeichnet, (Nachweisungen (PP.) über Mitgliedschaften zur NSDAP und deren Gliederungen des in der Anstalt beschäftigten Personal-Militärregierung)

[29] Vgl. LWV-Archiv, Bestand 200, P 691.

[30] Vgl. LWV-Archiv, Bestand 200, P 18.

[31] Vgl. ebd. Die Weihnachtsamnestie von 1946 bewirkte, dass alle Personen, deren steuerpflichtiges Vermögen 3.600 Reichsmark beim Jahreswechsel 1943/44 nicht überstiegen hatte und deren Vermögen am Stichtag 1. Januar 1945 weniger als 20.000 Reichsmark betrug sowie alle Körperbeschädigten, die als zu 50 Prozent oder mehr versehrt galten, vom Befreiungsgesetz als nicht betroffen einzustufen

rungspräsidenten hieß es 1947 aus der Direktion des Philippshospitals zur Wiedereinstellung der Susanne K.:

> „Zu obiger Verfügung berichten wir, daß die Obengenannte seit 17.11.47 wieder in der Krankenpflege im einfachen Dienst tätig ist.
>
> Sie bemüht sich nach Kräften, ihren Aufgaben gerecht zu werden. In ihrem Wesen ist sie gedämpft und zurückhaltend, in ihren Äußerungen völlig unpolitisch. Ihre geistige Haltung und ihre Dienstausübung sind mit den staatspolitischen Erfordernissen vereinbar.“[32]

Elisabeth K., die wie die anderen entlassenen Pflegerinnen am 1. Mai 1933 der NSDAP beigetreten war, hatte nach eigenen Angaben 1932 die Deutsche Volkspartei und ein Jahr später die NSDAP gewählt. 1940 war ihr die Medaille für Volkspflege für ihren zehnjährigen Dienst in der Krankenpflege verliehen worden.[33] Sie war darüber hinaus Mitglied im Deutschen Roten Kreuz, der DAF, NSV, Reichskolonialbund, RLB und dem Volksbund für das Deutschtum im Ausland (VDA) gewesen.[34] Anna K. war seit dem 1. Mai 1933 NSDAP-Mitglied gewesen, zudem Mitglied beim DRK, dem Evangelischen Bund, der NSV, DAF und dem Reichskolonialbund.[35] Die Pflegerin Babette L., die seit 1933 der NSDAP angehörte und neben der NSV und dem Reichsbund Deutscher Beamten überdies im Deutschen Frauenwerk Mitglied war, wurde 1948 wieder in den Pflegedienst in Heppenheim als Stationspflegerin eingestellt.[36] Zu ihrer NSDAP-Mitgliedschaft gab sie am 9. Mai 1947 an:

> „Ich bin am 1. Mai 1933 der NSDAP beigetreten, weil ich – ebenso wie andere meiner Kollegen und Kolleginnen – von meiner vorgesetzten Dienststelle (Direktion der Landes- Heil u. Pflegeanstalt in Heppenheim) dazu aufgefordert worden war mit dem Hinweis, daß ich durch den Eintritt in die Partei meinen Arbeitsplatz sichern könne. Da ich alleinstehend und darauf angewiesen war, meinen Unterhalt selbst zu verdienen, mußte ich um die Erhaltung meines Arbeitsplatzes besorgt sein[,] zumal ich damals schon im 43. Lebensjahre stand und bei der damaligen Arbeitslosigkeit nicht damit rechnen konnte, in einem anderen Berufe unterzukommen. Dies war der Grund für meinen Beitritt.“[37]

waren. Vgl. Schuster, Armin, Die Entnazifizierung in Hessen 1945–1954: Vergangenheitspolitik in der Nachkriegszeit, Zugl. Dissertation: Gießen: Justus-Liebig-Universität, 1997, Band 29, Vorgeschichte und Geschichte des Parlamentarismus in Hessen, Wiesbaden: Historische Kommission für Nassau, 1999, S. 128.

[32] LWV-Archiv, Bestand 200, P 18.

[33] Vgl. LWV-Archiv, Bestand 200, P 13.

[34] Vgl. ebd.

[35] Vgl. HHStAW, Abt. 520/01, Nr. 5697.

[36] Vgl. LWV-Archiv, Bestand 200, P 268.

[37] HHStAW, Abt. 520/02, Nr. 8771.

Babette L. erscheint hier als klassische Mitläuferin und Opportunistin. Sie wurde nicht zur Parteimitgliedschaft gezwungen, sah aber in einem Beitritt eine Chance, sich ihren Arbeitsplatz abzusichern. Viele Menschen haben sich so verhalten: So gab es einen derartigen Anstieg der Aufnahmeanträge nach dem „Wahlsieg“ am 5. März 1933, dass parteiintern die Furcht vor dem Ansturm der Opportunisten herrschte. Es wurde deshalb von der Führung eine Mitgliedersperre am 1. Mai 1933 erlassen.[38] Die neuen Mitglieder wurden als „Märzgefallene“ bezeichnet, sie stellten 61,6 Prozent des gesamten Mitgliederbestandes dar.[39] Berufstätige Mitglieder, die nach dem 30. April 1933 der NSDAP beigetreten waren, mussten ab dem 1. Januar 1935 (je nach Einkommen) zwei bis fünf Reichsmark anstatt 1,50 Reichsmark als monatlichen Beitrag zahlen. Die neuen Parteimitglieder sollten dadurch ihre „Opferwilligkeit“ unter Beweis stellen.[40] Babette L. kam schließlich zudem die Weihnachtsamnestie von 1947 zugute.[41]

In der Landesheilanstalt Eichberg kam es nach Kriegsende zu einem starken Wechsel im Personalbestand: 117 Bedienstete, die am 1. April in der Anstalt tätig waren, wurden bis zum 31. Dezember 1945 entlassen und 124 neu eingestellt.[42] „Daß viele der aus politischen Gründen Entlassenen nach relativ kurzer Zeit wieder eingestellt wurden, hängt vermutlich damit zusammen, daß von der amerikanischen Militärregierung in besonderen Fällen ‚vorläufige Beschäftigungsgenehmigungen‘ bis zur endgültige Klärung der Schuld ausgestellt werden konnten.“[43]

Folgende Pflegerinnen wurden 1945 aus politischen Gründen aus der Landesheilanstalt Eichberg entlassen:[44]

1. Pflegerin Lina B.,
2. Abteilungspflegerin Mathilde D.,
3. Pflegerin Margarete F.,
4. Pflegerin Charlotte G.,
5. Abteilungspflegerin Sophie H.,
6. Oberpflegerin Schürg,
7. Pflegerin Helma S.,

[38] Vgl. Weigel, Björn, Märzgefallene und Aufnahmestopp im Frühjahr 1933: Eine Studie über den Opportunismus, in Benz, Wolfgang (Hrsg.): Wie wurde man Parteigenosse?, Die Zeit des Nationalsozialismus, Frankfurt am Main: Fischer Taschenbuch Verlag, 2009, S. 91.
[39] Vgl. ebd., S. 94.
[40] Vgl. ebd., S. 104f.
[41] Vgl. HHStAW, Abt. 520/02, Nr. 8771.
[42] Vgl. ebd.
[43] Ebd.
[44] Vgl. LWV-Archiv, Bestand 3, 236.

8. Pflegerin Emma L.,
9. Abteilungspflegerin Maria Z.,

Für die Landesheilanstalt Hadamar werden folgende 1945 entlassene Pflegerinnen angegeben:[45]

1. Pflegerin Emmi B.,
2. Pflegerin Grete B.,
3. Pflegerin Käte Gumbmann,
4. Pflegerin Käthe Hackbarth,
5. Oberschwester Irmgard Huber,
6. Pflegerin Hilde S.,
7. Stationspflegerin Lydia Thomas,
8. Pflegerin Christine W.,
9. Pflegerin Minna Zachow.

Viele der 1945 aus Hadamar entlassenen Pflegerinnen wurden entweder wie Minna Zachow oder Lydia Thomas selbst vor Gericht gestellt oder sagten zumindest in den Prozessen als Zeuginnen aus.[46]

[45] Vgl. ebd.
[46] Siehe: 10.1. Die Hadamar-Prozesse.

Abbildung 9.1.: Minna Zachow zeigt auf Heinrich Ruoff, der die Todesspritzen gab (Quelle: HHStAW, Abt. 3008/33, Nr. 2177.)

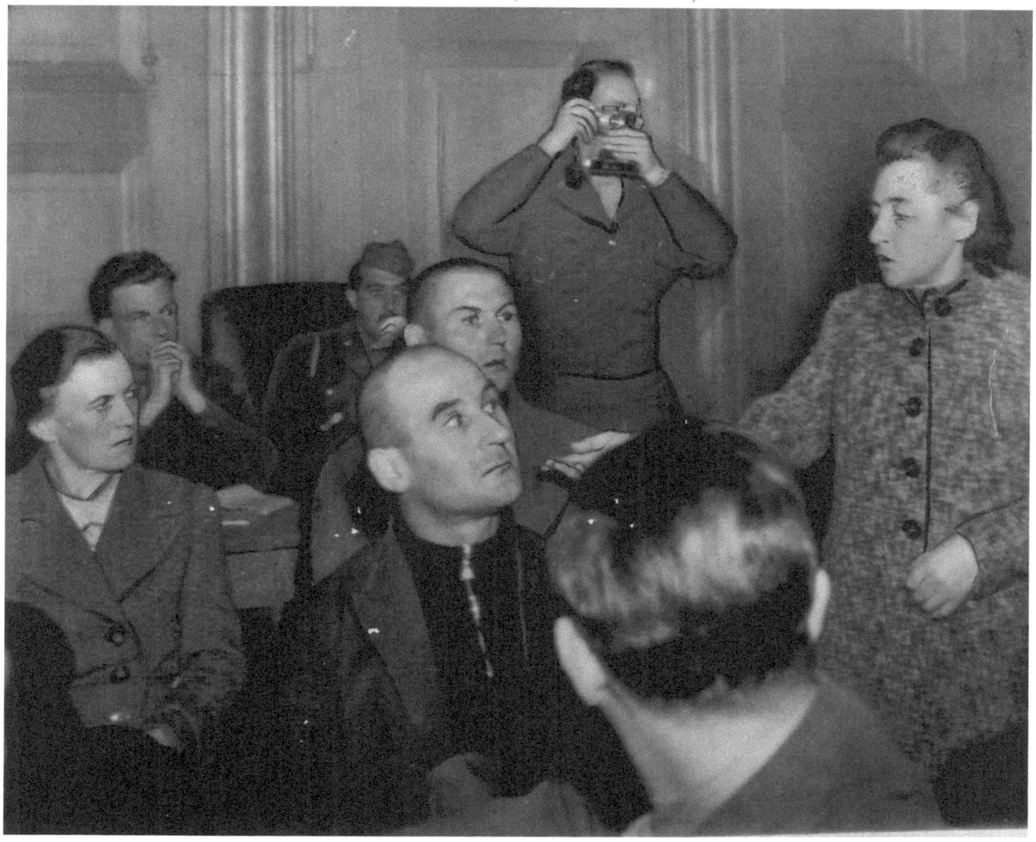

Dem 1951 von der Anstalt Hadamar ausgestellten Arbeitszeugnis für die Pflegerin Getrud S. (geborene H.) zufolge, die von November 1941 bis August 1942 dort tätig war, verließ diese die Anstalt, um

> „ganz in den Dienst der ‚Gemeinnützige[n] Stiftung für Anstaltspflege, Berlin W 35 Tiergartenstraße 4' überzuwechseln, zumal Sie schon vorher, etwa seit Februar 1942, für diese ‚Stiftung' bei der Heilanstalt in Bernburg im Abordnungsverhältnis tätig war."[47]

Im Januar 1956 wandte sich dann der Ehemann der Pflegerin mit folgender Bitte an den damaligen Direktor in Hadamar:

> „Meine Ehefrau Gertrud S. [...] ist im Jahre 1941 vom Landesverband der dortigen Anstalt im Rahmen der Notdienstverpflichtung zugeteilt worden. Das ihr s. Zt. von dort ausgestellte Zeugnis enthält den heute nicht fördernden Hinweis, daß sie damals von der sogenannten ‚Gemeinnützigen Stiftung

[47] LWV-Archiv, Bestand 12, P 296.

> für Anstaltspflege‘ übernommen worden sei. Dieser Vermerk ist bei der Stellenbewerbung derzeit erschwerend, wie sie infolge der Eigenart des Aufgabengebietes der ‚Stiftung‘, gewiß verstehen werden.
> Namens und im Auftrage meiner Ehefrau darf ich Sie, sehr geehrter Herr Direktor, aus diesem Grunde herzlich bitten, ein neues Zeugnis zu erstellen, das keinen Hinweis auf die ‚Stiftung‘ zuläßt.
> Für Ihre Mühewaltung danke ich Ihnen verbindlichst und zeichne in vorzüglicher Hochachtung [...]“

Der Landeswohlfahrtsverband fügte sich dem Wunsch nach Vertuschung der „T4“- Vergangenheit der Pflegerin, indem er ihr eine neue Arbeitsbescheinigung ausstellte, in der der entsprechende Passus fehlt. Der Hinweis auf ihre Tätigkeit in der Tötungsanstalt Bernburg ist ebenfalls nicht mehr enthalten. Somit wurde der Pflegerin die Weiterbeschäftigung vereinfacht und ihre „T4“-Vergangenheit von offizieller Seite ausgeblendet. Es ist anzunehmen, dass dieses Problem noch weitere Pflegepersonen betraf und der Landeswohlfahrtsverband auf dieselbe unbürokratische Art und Weise handelte. Dieser Umstand erschwerte nicht nur die Entfernung von ehemaligen „T4“-Pflegerinnen aus den psychiatrischen Einrichtungen der Nachkriegszeit, sondern auch die Rekonstruktion möglicher Tatbeteiligungen.

Das Lesen der Spruchkammer- und Nachkriegsprozessakten vermittelt den Eindruck, dass es sich bei den Pflegerinnen der untersuchten hessischen Landesheilanstalten durchweg mehr um Opportunistinnen und Mitläuferinnen gehandelt hat als um überzeugte Nationalsozialistinnen. Dies liegt in der Natur des Quellenmaterials begründet, denn die Frauen versuchten, sich nach dem Krieg so gut wie möglich zu entlasten. Was die Krankenmorde betrifft, so blieben einige wenige Pflegerinnen ihrer Auffassung von der Rechtmäßigkeit dieser Morde selbst vor Gericht treu.[48]

Die US-amerikanische Historikerin Dagmar Herzog konstatiert über die allgemeine Einstellung der Menschen in Nachkriegsdeutschland und -österreich, dass sie Schwierigkeiten gehabt hätten, Antisemitismus sowie Homophobie zu „verlernen“.[49] Überdies hätten die Deutschen kein Interesse daran gehabt, ihre Einstellung gegenüber Sinti und Roma sowie Menschen mit Behinderung zu überdenken.[50]

Herzog erwähnt auch Reaktionen der unverhohlenen Leugnung und der Verweigerung anzuerkennen, dass dies ein Problem war. Unter den MedizinerInnen herrschte die defensiv-aggressive Annahme, dass die Morde moralisch legitimiert gewesen seien, und die Behauptung, dass das „Denunzieren“ der Täter bei den amerikanischen Behörden

[48] Siehe: 10.1.2. Der Fall Kneissler.
[49] Vgl. Herzog, Dagmar, Gray Bus, in Women’s Studies Quarterly, 39, Nr. 1/2, 2011, S. 304.
[50] Vgl. ebd.

„unkollegial“ sei.[51] Diejenigen jedoch, so Herzog, die die Verbrechen aufdecken wollten, wurden entweder ignoriert oder als „Nestbeschmutzer“ beschuldigt.[52]

Es gab neben der „Unterdrückung von Erinnerungen“ sogar Versuche, den Ruf solcher Personen zu beschmutzen und eine fortlaufende berufliche Unterstützung der TäterInnen, von denen einige als „Idealisten“ beschrieben wurden.[53] Obwohl einige TäterInnen in Nachkriegsprozessen verurteilt wurden und sich andere wiederum durch Suizid ihrer Verantwortung entzogen, konnten viele ÄrztInnen und PflegerInnen, die während der NS-Zeit entweder selbst gemordet hatten oder zumindest Beihilfe dazu geleistet hatten, unbeschuldigt ihren beruflichen Tätigkeiten weiter nachgehen, ohne jemals für ihre Taten juristisch belangt worden zu sein.[54] Es soll daher betrachtet werden, welche Rolle die Pflegerinnen überhaupt in der „Aktion T4“ spielten und welche Handlungsspielräume es für Widerstand gab.

[51] Vgl. ebd.
[52] Vgl. ebd.
[53] Vgl. ebd.
[54] Vgl. Gaida, Ulrike, Zwischen Pflegen und Töten: Krankenschwestern im Nationalsozialismus; Einführung und Quellen für Unterricht und Selbststudium, 4. Auflage, Frankfurt am Main: Mabuse-Verlag, 2014. S. 212; vgl.Steppe/Billinger-Salathé Gesundheitsversorgung S. 212f.

10. Die Krankenmorde im Spiegel der Nachkriegsprozesse

In den Nachkriegsprozessen wurde über die Frage der Schuld und der Mittäterschaft der Pflegerinnen verhandelt. Die so entstandenen Prozessakten sind als wichtige Quelle für die Krankenmorde und die Tatbeteiligung der Pflegerinnen zu sehen, da die Pflegerinnen hier gezwungen waren, über die Morde und ihre Arbeit in den Tötungsanstalten zu sprechen. Auch die Frage nach der Möglichkeit, sich dieser Arbeit zu entziehen, wurde in den Gerichtsprozessen immer wieder diskutiert.[1]

10.0.1. Die Nachkriegsprozesse

Die Historikerin Edith Raim beschreibt die Krankenmorde als einen der wichtigsten Tatkomplexe, die in der frühen Nachkriegszeit geahndet wurden.[2] Ulrike Weckels und Edgar Wolfrums liegt der Fokus der Hauptkriegsverbrecherprozesse vor dem Internationalen Militärtribunal in Nürnberg auf Fairness den Besiegten gegenüber sowie auf dem Anliegen, „in Deutschland rechtsstaatliche Prinzipien wieder zur Geltung zu bringen."[3] Frauen stellten aufgrund der Tatsache, dass sie nur in niederen Rängen aktiv an den NS-Verbrechen (und das zudem in geringerer Zahl als Männer) teilgenommen haben, die Minderheit unter den Angeklagten dar.[4]

Wegen der historischen Belastung und besonderen Rolle der Provinz Hessen-Nassau in den Krankenmorden bildete die Staatsanwaltschaft Frankfurt am Main einen Schwerpunkt der „Euthanasie"-Ermittlungen in der frühen Nachkriegszeit.[5] „Der Schwerpunkt der Ermittlungstätigkeit lag dabei eindeutig in der zweiten Hälfte der 1940er und in der ersten Hälfte der 1960er Jahre."[6] Aufgrund der systematischen Ermittlungen der Ende 1958 gegründeten zentralen Stelle der Landesjustizverwaltung in Ludwigsburg und in-

[1]Siehe: 10. Die Krankenmorde im Spiegel der Nachkriegsprozesse.
[2]Vgl. Raim, Edith, Justiz zwischen Diktatur und Demokratie: Wiederaufbau und Ahndung von NS-Verbrechen in Westdeutschland 1945–1949, Quellen und Darstellungen zur Zeitgeschichte, Band 96, München: Oldenbourg, 2013, S. 1053.
[3]Weckel, Ulrike / Wolfrum, Edgar, NS-Prozesse und ihre öffentliche Resonanz aus geschichtlicher Perspektive, in Weckel, Ulrike / Wolfrum, Edgar (Hrsg.): „Bestien" und „Befehlsempfänger", Göttingen: Vandenhoeck & Ruprecht, 2003, S. 9.
[4]Vgl. ebd., S. 10.
[5]Vgl. Raim Justiz S. 1065.
[6]Eichmüller Starfverfolgung S. 145f.

folge der Aktivitäten des hessischen Generalstaatsanwaltes Fritz Bauer erfolgte ab 1959 ein Wiederanstieg der Zahl der jährlich eingeleiteten Ermittlungsverfahren wegen NS-„Euthanasieverbrechen“.[7]

Von 1945 bis 1947 fanden insgesamt zwei Prozesse in Wiesbaden und in Frankfurt gegen Teile des ehemaligen Personals der Tötungsanstalt Hadamar statt: 1945 vor dem amerikanischen Militärgericht in Wiesbaden, wegen der Ermordung von über 400 polnischen und sowjetischen ZwangsarbeiterInnen, die als Verstoß gegen das Völkerrecht gewertet wurde, sowie ein weiteres Verfahren gegen die Ärzte Wahlmann und Gorgass und 23 weitere Angeklagte (unter anderem elf Pflegerinnen) im Jahr 1947, nach der Auslieferung Wahlmanns und der Oberschwester Irmgard Huber aus der amerikanischen Haft.[8] 1946 fand zudem der sogenannte „Eichberg-Prozess“ vor dem Landgericht Frankfurt statt, in dem neben dem Direktor Mennecke auch die Oberpflegerin Helene Schürg und ein weiterer männlicher Pfleger verurteilt wurden.[9]

Der US-amerikanische Historiker und Überlebende des Holocaust Henry Friedlander konstatiert: „In den Nachkriegsprozessen zu den NS-Gewaltverbrechen haben die deutschen Gerichte Recht gesprochen, aber kaum Gerechtigkeit walten lassen.“[10] In der Tat wurden die Urteile der Nachkriegsprozesse im Laufe der Zeit deutlich milder und Verurteilte im Nachhinein begnadigt bzw. vorzeitig aus der Haft entlassen.[11] Zu bedenken ist hierbei zudem, dass bei dem Gerichtsverfahren vor dem Landgericht Frankfurt am Main alle beteiligten Mitglieder des Senats zwar dem Historiker Georg D. Falk zufolge verfolgte oder unbelastete Richter gewesen waren, jedoch kein Präjudiz gegenüber Richtern und Staatsanwälten geschaffen werden sollte, die das NS-Unrecht zugelassen hatten.[12] So wurde auch das von Fritz Bauer eingeleitete Ermittlungsverfahren gegen frühere Oberlandesgerichtspräsidenten und Generalstaatsanwälte, die über die geplanten und durchgeführten Krankenmorde informiert waren und nicht eingegriffen haben, eingestellt.[13]

Bei der Nutzung von Prozessakten als historische Quelle muss beachtet werden, dass selbst die Aussagen von Opfern vor Gericht „immer – mal mehr, mal weniger offensicht-

[7]Vgl. ebd., S. 146.

[8]Vgl. Meusch Verfolgung S. 305; siehe: http://www.gedenkstaette-hadamar.de/webcom/show_article.php/_c-1168/_nr-7/_lkm-1419/i.html (Zugriff: 21.02.2019).

[9]Vgl. Meusch Verfolgung S. 308f.

[10]Friedlander, Henry, Der deutsche Strafprozeßakt als historische Quelle, in Kuretsidis-Haider, Claudia / Garscha, Winfried R. (Hrsg.): Keine „Abrechnung“, Leipzig und Wien: AVA Akademische Verlagsanstalt und DÖW, 1998, S. 280.

[11]Vgl. Winter Befreiung S. 180f.

[12]Vgl. Falk, Georg D., Entnazifizierung und Kontinuität: Der Wiederaufbau der hessischen Justiz am Beispiel des Oberlandesgerichts Frankfurt am Main, Band 86, Veröffentlichungen der Historischen Kommission für Hessen, Marburg: Historische Kommission für Hessen, 2017, S. 416, 419.

[13]Vgl. ebd.

lich – interessengeleitet, nicht selten bewusst oder unbewusst verfälschend" sind.[14] Das liegt daran, dass sowohl der zeitliche Abstand zur Tat als auch die „oft existenzielle Ausnahmesituation zur Tatzeit die Erinnerung beeinflussen.[15] Die Historiker Jürgen Finger, Sven Keller sowie Andreas Wirsching, welcher Direktor des Instituts für Zeitgeschichte in München ist, sehen zudem den Quellenwert von Ermittlungs- und Verfahrensakten als vom juristischen Ausgang grundsätzlich unabhängig.[16] Für die Frage nach dem Einfluss von Gender und den zeitgenössischen Vorstellungen davon auf die Verurteilung von NS-Täterinnen aus der Pflege jedoch ist das juristische Urteil von hoher Bedeutung für den Wert der jeweiligen Quelle. Im Laufe der Zeit verändert sich dieses Erkenntnisinteresse, sodass Prozessakten an sich einen hohen Quellenwert haben.

Die Philosophin Viola Schubert-Lehnhardt unterscheidet die juristische Täterschaft von der moralischen:

> „§ 25 im deutschen Strafrecht bezeichnet als Täter eine Person, die die Tat selbst durchführt. Das heißt, es wird von einer eigenhändigen unmittelbaren Täterschaft ausgegangen. Von mittelbarer Täterschaft spricht man, wenn jemand eine Tat von anderen begehen lässt. Darüber hinaus gibt es den Begriff der ‚Mittäterschaft', der beinhaltet, dass eine Person eine Tat gemeinschaftlich mit anderen begeht. Von den Tatbeteiligten, also Anstiftern und Gehilfen, unterscheidet sich der Täter nach der Rechtsprechung dadurch, dass er oder sie die Tat als eigene will, während die anderen an einer fremden Tat mitwirken wollen."[17]

Die Pflegerinnen in den hessischen Landesheilanstalten entschieden sich aus unterschiedlichen Gründen nicht für den Widerstand, sondern für die (Mit-)Täterschaft. Ihre moralische Schuld war nicht justiziabel und muss mit Hinblick auf ihre soziale Herkunft, die damit einhergehende finanzielle Situation und soziale Prägung sowie den damaligen Zeitgeist diskutiert werden. Daraus ergibt sich, unter anderem aus Mangel an Selbstzeugnissen, häufig ein ambivalentes individuelles moralisches Urteil.

10.0.1.1. Die Hadamar-Prozesse

Der amerikanische Prozess wegen Mordes vor dem Militärgericht in Wiesbaden gegen das Hadamarer Anstaltspersonal fand vom 8. bis 15. Oktober 1945 statt.[18]

[14] Finger, Jürgen / Keller, Sven / Wirsching, Andreas, Einleitung, in Finger, Jürgen / Keller, Sven (Hrsg.): Vom Recht zur Geschichte, Göttingen: Vandenhoeck & Ruprecht, 2009, S. 14.
[15] Vgl. ebd.
[16] Vgl. ebd., S. 14f.
[17] Schubert-Lehnhardt, Viola, Zur Beteiligung von Frauen an nationalsozialistischen Verbrechen im Gesundheitswesen: Fallstudien aus der Region des heutigen Sachsen-Anhalt, in Frietsch, Elke / Herkommer, Christina (Hrsg.): Nationalsozialismus und Geschlecht, GenderCodes, Bielefeld: Transcript-Verlag, 2009, S. 302.
[18] Vgl. Winter Befreiung S. 166.

> „Die Anklage gegen Klein, Wahlmann, drei Pfleger, eine Oberschwester und einen Verwaltungsangestellten lautete: ‚Verletzung des Völkerrechts. Die Angeschuldigten haben gemeinsam und in Verfolgung eines gemeinsamen Vorsatzes, für und im Auftrag für das damalige Deutsche Reich handelnd, etwa seit 1.7.1944 bis etwa zum 1.4.1945 in Hadamar absichtlich, vorsätzlich und schuldhaft bei der Tötung von Personen polnischer und russischer Nationalität geholfen und mitgewirkt.“[19]

Da die Verbrechen gegen deutsche Staatsangehörige von deutschen Gerichten geahndet werden sollten, bezog sich das Militärgericht ausschließlich auf die Morde an den polnischen und russischen ZwangsarbeiterInnen in den Jahren 1944 und 1945.[20] Die Angeklagten waren: Adolf Wahlmann, Alfons Klein, die Pfleger Heinrich Ruoff und Karl Willig, Oberpflegerin Irmgard Huber, der Verwaltungsangestellte Adolf Merkle und der Handwerker Philipp Blum.[21] Gauleiter Jakob Sprenger beging am 24. August 1945 in Österreich Suizid und Fritz Bernotat wurde nach 1945 für tot gehalten, lebte aber „inkognito bis zu seinem Tod in Neuhof (Kreis Fulda)“.[22]

Der Chefankläger Leon Jaworski betonte die „fließbandartige Natur des Tötens“ in der „Mordfabrik“ Hadamar, in der jeder Eeinzelne der Angeklagten ein Grundbestandteil in der Produktionslinie des Todes gewesen sei.[23] Darüber hinaus betonte er, dass die ermordeten „Ostarbeiter“ nicht psychisch krank gewesen seien und auch nicht an fortgeschrittenen Stadien oder gar unheilbaren Krankheiten wie Tuberkulose gelitten und zudem keine Behandlungen oder Untersuchungen diesbezüglich stattgefunden hatten.[24] Die angeklagten PflegerInnen gestanden, auf Anordnung des Arztes Wahlmann den ZwangsarbeiterInnen und den Kindern tödliche Injektionen verabreicht zu haben.[25] „Wahlmann und Klein beriefen sich auf eine Order von Bernotat und Gauleiter Jakob Sprenger, wonach bei einer Besprechung in Hadamar im Juli oder August 1944 angeordnet worden war, die Tuberkulosekranken in Hadamar aufzunehmen und dort zu töten, wie die psychisch Kranken auch.“[26]

Alfons Klein sowie die beiden männlichen Pfleger erhielten die Todesstrafe, der Arzt Adolf Wahlmann die Strafe „lebenslänglich Zuchthaus“, „die anderen Angeklagten, darun-

[19] Ebd.
[20] Vgl. ebd.
[21] Vgl. Heberer, Patricia, The Hadamar Murder Factory Trial, in Atrocities on trial, Lincoln und Washington DC: University of Nebraska Press and Published in association with the United States Holocaust Museum, 2008, S. 32f.
[22] Sandner Verwaltung S. 726; Heberer, Patricia Murder Factory S. 33.
[23] Ebd., S. 34.
[24] Vgl. ebd.
[25] Vgl. Winter Befreiung S.166.
[26] Ebd.

ter die Oberschwester Irmgard Huber, wurden zu Haftstrafen zwischen 25 und 35 Jahren verurteilt.“[27]

1946 wurde dann Adolf Wahlmann zusammen mit Bodo Gorgass und 23 weiteren Personen, darunter elf Pflegerinnen, erneut angeklagt, dieses Mal vor der vierten Strafkammer des Landgerichts Frankfurt.[28] Von den elf angeklagten Pflegerinnen waren alle, bis auf eine Frau, bereits zuvor bei der Provinz Hessen-Nassau beschäftigt gewesen. Eine der Pflegerinnen kam aus Berlin.[29] „Zwei Schwestern und drei Pfleger waren an beiden Phasen der Tötungen beteiligt, eine Schwester und ein Pfleger waren nur in der ersten Phase, vier Angehörige des Pflegepersonals nur während der zweiten Phase tätig geworden.“[30] Im Fokus der Verhandlungen standen vor allem die Fragen, ob es sich bei den Morden tatsächlich um „Euthanasie“ gehandelt habe, welches Wissen die Bevölkerung hatte sowie die angebliche „Gesetzmäßigkeit“ der Tötungen.[31] Das Gericht stellte fest, dass eine Ablehnung der Beteiligung an den Morden möglich war und ohne Aufgabe der Arbeit hätte erfolgen können.[32] Zudem lehnte es die Rechtsgültigkeit des angeblichen „Euthanasiegesetzes“ und die damit verbundene zugesicherte Straflosigkeit ab.[33]

Am 26. März 1947 wurden Wahlmann und Gorgass zum Tode verurteilt, neun PflegerInnen erhielten Haftstrafen zwischen zwei Jahren und sechs Monaten sowie acht Jahren wegen Beihilfe zum Mord.[34] Eine Pflegerin, ein Pfleger sowie das gesamte technische und Büropersonal wurden freigesprochen.[35] Das Gericht entschied sich darüber hinaus gegen die Verhängung von Berufsverboten, da es keine weitere Gefährdung für die Allgemeinheit sah.[36] In einem weiteren Prozess vor dem Schwurgericht Frankfurt am Main wurden vom 9. bis 28. Januar 1948 vier weitere Pflegerinnen aus Hadamar zu mehrjährigen Zuchthausstrafen verurteilt.[37]

> „Vor allem menschliche Schwäche, die Gewohnheit, dem Arzt und der Staatsführung zu gehorchen, in Verbindung mit einer ‚verwirrenden Propaganda‘ hätten die Angeklagten verleitet, so die Richter wörtlich, die ‚Stimme der Natur oder die des Gewissens‘ zu überhören und willensschwach den Weg zu beschreiten, auf dem ihnen Menschen vorangingen, denen sie zu gehorchen gewohnt waren.“[38]

[27]Meusch Verfolgung S. 305.
[28]Vgl. ebd., S. 309; vgl. Winter Befreiung S. 171.
[29]Vgl. Meusch Verfolgung S. 310.
[30]Ebd.
[31]Vgl. ebd., S. 311.
[32]Vgl. Winter Befreiung S.171
[33]Vgl. ebd.
[34]Vgl. Meusch Verfolgung S. 310..
[35]Vgl. ebd.
[36]Vgl. Winter Befreiung S. 171.
[37]Vgl. ebd.
[38]Zitiert nach: Meusch Verfolgung S. 317.

Im Verlauf der 1950er Jahre wurden schließlich alle in den Hadamar-Prozessen Verurteilten begnadigt, bis auf eine Pflegerin, die während der Haft starb.[39] Der Hessische Ministerpräsident Christian Stock nahm nach dem Inkrafttreten des Grundgesetzes die Umwandlung der Todesstrafen in lebenslange Haftstrafen vor. Adolf Wahlmann war bei seiner Haftentlassung 77 Jahre alt, Bodo Gorgass wurde 1958 entlassen.[40] Der Historiker Matthias Meusch zählt die Frankfurter „Euthanasie"-Prozesse der 1940er Jahre zu den ernsthaftesten Versuchen der juristischen Aufarbeitung nationalsozialistischer Tötungsverbrechen.[41] Die Beibehaltung der überlieferten diskriminierenden Bezeichnungen für Kranke und Menschen mit Behinderung im Prozess und im Urteil zeige jedoch eindrücklich, dass es ihnen nicht gelang, „sich aus den überkommenen – in diesem Falle nicht per se nationalsozialistischen – Denkschemata herauszulösen."[42]

[39] Vgl. Winter Bürokratie S. 172.; Winter Befreiung S. 172.
[40] Vgl. ebd.
[41] Vgl. ebd., S. 319.
[42] Ebd.

10.0.1.2. Der Fall Huber

Abbildung 10.1.: Oberpflegerin Irmgard Huber

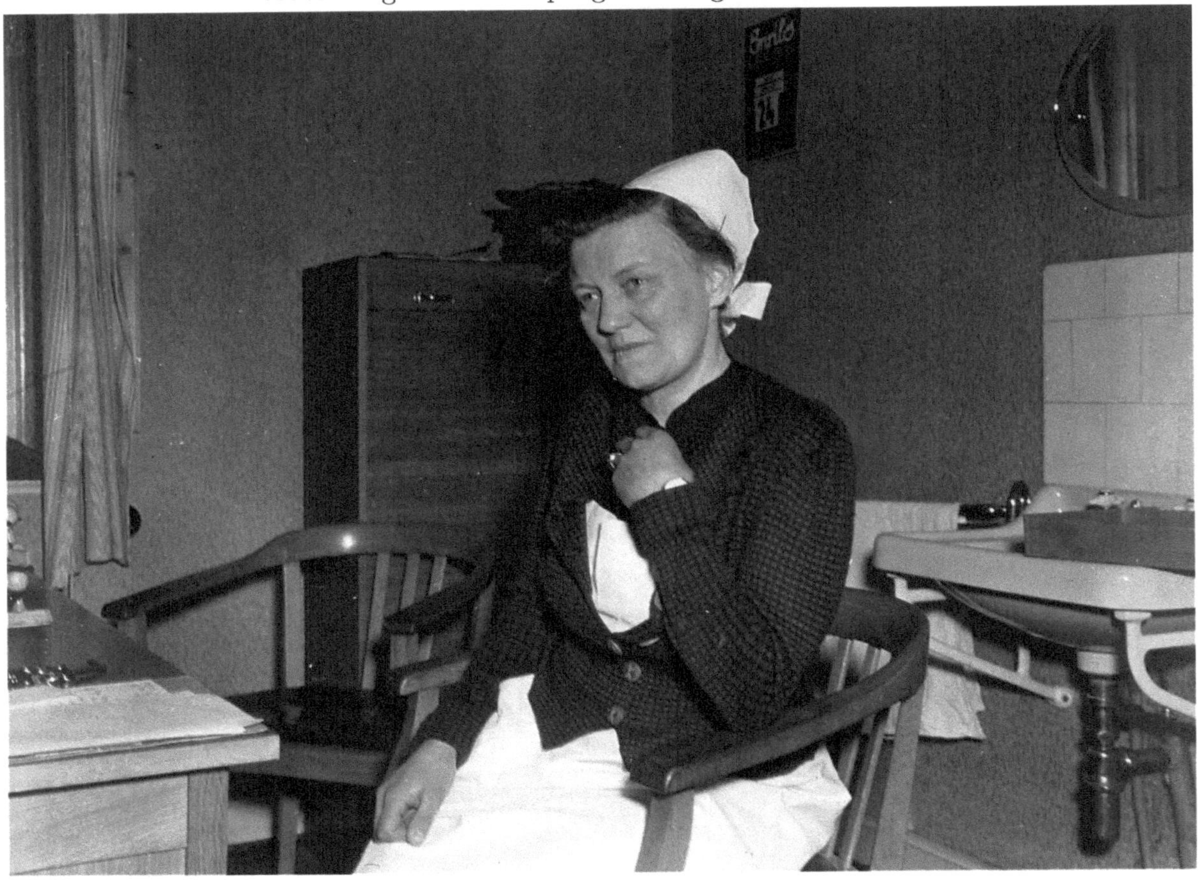

„Portrait of Irmgard Huber, chief nurse at the Hadamar euthanasia killing center, in her office. The photograph was taken by an American military photographer on April 7, 1945.“

43

Die Oberpflegerin Irmgard Huber wurde am 9. Juli 1901 in Reisach bei Wasserburg / Inn geboren. Sie war eines von zehn Kindern der Familie.[44] Huber besuchte die Schule in Attel am Inn sowie die Fortbildungsschule. Im Anschluss war sie im Haushalt ihrer Verwandten tätig.[45] Ihre Eltern waren Landwirte und besaßen etwa zehn Morgen Land

[43] https://encyclopedia.ushmm.org/content/en/photo/irmgard-huber-chief-nurse-at-hadamar-euthanasia-killing-center (Zugriff: 19.03.2019).

[44] Vgl. Burleigh, Michael, Death and deliverance: ‚euthanasia‘ in Germany, c. 1900–1945, Repr, Cambridge: Cambridge Univ. Press, 1995, S. 251.

[45] Vgl. HHStAW, Abt. 461 Nr. 32061/6, S. 1647.

und ein kleines Haus. Der Vater sei aufgrund von Krankheit lange vor seinem Tod nicht mehr in der Lage gewesen, seinem Beruf als Landwirt nachzugehen.[46]

1920 wurde sie Pflegerin in der Anstalt Gabersee und war bis 1929 dort tätig.[47] Später trat sie der Aquinater Schwesternschaft bei und war in einem Berliner Schwesternhaus sowie der Kinderlandverschickung tätig.[48] Der britische Historiker Michael Burleigh bemerkt, dass Huber ihre Stelle verließ, um einen Ehemann zu finden. Damit gescheitert, habe sie sich dann für die Stelle in Hadamar beworben, da sie Angst vor Altersarmut hatte.[49] Die Bewerbung in Hadamar erfolgte aufgrund einer Zeitungsanzeige der Anstalt.[50]

Im Jahr 1932 kam sie in die Landesheilanstalt Hadamar, wo sie sich von einer einfachen Pflegerin zur stellvertretenden Oberpflegerin 1942–1944 und ab 1944 schließlich zur Oberpflegerin hocharbeitete.[51] Irmgard Huber war kein NSDAP-Mitglied, sie war jedoch seit 1939 Mitglied im Deutschen Frauenwerk und gehörte der NSV sowie der DAF an.[52]

In der Anstalt arbeitete Huber ein Jahr lang im Lazarett und in der Waschküche, wo sie sich selbst vom „Berliner Personal“ distanzierte und die „psychologische Fiktion“ aufrechterhielt, nichts mit den Morden im Keller der Anstalt zu tun zu haben.[53] An der Feier anlässlich der Verbrennung der zehntausendsten Leiche nahm Irmgard Huber laut eigener Aussage nicht teil.[54] Die Zustände in der Landesheilanstalt wurden von Irmgard Huber bei Ankunft bereits als überfüllt und „ungesund“ beschrieben.[55] Im August 1942 ließ Huber sich krankschreiben und versuchte, eine Rückkehr in den Anstaltsdienst in Hadamar zu vermeiden, der Arzt weigerte sich jedoch, Huber das gewünschte Attest auszustellen, und Alfons Klein machte ihr in einem Telefonat deutlich, dass sie zurückzukehren hatte.[56]

1943, nach ihrer Rückkehr aus dem Urlaub und wegen krankheitsbedingter Abwesenheit sei die Anstalt mit „sehr schlechtem Menschenmaterial“ überbelegt gewesen.[57] Dass

---

[46] Vgl. ebd.

[47] Über die Heil- und Pflegeanstalt Gabersee zur Zeit des Nationalsozialismus sind nur wenige Quellen überliefert, da nach Zeugenaussagen sämtliche Unterlagen aus dieser Zeit gegen Ende des Krieges verbrannt wurden. Die Anstalt wurde im November 1883 als zweite Oberbayrische Kreisirrenanstalt gegründet und am 15. Januar 1941 aufgelöst. Ihr Direktor war von 1922–1941 Friedrich Utz. Vgl. Bischof, Hans Ludwig, Heil- und Pflegeanstalt Gabersee, in Psychiatrie im Nationalsozialismus, München: Oldenbourg, 1999, S. 363f.

[48] Vgl. HHStAW, Abt. 461, Nr. 32061/6, S. 1647. Das Wohnheim für 15 katholische Schwestern wurde 1927 in Berlin-Wilmersdorf gegründet. Die dort lebenden Schwestern waren in der ambulanten und häuslichen Krankenpflege tätig. Bis 1940 wurden vier Aquinata-Hospitale in Berlin eröffnet. Vgl. http://www.aquinata-pflegeeinrichtungen.de/de/ueber-uns/geschichte-traeger/ (Zugriff: 29.07.2019).

[49] Vgl. Burleigh Death S. 251f.

[50] Vgl. HHStAW, Abt. 461, Nr. 32061/6, S. 1647.

[51] Vgl. ebd.

[52] Vgl. LWV-Archiv, Bestand 11, 480.

[53] Vgl. HHStAW, Abt. 461, Nr. 32061/7, S. 1968; vgl. Burleigh Death S. 252.

[54] Vgl. HHStAW, Abt. 461, Nr. 32061/7, S. 1968.

[55] Vgl. HHStAW, Abt. 461, Nr. 32061/7, S. 1967.

[56] Vgl. Harrison Female S. 71.

[57] HHStAW, Abt. 461, Nr. 32061/7, S. 1968.

Kranke gezielt durch Spritzen getötet wurden, sei ihr zunächst nicht aufgefallen, bis ihr die hohe Sterblichkeit bewusst wurde.[58] Sie gab 1946 im Prozess an:

> „Darauf bin ich zu Herrn Medizinalrat und habe das unterbreitet, der hat gesagt, ja das sei Gesetz geworden. Ich sagte, das ginge so nicht. Da hat er gesagt, er wollte das nicht so machen, er wollte die besten Kranken aussuchen und auf die Arbeitsabteilung tun."[59]

Mit der vermeintlichen Gesetzmäßigkeit der Tötungen ruhiggestellt, war die Pflegerin sehr darauf bedacht, dass die Morde möglichst ‚korrekt' abliefen:

> „Bis ich dahinter gekommen bin, daß die das so aus sich machen. Da habe ich ordnungsgemäße Beschwerde an den Herrn Obermedizinalrat gerichtet, habe das gesagt. Da hat er gesagt, das ginge nicht so, er müßte das wissen, er müßte die Unterschrift geben, und die Fälle, die er annehmen würde, die würde er auch verantworten."[60]

Huber war für die Ausgabe der tödlichen Medizin verantwortlich und leitete den Zettel mit der Todesliste der Ärzte an die ausführenden Pflegerinnen weiter, ohne laut eigener Angabe selbst Vorschläge zu machen.[61] Bei der Gabe der tödlichen Medikamente war Irmgard Huber angeblich nicht anwesend:

> „Ich habe sie nicht gesehen, habe sie nicht sterben sehen. Sie hat mir immer gesagt, sie würden ziemlich ruhig einschlafen."[62]

„Although she ‚suffered' because of what was happening in Hadamar, and knew ‚that one should not kill', Huber nonetheless became a functioning cog in the machinery of extermination. She said that she could not sleep at night."[63] Zu Bernotat habe sie gesagt, dass sie fort wolle, er habe ihr geantwortet, dass man kein neues Personal im Haus gebrauchen könne und sie damit bis nach dem Krieg warten müssten, die Soldaten im Felde müssten noch mehr leisten.[64]

Burleigh ist der Auffassung, dass Irmgard Huber die Position der Oberpflegerin nur aufgrund ihrer unerwiderten Liebe zu Alfons Klein (mit dem sie eine Affäre hatte) erhielt. Dieser Umstand habe sie „hörig gemacht" und deshalb für die Stelle geeigneter als andere, besser qualifizierte Kandidatinnen.[65] In Hubers Versorgungsakte ist das Empfehlungsschreiben und die Beurteilung Hubers aus Hadamar überliefert. Darin bat Klein am 20. Juni 1944:

[58] Vgl. ebd.
[59] Vgl. ebd., S. 1968f.
[60] Vgl. ebd., S. 1969.
[61] Vgl. ebd.
[62] Vgl. ebd., S. 1970.
[63] Burleigh Death S. 252.
[64] Vgl. HHStAW, Abt. 461, Nr. 32061/7, S. 1971.
[65] Burleigh/Vgl. Death S. 252.

> „Seit 1.11.40 ist die Oberschwesterstelle in der hiesigen Anstalt unbesetzt. Abt. Pflegerin Huber verrichtet seit dieser Zeit die Arbeiten der Oberschwester. Mit unermüdlichen Fleiß u. besonderer Hingabe widmet sie sich ihren Aufgaben, ohne auf Freistunden oder freie Tage Rücksicht zu nehmen.
> Durch ihre dienstliche u. persönliche Bewährung ist sie für die Oberschwesterstelle die geeignete Person.
> Abtl. Pflegerin Huber hat im Jahre 1928 die Staatl. Schwesternprüfung mit ‚Gut' bestanden. Sie wird seit über 12 Jahren in der hiesigen Anstalt beschäftigt.
> Unter Bezugnahme auf die mit dem Anstaltsdezernenten, Herrn Landesrat Bernotat gehabte Unterredung bitte ich, der Abt. Pflegerin Huber ab 1.7.44 die Oberschwesterstelle zu übertragen u. sie entsprechend aufzugruppieren."[66]

Der acht Jahre jüngere Alfons Klein war von seiner Ehefrau getrennt und zwischenzeitlich in finanziellen Schwierigkeiten, Irmgard Huber unterstützte ihn daraufhin finanziell.[67] Über die Beziehung der beiden schreibt Burleigh, dass sie kein ansehnliches Paar gewesen seien: „Klein was lean, tall and reptilian; Huber greying, squat and dumpy."[68]

> „Ich habe für diesen Mann gesorgt, ihm Geld gegeben und in jeder Art unterstützt. Er konnte kaum die Miete bezahlen. Ich habe ihm immer von meinem Geld gegeben. Er hat mir seine unglücklichen Verhältnisse geschildert, und ich habe daran geglaubt. An wem die Schuld lag, weiß ich nicht. Ich hatte Mitleid mit ihm, und vom Mitleid zur Liebe ist es kein großer Weg mehr. Die Liebe wurde von ihm erwidert."[69]

Irmgard Huber gab an, dass Klein ihr 1937 die Ehe versprach, sobald er von seiner Frau geschieden sei. Allerdings kam es nie dazu, Klein heiratete im Jahr 1940/41 eine andere Frau.[70] Huber habe, nach eigener Aussage, „dennoch nicht von ihm lassen können".[71] In der Anstalt selbst hielt sich Huber vom Personal fern, blieb nach eigener Aussage abseits, schloss sich in ihr Zimmer ein und baute stattdessen Freundschaft zu zwei Hadamarer Familien in der Stadt auf.[72] Auch von den Vergasungen und den anschließenden Verbrennungen will Huber durch ihre Kontakte zur Bevölkerung erfahren haben. Vor Gericht sagte sie aus:

> „Da ich weder die Kellerräume noch überhaupt das Innere der Anstalt betreten habe, solange Kranke zugeführt und behandelt wurden, kann ich im

[66] LWV-Archiv, Bestand 11, 480; vgl. Sandner Verwaltung S. 618.
[67] Vgl. Burleigh Death S. 252.
[68] Ebd.
[69] Huber 1946, zitiert nach:Wettlaufer Beteiligung S. 323.
[70] Vgl. ebd.
[71] Ebd., S. 324.
[72] Vgl. HHStAW, Abt. 461, Nr. 32061/6, S. 1648.

> einzelnen über den Hergang dieser Behandlung keine Auskunft geben. Ich habe nur mehrfach während dieser Vorgänge einen eigentümlichen Geruch wahrgenommen, von dem ich nicht sagen kann, ob er von dem ausströmenden Gas, oder von der Verbrennung der Leichen herrührte. Bei einem Gang in die Stadt sah ich auch einmal von der Brücke aus dichten Qualm aus dem Schornstein der Anstalt aufsteigen. Im übrigen erfuhr ich durch Gespräche der Einwohner einiges von dem, was über die Vorgänge in der Anstalt erzählt wurde.“[73]

Auf die Kompetenz und Zuverlässigkeit der Ärzte vertrauend, beschrieb Irmgard Huber die Situation im Prozess, um sich zu entlasten, folgendermaßen:

> „Dr. Wahlmann hat die Entscheidungen über Leben und Tod nach meinem Dafürhalten durchaus nach ärztlichen und sachlichen Gesichtspunkten getroffen.“[74]

Diese Aussage zeugt von der Überzeugung der Oberpflegerin, dass aus medizinischen und daher legitimen „richtigen“ Gründen getötet wurde. Die Entscheidung des Arztes rechtfertigte ihr eigenes Morden und der Arzt hatte, ihrer Ansicht nach, den Tod der Kranken zu verantworten. Die Situation stelle sich für Huber, so Burleigh, folgendermaßen dar: „Wahlmann made the key decisions, the strange ‚Berlin‘ sisters carried out the dirty work. She gave toys to children, and food to starving ‚foreign workers‘. She arranged for the latter to celebrate Mass if they were Roman Catholics.“[75] Der Historiker beschreibt, wie diese wenigen Momente der individuellen Wohltätigkeit in den Augen der Oberschwester die Routine der Unmenschlichkeit auslöschten, Huber habe sich als passives Fahrzeug gesehen, dass sich auf die Instruktionen seiner Vorgesetzten verließ.[76]

„Im Zusammenhang mit dem unmittelbaren Tötungsgeschehen wählt Irmgard Huber symptomatischerweise bevorzugt solche Formulierungen, die ausschließlich Bezug auf die Mordbeteiligung der T4-Pflegerinnen nehmen.“[77] Es wird deutlich, dass die Belegschaft in zwei Lager gespalten war: Das angestammte Personal aus dem Bezirksverband auf der einen Seite und die neuen „Berliner Schwestern“ auf der anderen Seite, denen alle Schuld an den Verbrechen zugeschoben wurde.[78] Ihre „guten Taten“ wurden Irmgard Huber positiv angerechnet sowie die Tatsache, dass sie unter dem Einfluss Alfons Kleins stand, dessen Charakter das Gericht als ausgesprochen verwerflich beschrieb.[79] Bereits Kintner konstatierte über die Wiesbadener „Hadamar Trials“: „Nurse Huber was made to appear

[73] Ebd.
[74] Ebd., S. 1650.
[75] Burleigh Death S. 252.
[76] Vgl. ebd.
[77] Wettlaufer Beteiligung S. 325.
[78] Vgl. ebd.
[79] Vgl. HHStAW, Abt. 461, Nr. 32061/2, S. 632.

in court as being possessed of far more humane and kindly characteristics than other of her fellow-accused".[80] Antje Wettlaufer stellt ebenfalls fest, dass vor dem Landgericht Frankfurt keine andere Pflegerin mit so vielen Entlastungszeugen auftreten konnte wie Irmgard Huber.[81]

„Im Unterschied zu den übrigen Krankenschwestern berief sich Irmgard Huber[,] weder auf den blinden Befehlsgehorsam noch hieß sie die Anstaltsmorde vom ‚fachlichen' Standpunkt her gut. Sie suchte ihre persönliche Schuld vielmehr dadurch zu minimieren, daß sie die Durchführung der Tötungen als ‚eigentliches' Verbrechen ansah, mit dessen Zustandekommen sie weiter nichts zu tun hatte."[82] Die Oberpflegerin wurde 1947 zu acht Jahren Zuchthaus verurteilt und wurde am 27. Juli 1953 wegen guter Führung entlassen.[83] Der Verein „Stille Hilfe", der sich für die Rehabilitierung von verurteilten NS-Tätern engagiert, setzte sich für die Freilassung der verurteilten Oberpflegerin ein.[84]

[80] Kintner Hadamar Trial S. xxxiv.
[81] Vgl. Wettlaufer Beteiligung S. 327.
[82] Ebd., S. 329.
[83] Vgl. Winter Befreiung S. 180.
[84] Vgl. Harrison Female S. 80. Zum Verein Stille Hilfe siehe: Schröm, Oliver / Röpke, Andrea, Stille Hilfe für braune Kameraden: Das geheime Netzwerk der Alt- und Neonazis, Berlin: Links, 2001.

10.0.1.3. Der Fall Kneissler

Abbildung 10.2.: Pflegerin Pauline Kneissler (LWV-Archiv, Bestand 12, F 119)

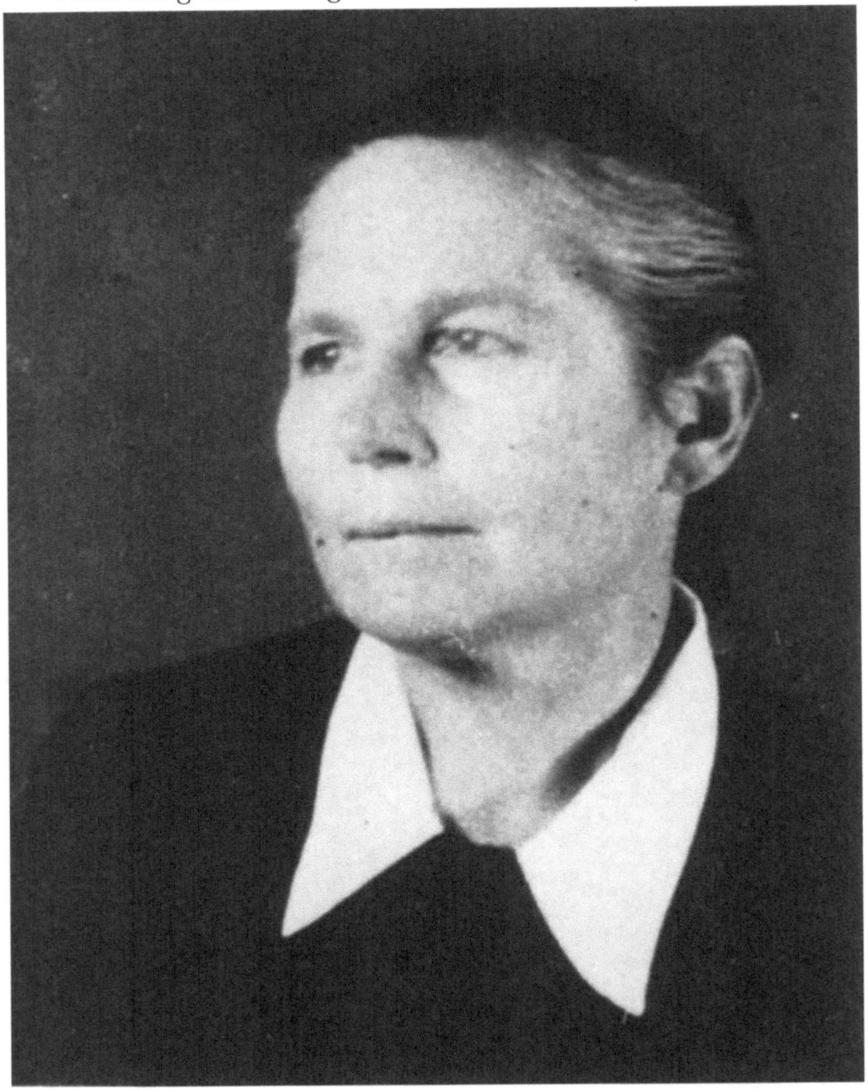

Pauline Kneissler

Eine weitere, relativ bekannte Pflegerin, die in der Landesheilanstalt Hadamar tätig gewesen war, war Pauline Kneissler. Sie wurde am 10. März 1900 in Kurdjunowka, in der Ukraine geboren.[85] Kneissler entstammte einer wohlhabenden deutschen Familie, die aus dem Schwarzwald nach Odessa migriert war und dann schließlich vor den Bolschewiken nach Westfalen floh, wo sie einen kleinen Bauernhof besaß.[86] Nachdem der Bauernhof

[85]Vgl. Landesarchiv Berlin, C Rep. 375-01-13, Nr. 3676 A. 15.
[86]Vgl. Burleigh Death S. 159; vgl. Lower, Wendy, Hitlers Helferinnen: Deutsche Frauen im Holocaust, Band 03239, Lizenzausgabe Auflage, Fischer, Frankfurt am Main: Fischer Taschenbuch, 2016, S. 72.

1934 verkauft war arbeitete Pauline Kneisslers Vater bei der Bahn.[87] Im Jahr 1920 erhielt Pauline Kneissler die deutsche Staatsangehörigkeit und ging dann nach Duisburg, um bis 1923 in der Krankenpflege ausgebildet zu werden.[88]

Von ihrem 6. bis 15. Lebensjahr hatte Kneissler Privatunterricht in ihrem Elternhaus erhalten.[89] „Unlike many of her T-4 colleagues, Pauline K. was on the way down rather than up when she gave up sewing for a career in nursing."[90] Bevor sie zur staatlichen Anstalt Berlin-Buch wechselte, war Kneissler in verschiedenen privaten und konfessionellen Anstalten in Duisburg tätig gewesen.[91] Die 1906 eröffnete Berliner Anstalt hatte 1932 im Vergleich zu 1921 ihr Pflegepersonal um 131 Prozent erhöht.[92] Überdies war dort bereits 1918 der Logiszwang für das Haus- und Pflegepersonal aufgehoben worden.[93] Der Diplom-Medizinpädagoge Horst-Peter Wolff und der Diplom-Pädagoge Arno Kalinich hegen den begründeten Verdacht, dass die „Kinder-Euthanasieaktion" der Charité-Kinderklinik unter Bessau auch im Städtischen Krankenhaus Buch Mitwisser und Beteiligte hatte.[94]

Antje Wettlaufer beschreibt die berufliche Entwicklung der Pflegerin Kneissler als „nahezu ‚klassisch'".[95] Aufgrund von Personaleinschränkungsmaßnahmen musste Pauline Kneissler 1925 jedoch „in den unattraktivsten Bereich der Krankenpflege überwechseln: die ‚Irrenpflege'".[96] 1937 trat Pauline Kneissler der NSDAP bei, 1934 bereits der NS-Frauenschaft, wo sie von 1939 bis 1940 das Amt der Blockfrau bekleidete. 1935 wurde sie DAF-Mitglied und trat 1938 der NSV bei, wo sie 1939 bis 1940 als Helferin tätig war. Seit 1944 war Kneissler im Reichsbund Deutscher Schwestern organisiert.[97] Kneissler explizierte später, wie so viele andere auch, sie sei nur unter Druck der Partei beigetreten.[98] Die Pflegerin war seit 1934 Mitglied eines evangelischen Kirchenchores und Helferin beim Kindergottesdienst.[99] Wettlaufer sieht in den in so verschiedene Richtungen gehenden Aktivitäten ein „beredtes Zeugnis dafür, daß die kleinbürgerliche Variante des Christentums friedlich mit dem Nazismus koexistieren konnte."[100]

Im Jahr 1939 wurde Pauline Kneissler vom Berliner Polizeipräsidenten vorgeladen und in das Euthanasieprogramm eingeweiht. Sie sicherte daraufhin ihre Mitarbeit zu, da sie

[87] Vgl. Burleigh Death S. 159.
[88] Vgl. Gedenkstätte Hadamar, Täterdokumentation Kneissler, Pauline, Eidesstattliche Erklärung 1946, Institut für Zeitgeschichte, Nr. 470.
[89] Vgl. ebd.
[90] Ebd.
[91] Vgl. ebd.
[92] Vgl. Wolff, Horst-Peter / Kalinich, Arno, Zur Geschichte der Krankenhausstadt Berlin-Buch, 2. überarbeitete und erweiterte Auflage, Frankfurt am Main: Mabuse-Verlag, 2006, S. 57.
[93] Vgl. ebd.
[94] Vgl. ebd., S. 142.
[95] Wettlaufer Beteiligung S. 318.
[96] Ebd.
[97] Vgl. Landesarchiv Berlin, C Rep. 375-01-13, Nr. 3676 A. 15.
[98] Vgl. Harrison Female S. 32.
[99] Vgl. Wettlaufer Beteiligung S. 318.
[100] Ebd.

keine Bedenken oder Einwände hatte, und wurde „auf Schweigepflicht und Gehorsam“ vereidigt.[101] Man habe sie darauf aufmerksam gemacht, dass jede Eidesverletzung mit dem Tode bestraft werde, so Kneissler in ihrer eidesstattlichen Erklärung 1946.[102] Wettlaufer ist über die Offenheit, mit der Kneissler auf eine prinzipielle Verweigerungsmöglichkeit zu sprechen kam, verwundert, so habe dies doch für Kneissler eine Selbstberaubung einer „gangbaren Verteidigungsstrategie“ bedeutet.[103]

Ab 1940 war Kneissler in der Tötungsanstalt Grafeneck tätig. Als Mitarbeiterin der „Gemeinnützigen Stiftung für Anstaltspflege“ begleitete sie Krankentransporte nach Grafeneck.

> „Die Patienten, die von uns verlegt wurden, waren nicht unbedingt schwere Fälle, sie waren wohl geisteskrank, aber sehr oft in gutem körperlichen Zustand.“[104]

Michael Burleigh zufolge war die Pflegerin, von dem, was sie in Grafeneck sah, schockiert, sie störte sich an dem Umstand der Täuschung in dem Mordprogramm und die unablässigen, routinierten Morde belasteten sie emotional.[105] Nach 15 Jahren Berufserfahrung in der psychiatrischen Pflege jedoch war sie davon überzeugt, dass die Kranken nicht an ihren Leben hingen und der Tod für sie eine Form der Erlösung sei.[106] Wettlaufer stellt ebenfalls einen Gewöhnungseffekt in Bezug auf die psychische Belastung durch die Tötungen durch die Arbeit in Grafeneck bei der Pflegerin fest.[107]

Nach Grafeneck wurde Kneissler zusammen mit ihren „T4“-KollegInnen in einem Lazarett nahe Minsk eingesetzt.[108] Wendy Lower stellt fest, dass Kneisslers Posten im Osten dazu beitrug, die Verfahren des Massenmordes von Deutschland nach Polen und Weißrussland zu transferieren. Die Historikerin Lower geht davon aus, dass Pauline Kneissler während ihrer Zeit im Osten blinden, verstümmelten und hirngeschädigten Soldaten tödliche Injektionen verabreicht hat.[109] Dieser Verdacht wird auch durch die Aussage der Wirtsfamilie Knoller gedeckt, wonach Kneissler ihnen erzählt haben soll, dass sie „schon früher in Feldlazaretten über 100 schwer verwundete deutsche Soldaten ‚euthanasiert‘ habe.“[110]

---

[101] Vgl. Gedenkstätte Hadamar, Täterdokumentation Kneissler, Pauline, Nr. 470.
[102] Vgl. ebd.
[103] Wettlaufer Beteiligung S. 319.
[104] Ebd.
[105] Vgl. Burleigh Death S. 160.
[106] Vgl. ebd.
[107] Vgl. Wettlaufer Beteiligung S. 319.
[108] Vgl. Burleigh Death S. 160.
[109] Vgl.Lower Helferinnen S. 160.
[110] Schmidt, Martin / Kuhlmann, Robert / von Cranach, Michael, Heil- und Pflegeanstalt Kaufbeuren, in von Cranach, Michael / Siemen, Hans-Ludwig (Hrsg.): Psychiatrie im Nationalsozialismus, München: Oldenbourg, 1999, S. 306.

Später war sie in Weilmünster und der Tötungsanstalt Bernburg tätig, bis sie 1942 als stellvertretende Oberpflegerin nach Hadamar kam.[111] In der Landesheilanstalt Hadamar instruierte sie bis 1943 andere Pflegerinnen, Kranke zu ermorden und legte zudem selbst in Form von Überdosierungen Hand an. Über ihre Arbeit dort sagte sie im Rückblick vor Gericht aus:

> „Wir waren zu wenig Personal und daher überlastet. Ich wollte von der Aktion los, weil mich die Arbeit nicht zufriedenstellte. Wegen der Aktion habe ich keine Bedenken geäußert [...] Schließlich war dies ja auch alles Sache des Arztes. Wenn ich Anweisungen bekam, Kranke einzuschläfern, hatte ich keine Gewissensbisse und hielt es für gut [...].“[112]

Den Zeitpunkt des Todes ihrer Opfer brachte Kneissler mit eventuell noch eintreffenden Angehörigen in Einklang.[113] „Überhaupt machte Schwester Kneissler offenbar einen positiven Eindruck auf andere Menschen, denn man sagte ihr nach, daß sie ihre Opfer mit außergewöhnlicher Liebenswürdigkeit behandelte und beim Kosenamen rief.“[114] Von Hadamar wurde sie dann schließlich in die Heilanstalt Irsee in Kaufbeuren versetzt, die von Valentin Faltlhauser geleitet wurde.[115] Dort übernahm sie die Frauenstation J, die zuvor von den bisherigen Pflegerinnen verlassen werden musste. Kneissler wurde als Reichsbeauftragte Schwester vom Personalchef der „T4“-Organisation gezielt nach Irsee geschickt, um dort die „Euthanasie“ auszuführen. Bereits neun Tage nach ihrem Dienstantritt im April 1944 waren auf ihrer Station nach 1,5 Wochen schon viermal mehr Kranke „verstorben“ als von den restlichen 250 Patientinnen in einem gesamten Jahr. Insgesamt „verstarben“ auf Pauline Kneisslers Station 254 Kranke.[116] „Ostarbeiterinnen hatten unter der in der Südukraine geborenen Schwester Pauline sehr zu leiden, insbesondere Frauen aus der Ukraine.“[117]

In Irsee genoss die Reichspflegerin eine Sonderstellung: Sie war als einzige Pflegerin nicht der Schwester Oberin unterstellt und musste deshalb auch keine täglichen Berichte über ihre Station erstatten. Zudem hielt sie gemeinsam mit dem Arzt Visite unter Ausschluss der Oberin.[118] Martin Schmidt und andere sehen in dem Wechsel ins Feldlazarett in Füssen am 20. April 1945 eine Flucht der Pflegerin „in der Annahme des baldigen Kriegsendes und aus Angst vor Strafverfolgung“.[119]

[111] Vgl. Burleigh Death S. 160.
[112] Zitiert nach:Wettlaufer Beteiligung S. 320.
[113] Vgl. ebd.
[114] Ebd., S. 321.
[115] Vgl. Gedenkstätte Hadamar, Täterdokumentation Kneissler, Pauline, Nr. 470.
[116] Vgl. Schmidt/Kuhlmann/von Cranach Kaufbeuren S. 292f.
[117] Ebd., S. 299.
[118] Vgl. ebd., S. 306.
[119] Ebd., S. 292.

Wettlaufer sieht in dem angeblichen Desinteresse der Angehörigen am Weiterleben ihrer erkrankten Verwandten einen Vorwand für Pauline Kneisslers Handeln. Die Pflegerin, so Wettlaufer, habe versucht, die Diskrepanz zwischen den Massenmorden und dem Christentum zu eliminieren, indem sie sich auf den Römerbrief berief.[120] Die für den Einsatz in Irsee als tauglich befundenen Personen werden von Wettlaufer zur „‚Elite' des T4-Mordkommanndos" gezählt.[121] Vor Ende des Krieges war Pauline Kneissler in Hohenschwangau beim Roten Kreuz beschäftigt, wo sie schließlich verhaftet wurde.[122]

Kneissler wurde 1948 wegen Beihilfe zu Mord in beiden Phasen und in einer unbestimmten Anzahl von Fällen zu drei Jahren und vier Monaten Zuchthaus verurteilt. 1949 wurde sie bereits auf Bewährung entlassen.[123] Die Pflegerin zeigte trotz ihrer Verurteilung keinerlei Schuldbewusstsein oder Reue.

10.0.2. Der Eichberg-Prozess

Die Ermittlungen zum sogenannten „Eichberg-Prozess" begannen im Juli 1945.[124] Vom 2. bis 21. Dezember 1946 folgte dann schließlich der Prozess vor dem Frankfurter Landgericht, der mit Verurteilungen der Angeklagten Friedrich Mennecke, Walter Schmidt und Oberpflegerin Helene Schürg endete.[125] Der ehemalige Direktor wurde wegen Mordes an einer unbestimmten Anzahl von Menschen zum Tode verurteilt. Der Arzt Schmidt erhielt wegen 70-fachen Mordes lebenslänglich und Helene Schürg sowie der Pfleger Andreas Senft wurden wegen Beihilfe zu Mord zu acht bzw. vier Jahren Gefängnis verurteilt. Zwei weitere Pflegerinnen wurden freigesprochen.[126]

Im Falle von Walter Schmidt verhängte das Oberlandesgericht Frankfurt in der von der Staatsanwaltschaft eingelegten Revision am 12. August 1947 nachträglich ebenfalls die Todesstrafe.[127] Im Prozess sah das Gericht davon ab, die Gesamtzahl der ab 1941 in der Landesheilanstalt Eichberg Ermordeten festzustellen, und fokussierte sich darauf, die einzelnen Morde der Angeklagten zu ermitteln.[128] Dabei wurde festgestellt, dass die Opfer höchstens zu 10–15 Prozent „in ihrer Persönlichkeit völlig zerfallene Geisteskranke" waren und vielmehr ein Großteil noch durchaus arbeitsfähig war.[129]

---

[120]Vgl.Wettlaufer Beteiligung S. 321.
[121]Ebd., S. 321f.
[122]Vgl. Winter Befreiung S. 112.
[123]Vgl. ebd., S. 180.
[124]Vgl. Faulstich Nachkriegszeit S. 252.
[125]Vgl. Boberach, Heinz, Die strafrechtliche Verfolgung der Ermordung von Patienten in nassauischen Heil- und Pflegeanstalten nach 1945, in Vanja, Christina (Hrsg.): Euthanasie in Hadamar, Historische Schriftenreihe des Landeswohlfahrtsverbandes Hessen: Kataloge, Kassel: Eigenverlag des LWV Hessen, 1991, S. 165.
[126]Vgl. Meusch Verfolgung S. 308.
[127]Vgl. ebd., S. 308f.
[128]Vgl. Boberach strafrechtliche Verfolgung S. 168.
[129]Vgl. ebd.

Schmidt habe bei den Morden, so das Gericht 1946, gemeinsam mit Schürg als Mittäter bzw. als unmittelbarer Täter gehandelt,

> „der sich bei der Ausführung der Tötungshandlung der Angeklagten Schürg als eines Werkzeugs bediente, das die Unrechtmäßigkeit seiner Handlungsweise gekannt hat.“[130]

Helene Schürg wurde der eigene Täterwille abgesprochen, denn es konnte nicht widerlegt werden, dass sie sich innerlich von der Aktion „distanziert und sie niemals zur eigenen Sache gemacht hat“.[131] Zudem befand das Gericht, dass das Gefühl genüge, Unrecht zu tun und da die Angeklagten dieses gehabt hatten, sei ihnen auch strafrechtlich eine Schuld beizumessen.[132] Von einem Nötigungsstand oder einem bindenden Dienstbefehl könne darüber hinaus nicht die Rede sein, so das Gericht.[133]

Der Oberpflegerin konnte der Mord von 30 bis 40 behinderten Kindern nachgewiesen werden.[134] Der Pfleger Senft hatte ebenfalls gestanden, 30 bis 50 Kinder durch Morphiumspritzen und Luminaltabletten getötet zu haben.[135] Während Mennecke in Haft starb, bevor über seine Revision entschieden worden war, wurde Helene Schürg 1951 begnadigt und aus der Haft entlassen. Andreas Senft wurde die Reststrafe 1954 erlassen.[136]

> „The significance of the Eichberg case in the history of German euthanasia trials can be interpreted on two levels. First, it typifies the willingness of German courts in the immediate postwar years to convict euthanasia killers as perpetrators under the German law of murder. In this respect, Eichberg is of a piece with the Meseritz-Obrawalde and Hadamar trials, representing with them a vein of cases that did not gladly suffer intentional mass killing – or the defendants responsible for it. Second, the Eichberg case adumbrates some new tendencies and directions that later courts would pursue with far more alacrity than the Frankfurt court did. These new approaches are especially evident in the court's treatment of Schmidt, Schürg, and Senft.“[137]

Dem amerikanischen Historiker Michael S. Bryant, der an der Bryant-Universität in Smithfield, Rhode Island in den Vereinigten Staaten Geschichte lehrt, ist zuzustimmen, dass der „Eichberg-Prozess“ wegweisend für die folgenden „Euthanasie-Prozesse“ war.[138] Nicht

[130] HHStAW, Abt. 461, Nr. 32442/4, S. 342.
[131] Ebd.
[132] Vgl. ebd., S. 346.
[133] Vgl. ebd., S. 348.
[134] Vgl. Bryant, Michael S., Confronting the Good Death: Nazi Euthanasia on Trial, 1945–1953, PB - University Press of Colorado: Bryant, Michael S., 2005, S. 126.
[135] Vgl. HHStAW, Abt. 461, Nr. 32442/4, S. 338.
[136] Vgl. Sandner Verwaltung S. 742.
[137] Bryant, Michael S. Good Death S. 127.
[138] Siehe: https://departments.bryant.edu/history-and-social-sciences/faculty/michael-scott-bryant.htm (Zugriff: 05.03.2019).

nur die Verurteilung von Helene Schürg wegen Beihilfe zu Mord und das Absprechen des eigenen Tatwillens der Täterin finden sich im Hadamar-Prozess wieder, sondern auch die Feststellung eines Gefühls des Unrechts der Pflegerin bei den Taten als Grundlage für deren strafrechtliche Schuld.

10.0.2.1. Der Fall Schürg

Die Oberpflegerin Helene Schürg wurde am 28. Juni 1904 in Karlsruhe geboren.[139] Sie wuchs seit ihrem vierten Lebensjahr bei Pflegetanten in Schondorf auf. Nach ihrer Schulentlassung lernte sie zunächst die Haushaltsführung, nähen und andere praktische Dinge, bevor sie im November 1924 als Lernschwester im Städtischen Krankenhaus in Darmstadt tätig wurde.[140] Nach ihrer zweijährigen Ausbildung ging sie nach Frankfurt am Main, wo sie in Privatpflegestellen und in Kliniken tätig war, bis sie am 20. November 1933 in die Landesheilanstalt Weilmünster kam.[141]

Ihre Anstellung beim Bezirksverband verdankte sie dem Landeshauptmann Traupel, den sie einige Zeit zuvor gepflegt hatte.[142] Nach vier Jahren Dienst in der Landesheilanstalt Weilmünster wurde Schürg am 1. Oktober 1937 als Oberpflegerin an die Landesheilanstalt Eichberg versetzt. Dort arbeitete sie zunächst unter dem Direktor Hinsen, der dann durch Mennecke ersetzt wurde.[143] Mennecke war es auch, der sie bei einer Konferenz über den Sinn der Fragebögen und der damit verbundenen Tötung der Kranken aufklärte.[144] Dies geschah, so Schürg, unter dem Siegel der größten Verschwiegenheit, dem restlichen Pflegepersonal solle man sagen, dass die Kranken entlassen würden.[145] Sie habe dies dann so weitergegeben und dabei „jegliche Erwiderung oder Diskussion abgeschnitten".[146] Trotzdem sei die Wahrheit allmählich durchgesickert, über die Anstalt Grafeneck seien ebenfalls Gerüchte im Umlauf gewesen.[147] Es sei zudem möglich gewesen, „Stamminsassen", die eine Besserung ihres Zustandes zeigten, durch Mennecke von den Transportlisten streichen zu lassen.[148]

Auf der Kinderfachabteilung wurde ebenso gemordet: Helene Schürg gab die tödlichen Spritzen für gewöhnlich in einem Baderaum oder einem abgeteilten Zimmer der Abteilung, damit der Vorgang nicht gesehen wurde. Der Tod sei, so Helene Schürg, in allen Fällen sanft und ohne Todeskampf eingetreten, sie selbst habe etwa 30 bis 50 Kinder

[139] Vgl. HHStAW, Abt. 520/11, Nr. 11898/3.
[140] Vgl. HHStAW, Abt. 461, Nr. 32442/2, S. 2110.
[141] Vgl. ebd.
[142] Vgl. ebd.
[143] Vgl. ebd.
[144] Vgl. ebd.
[145] Vgl. ebd., S. 2111.
[146] Ebd.
[147] Vgl. ebd.
[148] Vgl. ebd.

getötet.[149] An die Höhe der dafür erhaltenen Sondervergütung vermochte sie sich bei ihrer Aussage nicht mehr zu erinnern.[150]

Sharon Harrison analysiert zu diesem Vorgehen treffend: „Nurses transformed physical boundaries within killing institutions into psychological boundaries, denying knowledge of the killings and distancing themselves both physically and mentally from the killing operation.“[151] Diese Grenzen seien durch die berufliche Trennung und die Rolle der Ärzte als Entscheidungsträger und Autoritätspersonen sowie der professionellen Rolle der Pflegerinnen noch verstärkt worden.[152] Die Tatsache, dass lediglich eine Kerngruppe des Pflegepersonals in die Tötung der Kinder eingeweiht war, erlaubte es anderen Pflegerinnen, so die These Harrisons, das Mitwissen um die Morde zu meiden.[153] „Spatial segregation in killing institutions and the secrecy sourrounding the killings encouraged those who were not directly involved to simply turn a blind-eye to the killings.“[154] Schürg bestritt, erwachsenen deutschen Kranken tödliche Einspritzungen oder Vorschläge hinsichtlich der Todeskandidaten gemacht zu haben.[155] Bei der Ermordung psychisch kranker „Ostarbeiterinnen“ habe sie jedoch assistiert.[156]

Im April 1941 fuhr Helene Schürg nach Kassel zu Traupel, um ihre Versetzung in eine andere Anstalt zu erwirken. Dieser habe allerdings abgelehnt, da er, so Schürg, fürchtete, dass ihr Beispiel „Schule machen würde“.[157]

> „Schürg did not dispute her role in the killings but raised a superior orders defense, arguing that she had acted under orders from higher governmental powers. She also argued—and I have yet to find an analogous defense in other euthanasia cases—that her amorous infatuation with Schmidt had transformed her into an almost robotic tool of the chief doctor. The state court rejected the superior orders defense, but found her lovelorn argument credible on the issue of whether she was a perpetrator or an accomplice.“ [158]

Die Oberpflegerin hatte den Prozessakten zufolge romantische Gefühle für den Arzt Schmidt entwickelt:

Die Aussage einer Zellengenossin von Schürg, Rosemarie A. aus dem Jahr 1946 wird wie folgt wiedergegeben:

---

149 Vgl. ebd.
150 Vgl. ebd., S. 2112.
151 Harrison boundaries S. 3.
152 Vgl. ebd.
153 Vgl. ebd., S. 7.
154 Ebd., S. 8.
155 Vgl. HHStAW, Abt. 461, Nr. 32442/2 , S. 2113.
156 Vgl. ebd.
157 Vgl. ebd.
158 Bryant, Michael S. Good Death S. 126.

> „Die Zeugin hat sich zusammen mit der Angeklagten Schürg in einer Zelle im Untersuchungsgefängnis befunden. Die Zeugin hat mir spontan erklärt, dass die Angeklagte Schürg ihr während der Dauer der gemeinsamen Haft ausführlich über ihre privaten Beziehungen, die wohl einen sexuellen Charakter nicht angenommen haben, zu dem Angeklagten Dr. Schmidt erzählt habe. Insbesondere hat die Zeugin erklärt, Dr. Schmidt lebe in unglücklicher Ehe und in Scheidung, Dr. Schmidt habe ihr häufig sein Herz ausgeschüttet, sie fühle sich sehr zu Dr. Schmidt hingezogen[,] und zwar dergestalt, dass die Zeugin den Eindruck gehabt habe, dass die Angeklagte Schürg den Angeklagten Dr. Schmidt liebe. Die Zeugin hat ferner aus den Gesprächen mit der Angeklagten Schürg den bestimmten Eindruck gehabt, dass sie den Angeklagten Dr. Schmidt so weit hörig war, als sie ihm in jeder Weise bewundernd ergeben war und sein ganzes Tun und Lassen, seine Handlungsweisen und seine Äusserungen kritiklos bewundernd und zustimmend aufgenommen hat.
> Aus einem solchen Beweisergebnis würde möglicherweise auf ein starkes seelisches und willensmäßiges Abhängigkeitsverhältnis der Angeklagten Schürg zu dem Angeklagten Dr. Schmidt zu schließen sein.“[159]

Das Gericht folgte dieser verteidigenden Darstellung in der Tat, sodass selbst im Gnadengesuch 1948 erneut auf diese genderbasierte Verteidigungsstrategie zurückgegriffen wurde:

> „Die Verurteilte hat Schmidt mit ‚einer frauenhaft scheuen Zuneigung geliebt‘ [...] und ‚über das Berufliche hinaus in einem schwärmerischen Abhängigkeitsverhältnis gestanden.“‘ [160]

Dass eine „solche Frau“ den Anweisungen ihres Vorgesetzten unter solchen Umständen umso blinder gehorcht, erscheine, so das Gnadengesuch der Schürg, verständlich.[161]

Harrison konstatiert zum Themenkomplex Gehorsam treffend:

> „The system of order and obedience was at the heart of the killing enterprise. It is precisely because order was maintained and staff followed orders that killing institutions were so efficient.“[162]

Die romantischen Gefühle für den Vorgesetzten sind nicht die einzigen Parallelen zwischen den Oberpflegerinnen Huber und Schürg, auch Helene Schürg wartete mit mehreren Entlastungszeugen auf. So schrieb die Oberpflegerin Doris W. 1948:

[159] HHStAW, Abt. 461, Nr. 32442/2, S. 43.
[160] HHStAW, Abt. 461, Nr. 32442/11, S. 1834.
[161] Vgl. ebd.
[162] Harrison boundaries S. 14.

> „Ich war stets gerührt von der gütigen und aufopferungsvollen Art und Weise von Oberschwester H. Schürg zu ihren Patienten. Sie behandelte die oft sehr schwierigen Pat. mit Liebe und Güte, beruhigte u. tröstete sie, wenn sie mit ihren Wahnideen verzweifelt zu ihr kamen, getröstet u. zufrieden waren sie wieder für einige Zeit [...] Meine Schwester sollte 1941 nach Hadamar verlegt u. dort vergast werden. Durch Oberschwester H. Schürg energisches Eingreifen[,] wurde meine Schwester gerettet. Oberschwester H. Schürg setzte mich davon in Kenntnis, obwohl es dem Personal bei Todesstrafe verboten war[,] über diese Grausamkeiten zu sprechen[...].“[163]

Wie die zur selben Zeit in der Landesheilanstalt Eichberg tätige Pflegerin zu den Taten ihrer Arbeitskollegin stand, wird aus ihren abschließenden Worten ersichtlich, die als Selbstschutz zu verstehen sind:

> „Ich kann also Oberschw. H. Schürg als einen wertvollen Menschen bezeichnen, der nur jederzeit seine Pflicht getan hat.“[164]

Was ihre politischen Ansichten angeht, so gibt eine weitere eidesstattliche Erklärung, aus dem Jahr 1948, von einer Pflegerin Rosel S. aus Weilmünster darüber Auskunft:

> „Unsere persönlichen Beziehungen wurden auch aufrechterhalten, als wir später an verschiedenen Plätzen wirkten und Helene Schürg überzeugte und begeisterte Nationalsozialistin wurde. Die fast religiöse Inbrunst, mit der sie der nationalsozialistischen Partei anhing, habe ich mir psychologisch teilweise damit erklärt, daß Helene Schürg, die elternlos aufgewachsen war und das Geborgensein in einer Familie allezeit schmerzlich vermißte, eigentlich immer auf der Suche nach einem Halt war.“[165]

Schürg war demnach überzeugte Nationalsozialistin, was sich in ihren Mitgliedschaften zeigte: So war sie nicht nur Leiterin der NS-Frauenschafts-Ortsgruppe, sondern auch SS-Fördermitglied, DAF und NSV-Mitglied.[166] Im Jahr 1940 war Schürg der NSDAP beigetreten.[167]

Die Oberpflegerin wurde 1951 in einem Spruchkammerverfahren in die Gruppe II der Belasteten eingestuft, sie hatte 50 DM als einmaligen Sonderbeitrag in den Wiedergutmachungsfond einzuzahlen und verlor das aktive wie passive Wahlrecht sowie das Recht, ein öffentliches Amt zu bekleiden. Des Weiteren durfte sie keiner Gewerkschaft und keinem Berufsverband angehören und für die kommenden fünf Jahre lediglich einer gewöhnlichen

[163] HHStAW, Abt. 461, Nr. 32442/11, S. 1840.
[164] Ebd.
[165] Vgl. ebd., S. 18841.
[166] Vgl. Sandner Verwaltung S. 741f.
[167] Vgl. HHStAW, Abt. 461, Nr. 32442/4, S. 327.

Beschäftigung nachgehen, sie verlor sämtliche Berechtigungen. Das Verfahren musste sie mit 1.500 DM finanzieren. Durch ihren Gefängnisaufenthalt entfiel die einjährige Einweisung in ein Arbeitslager.[168]

Nachdem Schürg 1946 wegen Beihilfe zu Mord zu acht Jahren Gefängnisstrafe verurteilt wurde, war sie am 21. Februar 1951 begnadigt und aus der Haft in Frankfurt-Preungesheim in ihren Wohnort Bergen Kreis Hanau entlassen worden.[169] Selbst in ihrem Gnadengesuch zeigte Schürg keine Reue und keine Einsicht. Über ihre Opfer schreibt sie 1948 im Brief an den Justizminister Zinn:

> „Diese sowieso todgeweihten Kinder, denen man niemals die einfachsten Begriffe hätte beibringen können, sollten durch einen Gnadentod von ihrem schweren Leiden etwas schneller erlöst werden."[170]

Des Weiteren schien sie nicht ihre Taten zu bereuen, sondern lediglich die Umstände ihrer späteren Verurteilung hierfür:

> „Wer ahnte denn, dass uns solche Arbeit zugemutet wird? Und man uns nachher zur Verantwortung zieht. – Jeder Mensch hatte doch Kenntnis von Hadamar!! [sic!]"[171]

Zur Frage, wie viel die einzelnen Pflegerinnen in den Anstalten über die Krankenmorde wussten, gibt dieses Schreiben von Schürg Auskunft:

> „Ist es denn gar nicht möglich, dass das Hadamar-Euthanasie-Programm vom Kinder-Euthanasie-Programm getrennt wird? Denn sonst müssten ja alle Ärzte und Schwestern von den Anstalten eingesperrt werden, gewusst haben es alle, wenigstens vom März 41 an, und bis Ende Juli wurden ja die Geisteskranken nach Hadamar verschickt."[172]

Helene Schürg hatte keinerlei Schuldbewusstsein und hielt sich trotz ihrer Beihilfe zu Mehrfachmord an Kindern für einen „guten Menschen":

> „Ich muss mich immer wieder fragen, bin ich denn ein so schlechter Mensch, dass man mir keine Freiheit gewähren kann?"[173]

Selbst ihr Bildungsstand wird von der ehemaligen Oberpflegerin in diesem Brief zu ihrer Verteidigung ins Feld geführt:

---

[168] Vgl. HHStAW, Abt. 520/11, Nr. 11898/3.
[169] Vgl. ebd.
[170] HHStAW, Abt. 461, Nr. 32442/11, S. 1820.
[171] Ebd.
[172] Ebd., S. 1820f.
[173] Ebd., S. 1821.

> „Und schließlich war ich ja kein akademisch gebildeter Mensch, der weiter hätte blicken müssen."[174]

Helene Schürg setzte sich über das sittliche und moralische Gebot „DU SOLLST NICHT TÖTEN!" hinweg. Dieses schien für sie, analog zu den Soldaten an der Front, keine Gültigkeit im Hinblick auf die Kranken und Behinderten gehabt zu haben. Ob Schürg wirklich innerlich davon überzeugt war, den Kranken den „Gnadentod" zu gewähren, oder sie aus anderen Motiven wie beispielsweise Zynismus oder reiner Folgsamkeit handelte, bleibt offen, da Selbstzeugnisse wie beispielsweise ein Tagebuch oder Briefe aus dieser Zeit nicht zugänglich sind.

10.0.2.2. Der Fall Kallmünzer

Eine weitere Angeklagte im sogenannten „Eichberg-Prozess" war Katharina (Käthe) Kallmünzer. Am 6. November 1901 in Irnsing/Donau geboren, entstammt sie einer katholischen „Bauernfamilie" und besuchte nach der Volksschule die klösterliche Töchterschule und einen Kindergärtnerinnenlehrkurs, in dem sie eine Prüfung zur Kindergärtnerin ablegte. In der darauffolgenden Zeit war sie für mehrere Jahre in einer Kinderschule und in Privatstellungen tätig.[175]

Am 1. August 1926 wurde Kallmünzer als Lernpflegerin in der Landesheilanstalt Eichberg eingestellt, wo sie nach zwei Jahren ihr Staatsexamen ablegte.[176] Zum 1. Juni 1941 wurde sie dann schließlich zur Stationspflegerin ernannt und blieb bis zu ihrer Festnahme am 6. Februar 1946 auf dieser Stelle.[177]

Die Pflegerin war 1933 der NS-Frauenschaft beigetreten. Sie war zudem Mitglied der NSV und der DAF. NSDAP-Mitglied war Kallmünzer jedoch nicht gewesen.[178] Im Prozess betonte Kallmünzer ihre vermeintliche Unschuld und gab an, nichts getan zu haben wofür sie sich schuldig fühlen müsste.[179] „While acknowleding the high mortality rate in the children's ward, Käthe K. claimed, ‚It never occured to me that [patients were being killed] because we had severley ill children.'"[180]

Katharina Kallmünzer gab vor Gericht an, sie habe sich auf die Anweisung Schmidts verlassen, ohne diese zu hinterfragen. Sie habe deshalb auch nicht gewusst, dass sie tödliche Dosierungen verabreichte. Sharon Harrison erklärt sich diese Selbstverleugnung als psychologisches Mittel, um mit der Partizipation an den Morden umzugehen: „[I]t was surely easier to administer lethal doses of medications to patients if you could convince

[174] Ebd.
[175] Vgl. HHStAW, Abt. 461, Nr. 32442/4, S. 327.
[176] Vgl. ebd.
[177] Vgl. ebd.
[178] Vgl. HHStAW, Abt. 520/32, Nr. 1459.
[179] Vgl. Harrison boundaries S. 12.
[180] Ebd.

yourself that you were simply giving a patient something to help them sleep or ease their pain.“[181] Es ist jedoch wahrscheinlicher, dass die erfahrene Stationspflegerin um die tödliche Wirkung der von ihr verabreichten Medikamente wusste und ihre Aussage, es nicht gewusst zu haben, eine reine Schutzbehauptung ist.

Im Mittelpunkt der Krankenmorde, so Harrison, habe ein moralisches Vakuum geherrscht: Keiner der Beteiligten, weder Ärzte noch PflegerInnen hätten die Morde für sich reklamiert.[182] Dies ist angesichts der Tatsache, dass die Beteiligten vor Gericht standen, nicht weiter verwunderlich. Ob dies zum Tatzeitpunkt der Fall gewesen ist, ließe sich nur anhand von Selbstzeugnissen rekonstruieren, die nicht für die Forschung zugänglich sind.

Die Pflegerin Anna K. gab 1946 in ihrer zweiten polizeilichen Vernehmung zu der Situation auf der Kinderstation unter Käthe Kallmünzer an:

> „Ich bin schon einmal polizeilich vernommen worden. Damals gab ich die Erklärung ab, dass mir von der Stationsschwester Kallmünzer strengstens verboten wurde, das hintere Zimmer auf der Station zu betreten. Das merkte sie und sagte: ‚wenn sie es wagen, diesen Raum zu betreten, werde ich sie dem Oberarzt melden.‘ Warum sie mir das Betreten in so strenger Form untersagte, kann ich nicht sagen.“[183]

Auch der Angeklagte Arzt Schmidt gab an, dass Käthe Kallmünzer bei den Tötungen mitgewirkt habe, er widerrief seine Aussage allerdings in der Hauptverhandlung.[184] Zudem erhielt Kallmünzer den Sonderzuschuss des Reichsausschusses, den nur die in das Tötungsprogramm Eingeweihten erhielten, zudem sollte sie über diese Sonderzahlungen schweigen.[185] Kallmünzer selbst erklärt diese Zahlungen mit ihrer vermeintlich tadellosen Arbeit und der großen Mühe, die sie sich bei der Pflege der kranken Kinder gab.[186] Die Verwehrung des Zutritts zum hinteren Zimmer auf ihrer Station wird von ihr mit dem Ansteckungsschutz vor einer kursierenden Infektionskrankheit erklärt.[187] Katharina Kallmünzer wurde trotz des bleibenden Verdachts einer Beteiligung an den Morden auf der Kinderstation freigesprochen, da das Gericht ihre Tatbeteiligung als nicht bewiesen ansah.[188]

[181]Ebd., S. 13.
[182]Vgl. ebd., S. 15.
[183]HHStAW, Abt. 461/1, Nr. 32442,1 S. 2033.
[184]Vgl. HHStAW, Abt. 461/4, Nr. 32442, S. 339.
[185]Vgl. ebd., S. 340.
[186]Vgl. ebd.
[187]Vgl. HHStAW, Abt. 461/4, Nr. 32442, S. 176.
[188]Vgl. ebd., S. 343.

10.0.3. Die Rolle von Gender in den hessischen Nachkriegsprozessen

Frauen stellten bei der Verfolgung deutscher Kriegs- und nationalsozialistischer Gewaltverbrechen eine Minderheit dar.[189] Die HistorikerInnen Ulrike Weckel und Edgar Wolfrum erklären sich diese Tatsache damit, dass Regierung, Staatsapparat, Armee und die Chefetagen der Wirtschaft von jeher, und auch im Nationalsozialismus, Männerdomänen gewesen seien. Zudem seien Frauen nur in den niederen Rängen, wie etwa als Angestellte der SS und Gestapo, aktiv an NS-Verbrechen beteiligt gewesen, und dies in erheblich geringerer Zahl als Männer.[190]

Diese Aussage trifft allerdings nicht auf die KZ-Wärterinnen und vor allem nicht auf den Gesundheits- und Fürsorgebereich zu, in dem Frauen unter anderem in führenden Positionen maßgeblich an den Krankenmorden und Zwangssterilisierungen beteiligt waren. Frauen waren zwar nicht für die Planung, jedoch für die Durchführung der Krankenmorde so unabkömmlich, dass die Ausführung der „Euthanasiepolitik" ohne ihre Mit- und Zuarbeit nicht in diesem Maße möglich gewesen wäre.

Prozesse gegen weibliche Straftäter erregen größeres Interesse in der Öffentlichkeit, da sie eine Ausnahme sind.[191] Straffällige Frauen überschritten nicht nur die Normen der Rechtsordnung, sondern auch die der Geschlechterordnung, indem sie mit dem beruhigenden Bild der von „Natur" aus sanften, fürsorglichen Frau brechen.[192] Gerade bei den angeklagten Pflegerinnen im Falle der Krankenmorde scheint auf den ersten Blick ein enormer Bruch mit dem tradierten Genderbild der pflegenden und gesundheitsfördernden Frau vorzuliegen. Zieht man jedoch die zeitgenössische Propaganda in Betracht, so töteten diese Frauen nicht aus Sadismus, Lust oder anderen niederen Beweggründen, sondern aus „Nächstenliebe", „Mitleid" und „Medizinischer Notwendigkeit", also gemäß vermeintlich typisch weiblicher Eigenschaften.[193]

[189] Vgl. Weckel, Ulrike / Wolfrum, Edgar, NS-Prozesse und ihre öffentliche Resonanz aus geschichtlicher Perspektive, in Bestien und Befehlsempfänger, Göttingen: Vandenhoeck & Ruprecht, 2003, S. 10.

[190] Vgl. ebd.

[191] Vgl. ebd., S. 11. Zu besonderer Berühmtheit gelangten die KZ-Aufseherinnen Irma Grese, Ilse Koch oder Dorothea Binz. Sie schienen rein äußerlich dem Klischee der „blonden Nazi-Bestie" zu entsprechen und wurden stark sexualisiert. Siehe: Duesterberg, Julia, Von der Umkehr aller Weiblichkeit Charakterbilder einer KZ-Aufseherin, in Gedächtnis und Geschlecht, Geschichte 2002–2008, Frankfurt am Main: Campus-Verlag, 2002, S. 227–243. Siehe: Hirsch, Marianne, Täter-Fotografien in der Kunst nach dem Holocaust. Geschlecht als ein Idiom der Erinnerung, in Eschebach, Insa / Wenk, Silke (Hrsg.): Gedächtnis und Geschlecht, Frankfurt am Main: Campus Verlag, 2002, Geschichte 2002–2008, S. 203–226. Siehe: Przyrembel, Alexandra, Der Bann eines Bildes Ilse Koch, die, in Eschebach, Insa / Wenk, Silke (Hrsg.): Gedächtnis und Geschlecht, Geschichte 2002–2008, Frankfurt am Main: Campus Verlag, 2002, S. 245–268. Siehe: Wenk, Silke, Rhetoriken der Pornografisierung Rahmungen des Blicks auf die NS-Verbrechen, in Eschebach, Insa / Wenk, Silke (Hrsg.): Gedächtnis und Geschlecht, Frankfurt am Main Campus Verlag, 2002, Geschichte 2002–2008, S. 269–296.

[192] Vgl.Weckel/Wolfrum NS-Prozesse S. 11.

[193] Vgl. Toussaint, Jeanette, Nichts gesehen – nichts gewusst. Die juristische Verfolgung ehemaliger SS-Aufseherinnen durch die Volksgerichte Wien und Linz, in Gehmacher, Johanna / Hauch, Gabriella (Hrsg.): Frauen- und Geschlechtergeschichte des Nationalsozialismus, Innsbruck: Studien-Verlag, 2007, S. 237.

Die zeitgenössischen Ansichten und Zuschreibungen zu Gender schlagen sich ebenfalls in den Urteilstexten der Nachkriegsprozesse nieder, da RichterInnen nicht außerhalb der Gesellschaft, in welcher Annahmen über geschlechtertypische Charaktereigenschaften und geschlechtstypisches Verhalten im Umlauf sind, die von vielen Menschen geteilt werden und so ihre Wirkungsmacht entfalten, lebten.[194]

Aus diesem Grund finden sich zwei der drei für den Fall der KZ-Wärterin Dorothea Binz gängigen, von der Historikern Julia Duesterberg aufgezählten Stereotypisierungen von NS-Täterinnen auch in den Urteilstexten der sogenannten „Hadamar-Prozesse" und dem „Eichberg-Prozess".[195]

1. „Das Bild der (zumeist) jungen ‚Naiven', das Bild der ‚entgleisten" Frauen, die ohne eigene Willensbildung mit ihrer freiwilligen oder unfreiwilligen Verpflichtung zur Aufseherin bestenfalls einen ‚Fehltritt' leisteten und deren Verhalten als ‚youthful folly' gedeutet wird.

2. Das Bild der ‚Verführten', eine Zuschreibung mit der Frauen ebenfalls selbstständiges Handeln abgesprochen wurde, weil sie durch den ‚Verführer' [...] fremdbestimmt galten. Durch die sexuelle Konnotation konnte die Konstruktion der triebhaft agierenden Frau verschärft werden [...].

3. Schließlich das Bild der ‚Bestie' als Inbegriff ‚verkehrter Weiblichkeit' und devianter Natur."[196]

Die Gemeinsamkeit dieser drei Stereotype liegt in der Verkennung der Frau als selbstverantwortliches Subjekt, das Entscheidungen trifft und gesehen wird, sowie einer Charakterisierung durch ihre „verirrte Natur", ihre Lust und ihr Streben nach Macht.[197] In den Fällen der in den Nachkriegsprozessen verurteilten Pflegerinnen finden sich Anhaltspunkte dieser Stereotypisierungen in den Urteilstexten. So galten beispielsweise die beiden Oberpflegerinnen Irmgard Huber und Helene Schürg als die „Verführten" aufgrund ihrer Liebesbeziehungen zu ihren männlichen Vorgesetzten. Sie wurden durchweg als wegen Liebe den Männern hörig dargestellt und der eigene Tatwille dadurch abgesprochen. Selbst die Richter des Eichberg-Prozesses folgten in ihrem Urteil 1946 dieser von der Verteidigung ins Feld geworfenen Interpretation.

> „Das Gericht hält es für erwiesen,[...] daß die Gefühle der Angeklagten Schürg für den Angeklagten Schmidt über Achtung und Verehrung hinausgegangen sind und daß sie ihn in einer frauenhaft scheuen Zuneigung geliebt hat, die allerdings von seiner Seite nicht erwidert wurde."[198]

[194]Vgl. Ebd., S. 12.
[195]Vgl. Duesterberg Umkehr S. 240f.
[196]Ebd.
[197]Vgl. ebd., S. 241.
[198]HHStAW, Abt. 461/4, Nr. 32442, S. 338.

Überdies wurden die Frauen im Urteilsspruch des Hadamar-Prozesses 1947 als jung und naiv dargestellt und ihnen durchweg ein eigener Wille zur Tat abgesprochen. Sie seien aufgrund ihrer beruflichen Sozialisierung den Anweisungen ihrer Vorgesetzten gutgläubig gefolgt, ohne sich der Konsequenzen ihrer Tat bewusst gewesen zu sein.

> „Bei den Angeklagten des Pflegepersonals ist das Gericht grundsätzlich der Auffassung, daß abweichend von der Beurteilung der Ärzte eine gewisse Milde bei Beurteilung ihrer Taten vertretbar ist. Alle Angeklagten sind bis zu ihrer Schicksalsstunde, die sie nicht gemeistert haben, einwandfrei durchs Leben gegangen und haben ihre schwere Pflicht stets voll und ganz erfüllt. Alle Angeklagten des Pflegepersonals sind Menschen von einfachem Geist, die als Pfleger dem Arzt und als Untertan der Staatsführung zu gehorchen gewohnt waren. Sie waren alle innerlich zu unselbständig und von einer zu starken Trägheit des Willens besessen, um Situationen von solcher Schwere, wie sie für die Angeklagten entstanden, in ausreichendem Maße gewachsen zu sein. [...] Nicht verbrecherische Gesinnung [,] sondern menschliche Schwäche veranlaßte die Angeklagten, die Stimme der Natur oder des Gewissens zu überhören und willensschwach den Weg zu besschtreiten, auf dem ihnen Menschen vorangingen, denen sie zu gehorchen gewohnt waren.“[199]

Das Bild der „Bestie“ wurde in den Nachkriegsprozessen zu den Krankenmorden in den vorliegenden Fällen nicht bedient, da die Taten des „Einschläferns“ als Taten aus „falsch verstandenem Mitleid“ und aus der vermeintlichen „Fürsorge“ heraus dargestellt wurden. Durch die Begründung von Taten mit vermeintlich typisch weiblichen Eigenschaften werden, so Janette Toussaint richtigerweise, nicht nur die Täterinnen zu Opfern stilisiert, sondern auch ihre Taten verharmlost.[200] Diese Taten standen im Einklang mit dem Genderbild der sanften, liebevollen Frau und bedienten weniger das Klischee der „blonden Bestie“, die aus Sadismus quälte.

Das durchschnittliche Erscheinungsbild der angeklagten Frauen vermochte zudem nicht die Skandalisierung und Sexualisierung durch die Presse hervorzurufen, wie etwa geschehen im Fall der Irma Grese.[201] Ganz im Gegenteil wird das Erscheinungsbild von Irmgard Huber eher negativ kommentiert und selbst der Historiker Burleigh urteilte über das Erscheinungsbild des Liebespaares Huber und Klein: „They do not look like a well-matched pair. Klein was lean, tall and reptilian; Huber greying, squat and dumpy.“[202]

---

[199] Vgl. HHStAW, Abt. 461, Nr. 32061/2, S. 63.
[200] Vgl. Toussaint Nichts gesehen S. 237.
[201] Siehe: Jaiser, Constanze, Irma Grese: Zur Rezeption einer KZ-Aufseherin, in Erpel, Simone (Hrsg.): Im Gefolge der SS: Aufseherinnen des Frauen-KZ Ravensbrück, Schriftenreihe der Stiftung Brandenburgische Gedenkstätten, Berlin: Metropol, 2007.
[202] Burleigh Death S.252.

Durch die Darstellung der Pflegerinnen als Werkzeug und Gehilfinnen der männlichen Mörder wurde die bestehende Geschlechterhierarchie erneut wiederhergestellt und verfestigt.[203] Im Wiesbadener Prozess wurde Irmgard Huber im Gegensatzzu ihrem männlichen Kollegen nicht zum Tode verurteilt. Ihr Geschlecht sollte bei der Verurteilung, so die Ankläger, keine Rolle spielen.[204] In den deutschen Nachkriegsprozessen scheinen berufsständische Faktoren vordergründig eine größere Rolle gespielt zu haben als das Geschlecht der Angeklagten. Bei der Beurteilung der individuellen Schuld jedoch rekurrierten die Richter auf zeitgenössische Vorstellungen von Gender und sprachen den Frauen jeglichen eigenen Tatwillen sowie Eigenverantwortung ab.[205]

10.0.4. Begnadigungen und die heutige Bewertung der Prozesse

„Die Frankfurter ‚Euthanasie'-Prozesse gehörten mit sechs Todesurteilen und drei achtjährigen Zuchthausstrafen zu den letzten Verfahren der ersten Phase der strafrechtlichen Verfolgung von NS-Verbrechen, in denen relativ harte Strafen ausgesprochen wurden, die mit wenigen Ausnahmen auch in der Revision bestehen blieben."[206]

Der Rechtswissenschaftler Friedrich Dencker bezeichnet die Geschichte der Rechtsprechung bezüglich der „Euthanasie-Aktionen", aus der Perspektive einer Geschichte des Massenmordes betrachtet, als schlichte Skandalgeschichte.[207]

> „So billigten die Gerichte schon seit Ende 1946 dem Pflegepersonal, anders als den Ärzten, zu, nicht aus eigenem Antrieb gemordet zu haben, also nur Gehilfen gewesen zu sein, selbst wenn sie die Tötungen eigenhändig vorgenommen hatten. Ganz ohne Strafe blieb das Büro- und Technikpersonal der Tötungsanstalten; ihm gestanden Richter zu, aufgrund von Dienstverpflichtungen unter Befehl und im Verbotsirrtum gehandelt zu haben."[208]

Zudem sei im Eichberg-Prozess, so der Historiker Andreas Eichmüller, der rassistische Hintergrund der Morde ignoriert und somit anders bewertet worden als die Morde an den Juden.[209] Die Justiz, so Eichmüller, sei ebenso ein Spiegelbild der Gesellschaft: Es fehlte lange Zeit der Wille, sich mit der NS-Vergangenheit auseinanderzusetzen, zudem kam es nach Kriegsende zu keiner grundsätzlichen Wende im Umgang mit psychisch kranken und behinderten Menschen.[210]

[203] Vgl. Toussaint Nichts gesehen S. 237.
[204] Vgl. Kintner Hadamar Trial S. 216.
[205] Vgl. Weckel/Wolfrum NS-Prozesse S.12.
[206] Meusch Verfolgung S. 318.
[207] Vgl. Dencker, Friedrich, Strafverfolgung der Euthanasie-Täter nach 1945, in Vormbaum, Thomas (Hrsg.): Jahrbuch der Juristischen Zeitgeschichte, Band 7, Reihe Juristische Zeitgeschichte, Berlin: Berliner Wissenschafts- Verlag, 2006, S. 119.
[208] Eichmüller Starfverfolgung S. 157.
[209] Vgl. ebd.
[210] Vgl. ebd., S. 160ff.

In den 1950er Jahren wurden alle Verurteilten aus dem Hadamar-Prozess und dem Eichberg-Prozess begnadigt. Die Entlassungen wurden von Teilen der Öffentlichkeit sehr kritisch aufgenommen.[211] So kam es anlässlich der Begnadigung des Hadamarer Arztes Bodo Gorgass im Januar 1958 zu kritischen Presseberichten und Ministerpräsident Zinn sah sich gezwungen, „in einem zwölfseitigen Brief sein Vorgehen zu rechtfertigen, indem er vor allem auf die bereits 1953 erfolgte Begnadigung des Eichberger Arztes Schmidt hinwies, die im Sinne der Gleichbehandlung auch die Begnadigung von Gorgass erforderlich gemacht habe."[212] Angesichts des sich im Gnadengesuch abzeichnenden mangelnden Schuldbewusstseins der Täterin Kneissler beispielsweise erscheint die frühzeitige Entlassung der „Euthanasie"-Mörder unverständlich, zumal einige der Täter nach ihrer erfolgten Begnadigung sogar verlangten, erneut in der Landesheilanstalt Hadamar eingestellt zu werden.[213] Aus heutiger Sicht kann darüber diskutiert werden, ob alle beteiligten Pflegerinnen Täterinnen sind, da sie Teil der Tötungsmaschinerie waren und von den Morden Kenntnis hatten. Des Weiteren bleibt zu fragen, ob sich Pflegerinnen für die Begleitung der Krankentransporte in die Tötungs- und Zwischenanstalten verantworten müssten.

[211] Vgl. Meusch Verfolgung S. 318.
[212] Ebd.
[213] Vgl. Winter Befreiung S. 172.

11. Ausblick

In der vorliegenden Arbeit wurde dargestellt, wie Menschen zur Zeit des Nationalsozialismus in der Obhut von Pflegerinnen und durch die Hand von Pflegerinnen ermordet wurden. Damit aus diesem Kapitel der deutschen Geschichte mehr als nur Betroffenheit bleibt und eine Wiederholung jener Umstände und Taten verhindert wird sowie um der Toten zu gedenken, gibt es Angebote der Gedenkstätten und Museen, aber auch konkrete Maßnahmen, die sich an zukünftige PflegerInnen richten.

11.1. Gedenken und Entschädigung der Opfer durch Vertretungen und Organisationen des Pflegepersonals

Erst im Rahmen ihrer Jahrestagung 2010 hat die Deutsche Gesellschaft für Psychiatrie, Psychotherapie und Nervenheilkunde (DGPPN) in einer Gedenkveranstaltung der Opfer der Psychiatrie im Nationalsozialismus gedacht. „Die wissenschaftliche Fachgesellschaft bat in der Veranstaltung alle Opfer und Angehörigen um Entschuldigung für das Unrecht und Leid, welches ihnen von deutschen psychiatrischen Verbänden und von Psychiatern und anderen Ärzten zugefügt wurde.“[1]

Eine vergleichbare Aktion der Sühne und des Gedenkens gibt es von deutschen Pflegeverbänden bis heute nicht. Dabei gehört zur vorangetriebenen Emanzipation der Pflege die Übernahme und Anerkennung der Verantwortung für die auch durch das Pflegepersonal verübten Verbrechen. Zwar mögen sich die heutigen Pflegeverbände nicht in der direkten Nachfolge der NS-Verbände sehen, doch gab es Kontinuitäten im Pflegepersonal über 1945 hinaus und eine offizielle Entschuldigung sowie Gedenken vonseiten VertreterInnen des Pflegepersonals würde die (Mit-)Täterschaft aus den eigenen Reihen endlich anerkennen und somit den Opfern den angemessenen Respekt zollen.

11.2. Angebote der Gedenkstätten und Museen

Neben einem Relief zum Gedenken in der Eingangshalle von Vitos Hadamar, das 1953 eingeweiht wurde, dem Gedenkfriedhof mit Mahnmal und symbolischen Grabsteinen (seit

[1] Falkai, Peter Gaston, Mitteilungen der DGPPN, Der Nervenarzt 82, 10 (2011), S. 1351.

1964) und einer Gedenkglocke des „Bundes der ‚Euthanasie'-Geschädigten und Zwangssterilisierten e.V." (seit 1991) auf dem Gelände der ehemaligen Landesheilanstalt ist heute eine Gedenkstätte im Parterre des rechten Seitenflügels des Hauptgebäudes und in den Kellerräumen eingerichtet.[2]

Die Gedenkstätte beschränkte sich ursprünglich lediglich auf eine Ausstellung in den Kellerräumen, wo sich die Gaskammer und das Krematorium befanden, und umfasst heute 700 m^2.[3] Zurzeit werden die Räumlichkeiten noch erweitert, sodass die Gedenkstätte zukünftig auch die Räume auf der linken Seite des Parterres umfassen wird. Die 1991 eröffnete und 200 m^2 große Dauerausstellung „Verlegt nach Hadamar" wird derzeit ebenfalls überarbeitet. Zur Gedenkstätte Hadamar gehört überdies seit 2003 ein Gedenkort für Kinder auf dem Friedhofsgelände sowie der Gedenkort der Busgarage, der 2006 eingerichtet wurde.[4]

Uta George charakterisiert die Gründung der Gedenkstätte als weder in der Stadt Hadamar noch in der Klinik selbst unumstritten.[5] Mittlerweile professionalisiert und mit einem Förderverein ausgestattet, finden regelmäßig kulturelle Veranstaltungen und Vorträge in der Gedenkstätte statt.[6]

Im Jahr 2017 besuchten insgesamt 20.544 Menschen die Einrichtung, die Besucherzahl stieg somit das sechste Jahr in Folge.[7] „Dabei stammen die Besuchergruppen überwiegend aus allgemeinbildenden Schulen, sozialen Einrichtungen, Universitäten, Kirchen und Erwachsenenbildungsstätten."[8] Die allgemeinbildenden Schulen waren am stärksten vertreten, 2017 mit 471 Gruppen und insgesamt 12.342 SchülerInnen. Sie stellten damit 60 Prozent aller Gäste der Gedenkstätte."[9]

Zu dem pädagogischen Angebot der Gedenkstätte Hadamar gehören Führungen, Vorträge und die Ausrichtung von Studientagen in der Gedenkstätte.[10] Die Einrichtung richtet sich dabei gezielt an unterschiedliche Zielgruppen, wie etwa die hessische Landesärztekammer, Lehrerfortbildungen, LWV-MitarbeiterInnen im Rahmen des Fortbil-

[2] Vgl. George, Uta, Erinnerung und Gedenken in Hadamar, in George, Uta / Vanja, Christina / Sandner, Peter (Hrsg.): Hadamar, Band 12, Historische Schriftenreihe des Landeswohlfahrtsverbandes Hessen: Quellen und Studien, Marburg: Jonas, 2006, S. 438.

[3] Vgl. Archiv und Öffentlichkeitsarbeit des Landeswohlfahrtsverbandes Hessen, Erinnern und Gedenken: Einrichtungen des LWV Hessen und der Vitos GmbH: Fachbereich Archiv, Gedenkstätten, Historische Sammlungen, 2016, S. 17.

[4] Archiv und Öffentlichkeitsarbeit des Landeswohlfahrtsverbandes Hessen Öffentlichkeitsarbeit S. 17.

[5] Vgl. George Erinnerung S. 438.

[6] Vgl. ebd.

[7] Vgl. Gedenkstätte Hadamar, Jahresbericht 2017, http://www.gedenkstaette-hadamar.de/files/702/Geschaeftsbericht_2017k.cleaned_F.pdf, S. 6.

[8] Ebd., S. 6ff.

[9] Vgl. ebd., S. 8.

[10] Vgl. Gabriel, Regine / George, Uta, Lernen aus der Geschichte? Die pädagogische Arbeit in der Gedenkstätte Hadamar, in George, Uta / Vanja, Christina / Sandner, Peter (Hrsg.): Hadamar, Band 12, Historische Schriftenreihe des Landeswohlfahrtsverbandes Hessen: Quellen und Studien, Marburg: Jonas, 2006, S. 447.

dungsprogramms, aber auch Einrichtungen der Behindertenhilfe und MitarbeiterInnen aus dem sozialen Bereich.[11]

Ferner sind die Rechercheanfragen bezüglich der Opfer der NS-Krankenmorde im Jahr 2017 im Vergleich zum Vorjahr enorm angestiegen: 2017 wurden insgesamt 433 Anfragen nach Opfern beantwortet. Darüber hinaus zeige sich ein weiterhin gestiegenes Interesse an TäterInnen. „Es wurden 16 Anfragen nach dem Personal beantwortet. Die Zahl der Anfragen erhöhte sich damit auf 449 im vergangenen Jahr. Auch bei Anfragen nach Quellen oder Bildern aus dem Archiv und der Dokumentation der Gedenkstätte machte sich ein Anstieg bemerkbar. Im vergangenen Jahr wurden 53 solcher Anfragen bearbeitet."[12]

Weitere Angebote sind das Psychiatriemuseum im Philippshospital und die Dauerausstellung der psychiatrischen Klinik in Gießen. Im Philippshospital ist das Museum und ein Teil des Archivs im Dachgeschoss eines größeren Gebäudekomplexes mit ehemaligen Frauenbauten untergebracht.[13] Darin ist eine ständige Ausstellung über die fast fünfhundertjährige Geschichte des Hospitals zu sehen. Der Kulturwissenschaftler und Volkskundler Achim Tischer sieht die Existenz des heutigen Museums vor Ort zu einem großen Teil dem Engagement ehemaliger MitarbeiterInnen der Einrichtung verdankt.[14]

„Einzelne Exponate datieren aus der Zeit nach dem Zweiten Weltkrieg und überraschend viele aus dem 19. Jahrhundert. Der größte Teil der ausgestellten Objekte jedoch stammt aus der Zeit der neuen Anstalt, deren Bau 1897 in Angriff genommen worden war."[15] Ausgestellt sind Gegenstände aus dem Klinikalltag, wie Zwangsmittel, Lehrmittel und Kunstwerke von PatientInnen. Gegenstände mit Hinweis auf den Krankenmord sind „sehr spärlich".[16] Ein kleiner, von einem Patienten handgeschriebener Zettel von 1940 ist ausgestellt, zudem erinnert ein Gedenkstein im Eingangsbereich des Klinikgeländes seit 1989 an die Opfer des Philippshospitals.[17]

Die Dauerausstellung „Vom Wert des Menschen. Die Geschichte der Heil- und Pflegeanstalt Gießen von 1911 bis 1945" wurde 1998 in Zusammenarbeit mit der Gedenkstätte Hadamar und MitarbeiterInnen der Klinik eröffnet. Der größte Teil der Ausstellung wird hier im Gegensatz zum Philippshospital von der NS-Zeit eingenommen.[18] Die Ausstellungsräume sind geräumig und nach einem Hochwasser im Jahr 2018 renoviert. Auch auf

[11] Vgl. ebd., S. 450f.

[12] Gedenkstätte Hadamar, Jahresbericht 2017, http://www.gedenkstaette-hadamar.de/files/702/Geschaeftsbericht_2017k.cleaned_F.pdf, S. 14.

[13] Vgl. Tischer, Achim, Das Psychiatrie-Museum Philippshospital: Ein kulturhistorischer Rundgang durch Sammlung und Ausstellung, in Sahmland, Irmtraut et al. (Hrsg.): „Haltestation Philippshospital", Band 10, Historische Schriftenreihe des Landeswohlfahrtsverbandes Hessen, Quellen und Studien, Marburg: Jonas-Verlag, 2004, S. 346.

[14] Vgl. ebd., S. 346.

[15] Ebd., S. 347.

[16] Ebd., S. 353.

[17] Vgl. ebd., S. 354.

[18] Vgl. Archiv und Öffentlichkeitsarbeit des Landeswohlfahrtsverbandes Hessen Öffentlichkeitsarbeit S. 22.

dem Gelände von Vitos Gießen-Marburg befindet sich zudem seit 1996 ein Mahnmal.[19] Ein ehemaliges Schwedenhäuschen der Waffen-SS ist auf dem Klinikgelände erhalten, jedoch noch nicht als solches gekennzeichnet.

In der Vitos-Klinik im Rheingau ist eine Ausstellung zur Geschichte des Eichbergs im Nationalsozialismus seit 2009 im Haus 8 zu sehen. Die Ausstellung „Wissen und irren. Psychiatriegeschichte aus zwei Jahrhunderten – Eberbach und Eichberg" des LWV-Archivs wurde 1999 erstellt und dokumentiert unter anderem die Zeit des Nationalsozialismus in der Anstalt.[20] Die kleine Ausstellung, welche lediglich einige der originalen Schautafeln der großen Ausstellung beinhaltet, ist in einem Kellerraum untergebracht und nur auf Anfrage zugänglich.

Zudem gibt es einen Gedenkstein auf dem Klinikgelände mit einer Inschrift, der von den MitarbeiterInnen der Klinik gepflegt wird.[21] PatientInnen legen manchmal Gegenstände und Blumen auf diesem Stein nieder und sind zudem bei der jährlichen Gedenkstunde in der Klinik mit eingebunden. Der Friedhof der ehemaligen Landesheilanstalt ist heute kaum als solcher zu erkennen, da es keine Grabsteine mehr gibt. Es ist jedoch ein großes Holzkreuz vorhanden, welches über die Massengräber emporragt.

Die Vitos-Klinik in Marburg bietet als Form des Gedenkens lediglich einen historischen Pfad auf dem Klinikgelände an, welcher aus einigen Informationstafeln besteht, die 2001 entworfen wurden und an den historischen Gebäuden der Klinik befestigt sind. Bedauernswerterweise ist der Pfad in einem schlechten Zustand und müsste dringend überarbeitet sowie besser gepflegt werden. Die MitarbeiterInnen der Vitos Marburg hätten sich mit dem Pfad damals bewusst gegen ein statisches Mahnmal entschieden, wie sie in den anderen Kliniken vorhanden sind, um den abschließenden Charakter eines Mahnmals zu vermeiden und eine aktive Auseinandersetzung mit der Vergangenheit zu fördern.[22]

Der Landeswohlfahrtsverband stellt sich somit seiner historischen Aufgabe als Träger der ehemaligen Landesheilanstalten und bietet Raum und Möglichkeit des Opfergedenkens der NS-Krankenmorde. Diese Möglichkeiten variieren jedoch von Standort zu Standort und sind daher unterschiedlich stark ausgeprägt. Es wäre wünschenswert, interessierte PatientInnen stärker in dieses Gedenken mit einzubinden und ihnen die Möglichkeit einer

[19] Vgl. ebd., S. 23.
[20] Vgl. ebd., S. 6f.
[21] Die Inschrift lautet: „In Erinnerung an die vielen Menschen, die auf dem Eichberg Opfer der NS-Zwangssterilisations- und ‚Euthanasie'-Verbrechen wurden, gedenken wir – der über 300 Jugendlichen, Frauen und Männer, die von 1935 –1945 unter Zwang sterilisiert worden sind, – der 2019 Patientinnen und Patienten, die 1940/41 über die ‚Sammelanstalt' Eichberg in die Tötungsanstalt Hadamar verlegt wurden, darunter 660 Menschen vom Eichberg, – der mindestens 400 behinderten Kinder, die von 1941–1945 in einer so genannten Kinderfachabteilung zu ‚wissenschaftlichen Zwecken' beobachtet und dann ermordet wurden, – der vielen Patientinnen und Patienten, die von 1942-1945 durch Unterernährung und überdosierte Medikamente gewaltsam zu Tode kamen. Ihr Leben und Tod sind uns Mahnung und Auftrag für Gegenwart und Zukunft."
[22] Jansky, Hannelore, Der Historische Pfad in der Vitos Marburg: Persönliches Gespräch, 2019-07. Juni.

kreativen Beschäftigung mit den historischen Orten zu bieten. Zudem kommt die Rolle der Pflegerinnen als Täterinnen bei den jetzigen historischen Angeboten mehrheitlich zu kurz und wird kaum aufgegriffen. Es bleibt zu hoffen, dass sich dies mit der Neugestaltung der Dauerausstellung in Hadamar ändern wird. Gedenkorte und Gedenkangebote dürfen, wie von der Vitos-Mitarbeiterin Hannelore Jansky richtigerweise angemerkt, kein Schlussstrich unter die Auseinandersetzung mit der NS-Vergangenheit sein. Das Gedenken lebt von der aktiven Auseinandersetzung der Menschen mit der Vergangenheit und kann vielfältige Formen annehmen. Ferner sind wissenschaftliche Beiträge wie der vorliegende als Form des Gedenkens zu betrachten und die Auseinandersetzung mit der historischen Vergangenheit in all seiner Vielfalt stets förderungswürdig.

11.3. Gegen das Vergessen: Die NS-Vergangenheit in der heutigen Pflegeausbildung

Maßgebend für die Ausbildung heutiger PflegerInnen ist die Ausbildungs- und Prüfungsverordnung für die Berufe in der Krankenpflege (KrPflAPrV). Ihrer Anlage 1 (zu § 1 Abs. 1) zufolge sind u. a. folgende Inhalte für die theoretische und praktische Ausbildung von PflegerInnen zu lehren:

„[...]10. Berufliches Selbstverständnis entwickeln und lernen, berufliche Anforderungen zu bewältigen. Die Schülerinnen und Schüler sind zu befähigen,

- den Pflegeberuf im Kontext der Gesundheitsfachberufe zu positionieren,
- sich kritisch mit dem Beruf auseinanderzusetzen,
- zur eigenen Gesundheitsvorsorge beizutragen,
- mit Krisen- und Konfliktsituationen konstruktiv umzugehen.

11. Auf die Entwicklung des Pflegeberufs im gesellschaftlichen Kontext Einfluss nehmen. Die Schülerinnen und Schüler sind zu befähigen,

- Entwicklungen im Gesundheitswesen wahrzunehmen, deren Folgen für den Pflegeberuf einzuschätzen und sich in die Diskussion einzubringen,
- den Pflegeberuf in seiner Eigenständigkeit zu verstehen, danach zu handeln und weiterzuentwickeln,
- die eigene Ausbildung kritisch zu betrachten sowie Eigeninitiative und Verantwortung für das eigene Lernen zu übernehmen. [...]“[23]

[23] https://www.gesetze-im-internet.de/krpflaprv_2004/KrPflAPrV.pdf, S. 950. (Zugriff: 18.03.2019)

Im Rahmen dieser beiden Themenblöcke können die NS-Krankenmorde von den Lehrenden in den Berufsschulen behandelt werden. Einige der Krankenpflegeschulen besuchen zu diesem Anlass beispielsweise die Gedenkstätte Hadamar. So gab es in der Gedenkstätte Hadamar von 2014 bis 2017 folgende Besuchsstatistik von Krankenpflegeschulen:

2017: 56 Krankenpflegeschulen,
2016: 39 Krankenpflegeschulen,
2015: 63 Krankenpflegeschulen,
2014: 54 Krankenpflegeschulen.[24]

Die Krankenmorde der Nationalsozialisten sind demnach kein verpflichtender Unterrichtsinhalt in der Ausbildung heutiger PflegerInnen. Es liegt im Ermessen der jeweiligen Lehrperson, ob und wie intensiv diese Ereignisse im Unterricht behandelt werden. Es ist daher anzunehmen, dass einige Pflegekräfte nur unzureichend über diesen Aspekt der Pflegegeschichte informiert sind, zumal nicht alle Menschen historisch interessiert sind. Angesichts dieser Tatsachen und in Hinblick auf die Prävention gilt es zu diskutieren, ob eine verpflichtende Beschäftigung mit dem NS-Krankenmord in der Pflegeausbildung nicht angemessen wäre.

11.4. Interviews mit heutigen PflegerInnen

Am ersten November 2017 führte die Verfasserin vier Interviews mit derzeitigen PflegerInnen in der Schule für Gesundheit in Bad Emstal. Für die Interviews wurden Auszubildende und Personen in Personalverantwortung befragt. Ziel war es zu ermitteln, welche Rolle die Krankenmorde in der Ausbildung heutiger PflegerInnen spielen und welchen Stellenwert dieses dunkle Kapitel in deren Wahrnehmung einnimmt. Zudem war es ein Anliegen zu erfahren, was die KrankenpflegerInnen an Vorwissen aus den allgemeinbildenden Schulen mitbringen und was ihnen darüber hinaus an berufsspezifischem Wissen vermittelt wird.

In einem Gespräch mit der stellvertretenden Schulleitung wurde zunächst über die curriculare Verankerung des Themas sowie den angedachten Stundenumfang informiert: In der Ausbildung ist das Thema Geschichte der Pflege / Medizin und Hygiene ein fester Bestandteil des Curriculums und wird mit circa 20 Stunden abgehandelt. Bestandteil des Unterrichts ist auch der Besuch einer Gedenkstätte wie Breitenau in Guxhagen oder Hadamar, wobei Breitenau aufgrund der Nähe zu Bad Emstal bevorzugt wird.[25] Im Unterricht wird auch mit Fachliteratur wie etwa dem Standardwerk von Hilde Steppe oder

[24] Auskunft: Gedenkstätte Hadamar, Besucherstatistik: E-Mail, 2018-28-02.

[25] „Die Gedenkstätte Breitenau Guxhagen wurde im August 1984 von der Gesamthochschule Kassel mit Unterstützung des Landeswohlfahrtsverbandes Hessen eingerichtet. Sie befindet sich auf dem Gelände des ehemaligen Benediktinerklosters Breitenau und ist in der früheren Zehntscheune untergebracht. In den übrigen Gebäuden befinden sich Einrichtungen der Vitos Kurhessen. Von dem ehemaligen Lager aus der NS-Zeit sind noch heute wichtige Teile erhalten. Es existieren noch Isolierzellen, Dusch-

auch dem Werk von Manfred Klüppel zu Merxhausen gearbeitet. Im Prinzip obliegt die inhaltliche und zeitliche Ausgestaltung des Unterrichts jedoch den einzelnen DozentInnen. Auch die Gedenkangebote des LWV wie etwa die Gedenktafel in Merxhausen werden in den Unterricht mit einbezogen. Viele Auszubildende sind überrascht, wenn sie das erste Mal von diesem Teil der Geschichte ihres Ausbildungsortes hören. Die meisten von ihnen kommen ohne Vorwissen in Bezug auf Merxhausen in den Ausbildungsprozess und sind aufgrund der veränderten Umstände, anders als in den allgemeinbildenden Schulen eher bereit, sich auf den Unterricht einzulassen. Besonders interessant wird es, wenn die Auszubildenden aus der Umgebung stammen und sie auf bekannte Namen in den vorbereiteten Akten in Breitenau stoßen oder aus eigenen Erzählungen durch ihre Großeltern berichten können. Auch die Frage der Möglichkeit der Befehlsverweigerung und des blinden Gehorsams der pflegenden Frauen wird im Unterricht diskutiert. Diese Fragen seien, so die stellvertretende Schulleiterin, so aktuell wie zuvor.

Da es keine Prüfung zur Geschichte der Krankenpflege gibt und die Auszubildenden auch keine Arbeit und keinen Test zu dem Thema schreiben müssen, bleibt dieser Teil der Ausbildung bewertungsfrei. Die Auszubildenden kämen nicht mit eigenen Impulsen bezüglich der Berufsgeschichte in die Ausbildung und die Leugnung der NS-Verbrechen sei deshalb auch noch nie vorgekommen. Generell sei Rechtsextremismus in der Pflege kein Thema und äußerst untypisch für die Menschen, die diesen Beruf ergriffen. Die Schule würde darüber hinaus von Anfang an klarstellen, dass die Auszubildenden alle Menschen unabhängig von deren Rasse, Hautfarbe, Religion oder Geschlecht pflegen müssten.

Im Interview mit einem Stationsleiter (61 Jahre alt) wurde deutlich, dass das Thema Krankenmorde nicht immer Ausbildungsinhalt gewesen ist. Dies trifft zumindest auf die Jahre 1981–1984 zu, in denen er seine Ausbildung durchlief. Das Thema „Pflege im Nationalsozialismus“ hat demnach für seine eigene Berufspraxis nie eine Rolle gespielt, da er nach eigener Aussage seine Prioritäten stets unabhängig von der Geschichte gesetzt habe. So ist für ihn beispielsweise die Beziehungsarbeit besonders wichtig, da er davon überzeugt ist, dass hinter all diesen Krankheitsbildern massive Beziehungsstörungen stecken. Sein oberster Leitspruch, den er jedem in seinem Team mitgäbe, sei: „Behandele die Leute, die psychisch krank sind so, wie du behandelt werden möchtest, wenn du psychisch krank bist. Nämlich: Wertschätzung für das, was sie haben, für ihr Leben, keine Vorwürfe, keine Vorurteile, gar nichts. Sondern ein ganz normaler Umgang mit den Menschen [...].“

Aufgrund seiner langjährigen Berufserfahrung sei er vielen, die ihre Ausbildung zum Arzt machten, weit voraus, und habe deshalb die Möglichkeit, durch Vorschläge im Team bei der Behandlung mitzugestalten. Seine Ratschläge würden meistens gut angenommen.

und Waschräume sowie mehrere Gebäude, in denen weibliche und männliche Gestapo- Gefangene untergebracht waren.“
http://www.gedenkstaette-breitenau.de/gedenk.htm (Zugriff. 22.03.19)

Im Gespräch mit den Auszubildenden selbst wurde deutlich, dass das individuelle Vorwissen und das allgemeine Interesse an der Thematik sehr stark von der vorausgegangenen Schulbildung abhängen. So berichtete ein Krankenpflegeschüler (22 Jahre alt, drittes Lehrjahr), dass er aufgrund seiner schulischen Ausbildung (Abitur) vergleichsweise großes Vorwissen zu den NS-Krankenmorden mitbrachte und auch selbst an Geschichte interessiert sei. Obwohl er in der Region wohne, wusste er jedoch nichts von der Rolle der Landesheilanstalt Merxhausen in diesen. Auf die Frage, ob er sich mit damaligen Pflegerinnen identifizieren könne, verweist er auf den Wandel in der Gesellschaft im Umgang mit Menschen mit Behinderung und die Inklusion. Heute sei jedoch Zeit ein großer Faktor in der Pflege und jungen Pflegenden werde von Beginn an klargemacht, dass Zeit Geld sei. Im Endeffekt scheitere es somit heute „ein bisschen an der Menschlichkeit“ in der Pflege, dass die Pflegekraft nicht die Zeit hätte, um jedem Patienten auch wirklich menschlich gerecht zu werden. Dies sei natürlich jedoch kein Vergleich zu dem, was den Kranken in der NS-Zeit angetan wurde. Es sei wichtig, auch weiterhin in den Schulen die NS-Zeit zu behandeln, damit sichergestellt werde, dass sich so etwas nicht wiederhole. Im Unterricht habe man bemerkt, dass viele Auszubildende das Thema betroffen gemacht hätte, jedoch habe man nach dem Unterricht nicht wirklich in der Klasse darüber gesprochen, er führte dies auf das mangelnde Vorwissen einiger zurück.

Ähnliches berichtete auch eine Krankenpflegeschülerin (19 Jahre alt, drittes Lehrjahr). Sie sieht die Krankenmorde unvereinbar mit dem Berufsethos und dem Wunsch, Menschen zu helfen und sie von ihrem Leiden zu befreien. Einerseits verstehe sie die historische Bedingtheit einer solchen Denkweise, andererseits lehne sie den darin bedingten Grundgedanken ab und verstehe nicht, wie er überhaupt aufkam. Die Beschäftigung mit dem Thema „NS-Euthanasie“ habe sie dazu angeregt, selbst noch einmal bewusst über den eigenen Umgang mit Menschen verschiedener „Rassen“ und Behinderungen im Berufsalltag zu reflektieren. Diese bewusste Reflexion mache den Unterschied aus. Sie selbst habe sich im Gespräch mit ihrem Praxisleiter über die Sprache einiger Ärzte beschwert: „‚Der Blinddarm aus dem und dem Raum‘, das kann ich überhaupt nicht verstehen, denn dieser Mensch hat einen Namen, es ist eine Person, sie hat eine Geschichte und das ist nicht einfach nur ‚der Blinddarm“‘. Aufgrund ihres Schülerstatus hätte sie damals die direkte Konfrontation gemieden und den Weg über die Praxisleitung gewählt. Für ihre eigene Berufspraxis sei ihr wichtig, alle Menschen gleich zu behandeln, sich dabei jedoch nicht alles gefallen lassen zu müssen. Der Handlungsspielraum der Pflegerinnen in der Zeit des Nationalsozialismus wird von der Krankenpflegeschülerin als sehr klein aufgrund ihres Geschlechts eingeschätzt. Frauen hätten damals nicht viel zu sagen gehabt und der Beruf sei zudem den ÄrztInnen unterstellt gewesen. Sie sähe da keinen wirklichen Spielraum, sich gegen das Unrecht zu wehren oder etwas zu sagen, ohne „selbst zur Zielscheibe zu werden". Allgemein seien im Vergleich zu der Zeit des Nationalsozialismus „die Stimmen der Schwestern lauter geworden".

In den Interviews mit heutigem Pflegepersonal wird deutlich, dass sich einiges im Selbstverständnis und in der Beziehung zu den ÄrztInnen seit der Zeit des Nationalsozialismus getan hat. Menschen mit psychischen Erkrankungen werden, nach eigener Aussage, unter dem obersten Gebot der Menschlichkeit und Nächstenliebe mit viel Verständnis gepflegt. Trotz allem sind gewisse veraltete Denkweisen und Sprachbegriffe weiterhin vorhanden, wie etwa der Rassebegriff, der in den Interviews zweimal fiel und heute in der deutschen Sprache als belastet gilt, zeigt. Darüber hinaus wird die Möglichkeit einer rechten Gesinnung einzelner PflegerInnen komplett ausgeschlossen und Rechtsradikalismus im Pflegebereich kategorisch verneint. Diese Einstellung ist als gefährlich anzusehen, denn sie macht „auf dem rechten Auge blind" und verhindert Präventivarbeit sowie die Aufdeckung rassistisch motivierter Zwischenfälle im Bereich der Pflege, auch wenn sie noch so selten erscheinen. Die interviewten PflegerInnen, sehen die heutige psychiatrische Pflege nicht als gefährdet und eine Wiederholung der Geschichte als unmöglich an. Gleichzeitig erkennen sie jedoch die historischen Umstände damaliger Pflegerinnen an. Dabei scheinen die alten Spannungen zwischen Wirtschaftlichkeit und menschenfreundlicher Pflege nicht gewichen zu sein, in der Pflege heutzutage fehlt es an kostbarer Zeit, um jedem einzelnen Kranken auch menschlich wirklich gerecht zu werden. Auch ist mit dem Fortschritt der Medizin im Bereich der Gentechnik das Potenzial zu einem neuen Hoch der Eugenik gegeben.

MedizinerInnen sind heute offener für Kritik und die Meinungsäußerungen vonseiten der Pflegerinnen, man befindet sich in einem Dialog und die Meinung der PflegerInnen wird von vielen ÄrztInnen wertgeschätzt. Diese Entwicklung ist sehr erfreulich, denn die Stimmen der Pflegerinnen scheinen in der Tat lauter geworden zu sein.

Aus den Interviews wird zudem deutlich, dass in den allgemeinbildenden Schulen wenig über die NS-Krankenmorde gesprochen wird. Sie werden im Geschichtsunterricht selbst am Gymnasium nicht ausreichend unterrichtet und die Rolle des Pflegepersonals unter den TäterInnen nicht thematisiert. Gerade mit Hinblick auf die fatalen Missstände in einigen psychiatrischen Einrichtungen heute[26] gilt es, aus der Geschichte zu lernen: Das Sparen an der Pflege wirkt sich unmittelbar auf die gesundheitliche Versorgung und das Wohlergehen der Erkrankten aus. Es wäre zu bedauern, wenn durch Überbelegung und den Personalmangel der medizinische Fortschritt, der in der psychiatrischen Krankenversorgung seit der Zeit des Nationalsozialismus gemacht wurde, gefährdet und zudem an der Gesundheit des Pflegepersonals Raubbau betrieben werden würde.

[26] Siehe: https://www.spiegel.de/kultur/tv/team-wallraff-bei-rtl-psychiatrische-steinzeit-a-1258500.html (Zugriff: 18.04.2019).

Teil IV.

Fazit

12. Fazit

12.1. Zusammenfassung der Ergebnisse und Einordnung in den Forschungsstand

„Irrenpflegerin“ in einer hessischen Landesheilanstalt in der Zeit des Nationalsozialismus zu sein, hatte wenig mit eigentlicher Pflegearbeit zu tun, sondern viel mehr mit Verwahrung, rapportieren, Gewalt bis hin zum Mord sowie Pragmatismus und Opportunismus. In der Extremsituation der Krankenmorde hatten die Pflegerinnen bis zu einem gewissen Punkt durchaus die Macht, ihre Pfleglinge vor der Vernichtung zu schützen, ihre eigene Funktion als „Hilfe des Arztes“ sowie ihr Geschlecht schützten sie nach 1945 vor juristischer Verfolgung und Verurteilung. Die Frauen waren Teil der „Tötungsmaschinerie“ selbst gewesen, arbeiteten allerdings größtenteils unbehelligt in ihrem Beruf weiter. Zu diesem Ergebnis kommt die vorliegende Kollektivbiographie, basierend auf 618 Personalakten von Pflegerinnen, Akten aus einzelnen Entnazifizierungsverfahren, Prozessakten aus den Nachkriegsprozessen sowie zehn Fallstudien von Pflegerinnen jedes Dienstgrades. Damit wird zum ersten Mal ein umfassendes Bild des Pflegerinnenkollektivs der hessischen Landesheilanstalten in der Zeit des Nationalsozialismus gezeichnet.

In der vorliegenden Arbeit wurde vor allem der Frage nachgegangen, welche Rolle die Vernichtungspolitik der Nationalsozialisten gegenüber Menschen mit psychischen Erkrankungen und Behinderung im Arbeitsalltag der pflegenden Frauen in den heutigen hessischen Landesheilanstalten in dieser Zeit spielte. Es wurde festgestellt, dass die Hauptaufgabe der Pflegerinnen in der Pflege der ihnen anvertrauten Kranken lag, später entwickelten sich die Landesheilanstalten jedoch aufgrund von Überfüllung und Sparpolitik zunehmend in reine Verwahrungsanstalten, in denen kaum noch eine sachgemäße Pflege stattfand. Die von McFarland-Icke gewonnene Erkenntnis, dass die Pflegerinnen in der Tötungsanstalt Meseritz-Obrawalde lediglich nur noch dazu da waren, den Schein einer ordnungsgemäßen Pflege zu wahren,[1] ist nicht nur auf die „Tötungsanstalten“ in Hessen zu übertragen, sondern auch dahingehend zu ergänzen, dass sie die Aufrechterhaltung des „Tötungsbetriebs“ ermöglichten.

Seit 2002 hat sich das Forschungsfeld der Geschichte der Krankenpflege zunehmend für interdisziplinäre Perspektiven geöffnet. Die vorliegende Arbeit erweitert das Forschungs-

[1] Siehe: 4.1.4. Die medizinische Behandlung der Kranken.

feld, indem sie die gesellschaftshistorisch bedingten Eigenschaften der Pflegerinnengeneration der Landesheilanstalten in den heute hessischen Gebieten in der Zeit des Nationalsozialismus auf Gemeinsamkeiten und Besonderheiten untersucht und den Umgang heutiger PflegerInnen mit ihrer Berufsgeschichte sowie der daraus erwachsenden Verantwortung betrachtet. Damit trägt diese Studie nicht nur zur Ausweitung der Pflegegeschichte bei, sondern sie leistet auch einen wichtigen Beitrag zur NS-Geschichte, indem sie die Situation junger berufstätiger Frauen aus den unteren Schichten in Extremsituationen beleuchtet. Die Ergebnisse der vorliegenden Arbeit sind daher mit den Ergebnissen der Studien zur Situation von KZ-Wärterinnen zu vergleichen, wenn auch der Anstaltsdienst, anders als beim Dienst im Konzentrationslager, nicht mit einem sozialen Aufstieg verbunden war. Durch die Untersuchung der überregionalen Tötungsanstalt Hadamar sind die Befunde der Studie zudem nicht nur aus regionalgeschichtlicher Perspektive relevant, da die Anstalt eng mit der „T4"-Organisation in Berlin kooperierte und ihre Opfer ebenfalls aus fremden Bezirken stammten.

Mithilfe der Kollektivbiographie lassen sich bisherige Forschungsthesen über das Sozialprofil der Pflegerinnen in den Landesheilanstalten erweitern,[2] zudem erklärt das Sozialprofil den fehlenden Widerstand im Pflegepersonal. Zu den festgestellten Gemeinsamkeiten der Pflegerinnen der untersuchten Landesheilanstalten in den heute hessischen Gebieten zur Zeit des Nationalsozialismus zählten unter anderem eine überwiegende Herkunft ihrer Väter aus der sozialen Mittel- und Unterschicht mit 51,08 Prozent bzw. 26,75 Prozent, ein regionaler Ursprung mit einem Heimatort im Radius von 50 km von der jeweiligen Anstalt entfernt und eine mit 78 Prozent mehrheitlich evangelische Konfession. 57,98 Prozent der untersuchten Pflegerinnen wurden zwischen 1911 und 1920 geboren.[3] Dieser Alterskohorte wird von Loewenberg aufgrund ihrer Kriegskindheit und der Weltwirtschaftskrise plausiblerweise eine besondere Neigung zur Aggressivität und Gewalt zugesprochen.[4]

Der Beruf der „Irrenpflegerin" war zwar mit wenig Ansehen verbunden, er war dennoch für die Frauen, die ihn ausübten, eine finanziell attraktive Alternative zur Tätigkeit als Haushaltshilfe oder in der Landwirtschaft. Hinzu kamen tradierte Beschäftigungsverhältnisse in strukturschwachen Regionen.[5] Die Tötungsanstalten zahlten zudem eine „Sonderzulage" und waren daher auch aufgrund der wenigen Pflegearbeit dort besonders attraktiv.[6] Selbst die Aufwertung des Pflegeberufs durch die NS-Propaganda änderte nichts am schlechten Image der „Irrenpflege", wie Pohlmann und Wicker feststellen.[7] Die Untersuchung der NS-Propagandafilme zeigt darüber hinaus, dass die Arbeit der Pflege-

[2]Siehe: Wettlaufer Beteiligung S. 285ff.
[3]Siehe: 5.6. Die Rekrutierung, das Sozialprofil und die Fluktuation der Pflegerinnen.
[4]Siehe: ebd.
[5]Siehe: 5.8.1. Ausbildung und Verdienst der Pflegerinnen.
[6]Siehe: 6.2. Beschreibungen des Pflegealltags in den Personal- und Prozessakten.
[7]Siehe: 5.8.2. Werbemaßnahmen.

rinnen in diesen als unattraktive Ressourcenverschwendung dargestellt wird.[8] Die nationalsozialistische Gesundheitspropaganda ermöglichte, gemeinsam mit ihren Alltagserfahrungen aus der Pflege, das Abstumpfen der Frauen und die Überzeugung oder zumindest Beschwichtigung des eigenen Gewissens über den „Lebensunwert" der ihnen anvertrauten Patientinnen.[9] Da die NS-Propaganda und die zeitgenössischen Theorien zur „Erb- und Rassenlehre" einen nicht unerheblichen Teil ihrer Ausbildung ausmachten, bestimmten sie das Krankenbild der Pflegerinnen und ihr Verständnis von psychischen Erkrankungen und Behinderungen.[10] Es ist davon auszugehen, dass eine gewöhnliche Pflegerin der hessischen Landesheilanstalten (zumeist evangelisch) höchstens mit den Lehren der katholischen Kirche in Berührung kam, welche sich gegen diese Ideologie richtete.[11]

Neben den normativen Anforderungen eines gefestigten Charakters, Selbstbeherrschung, Selbstverleugnung, Aufopferungsfähigkeit, Pflichtgefühl, Fleiß sowie körperliche und geistige Gesundheit, wie sie im Lehr- und Handbuch „Geisteskrankenpflege" durch Valentin Faltlhauser gefordert werden, waren es vor allem Gehorsam, Verschwiegenheit und eine körperliche und geistige Robustheit, die im Pflegealltag den Frauen abverlangt wurden.[12] Die Frauen mussten schwere körperliche Arbeiten verrichten und in der Landwirtschaft sowie bei der Reinigung der Anstalten helfen. Dabei standen sie in der „Totalen Institution" unter dem besonderen Druck der konstanten Beobachtung und Kontrolle ihres dienstlichen sowie außerdienstlichen Verhaltens. Osterbrinks und Andratschs These, der zufolge Züge „Totaler Institutionen" die Frustrationsentstehung bei PflegerInnen begünstigen,[13] ist auf die Situation in den hessischen Landesheilanstalten in der Zeit des Nationalsozialismus zu übertragen, was die zahlreichen (teilweise sogar körperlichen) Streitigkeiten zwischen den Pflegerinnen und ihre Konflikte mit Personen außerhalb der Anstaltsmauern beweisen.[14]

Trotz der vielfältigen Anforderungen an die Pflegerinnen in den Landesheilanstalten war der Beruf nicht mit sehr viel Prestige verbunden.[15] Die nationalsozialistische Gesundheitspropaganda, die als kulturelle Gewalt gegen die Kranken betrachtet werden kann, tat ihr Übriges, um den Beruf der „Irrenpflege" unattraktiv erscheinen zu lassen.[16] Nicht zuletzt war die Tätigkeit in den Anstalten auch immer mit der Gefahr verbunden, durch die psychisch Kranken angegriffen zu werden.[17]

[8] Siehe: 5.9.1. Zeitgenössische Propagandafilme.
[9] Siehe: 4.1.2. Die Bedeutung von Eugenik und Rassenhygiene für das Pflegepersonal.
[10] Siehe: ebd.
[11] Siehe: ebd. Die Bedeutung von Eugenik und Rassenhygiene für das Pflegepersonal.
[12] Siehe: 5.5. Anforderungen an Pflegerinnen der Landesheilanstalten.
[13] Siehe: 5.5.2. Die Anforderungen im Alltag.
[14] Siehe: 5.10.5. Netzwerke der Pflegerinnen.
[15] Siehe: 5.8. Das Ansehen der Pflegerinnen in der deutschen Bevölkerung in der Zeit des Nationalsozialismus.
[16] Siehe: 5.9. Nationalsozialistische Gesundheitspropaganda und Dienstauszeichnungen.
[17] Siehe: 6.1.5. Gewalt im Dienstalltag.

Mithilfe der Gleichschaltung und der politischen Säuberung des Pflegepersonals wurde ein Heer williger „politischer Soldaten“ im Gesundheitsbereich geschaffen, das zudem mit der entsprechenden NS-Gesundheitspropaganda versorgt und motiviert wurde.[18] Mit dem Machtantritt der Nationalsozialisten kam es nicht nur zur sogenannten „Arisierung“ des Pflegepersonals, die zur Folge hatte, dass jüdische PflegerInnen aus den hessischen Landesheilanstalten entlassen wurden, sondern es wurde auch eine politische Säuberung durchgeführt, bei der es in der Landesheil- und Pflegeanstalt Philippshospital zu „verhörartigen Befragungen“ durch den Direktor kam. Die Oberpflegerin Barbara G. half nicht nur bei der Erstellung von Entlassungslisten, zudem war sie in ein System des Denunziantentums und der Bespitzelung involviert. So wurden eigens für die Bespitzelung des Personals Listen mit regimetreuen Pflegerinnen an die nationalsozialistischen Organisationen übermittelt.[19] Die Untersuchung zeigt jedoch ebenfalls, dass die Entlassung der jüdischen Pflegerinnen in den heute hessischen Anstalten nur äußerst wenige Pflegerinnen betraf, da sie kaum im Pflegedienst der Landesheilanstalten angestellt waren.[20]

Die Mitgliedschaft in der NSV sowie der DAF war für alle Pflegerinnen verpflichtend. Auf einzelne Pflegerinnen, die ihre Mitgliedschaft verweigerten, wurde durch Vertreter der Organisationen und den ärztlichen Direktor enormer Druck ausgeübt, um sie zu einem Beitritt zu bewegen.[21] Oberpflegerinnen waren häufig in der NS-Frauenschaft organisiert. Die Erkenntnis, dass ebenfalls im Pflegepersonal bevorzugt sogenannte „alte Kämpfer“ eingestellt wurden, erweitert den bisherigen Forschungsstand dahingehend, als dies auch auf die weiblichen Pflegepersonen zutraf. Die Fallstudie der Pflegerin Therese H. zeigt zudem erstmalig, wie der Umgang mit jenen konkret in den Anstalten aussah. Des Weiteren bietet der Fall ein seltenes politisches Selbstzeugnis (offener Brief) einer Pflegerin, die sonst in den Quellen als mehrheitlich unpolitisch erscheinen mögen.[22] Überdies werden mit den Fallstudien bisher unbekannte Pflegerinnen der Öffentlichkeit präsentiert und ihre Geschichten erzählt. Somit treten nun „gewöhnliche“ Pflegerinnen in den Fokus, die nicht durch die Nachkriegsprozesse zu Bekanntheit gelangt sind und zeigen die Geschichte der „Durchschnittspflegerin“ auf. Das Beispiel der Abteilungspflegerin Katharina H. zeigt, dass die schlechte Ausbildung der Pflegerinnen, die ohnehin bereits mangelhafte pflegerische Versorgung der Kranken gefährdete und durch eine höhere Fehleranfälligkeit das Leben der Pfleglinge aufs Spiel setzte.[23] Die Ausbildung der Pflegerinnen in der Zeit des Nationalsozialismus war deshalb häufig schlecht, weil sie nicht mehr als anderthalb

[18] Vgl. Riemann Heldisches Dienen S. 266.
[19] Siehe: 5.1 Die Gleichschaltung der Pflegeorganisationen und die Veränderungen in der Personalverwaltung des Pflegepersonals im Nationalsozialismus.
[20] Siehe: ebd.
[21] Siehe: ebd.
[22] Siehe: 7.3.1 Pflegerin Therese H. in der Landesheil- und Pflegeanstalt Gießen (1933–1941).
[23] Siehe: 7.4.2. Abteilungspflegerin Katharina H. in der Landesheil- und Pflegeanstalt Philippshospital (1939–1976).

Jahre umfasste und der Anteil der „weltanschaulichen Schulung" hoch war. Während des Krieges ruhten die Ausbildungskurse der Lernpflegerinnen, sodass viele Pflegerinnen keine richtige Ausbildung erhielten.[24]

In der vorliegenden Arbeit wurden zudem neben den gesellschaftlichen Rahmenbedingungen und der jeweiligen Geschichte der einzelnen Anstalten erstmals die konkreten Arbeitsbedingungen der pflegenden Frauen in den sechs untersuchten Anstalten dargestellt.[25] Die schlechten Arbeitsbedingungen für Pflegerinnen in den hessischen Landesheilanstalten in der Zeit des Nationalsozialismus folgten im Bereich der „Irrenpflege" einer langen Tradition von Kasernierung und maximaler Ausschöpfung der Arbeitskraft des Pflegepersonals.[26] Die Arbeitsbedingungen im Pflegedienst wurden von Zeitzeugen im Interview mit Leonhardt-Braun mit der Sklaverei verglichen. Die Pflegerinnen arbeiteten mindestens 60 Stunden pro Woche und trauten sich z. B. im Philippshospital nicht, sich krank zu melden.[27] Einer nicht zum Dienst erschienenen Pflegerin wurde mit der Zwangsversetzung ins Konzentrationslager gedroht.[28]

Das gängige Bild der Forschung von gänzlich hörigen Pflegerinnen in den Landesheilanstalten wird durch die in der Arbeit gewonnenen Erkenntnisse unterstrichen.[29] Neben dem im System verankerten blinden Gehorsam den Ärzten gegenüber stellten auch Klassenunterschiede sowie die zeitgenössische Geschlechterhierarchie weitere wichtige Aspekte in der Beziehung der Pflegerinnen zu den Ärzten dar. Männliche Krankenpfleger werden in den Personalakten nicht erwähnt, was zeigt, dass sie im Arbeitsalltag der Pflegerinnen kaum eine Rolle spielten. Sie wurden lediglich zur Unterstützung bei starken, „tobenden" Patientinnen zu Hilfe geholt und verblieben sonst auf der ihnen zugewiesenen Seite der Geschlechterachse.[30] Der Anstaltsdirektor achtete streng darauf, wie seine Pflegerinnen seine Anstalt nach außen repräsentierten und verwarnte Frauen, die beispielsweise durch einen schlechten Umgang oder das Benutzen von „Gossensprache" aufgefallen waren.[31] Veltins Bild des strengen Familienvaters, der über seine Töchter wacht, ist daher treffend.[32] Dennoch verloren die Direktoren im untersuchten Zeitraum ihre allumfassende Macht an die Verwaltungsleiter, wie Sandner eindrücklich darstellt.[33] Die Sparpolitik der Verwaltung hatte Vorrang vor dem Wohlergehen der Pflegerinnen, wie das Beispiel

[24]Siehe: 5.8.1. Ausbildung und Verdienst der Pflegerinnen.
[25]Siehe: 5. Rahmenbedingungen der Arbeit der Pflegerinnen in den Landesheilanstalten in Hessen; 3. Die Geschichte der hessischen Landesheilanstalten; 6. Die Arbeitsbedingungen und der Arbeitsalltag der Pflegerinnen zur des Nationalsozialismus.
[26]Siehe: 4.1 Die Geschichte der Pflege und ihre besonderen Rahmenbedingungen in der Zeit des Nationalsozialismus.
[27]Siehe: 6.1.1. Die Arbeitszeiten und Urlaubsregelungen für Pflegerinnen.
[28]Siehe: Ebd.
[29]Siehe: O ' Donnell et al. Complicity S. 162; Siehe: Fürstler/Malina Macht S. 287.
[30]Siehe: 5.4.4. Das Verhältnis zwischen den Pflegerinnen und Pflegern.
[31]Siehe: 5.4.1. Das Verhältnis zwischen Pflegerinnen und dem Direktor.
[32]Siehe: ebd.
[33]Siehe: 5.7.1. Hierarchie und Strukturen innerhalb der Anstalt.

um die dürftige Anstaltsverköstigung im Philippshospital zeigt.[34] So schuf der Leiter der Verwaltung mit seiner Arbeit die finanziellen Rahmenbedingungen, in denen die Pflegerinnen ihre Arbeit verrichten mussten. Die Pflegerinnen pflegten fast ausschließlich weibliche Kranke, eine Ausnahme bildete der Dienst in den Lazaretten, die während des Krieges in den Anstalten eingerichtet wurden.[35]

Untergebracht waren die Pflegerinnen zumeist in Zimmern unmittelbar über den Krankenstationen oder in anderen Wohnräumen auf dem Anstaltsgelände. Im Philippshospital wurden sie über Nacht in ihren Häusern eingeschlossen.[36] Die allgemeine Wohnraumknappheit trug zur Attraktivität des Pflegeberufes bei und wurde von den Frauen später vor Gericht als Grund für ihren Verbleib in der Tötungsanstalt angegeben.[37]

Die Unterbringung auf dem Anstaltsgelände glich einer Kasernierung mit Begrenzung des Zutritts und des Austritts aus dem Gelände. Dennoch durften die Pflegerinnen ihre Familien in den umliegenden Ortschaften an ihren freien Tagen besuchen. Dies war den Pflegenden in der Tötungsanstalt Hadamar aufgrund ihrer Herkunft jedoch nicht möglich. DieLandesheilanstalten, selbst die „Tötungsanstalt" Hadamar, waren dennoch keine von der Außenwelt abgeschotteten Festungen, sondern sehr wohl in die sozialen Netzwerke ihrer Umgebung integriert. Es herrschte ein Austausch mit Lebensmitteln, an Klatsch und Tratsch sowie anderen Neuigkeiten. Die Frauen standen dabei stets unter der sozialen Kontrolle der Gemeinschaft, vor allem in Bezug auf die zeitgenössische Sexualmoral. Frauen in größeren Städten wie Gießen schienen dabei mehr Freiheiten genossen zu haben als ihre Kolleginnen aus dem ländlichen Merxhausen.[38] Auf eine gezielte Netzwerkanalyse mithilfe von weiteren Quellen wie z. B. Briefen wurde an dieser Stelle verzichtet, da dies den zeitlichen Rahmen gesprengt hätte und wenig erfolgversprechend schien, weil man keinen Zugang zu privaten Nachlässen fand. Des Weiteren wäre es bedeutsam, mehr darüber zu erfahren, wie die Pflegerinnen selbst über ihre Arbeit in der Anstalt dachten.

Ein Großteil des Pflegealltags bestand aus der Beobachtung und Bewachung der Kranken, welche möglichst unauffällig erfolgen sollte. Die eigentliche Pflege bestand aus dem Waschen, Kämmen und Füttern der Pfleglinge. Darüber hinaus versuchten die Pflegerinnen, die Kranken zu beschäftigen und abzulenken. Ein wesentlicher Bestandteil der Aufgaben der Pflegerinnen war das Abhalten von Rapporten bei Dienstantritt gegenüber den vorgesetzten Pflegerinnen und ÄrztInnen.[39] Mit der Aufgabe des Rapportierens waren Macht und Verantwortung verbunden. Es lag im Ermessen der jeweiligen Pflegerin, ob und welche Informationen aus ihren Beobachtungen sie in welcher Form an welche

[34] Siehe: 6.1.3. Die Kost und Logis der Pflegerinnen.
[35] Siehe: 5.4.5. Das Verhältnis zwischen Pflegerinnen und männlichen Kranken; siehe: 3. Die Geschichte der hessischen Landesheilanstalten.
[36] Siehe. 6.1.3. Die Kost und Logis der Pflegerinnen.
[37] Siehe: ebd.
[38] Siehe: 5.10.5. Netzwerke der Pflegerinnen.
[39] Siehe: 6.2 Beschreibungen des Pflegealltags in den Personal- und Prozessakten.

Person weitergab. Hieraus ergab sich ein gewisser Handlungsspielraum, der entweder für oder gegen die Pfleglinge genutzt werden konnte. Vor allem die Beurteilung des Betragens und der Arbeitsfähigkeit konnten über Leben und Tod eines Pfleglings entscheiden, da vor allem „unproduktive“, aggressive oder unsaubere Kranke der „Euthanasie“ zum Opfer fielen.[40]

Eine emotionale Bindung der Pflegerin zum Kranken konnte dagegen schützend wirken und daher überlebenswichtig sein. Der Fall von Katharina H. aus dem Philippshospital zeigt auf, dass die Pflegerinnen, zu deren Aufgabe die Begleitung der Opfer auf den Verlegungstransporten zählte, über das Ziel der Verlegungen in die sogenannten „Zwischenanstalten“, die Krankenmorde in Hadamar, Bescheid wussten.[41] Allerdings endete das Verantwortungsgefühl der einzelnen Pflegerinnen für die Kranken mit der Übergabe an die fremde Anstalt und für Kranke aus fremden Anstalten vermochte sich ein solches Gefühl in der kurzen Aufenthaltszeit dieser Menschen nie wirklich einzustellen.[42]

Die Pflegerinnen beaufsichtigten zudem die „Arbeitstherapie“ und ermunterten die Kranken zur Arbeit. Ferner erteilten sie Auskunft über den Verlauf.[43] Der Aspekt der Arbeitsfähigkeit der Pfleglinge entwickelte sich zu einem wichtigen Selektionskriterium bei den Morden.[44] Ankeles These zufolge hatten die arbeitsunfähigen Kranken kein Anrecht auf Leben in dem NS-System.[45] Die Ergebnisse der vorliegenden Arbeit erweitern die gängige Forschungsthese von Fuchs, nach der das Verhalten der Kranken eine maßgebliche Rolle bei der Auswahl der Opfer spielte.[46] Bei der wenigen Pflege und Versorgung der Kranken waren die Pflegerinnen stets auf das Wohlmeinen der Pfleglinge angewiesen, um ihren Maximen Ordnung, Sicherheit und Reinlichkeit zu folgen.[47] Unproduktive, widerstrebende, unreine oder gewalttätige Menschen fielen auch deshalb besonders häufig der „Euthanasie“ zum Opfer, da die Pflegerinnen die Aufgabe des Rapportierens innehatten und somit an der Macht über die Entscheidung von Leben und Tod beteiligt waren.[48] Auch Foth stellte fest, dass die PflegerInnen durch ihre Berichte in den Krankenakten Informationen „nach oben“ weitergeben konnten und so zu der Kategorisierung der Kranken als „lebensunwert“ beitrugen, da sie durch die nationalsozialistische Gesundheitspolitik indoktriniert gewesen seien.[49]

Der von Fürstler und Malina richtigerweise als vielfältig eingestufte Entscheidungs-

[40] Siehe: ebd.
[41] Siehe: 7.4.2 Abteilungspflegerin Katharina H. in der Landesheil- und Pflegeanstalt Philippshospital (1939–1976).
[42] Siehe: ebd.
[43] Siehe: 5.3. Die Dienstanweisungen für die Pflegerinnen der Landesheilanstalten.
[44] Siehe: 4.1.5. Die Arbeitstherapie und ihre Bedeutung für die NS-Psychiatrie.
[45] Vgl. Ankele Arbeitsrhythmus S. 12.
[46] Vgl. Fuchs Skizze S. 66ff.; siehe: 6.2. Beschreibungen des Pflegealltags in den Personal- und Prozessakten.
[47] Siehe: 6.2. Beschreibungen des Pflegealltags in den Personal- und Prozessakten.
[48] Siehe: ebd.
[49] Vgl. Foth Caring S. 47.; siehe: 2.4. Die Rolle des Pflegepersonals im Spiegel der Forschung.

und Ermessensspielraum der Pflegerinnen war nicht nur auf die Krankenmorde selbst beschränkt, sondern begann schon beim täglichen Rapportieren und dem Ausfüllen der Meldebögen.[50] Hierin lag die Macht der Pflegerinnen, denn hier konnten sie bewusst entscheiden, welche ihrer Beobachtungen sie weiterleiteten und wie sie die Dinge dabei bewerteten und formulierten.[51] Auch nutzten sie die Möglichkeit, einzelne Angehörige vor den anstehenden Transporten zu warnen und Pfleglinge mit Verweis auf deren gute Arbeitskraft von Transporten zunächst zurückstellen zu lassen. Die Mehrheit der Pflegenden jedoch tat ihren Dienst nach Vorschrift, selbst wenn dieser Dienst in der Tötung von Kranken bestand. Sie vertrauten auf die Verantwortung der ihnen vorgesetzten Ärzte und fürchteten negative Konsequenzen bei Ungehorsam oder Verweigerung. Die Furcht vor dem Verlust des Arbeitsplatzes und den damit verbundenen Unannehmlichkeiten spielte dabei eine wesentliche Rolle.[52] Demzufolge ist McFarland-Icke zuzustimmen, dass die ständige Androhung des beruflichen und sozialen Ausschlusses zur Folge hatte, dass die Pflegerinnen nur auf sich selbst und ihr eigenes berufliches Überleben bedacht waren.[53]

Die Vergabe des Treudienst-Ehrenzeichens sogar an Frauen spiegelt die Militarisierung des Alltags wider und verlieh seiner Trägerin einen Hauch „heroisches Soldatentum“. Mit dieser Dienstauszeichnung wurde das „politische Soldatentum“ der Pflegerinnen sichtbar.[54] Mit der Auszeichnung wurde die unbedingte jahrelange Treue zum Dienstherren trotz widriger Umstände in den Anstalten und die Krankenmorde anerkannt und belohnt. Das Ehrenzeichen ist als propagandistisches Instrument des Staates anzusehen, um treuen MitarbeiterInnen Anerkennung auszudrücken und Anreize zum möglichst langen Verbleib im öffentlichen Dienst zu schaffen. Die Dienstauszeichnung war zwar nicht mit einer finanziellen Dienstprämie verbunden und brachte keine signifikanten Verbesserungen der Arbeitsumstände der Pflegerinnen, jedoch hatte es einen psychologischen Effekt des Gefühls der Anerkennung und der Bedeutsamkeit der eigenen Person.[55] Die Dienstkleidung der Pflegerinnen und ihr Bezug dazu wurde bislang noch nicht untersucht, obwohl sie ein wichtiges Distinktionsmerkmal war. So repräsentierte die Dienstkleidung zusammen mit dem Dienstschlüssel nicht nur Macht, sondern vermittelte zudem ein Gefühl der Gemeinsamkeit und wurde von den Pflegerinnen außerhalb des Dienstes getragen. Der Diebstahl der Uniform (gepaart mit einem illegalen Ausreiseversuch) wurde in einem Fall sogar mit Haft bestraft und zeigt, dass die Bereitstellung der Kleidung in Zeiten des Mangels einen willkommenen Bonus neben Kost und Logis darstellte.[56]

Eine Parteimitgliedschaft in der NSDAP, wie Harrison richtigerweise feststellt, sagt

[50]Siehe: 2.4. Die Rolle des Pflegepersonals im Spiegel der Forschung.
[51]Vgl. 3.7.2. Die Geschichte der Landesheil- und Pflegeanstalt Philippshospital von 1933 bis 1945.
[52]Siehe: 10. Die Krankenmorde im Spiegel der Nachkriegsprozesse.
[53]Siehe: 2.4. Die Rolle des Pflegepersonals im Spiegel der Forschung.
[54]Vgl. Riemann Heldisches Dienen S. 266.
[55]Siehe: 5.9.3. Dienstauszeichnungen.
[56]Siehe: 6.1.4. Die Dienstkleidung der Pflegerinnen.

allein nur wenig über die Zustimmung und Bereitschaft der Frauen zum Krankenmord aus.[57] Einige Frauen waren wohl unter anderem aufgrund ihrer Berufserfahrung und der widrigen Bedingungen in den Anstalten wirklich von dem Argument des „Gnadentods“ überzeugt. Ein Ergebnis der vorliegenden Studie ist, dass in den untersuchten Anstalten lediglich circa sechs Prozent der Pflegerinnen der NSDAP angehörten. Die Mitgliedschaftsrate war in den Tötungsanstalten höher, da die Pflegerinnen dort auch aufgrund ihrer Regimetreue ausgewählt wurden.[58] Insgesamt muss zwischen den Pflegerinnen in den Tötungsanstalten und den pflegenden Frauen in den „gewöhnlichen“ Anstalten differenziert werden. So wie es verschiedene Anstaltstypen gab, gab es auch verschiedene Pflegerinnentypen, deren persönliche sowie moralische Schuld unterschiedlich zu beurteilen sind. Es gab zudem Frauen, die in dem Pflegeberuf ihre Berufung sahen und andere, die den Beruf aus pragmatischen Gründen ergriffen. Auch das Alter und die Reife der Frauen spielt bei der Beurteilung der Schuld eine wichtige Rolle, so waren jüngere Frauen zwar theoretisch leichter beeinflussbar und für die NS-Propaganda mehr empfänglich, doch griff man in den Tötungsanstalten auf reifere Frauen zurück, die sich im Dienst bereits bewährt hatten. Gleichwohl trifft alle die moralische Schuld, Teil der Vernichtungsmaschinerie gewesen zu sein, ohne sich dieser verweigert zu haben.

Des Weiteren wurde die Regulierung des Privatlebens der Pflegerinnen in den Anstalten untersucht und festgestellt, dass es neben Filmvorführungen, einer Bibliothek und Betriebsausflügen sogar Feste und Feiern innerhalb der Anstalten gab.[59] Die Teilnahme an diesen Festen und Betriebsausflügen war verpflichtend und sogar die Verbrennung der zehntausendsten Leiche in Hadamar im Spätsommer 1941 wurde mit einem Fest und Freibier begangen. In der Landesheil- und Pflegeanstalt Philippshospital wurde nach dem Beginn der Massenverlegungen nach Weilmünster am 23. Februar ein „froher Nachmittag“ abgehalten.[60] Diese Feste und Feierlichkeiten waren einige der wenigen und seltenen Gelegenheiten, in denen weibliche und männliche Pfleger aufeinandertrafen. So waren ihre Dienstbereiche doch durch die Geschlechterachse streng voneinander getrennt. Die vorliegende Studie untersuchte die Beziehungen der Frauen zu den Männern innerhalb der Anstalt.[61] Die den Pflegerinnen vorgesetzten Ärzte genossen in dreifacher Hinsicht den Respekt und Gehorsam der Frauen: Zum einen aufgrund ihres hohen Bildungsstandes und zum anderen aufgrund der zeitgenössischen Geschlechterhierarchie. Von diesem Gehorsam zeugen auch die Personalakten, denn in keiner der ausgewerteten Akten findet sich kein Hinweis auf Verweigerung oder Streitigkeiten zwischen Pflegerinnen und Ärzten. Lediglich die Oberpflegerin Irmgard Huber berichtete während des Nachkriegsprozesses

[57] Vgl. Harrison Female S. 32.
[58] Siehe: 7.2.1 Die Rekrutierung, das Sozialprofil und die Fluktuation der Pflegerinnen.
[59] Siehe: 5.6. Freizeitgestaltung innerhalb der Anstalten.
[60] Siehe: ebd.
[61] Siehe: 5.4. Das Bild und die Rolle der pflegenden Frau in der Zeit des Nationalsozialismus.

von einer Meinungsverschiedenheit mit einem Medizinalreferenten bezüglich des Ablaufs der Krankentötungen.[62] Es bleibt zu bemerken, dass die Mediziner jedoch ein gewisses Interesse daran hatten, dass Kritik an ihrer Arbeit nicht aktenkundig wurde.

Mit Kriegsbeginn waren erstmals aufgrund der Lockerung der Vorschriften zunehmend verheiratete Pflegerinnen und Mütter in den Anstalten tätig. Etwa 8,54 Prozent der Frauen in den Anstalten zwischen 1933 und 1945 waren Mütter.[63] Die Anzahl der verheirateten Pflegerinnen und Mütter unterschied sich stark in den urbaneren und ländlicheren Gebieten, wie etwa die Anstalten in Gießen und Merxhausen zeigten. Dies lässt auf eine engere soziale Kontrolle der Pflegerinnen auf dem Land schließen.[64] Mütter waren zwar theoretisch durch das sogenannte Mutterschutzgesetz von 1942 vor Entlassung geschützt, gleichwohl stimmten sie in der Praxis meist einer Entlassung bei Schwangerschaft zu bzw. reichten selbst die Kündigung ein. Welche Rolle ein eventueller psychologischer Druck durch den Direktor in diesen Fällen spielte, kann nur vermutet werden.[65] Die Erkenntnis, dass die Kinder der Pflegerinnen, anders als die Kinder der Pfleger, nicht mit in den Unterkünften der Frauen wohnen durften und sie daher entweder zu Verwandten in der Umgebung gegeben wurden oder in ein Kinderheim (wie der Fall Therese H. zeigt), ist neu und bietet einen hervorragenden Ansatz für weitere Forschungsprojekte.[66] So könnte beispielsweise der Frage nachgegangen werden, wie die Kinder der in den Tötungsanstalten beschäftigten Frauen später mit der Tätigkeit ihrer Mütter umgingen und wie viel diese zuhause von den Vorgängen in der Anstalt erzählten.

Die dargelegten Lebens- und Arbeitsumstände stellten eine enorme psychische Belastung für die Pflegerinnen dar. Sie konnten sich aufgrund der Arbeitsbedingungen dem Geschehen in der Anstalt nur schwer entziehen und hatten kaum die Möglichkeit des Ausgleichs. Dies führte zu Abstumpfung im Umgang mit den ihnen anvertrauten Menschen und überdies zum Ausbruch eigener psychischer Leiden. Die schlechten Gesundheitsbedingungen und die Gewalt in den Anstalten trugen zur hohen Fluktuation der Pflegerinnen bei und waren viel mehr Kündigungsgrund als ein Mangel an Freizeitmöglichkeiten, wie Faulstich es beschreibt.[67] Im Fall der untersuchten Personalakten kam es in zwölf Fällen zu einer aktenkundigen psychischen Erkrankung oder einer psychischen Störung. Die Fälle, in denen sich der Stress psychosomatisch bemerkbar machte, sind hier nicht mitgezählt, da sie nicht immer als solche direkt erkennbar sind. Häufig wurde bei den Pflegerinnen jedoch eine nervöse Störung diagnostiziert. In den meisten Fällen wurden

[62] Siehe: 10.1.1. Der Fall Huber.
[63] Siehe: 5.6. Die Rekrutierung, das Sozialprofil und die Fluktuation der Pflegerinnen.
[64] Siehe: ebd.
[65] Siehe: 5.10. Regulierung des Privatlebens der Pflegerinnen in den Anstalten.
[66] Siehe: 5.10.2. Die Vereinbarkeit von Mutterschaft und Beruf.
[67] Siehe: 3.6.3. Lage, Bau und Ausstattung der Landesheil- und Pflegeanstalt Gießen.

die Pflegerinnen aufgrund ihrer Fehlzeiten oder wegen „mangelnder Berufseignung“ bei solchen Diagnosen entlassen.[68]

Die Betrachtung der Gesundheit der Pflegerinnen in Landesheilanstalten in den 1930er Jahren wurde bisher nur von der Historikerin Sabine Braunschweig für Schweizer Anstalten durchgeführt. Sie kommt zu dem Fazit, dass die umfassende soziale Kontrolle der PflegerInnen die für den Beruf notwendige Distanzierung von der Arbeit erschwerte und damit potenziellen Pflegekrisen Vorschub leistete.[69] In der vorliegenden Studie war es jedoch neben dem enormen Arbeitspensum vor allem die Angst vor (erneuten) Übergriffen durch erregte Kranke, die von den Pflegerinnen als Grund für eine gewünschte Krankschreibung angeführt wurden bzw. in einem direkten Zusammenhang mit ihrem erfolgten Zusammenbruch standen.[70] Für zukünftige Forschungsvorhaben ist der Aspekt der Gesundheit des Pflegepersonals sicherlich ein ertragreiches und spannendes Feld. So könnte beispielsweise anhand von überlieferten Krankenakten ehemaliger Pflegerinnen aus der Zeit des Nationalsozialismus untersucht werden, wie mit diesen Frauen umgegangen wurde und mit welchen Diagnosen sie am häufigsten behandelt wurden. Darüber hinaus wäre es anhand dieser Quellen möglich, neben dem Krankheitsverlauf auch den weiteren Lebensweg der erkrankten Pflegerinnen nach ihrem gesundheitsbedingten Ausscheiden aus dem Dienst nachzuzeichnen.

Die neugewonnene Erkenntnis, dass die durchschnittliche Verweildauer im Anstaltsdienst sich nach der jeweiligen Funktion der Anstalt unterschied, unterstützt die bisherigen Vermutungen von ForscherInnen dahingehend, dass auch im Philippshospital gezielt getötet wurde.[71] So waren die Frauen im Durchschnitt bei ihrem Diensteintritt nicht älter als 21 Jahre alt.[72]

Das mangelnde Pflegeethos der Pflegerinnen in den Landesheilanstalten begünstigte die Gräueltaten. Die Mehrzahl der untersuchten Frauen entschied sich, trotz neuer Möglichkeiten zum Verbleib im Anstaltsdienst aufgrund des Krieges, gegen die Erwerbsarbeit und für ein Leben als Hausfrau und Mutter. Dieser Trend war die Ursache für eine große Fluktuation unter den Pflegerinnen und hatte zur Folge, dass der Beruf, mit Ausnahme der Oberpflegerinnenlaufbahn als Beamtin, als Durchgangsberuf anstelle einer Berufung angesehen wurde.[73] Der Machtantritt der Nationalsozialisten hatte nämlich auch Auswirkungen auf die geschlechtsspezifische Arbeitsmarktpolitik. Der Beruf der Pflegerin war dem Verständnis der Nationalsozialisten nach ein weiblicher Beruf.[74] Da die erwerbstä-

[68]Siehe: 6.1.6. Der Umgang mit psychischen Erkrankungen im Pflegepersonal.
[69]Vgl. Braunschweig Psychiatrienpflegende S. 65.
[70]Siehe: 6.1.6. Der Umgang mit psychischen Erkrankungen im Pflegepersonal; vgl. 6.1.5 Gewalt im Dienstalltag.
[71]Siehe:. Lilienthal Patienten S. 251.
[72]Siehe: 5.6. Die Rekrutierung, das Sozialprofil und die Fluktuation der Pflegerinnen.
[73]Siehe: 5.10.1. Das Heiratsverbot.
[74]Vgl. Wagner Frauenansichten S. 102f.

tige Frau ihre seelische Mütterlichkeit an ihrem Arbeitsplatz zum Einsatz bringen sollte, korrespondierte der Mutter- und Hausfrauenberuf im Erwerbssektor mit weiblichen Berufen, wie etwa dem der Erzieherin oder Pflegerin.[75] Die Erwerbstätigkeit von Frauen wurde in der Zeit des Nationalsozialismus von einer zunehmenden geschlechtsspezifischen Aufteilung gekennzeichnet.[76]

Die Analyse der für den Untersuchungszeitraum gültigen Haus- und Dienstordnungen für die Landesheilanstalten Eichberg und Merxhausen zeigt die „Totalität" der Institutionen: Der Zugang und die Bewegungsfreiheit innerhalb der Anstalten wurde kontrolliert und beschränkt sowie die Informationen, die aus ihnen heraus und in sie hinein drangen, zensiert.[77] Die Dienstanweisungen enthalten nur wenige Hinweise zur Ausgestaltung der Beziehung der Pflegerinnen mit den Kranken, im Fokus standen vielmehr die Überwachung und das Verhindern von Unfällen sowie die Einhaltung der Hygienevorschriften.[78] Die Haus- und Dienstordnungen wurden in der Zeit des Nationalsozialismus nicht aktualisiert oder umgeschrieben, vor allem die Speiseregelungen und die Ausrichtung der „Arbeitstherapie" wurden in dieser Zeit unterlebt und nicht länger eingehalten.[79] Ferner waren Schimpfwörter, Schläge und Misshandlungen der Kranken zwar durch die Ordnungen streng verboten, der Missbrauch der Pfleglinge war dennoch alltäglich, wie das Beispiel des Einsatzes des Dauerbades als Strafmittel und die zahlreichen Berichte von Pfleglingen zeigen.[80]

Ein weiteres Ergebnis der vorliegenden Studie ist, dass Gewalt ein integraler Bestandteil des Lebens der Pflegerinnen darstellte: Sie verbrachten einen wesentlichen Teil ihres Lebens arbeitend, in einem Umfeld, das von Gewalt durchdrungen war. Die Frauen übten täglich Gewalt aus und erfuhren Gewalt oder waren zumindest Zeugen von Gewaltakten.[81] Bereits per Hausordnung durch die Direktion war ein hohes Maß an struktureller und institutionalisierter Gewalt angelegt.[82] Es kam darüber hinaus häufiger zu direkter Gewaltanwendung, sei es gegen Kranke (beispielsweise durch Fixierungen oder die Anwendung von Dauerbädern) oder gegen die Pflegerinnen selbst (durch erregte Kranke und im Fall von Streitigkeiten durch andere Pflegerinnen). Zwar hatten die pflegenden Frauen die symbolische Schlüsselgewalt inne, konnten sich aber dennoch nicht auf dem Anstaltsgelände frei bewegen, geschweige denn, es ohne Erlaubnis verlassen.[83] Es ginge jedoch zu weit, die Pflegerinnen als eine Gewaltgemeinschaft zu charakterisieren.

[75] Ebd.
[76] Siehe: 5.4. Das Bild und die Rolle der pflegenden Frau in der Zeit des Nationalsozialismus.
[77] Siehe: 5.2. Die Hausordnungen der Landesheilanstalten und ihre Bedeutung für den Pflegealltag.
[78] Siehe: 5.3. Die Dienstanweisungen für die Pflegerinnen der Landesheilanstalten.
[79] Siehe: 5.2. Die Hausordnungen der Landesheilanstalten und ihre Bedeutung für den Pflegealltag; siehe: 5.3. Die Dienstanweisungen für die Pflegerinnen der Landesheilanstalten.
[80] Siehe: 4.1.4. Die medizinische Behandlung der Kranken; siehe: 6.1.5. Gewalt im Dienstalltag.
[81] Siehe: 6.1.5. Gewalt im Dienstalltag.
[82] Siehe: 5.2. Die Hausordnungen der Landesheilanstalten und ihre Bedeutung für den Pflegealltag.
[83] Siehe: 6.1.5. Gewalt im Dienstalltag.

McFarland-Icke stellt die These auf, dass viele PflegerInnen sich der NS-Poltik aus Gründen unterwarfen, die nur sehr wenig mit ihren Einstellungen oder den vorherigen Beziehungen zu den Opfern zu tun gehabt hätten.[84] Dem ist entgegenzuhalten, dass die Pflegerinnen größtenteils der „wissenschaftlichen" NS-Gesundheitspropaganda und dem darin propagierten Krankenbild ausgesetzt und zudem durch die widrigen Arbeitsbedingungen und die Gewalt in den Anstalten abgestumpft waren.[85] Pflegerinnen wie Pauline Kneissler waren in der Tat von der „Lebensunwertigkeit" ihrer Opfer überzeugt.[86] So stellt Hedwig richtigerweise fest, dass wesentliche Grundgedanken der Eugenik auch noch nach 1945 medizinisch begründet und weiterverfolgt wurden.[87]

In den „Tötungsanstalten" selbst trug der Alltag der Pflegerinnen zur Aufrechterhaltung der „Tötungsmaschinerie" bei. Die Vernichtungspolitik der Nationalsozialisten gegen Menschen mit psychischen Erkrankungen und Behinderungen war somit gelebter Pflegealltag in diesen Einrichtungen.[88] Die Pflegearbeit in Hadamar wurde von einer Pflegerin dadurch nicht ohne Grund als leichter beschrieben als in einer „normalen Anstalt", ein zusätzlicher Anreiz für die Arbeit als Pflegerin dort war die Sondervergütung, die den MitarbeiterInnen ausgezahlt wurde.[89] Die kostenlose Wohngelegenheit war ein weiterer, nicht zu vernachlässigender Aspekt für die Durchführung der nationalsozialistischen Krankenmorde.[90] Diese Erkenntnis erweitert den bisherigen Forschungsstand um eine ganz pragmatische Perspektive dieser Frauen, die als Alleinstehende sonst nur schwer eine Wohnung außerhalb des Familienkreises gefunden hätten.[91] So führte die Bereitstellung von Kost und Logis auf dem jeweiligen Anstaltsgelände zum Ergreifen des Pflegeberufes aus eben diesen Gründen und band die Frauen zugleich damit in Zeiten der Lebensmittel- und Wohnraumknappheit an den Anstaltsdienst. Für die Bereitstellung von Wohnraum und Verpflegung sowie ein annehmbares Gehalt stellten die Frauen nicht nur ihre Arbeitskraft zur Verfügung und setzten ihre eigene Gesundheit aufs Spiel, sondern beteiligten sich überdies an den Krankenmorden und verrichteten die unbeliebte Arbeit. Die Wohnungsknappheit und die schlechte Versorgungslage wurden so durch die Nationalsozialisten gezielt ausgenutzt, um Vollstreckerinnen ihrer menschenverachtenden Ideologien zu finden und zu halten.

Die Arbeitsbedingungen erklären, warum es neben den Protesten einiger katholischer Pflegerinnen keinen organisierten Widerstand unter den Pflegerinnen gab. Dies verifiziert die gängige Forschungsmeinung erneut und legt die Ursachen anhand des Beispiels der

[84] Siehe: 2.4. Die Rolle des Pflegepersonals im Spiegel der Forschung.
[85] Siehe: 4.1.2. Die Bedeutung von Eugenik und Rassenhygiene für das Pflegepersonal.
[86] Siehe: 10.1.2. Der Fall Kneissler.
[87] Vgl. Hedwig, 2017, S. 8..
[88] Siehe: 6.2. Beschreibungen des Pflegealltags in den Personal- und Prozessakten.
[89] Siehe: ebd.
[90] Siehe: 6.1.3. Die Kost und Logis der Pflegerinnen.
[91] Siehe: ebd.

Landesheilanstalten in Hessen dar. Ein organisierter Widerstand wurde auch in den für die vorliegende Arbeit untersuchten Quellen nicht gefunden. Es sind lediglich Einzelfälle und wenige Vorkommnisse entdeckt worden, die von Widerstand oder zumindest Resistenz unter den Pflegerinnen zeugen.[92] Es gab jedoch Einzelfälle von regimekritischem Verhalten und Äußerungen, die zur Festnahme durch die Gestapo führten. Junge Pflegerinnen aus strukturschwachen Regionen unterstanden dabei noch eher der Kontrolle des Elternhauses und hatten bei ihrem Verhalten den Schutz der Familienehre im Dorf zu berücksichtigen. Für sie war der Widerstand demnach nicht nur aus finanzieller Hinsicht mit einem größeren Risiko verbunden als für ihre Kolleginnen aus den urbaneren Gebieten mit mehr potenziellen Arbeitgebern.[93] Anhand der zehn Fallstudien wurde zudem aufgezeigt, dass Frauen in der Tat nicht nur Opfer der nationalsozialistischen Politik waren, sondern ebenso Mitläuferinnen, Profiteurinnen, Akteurinnen und Täterinnen, wie es Ebbinghaus bereits 1997 treffenderweise ausdrückte.[94]Man muss bei der Frage der Täterschaft auch zwischen den Pflegerinnen in den Tötungsanstalten und den pflegenden Frauen in den regulären Landesheilanstalten differenzieren. Hierbei tritt erschwerend hinzu, dass es sich bei den Pflegerinnen in den Tötungsanstalten um deutlich ältere Personen im Vergleich zu Anstalten wie etwa der Landesheilanstalt Marburg oder Merxhausen gehandelt hat.[95]

Die Entnazifizierung des Pflegepersonals war so mangelhaft, dass der Vorwurf, eine nationalsozialistische Gesinnung zu haben, nach dem Krieg sowohl vonseiten der Pflegerinnen als auch deren Vorgesetzten genutzt wurde, um unliebsame Personen zu diskreditieren.[96] Zudem half der Landeswohlfahrtsverband in mindestens einem nachgewiesenen Fall seinen ehemaligen Pflegerinnen dabei, ihre Verwicklung in die „Aktion T4“ bei der Arbeitssuche zu verschleiern, wodurch die ohnehin schon vorhandenen Kontinuitäten im Pflegepersonal selbst auf die an den „T4“-Morden beteiligten Pflegerinnen ausgeweitet wurden.[97]

Die Frage, wie die ehemaligen Pflegerinnen vor Gericht nach 1945 ihre Vergangenheit so reflektierten und deuteten, dass daraus ein „sinnvolles“ und „gutes“ Leben wurde, wurde in der vorliegenden Studie untersucht. Diese Frage ist eng mit dem Selbstbild der Frauen verknüpft, welche sich in erster Linie als Arbeitnehmerinnen verstanden, die ihrem Vorgesetzten folgten. Pragmatismus und Opportunismus spielten dabei eine we-

[92] Siehe: 8.2. Widerstand und Mittäterschaft von Pflegerinnen.
[93] Siehe: 8.2. Widerstand und Mittäterschaft von Pflegerinnen.
[94] Siehe: 2.4. Die Rolle des Pflegepersonals im Spiegel der Forschung. Gisela Bock bezeichnete Frauen ebenfalls als „Täter, Opfer, Mitläufer, Zuschauer, Widerstandskämpfer und Helfer“. Vgl. Bock, Gisela, Ganz normale Frauen: Täter, Opfer, Mitläufer und Zuschauer im Nationalsozialismus, in Heinsohn, Kirsten (Hrsg.): Zwischen Karriere und Verfolgung, Frankfurt am Main, New York: Campus Verlag, 1997.
[95] Siehe: 5.6. Die Rekrutierung, das Sozialprofil und die Fluktuation der Pflegerinnen.
[96] Siehe: 7.5.1. Die Oberpflegerin Frieda M. in der Landesheilanstalt Eichberg (1927–1934 & 1941–1942).
[97] Siehe: 9. Die Entnazifizierung des Personals sowie dessen Kontinuitäten.

sentliche Rolle.[98] Trotz allem waren die Pflegerinnen nicht durchweg unpolitisch, wie die Fallstudien zeigen, diejenigen, die politisch aktiv waren, zogen viele Vorteile und ein starkes Selbstbewusstsein daraus. Insgesamt zeigten die „Irrenpflegerinnen“ ein gewisses Standesbewusstsein und Berufsstolz niederen Angestellten gegenüber.[99] Dies sind neue Erkenntnisse. Vor Gericht wurden die Krankenmorde durch vermeintliches Mitleid als „Erlösungstat“ verteidigt.[100] Darüber hinaus versuchten einige Pflegerinnen sich durch die Arbeitsteilung an den Tötungen zu entlasten, die Bedeutung der räumlichen Trennung der Tötungsstätten hierbei wurde bereits durch Harrison dargelegt und kann durch die Untersuchungsergebnisse bestätigt werden.[101] Einige Pflegerinnen gaben zudem an, Angst vor einer Einweisung in ein Konzentrationslager bei Verweigerung oder Widerstand gehabt zu haben. Diese Argumentation wurde allerdings von den Gerichten abgelehnt, da es in keinem nachweisbaren Fall zu solchen negativen Konsequenzen für eine sich verweigernde Person gekommen sei.[102]

Durch die Absprache des eigenen Tatwillens und der Betonung der romantischen Gefühle der Angeklagten zu ihren männlichen Vorgesetzten wurde die zeitgenössische Geschlechterhierarchie bekräftigt.[103] Zudem wurde in den Nachkriegsprozessen davor zurückgeschreckt, Personen zu verurteilen, die nicht eigenhändig getötet hatten und lediglich Mitwissende waren, um kein Präjudiz zu schaffen.[104] In den deutschen Nachkriegsprozessen scheinen berufsständische Faktoren vordergründig eine größere Rolle gespielt zu haben als das Geschlecht der Angeklagten. Jedoch bedienten die Richter bei ihrer Urteilssprechung die zeitgenössischen Vorstellungen von Gender sowie teilweise die nationalsozialistische Propaganda, die die Krankenmorde als medizinische Notwendigkeit, Nächstenliebe und Mitleid erscheinen ließen.[105] Vor allem das vermeintliche Mitleid, die „Nächstenliebe“ und der verwendete Euphemismus der „Erlösungstat“, die gelegentlich als „sanftes Einschläfern“ dargestellt wurde, unterstützten die Genderkonformität der Taten.[106]

Zusätzlich hegten die angeklagten Oberpflegerinnen bekannterweise romantische Gefühle für ihre Vorgesetzten. So kam es nicht zur Anwendung des Stereotyps der „blonden Bestie“, wie im Fall der KZ-Aufseherinnen, sondern zu einer Verklärung der Pflegerinnen als junge, naive und durch böse Männer verführte Frauen, ohne eigenen Willen zur Tat.[107] Auch das durchschnittliche Erscheinungsbild der angeklagten Frauen vermochte

[98]Siehe: 5.7. Das Selbstbild der Pflegerinnen der Landesheilanstalten.
[99]Siehe: ebd.
[100]Siehe: 10.0.1.3. Der Fall Kneissler.
[101]Siehe: Harrison boundaries.
[102]Siehe: HHStAW, Abt. 461, Nr. 32442 /4; siehe: HHStAW, Abt. 461, Nr. 32061 /46, S. 2422.
[103]Siehe: 10.0.3. Die Rolle von Gender in den hessischen Nachkriegsprozessen.
[104]Siehe: 10.0.1. Die Nachkriegsprozesse.
[105]Siehe: ebd.
[106]Vgl. Toussaint Nichts gesehen S. 237.
[107]Siehe: 10.0.3. Die Rolle von Gender in den hessischen Nachkriegsprozessen.

nicht die Skandalisierung und Sexualisierung durch die Presse hervorzurufen, wie etwa geschehen im Fall der KZ-Wärterin Irma Grese.[108] Ebbinghaus kommt zu dem Fazit, dass die ehemaligen Pflegerinnen vor Gericht in der Rolle von Opfern verharrten, obwohl sie Täterinnen waren.[109] Diese These wird vor allem durch die häufige Betonung der Aufopferungsbereitschaft der Frauen und durch die Gnadengesuche der verurteilten Pflegerinnen unterstützt.[110]

In den 1950er Jahren wurden alle Verurteilten aus den Hadamar-Prozessen und dem Eichberg-Prozess begnadigt. Die Entlassungen wurden von Teilen der Öffentlichkeit sehr kritisch aufgenommen, so führten sie zu einigen kritischen Zeitungsberichten, die ein zwölfseitiges Rechtfertigungsschreiben des Ministerpräsidenten Zinn nach sich zogen.[111] Aus heutiger Sicht kann darüber diskutiert werden, ob nicht alle beteiligten Pflegerinnen als Täterinnen anzusehen sind, da sie Teil der Tötungsmaschinerie waren und von den Morden Kenntnis hatten.[112] Die Begleitung der Krankentransporte in die Tötungs- und Zwischenanstalten sind Taten, für die sich die Pflegerinnen gegebenenfalls juristisch hätten verantworten müssen.[113] Auch gab es einen begrenzten Handlungsspielraum bei der Erwirkung von Zurückstellung einzelner Kranker bei den „Verlegungen" in die sogenannten Zwischenanstalten und der Benachrichtigung von Angehörigen vor den Transporten. Die übrigen Pflegerinnen der Landesheilanstalten nutzen ihre Handlungsspielräume nicht, sie schwiegen bei der Durchführung der NS-Verbrechen und verweigerten sich nicht. Sie sahen ohne den Beruf zu wechseln dabei zu, wie die Kranken, durch die Sparpolitik der Verwaltung ausgelöst, massenhaft verhungerten. Ihr scheinbar einzig legitimer Grund, den Anstaltsdienst zu verlassen, war die Ehe.

Heute scheinen die Stimmen der derzeitigen Pflegerinnen in Bezug auf mögliche Kritik an ihren Vorgesetzten lauter geworden zu sein. Auch wenn es noch keine offizielle Entschuldigung oder ein geschlossenes Zeichen der Sühne von deutschen Pflegeverbänden gegeben hat, sehen sich die PflegerInnen in der Verantwortung der Wahrung der Menschenrechte.[114] Dennoch scheint die Tatsache, dass sich die Pflegeverbände bislang nicht zu einer offiziellen Entschuldigung oder Sühnemaßnahme durchringen konnten, bedenklich, da dadurch die Verantwortung der PflegerInnen für die Gräueltaten negiert wird.[115]

Die nationalsozialistischen Krankenmorde werden in der Ausbildung heutiger PflegerInnen thematisiert und sie versuchen, aus der Geschichte zu lernen, wenn auch nicht

[108]Siehe: Jaiser Grese.
[109]Siehe: 2.4. Die Rolle des Pflegepersonals im Spiegel der Forschung.
[110]Siehe: 10. Die Krankenmorde im Spiegel der Nachkriegsprozesse.
[111]Siehe: 10.0.4. Begnadigungen und die heutige Bewertung der Prozesse; siehe: Winter Befreiung S. 179.
[112]Siehe: 8.2. Widerstand und Mittäterschaft von Pflegerinnen.
[113]Siehe: ebd.
[114]Siehe: 11.4. Interviews mit heutigen PflegerInnen.
[115]Siehe: 11.1. Gedenken und Entschädigung der Opfer durch Vertretungen und Organisationen des Pflegepersonals.

alle PflegerInnen direkte Rückschlüsse oder Maximen für ihre eigene Arbeit daraus ableiten mögen oder können.[116] Die Beschäftigung mit der NS-„Euthanasie“ im Unterricht der Auszubildenden ist jedoch nicht verpflichtend. Es ist daher anzunehmen, dass einige Pflegende über diesen Teil ihrer Berufsgeschichte nicht ausreichend informiert sind.[117]

Die alten Spannungen zwischen Wirtschaftlichkeit und menschenfreundlicher Pflege hingegen scheinen dennoch nicht gewichen zu sein, in der Pflege heutzutage fehlt es z. B. häufig an kostbarer Zeit, um jedem einzelnen Kranken auch menschlich gerecht zu werden: Die letzten Pflegeskandale in deutschen psychiatrischen Einrichtungen zeugen erneut von eklatantem Personalmangel und Überbelegungen auf den Stationen. Angebote des Landeswohlfahrtsverbandes, wie die Gedenkstätte Hadamar, erscheinen hierdurch als Mahnmal umso wichtiger, um gegen das Vergessen in zukünftigen Generationen zu wirken.[118] Der Besuch eines Gedenkortes oder Museums darf jedoch kein finaler Schlussstrich unter der Beschäftigung mit der Geschichte sein, sondern vielmehr kontinuierlicher Anreiz für das Überprüfen und Überdenken eigener Handlungsweisen und Ansichten.[119]

12.2. Diskussion der verwendeten Methode

Die verwendete Methode der Kollektivbiographie ermöglichte es, Gemeinsamkeiten des Pflegerinnenkollektivs, die mitunter identitätsstiftend waren, hervorzuheben. Eng verknüpft hiermit ist der Zugang der Generationengeschichte, der gezeigt hat, welche historischen Ereignisse und Mentalitäten die Pflegerinnen beeinflussten und prägten.[120] Die Methode der Kollektivbiographie ermöglicht Rückschlüsse auf das für eine Gruppe Typische und Allgemeine und verdeutlicht daraus resultierend das Spezielle und Individuelle in der Einzelbiographie.[121] Sie stößt zudem auf den ersten Blick dort an Grenzen, wo das Individuum aus dem Kollektiv ausschert und untypische Verhaltensweisen zeigt, jedoch ist auch das Untypische in einem Lebenslauf ein Befund. Zudem besteht durch diese Herangehensweise die Gefahr, in dem Pflegerinnenkollektiv eine „anonyme Masse“ zu sehen und nicht die menschlichen Einzelschicksale und Ambivalenzen, die sich darin verbergen. Deshalb war es besonders ertragreich, die Grenzen der Kollektivbiographie durch die Hinzunahme von Fallstudien zu erweitern.

Die verwendeten Methoden ergänzten sich gegenseitig, sodass der Forschungsgegenstand nicht nur mit quantitativen Methoden, sondern auch mit qualitativen betrachtet wurde. Die zehn Fallstudien erweiterten die aus der Kollektivbiographie gewonnenen Erkenntnisse nicht nur um konkrete Einzelschicksale, sondern sie verdeutlichten für sich

[116]Siehe: ebd.
[117]Siehe: 11.3. Gegen das Vergessen: Die NS-Vergangenheit in der heutigen Pflegeausbildung.
[118]Siehe: 11.2. Angebote der Gedenkstätten und Museen.
[119]Siehe: ebd.
[120]Siehe: 5.6. Die Rekrutierung, das Sozialprofil und die Fluktuation der Pflegerinnen.
[121]Vgl. Fuchs Skizze S. 54.

wiederum die Ergebnisse aus der Kollektivbiographie.[122] Die generationsbedingte Mentalität der Frauen wurde in den Fallstudien deutlich und Argumentationslinien sowie Erfahrungen, die in den Fallstudien auftraten, wurden erneut in der Analyse der Prozessakten deutlich. Die Kombination der Methode der Kollektivbiographie mit einzelnen Fallstudien sowie deren Kontrastierung mit den Ergebnissen aus der Analyse der Prozessakten ermöglichte es, ein ausgewogenes Bild der Gruppe der Pflegerinnen der hessischen Landesheilanstalten in der Zeit des Nationalsozialismus zu zeichnen. Es blieb dabei allerdings bei dem Versuch einer Kollektivbiographie, da die zugänglichen Selbstzeugnisse von Pflegerinnen auf ein politisches Selbstzeugnis, einige wenige Briefe sowie zwei analysierte Interviews von Ulrike Leonhardt-Braun begrenzt waren, sodass der Fokus nicht auf dem Innenleben der Frauen lag und ihr Selbstverständnis anhand von Obrigkeitsquellen wie den Personalakten und normativen Vorgaben analysiert werden musste.[123] Weitere Selbstzeugnisse sind die getätigten Aussagen im Zuge der Nachkriegsgerichtsverfahren und der Spruchkammerverfahren. Dieser Quellentyp offenbart naturgemäß die Verteidigungsagenda der angeklagten Frauen.[124] Trotz allem stellen sie einen wertvollen Quellenkorpus dar, da andere Äußerungen von ehemaligen Pflegerinnen aus dieser Zeit zu den Geschehnissen von äußerster Seltenheit sind.

Der regionalgeschichtliche Ansatz hat sich als besonders fruchtbar erwiesen, da dadurch nicht nur neue Erkenntnisse gewonnen werden konnten, sondern auch ein bisher vernachlässigter Teil der hessischen Landesgeschichte unter der Perspektive der Alltagsgeschichte dargestellt wurde. Die Geschichte des Bezirksverbandes Hessen-Nassau und die des Volksstaates Hessen wurde zudem um eine pflegehistorische Perspektive erweitert. Bei der Begrenzung und Auswahl des Quellenmaterials erwies sich der Ausgangspunkt der Regionalgeschichte als überaus hilfreich. Dieser Ansatz wurde vor allem durch die gute Zugänglichkeit der hessischen Archive ermöglicht. Die Quellenauswahl wurde zwar möglichst objektiv getroffen, ist aber immer durch die Subjektivität der Fragestellung und das Forschungsinteresse geleitet. Es wurde dennoch versucht, ein möglichst ganzheitliches Bild der Pflegerinnen zu zeichnen. Die fehlenden Personalakten der Landesheilanstalt Eichberg wurden versucht, durch Informationen aus Versorgungsakten, die in Einzelfällen noch vorhanden waren, zu ersetzen. Dennoch bleibt dieser Teil der Geschichte durch den Verlust der Quellen ein „blinder Fleck“.[125]

Da es sich bei den Pflegerinnen um junge berufstätige Frauen aus überwiegend einfachen Verhältnissen handelte, war die Gefahr der unbewussten Identifikation oder zumindest des Sympathisierens mit ihnen gegeben. Es war hierbei wichtig zu verdeutlichen,

[122] Siehe: 7. Fallstudien zu den Pflegerinnen der Landesheilanstalten.
[123] Siehe: 7.3.1. Die Pflegerin Therese H. in der Landesheil- und Pflegeanstalt Gießen (1933–1941); 7.3.2. Pflegerin Lucie F. in der Landesheil- und Pflegeanstalt Philippshospital (1941–1945); 7.4.2. Abteilungspflegerin Katharina H. in der Landesheil- und Pflegeanstalt Philippshospital (1939–1976).
[124] Siehe: 10. Die Krankenmorde im Spiegel der Nachkriegsprozesse.
[125] Siehe: 2.2. Die ausgewerteten Quellen.

dass es sich bei ihnen nicht um Opfer handelte, selbst wenn sie versuchten, sich als diese darzustellen. Die Pflegerinnen hatten die Möglichkeit, den Beruf zu wechseln, sich zu verweigern oder zumindest Kritik zu üben. Anstatt Widerstand zu leisten, entschieden sie sich für Opportunismus und Hörigkeit. Eigene Vorteile und die Annehmlichkeiten, die der Anstaltsdienst mit sich brachte, wurden von ihnen nicht riskiert und vor Gericht verteidigt, denn sie waren von größerer persönlicher Bedeutung für jene Frauen als das Schicksal der Opfer. Dennoch ermöglichte die Quellenauswahl nur einen begrenzten Einblick in die konkreten Handlungsspielräume der Frauen. Die normativen und ideologischen Erwartungen, die von außen an die Pflegerinnen herangetragen wurden, konnten allerdings durch das unterschiedliche Quellenmaterial ertragreich dargestellt werden.

Die Theorie der „Totalen Institutionen" Ervin Goffmans ermöglichte den Blick auf die Landesheilanstalten als geschlossenes soziales System und verdeutlichte das Gewicht interner Beziehungen der Pflegerinnen in den Anstalten. Die Vermittlung eines Eindrucks des „Lebensgefühls" der Pflegerinnen wurde dadurch verdeutlicht, obwohl festgestellt wurde, dass die Theorie sich nur bedingt auf die Situation der Landesheilanstalten übertragen lässt.[126] So war im Gegensatz zu Goffmans Theorie die Fluktuation bei den niedrigeren Rängen höher als bei den Oberpflegerinnen und die Gegebenheiten der nationalsozialistischen Gewaltdiktatur in der Theorie nicht berücksichtigt.[127] Die Grenzen Goffmans Theorie zeigen sich auf die vorliegende Studie bezogen darin, dass die Pflegerinnen zwar den Großteil ihrer Zeit innerhalb der „Totalen Institution" verbrachten, sie diese jedoch von Zeit zu Zeit verließen, um ihre wenigen freien Tage außerhalb der Anstaltsmauern zu verbringen. Die Pflegerinnen sind deshalb als Grenzgängerinnen zwischen der Anstaltswelt und der „Normalbevölkerung" außerhalb zu betrachten. Die Theorie ist deshalb nicht 1 zu 1 übertragbar und muss an die historischen Gegebenheiten angepasst werden.

Der vergleichsweise umfangreiche Ausblick der vorliegenden Arbeit zeigt die Relevanz dieses historischen Themas für die heutige Pflege und zeugt von dem Umgang mit dem schweren Erbe durch den Landeswohlfahrtsverband. Es erwies sich als ertragreich, einen Blick in die Ausbildung heutiger PflegerInnen zu werfen und der jungen Generation unter den PflegerInnen eine Stimme zu geben. Darüber hinaus zeigte sich hierdurch, dass der alte Antagonismus zwischen guter Pflege und Wirtschaftlichkeit auch heute noch eine Herausforderung für die Versorgung psychisch kranker Menschen in Deutschland darstellt.

[126] Siehe: 2.5. Die Theorie der „Totalen Institutionen" und die Rolle des Pflegepersonals.
[127] Siehe: 7.1.2. Aushilfspflegerin Friederike R. in der Landesheilanstalt Merxhausen (1934–1935).

12.3. Diskussion der Konsequenzen der Ergebnisse

Durch die vorliegende Arbeit konnte nicht nur eine Forschungslücke geschlossen werden, sondern zusätzlich bisherige Forschungsergebnisse, wie beispielsweise zum Sozialprofil der Pflegerinnen, bestätigt und durch neue Erkenntnisse erweitert werden. Die Forschungsthese, dass bei der Einstellung von Pflegepersonal bevorzugt „alte Kämpfer" eingestellt wurden, konnte zudem durch diese Studie verifiziert und auf Frauen ausgedehnt werden. Auf die grundlegenden Erkenntnisse zu den Rahmenbedingungen der Arbeit und des Arbeitsalltags der Pflegerinnen der hessischen Landesheilanstalten kann in Zukunft zurückgegriffen werden, denn sie bieten diesbezüglich neue Einblicke .

Durch die Fallstudien wurde das Einzelschicksal von zehn Frauen näher beleuchtet, dabei war die Permeabilität zwischen Pfleglingen und Pflegerinnen, wie der Fall von Irma S. zeigt, überraschend. Ferner ist der Fall von Helene H. bedeutsam, da er zeigt, wie schnell die Pflegerinnen selbst in das Visier der Nationalsozialisten geraten konnten. Mit der Oberpflegerin Barbara G. und der Pflegerin Therese H. hingegen wurde das Bild einer regimetreuen und aktiven Vertreterin des Nationalsozialismus unter den Pflegerinnen gezeichnet.

Die durchschnittliche Pflegerin lag wohl zwischen diesen beiden Extremgruppen. Sie war kein Parteimitglied, aber in den Zwangsorganisationen Mitglied, sie widersetzte sich dem System nicht, aber setzte sich auch nicht über das Pflichtmaß hinaus dafür ein. Die Fallstudien verdeutlichen die Situation in den jeweiligen Anstalten und geben der sonst anonymen Masse des Kollektivs ein Gesicht. Für zukünftige Forschungsvorhaben empfiehlt sich die Anwendung dieser Methode auf andere Anstalten, wie z. B. die Landesheilanstalten Herborn oder Haina. Die Frage nach Vereinbarkeit von Familie und Beruf stellte sich im Laufe der Zeit ebenfalls für die Pflegerinnen der hessischen Landesheilanstalten, nachdem sie von offizieller Seite nicht mehr dazu gezwungen waren, bei Schwangerschaft ihren Beruf aufzugeben. Dennoch muss der Vermutung, dass diese Frauen durch psychologischen Druck trotzdem zur Aufgabe ihrer Anstellung genötigt wurden, in weiteren Studien nachgegangen werden. Da die Landesheilanstalten keine abgeschotteten und nach außen geschlossenen Kommunikationssysteme darstellten, wäre eine gezielte Netzwerkanalyse der Pflegerinnen in Zukunft sicherlich eine Erweiterung des Forschungsstandes. Ein Problem hierbei könnte der Mangel an geeignetem Quellenmaterial darstellen. Hier ist auf die Archivierung des Nachlasses von verstorbenen Pflegerinnen zu hoffen, leider ist die Bedeutung und das Konzept der Alltagsgeschichte noch nicht bei allen Familien angekommen, sodass über die historische Bedeutung solcher Selbstzeugnisse als Quellen in der allgemeinen Bevölkerung weiter aufgeklärt werden muss. In diesem Zusammenhang scheint auch das Verschwinden des Eichberger Aktenbestandes besonders schmerzlich, es bleibt zu hoffen, dass er nicht der nachträglichen Vernichtung zum Opfer gefallen ist.

Die ganzheitliche Betrachtung der PflegerInnen als Menschen mit menschlichen Bedürfnissen wie Sexualität, eigennütziger Motivation und einer für Erkrankungen anfälligen Gesundheit ist weiter voranzutreiben. Die vorliegende Arbeit knüpft hier an der bisherigen Forschung an und erweitert diese. Gerade der Aspekt der Gesundheit des Pflegepersonals ist in zukünftigen Forschungsvorhaben mit zu berücksichtigen. Die Frage nach der Kost und Logis von Pflegenden ist zudem für ein gesamtheitliches Bild ihrer Motivation und Lebensumstände von Bedeutung. Explizit stellt sich hier die Frage nach der Unterkunft der Pflegerinnen in den Landesheilanstalten Eichberg und Marburg, welche nicht völlig geklärt werden konnte. Es gilt hier die Vermutung, durch den Nachlass ehemaliger Pflegerinnen überprüfen zu können, ob die Pflegerinnen (ähnlich wie im Philippshospital) in Wohnungen über den Krankengebäuden untergebracht waren.

Ein weiteres menschliches Bedürfnis ist Macht. Die Pflegerinnen hatten die Macht des Rapportierens inne und töteten in der Phase der „regionalen Euthanasie" durch eigene Hand. Politisch aktive Pflegerinnen zogen zudem Macht aus ihren NS-Ämtern. Die vorliegenden Erkenntnisse zur Macht der Pflegerinnen erweitern die Schlussfolgerungen von ForscherInnen wie Foth, Fuchs und anderen. Mit Macht geht allerdings Verantwortung einher, der sich die pflegenden Frauen häufig entledigten, indem sie versuchten, die Verantwortung an andere Personen abzugeben. Dies wurde auch bereits von anderen HistorikerInnen festgestellt. Die Fallstudien von Pflegerinnen aus der Landesheil- und Pflegeanstalt Philippshospital zeigen diesbezüglich exemplarisch, dass das Verantwortungsgefühl der Pflegerinnen für ihre Pfleglinge begrenzt war und spätestens mit dem Transport in die Zwischenanstalten endete. Für die Begleitung dieser Transporte mussten sich die Pflegerinnen jedoch niemals juristisch verantworten. Zudem mussten sich nur einige wenige für ihre Mitarbeit an der Aufrechterhaltung des Tötungsbetriebs in den Anstalten vor Gericht verteidigen. Heutige Pflegeverbände haben es zudem bis zum jetzigen Zeitpunkt versäumt, Verantwortung für die Taten ihres Berufsstandes zu übernehmen, und keine Maßnahmen der Sühne oder zumindest eine offizielle Entschuldigung in die Wege geleitet, wie es etwa im Fall der PsychiaterInnen erfolgt ist.

Die vorliegende Arbeit beleuchtet die Bedeutung der historischen Krankenmorde in der Zeit des Nationalsozialismus für die Ausbildung heutiger Pflegender. Es wurde festgestellt, dass die Beschäftigung mit dem Thema der NS-Krankenmorde lediglich fakultativ ist und vermutet, dass einige Pflegende nur wenig über diesen Teil ihrer Berufsgeschichte wissen. Angebote des Landeswohlfahrtsverbandes, wie die Gedenkstätte Hadamar, haben es sich zur Aufgabe gemacht, als Mahnmal für die zukünftige Generation zu wirken. Diese vermittelte in den Interviews das Gefühl eines neuen Selbstverständnisses und Selbstbewusstseins des Berufsstandes und zeigte dennoch Ambivalenzen in ihrem Umgang mit der Geschichte. Es bleibt zu hoffen, dass trotz des Fortbestandes einiger alter Antagonismen und dem Aufkommen neuer medizinischer Möglichkeiten aus der Geschichte gelernt wird.

Deshalb ist die weitere Forschung in diesem Bereich von großer gesamtgesellschaftlicher Relevanz.

In der vorliegenden Arbeit wurde ein differenziertes Bild von jungen berufstätigen Frauen in Extremsituationen gezeichnet und aufgezeigt, in welchen moralischen Konfliktsituationen sie sich befanden. Der Durchgangsberuf der einfachen „Irrenpflegerin“ brachte andere, pragmatischere Erwartungen und kein Berufsethos mit sich. Davon profitierten die Organisatoren des Krankenmordes, sodass die Vernichtungspolitik gegen Kranke und Behinderte zum Pflegealltag werden konnte. Dabei spielte unter anderem die Jugendlichkeit der Frauen eine Rolle sowie ihre Erziehung zum Gehorsam, die vor Gericht angeführt wurde. Den Sinn ihrer Arbeit suchten die Pflegerinnen in jenem Gehorsam und in den Inhalten der NS-Gesundheitspropaganda, davon bestärkt stellten sie ihre Arbeit und ihr Leben in den Nachkriegsprozessen als „gut“ und „sinnvoll“ dar.

Zuletzt bleibt die Frage offen, ob die Geschichte der Pflegerinnen der hessischen Landesheilanstalten ohne den direkten Vergleich mit ihren männlichen Kollegen unvollständig bleibt. Es ist zu bezweifeln, dass die gewonnenen Erkenntnisse über das Leben und Arbeiten der Frauen in den Anstalten durch einen Vergleich mit den Pflegern anders ausgefallen wäre, da es sich dabei um zwei verschiedene, in sich geschlossene Systeme handelte.

13. Quellenverzeichnis

Archivalien des Archivs des Landeswohlfahrtsverbands (i. F. LWV) Hessen

Bestand 11 (Gießen).

Bestand 12 (Hadamar).

Bestand 16 (Marburg).

Bestand 17 (Merxhausen) .

Bestand 18 (Philippshospital).

Personalakten

LWV-Archiv, Bestand 11, P 116.

LWV-Archiv, Bestand 11, P 168.

LWV-Archiv, Bestand 11, P 263.

LWV-Archiv, Bestand 11, P 268.

LWV-Archiv, Bestand 11, P 353.

LWV-Archiv, Bestand 11, P 393.

LWV-Archiv, Bestand 11, P 446.

LWV-Archiv, Bestand 11, P 600.

LWV-Archiv, Bestand 11, P 687.

LWV-Archiv, Bestand 11, P 792,

LWV-Archiv, Bestand 11, P 893.

LWV-Archiv, Bestand 11, P 900.

LWV-Archiv, Bestand 11, P 933.

LWV-Archiv, Bestand 11, P 935.

LWV-Archiv, Bestand 11, P 936.

LWV-Archiv, Bestand 11, P 995.

LWV-Archiv, Bestand 12, P 264.

LWV-Archiv, Bestand 12, P 296.

LWV-Archiv, Bestand 12, P 298.

LWV-Archiv, Bestand 12, P 306.

LWV-Archiv, Bestand 12, P 309.

LWV-Archiv, Bestand 12, P 313.

LWV-Archiv, Bestand 12, P 328.

LWV-Archiv, Bestand 12, P 339.

LWV-Archiv, Bestand 16, P 234.

LWV-Archiv, Bestand 17, P 0024.

LWV-Archiv, Bestand 17, P 0029.

LWV-Archiv, Bestand 17, P 0034.

LWV-Archiv, Bestand 17, P 59.

LWV-Archiv, Bestand 17, P 0082.

LWV-Archiv, Bestand 17, P 88.

LWV-Archiv, Bestand 17, P 0089.

LWV-Archiv, Bestand 17, P 117.

LWV-Archiv, Bestand 17, P 0127.

LWV-Archiv, Bestand 17, P 0159.

LWV-Archiv, Bestand 17, P 0310.

LWV-Archiv, Bestand 17, P 322.

LWV-Archiv, Bestand 17, P 339.

LWV-Archiv, Bestand 17, P 359.

LWV-Archiv, Bestand 17, P 0417.

LWV-Archiv, Bestand 17, P 451.

LWV-Archiv, Bestand 17, P 0475.

LWV-Archiv, Bestand 17, P 2825.

LWV-Archiv, Bestand 18, P 44.

LWV-Archiv, Bestand 18, P 265.

LWV-Archiv, Bestand 18, P 558.

LWV-Archiv, Bestand 18, P 618.

LWV-Archiv, Bestand 18, P 700.

LWV-Archiv, Bestand 18, P 738.

LWV-Archiv, Bestand 18, P 872.

LWV-Archiv, Bestand 18, P 880.

LWV-Archiv, Bestand 18, P 889.

LWV-Archiv, Bestand 18, P 924.

LWV-Archiv, Bestand 18, P 1017.

LWV-Archiv, Bestand 18, unverzeichnet, Karton Schwestern, Barbara G.

LWV-Archiv, Bestand 18, unverzeichnet, Karton Schwestern, Liselotte M.

Fallakten

LWV-Archiv, Bestand 8, K8 186.

Sachakten

LWV-Archiv, Bestand 3, B 166.

LWV-Archiv, Bestand 3, B 179.

LWV-Archiv, Bestand 11, B 15.

LWV-Archiv, Bestand 11, B 39.

LWV-Archiv, Bestand 16, B 67.

LWV-Archiv, Bestand 16, B 105.

LWV-Archiv, Bestand 16, B 129.

LWV-Archiv, Bestand 16, B. 340.

LWV-Archiv, Bestand 16, B 389.

LWV-Archiv, Bestand 16, B 390.

LWV-Archiv, Bestand 16, B 456.

LWV-Archiv, Bestand 16, B 806.

LWV-Archiv, Bestand 17, B 007.

LWV-Archiv, Bestand 17, B 013.

LWV-Archiv, Bestand 17, B 34.

LWV-Archiv, Bestand 17, B 035.

LWV-Archiv, Bestand 17, B 42.

LWV-Archiv, Bestand 17, B 43.

LWV-Archiv, Bestand 17, B 62.

LWV-Archiv, Bestand 17, B 063.

LWV-Archiv, Bestand 17, B 66.

LWV-Archiv, Bestand 17, B 068.

LWV-Archiv, Bestand 17, B 69.

LWV-Archiv, Bestand 17, B 074.

LWV-Archiv, Bestand 17, B. 80.

LWV-Archiv, Bestand 17, B 92.

LWV-Archiv, Bestand 17, B 133.

LWV-Archiv, Bestand 17, B 140.

LWV-Archiv, Bestand 17, B 290.

LWV-Archiv, Bestand 17, B 295.

LWV-Archiv, Bestand 17, B 312.

LWV-Archiv, Bestand 17, B 319.

LWV-Archiv, Bestand 17, B 321.

LWV-Archiv, Bestand 17, B 547 (Belegungsstatistik des Landeshospitals).

LWV-Archiv, Bestand 18, B unverzeichnet, (Durchführung des Gesetzes zur Wiederherstellung des Berufsbeamtentums vom 7. April 1933).

LWV-Archiv, Bestand 18, B 1047.

LWV-Archiv, Bestand 3, 236.

Versorgungsakten

LWV-Archiv, Bestand 100, P 304.

LWV-Archiv, Bestand 100, P 1460.

LWV-Archiv, Bestand 100, P 755.

LWV-Archiv, Bestand 100-11, P 427.

LWV-Archiv, Bestand 200, P 691.

LWV-Archiv, Bestand 200, P 18.

LWV-Archiv, Bestand 200, P 13.

LWV-Archiv, Bestand 200, P 268.

LWV-Archiv, Bestand 200, P 303.

LWV-Archiv, Bestand 100, P 1460, Bd. 1.

Fotos

LWV-Archiv, Bestand 17, F 170.

LWV-Archiv, Bestand 18, F 146.

LWV-Archiv, Bestand 12, F 119.

Andere Archivalien Gedenkstätte Hadamar, Täterdokumentation Kneissler, Pauline, Eidesstattliche Erklärung 1946, Institut für Zeitgeschichte, Nr. 470.

Randers Kommune, Folkeregisteret, Folkeregisterkort 1924–1978, Randers Stadsarkiv.

Archivalien des Landesarchivs Hessen, bestehend aus:

Hessisches Hauptstaatsarchiv Wiesbaden (i. F. HHStAW),

HHStAW, Abt. 461, Nr. 32442/1.

HHStAW, Abt. 461, Nr. 32442/2.

HHStAW, Abt. 461, Nr. 32442/4.

HHStAW, Abt. 461, Nr. 32061/1.

HHStAW, Abt. 461, Nr. 32061/2.

HHStAW, Abt. 461, Nr. 32061/45.

HHStAW, Abt. 461, Nr. 32061/46.

HHStAW, Abt. 461, Nr. 32442/2.

HHStAW, Abt. 461, Nr. 32442/4.

HHStAW, Abt. 461, Nr. 32061/1.

HHStAW, Abt. 461, Nr. 32061/2.

HHStAW, Abt. 461, Nr. 32061/6.

HHStAW, Abt. 461, Nr. 32061/7.

HHStAW, Abt. 461, Nr. 32061/46.

HHStAW, Abt. 461, Nr. 32061/48.

HHStAW, Abt. 518, Nr. 82193.

HHStAW, Abt. 520/11, Nr. 11898/3.

HHStAW, Abt. 520/16, Nr. 3702.

HHStAW, Abt. 520/16, Nr. 3699.

HHStAW, Abt. 520/16, Nr. 1703.

HHStAW, Abt. 520/01, Nr. 5697.

HHStAW, Abt. 520/02, Nr. 8771.

HHStAW, Abt. 520/32, Nr. 1459.

HHStAW, Abt. 3008/33, Nr. 2177.

Hessisches Staatsarchiv Darmstadt (i. F. HStAD),

HStAD, H 13 Darmstadt, 773.

HStAD, H 13 Darmstadt, 191.

Archivalien des Bundesarchivs Berlin (i. F. BArch),

Filme:

BArch, B-106879-1 (Was Du ererbt ... (1938)).

BArch, B-120775-1 (ERBKRANK (1935/ 1936)).

BArch, B-138073-1 (OPFER DER VERGANGENHEIT (1937)).

BArch, B-138872-1 (Alles Leben ist Kampf (1937)).

BArch, B-70966-1 (ABSEITS VOM WEGE (1935)).

BArch, K-183428-1 (Die Sünden der Väter).

BArch, K-126211-1 (Erbkrank II (1935)).

BArch, K-126211-2 (Die Sünden der Väter (1935)).

Archivalien des Landesarchivs Berlin Landesarchiv Berlin, C Rep. 375-01-13, Nr. 3676 A. 15.

Archivalien des Stadtarchivs Gießen Personenstandsregister: Eintrag Thersia H.

Internetseiten

https://www.lwv-hessen.de/lwv-politik/publikationen/aktuelle-uebersicht/historische-schriftenreihe.h (Zugriff: 13.04.2021) Infos zur historischen Schriftenreihe des LWV.

https://arcinsys.hessen.de/arcinsys/start.action?oldNodeid= (Zugriff: 20.10.2019). Arcynsis Hessen: Archiv des Landeswohlfahrtsverbandes Hessen.

http://www.geschichte-der-pflege.info/ (Zugriff: 03.07.2018) Zeitschrift Geschichte der Pflege.

http://www.gesetze-im-internet.de/sgb_6/anlage_1.html (Zugriff: 27.07.2018) Bundesministerium der Justiz und für Verbraucherschutz, Durchschnittsentgelt in Reichsmark.

http://sammlungen.ub.uni-frankfurt.de/periodika/periodical/pageview/8740753 (Zugriff: 09.07.2018) Frankfurter Adressbuch mit Umgebung 1941, Teil II. Haushaltsvorstände handelsgerichtlich eingetragene Firmen und Gewerbebetriebe.

http://www.vitos-kurhessen.de/index.php?id=1870&type=1 (Zugriff: 08.10.2018) Vitos Kurhessen, Historie.

https://www.vitos-weil-lahn.de/weil-lahn/einrichtungen/psychiatrie-hadamar.html (Zugriff: 16.10.2018) Klinik für Psychiatrie und Psychotherapie Hadamar.

https://www.vitos.de/holding/service/aktuelles/aktuelles-anzeigeseite/browse/13/article/zentrum-fuer-so (Zugriff: 11.10.2018) Zentrum für Soziale Psychiatrie Mittlere Lahn wird Vitos Gießen-Marburg - Neuer Name als Zeichen für strategische Neuausrichtung.

https://www.vitos-rheingau.de/rheingau/unternehmen/historie/historie-fortsetzung.html (Zugriff: 22.10.2018) Die Psychiatrie auf dem Eichberg.

https://www.vitos-giessen-marburg.de/giessen-marburg/unternehmen/historie.html (Zugriff: 26.10.2018) Historie: Standort Gießen.

https://www.vitos-riedstadt.de/riedstadt/unternehmen/historie.html (Zugriff: 31.10.2018) Historie: Vitos Klinikum Riedstadt.

https://www.vitos.de/holding/unternehmen/ueber-uns.html (Zugriff: 02.11.2018) Vitos Unternehmen.

https://www.lwv-hessen.de/geschichte-gegenwart/lwv-geschichte/gruendung.html (Zugriff: 02.11.2018) Der Landeswohlfahrtsverband Hessen - Gründung und Geschichte.

www.bpb.de/system/files/pdf/W75XVC.pdf (Zugriff: 13.03.2020). Deutsche Rentenversicherung Bund, Rentenversicherung in Zeitreihen 2007.

https://www.zeit.de/wissen/gesundheit/2018-04/psychiatrie-gesetz-bayern-psychkhg-stigmatisierung-psyc (Zugriff: 24.04.2020) Psychiatriegesetz in Bayern: Der gefährliche Irre in unseren Köpfen. Ein Gastbeitrag von Florian Bruns. 28. April 2018.

http://www.aquinata-pflegeeinrichtungen.de/de/ueber-uns/geschichte-traeger/ (Zugriff: 29.07.2019) Aquianata- Pflegeeinrichtung mit Tradition.

https://www.br.de/nachricht/john_demjanjuk_sobibor100.html (Zugriff: 01.02.2019) John Demjanjuk- Ein historisches Urteil.

http://www.gedenkstaette-hadamar.de/webcom/show_article.php/_c-1168/_nr-7/_lkm-1419/i.html (Zugriff: 21.02.2019). Nachkriegsprozesse.

https://departments.bryant.edu/history-and-social-sciences/faculty/michael-scott-bryant.htm (Zugriff: 05.03.2019). Michael Scott Bryant.

https://www.geschichtsverein-bademstal.de/pdf/Luise_Greger_2015.pdf (Zugriff: 12.03.2019). Hartwin Neumann, Luise Greger in Merxhausen.

https://encyclopedia.ushmm.org/content/en/photo/irmgard-huber-chief-nurse-at-hadamar-euthanasia (Zugriff: 19.03.2019) „Portrait of Irmgard Huber, chief nurse at the Hadamar euthanasia killing center, in her office. The photograph was taken by an American military photographer on April 7, 1945.“

http://www.gedenkstaette-hadamar.de/files/702/Geschaeftsbericht_2017k.cleaned_F.pdf (Zugriff: 22.03.2019) Jahresbericht 2017 der Gedenkstätte Hadamar.

https://www.t4-denkmal.de/Karl-Willig (Zugriff: 26.06.2019). Karl Willig (1894 – 1946).

https://www.gesetze-im-internet.de/krpflaprv_2004/KrPflAPrV.pdf (Zugriff: 18.03.2019). Ausbildungs- und Prüfungsverordnung für die Berufe in der Krankenpflege vom 10. November 2003 (BGBl. I S. 2263), die zuletzt durch Artikel 33 des Gesetzes vom 18. April 2016 (BGBl. I S. 886) geändert worden ist.

http://www.gedenkstaette-breitenau.de/gedenk.htm (Zugriff: 22.03.2019) Die Gedenkstätte Breitenau / Guxhagen als Ort außerschulischen Lernens.

https://www.spiegel.de/kultur/tv/team-wallraff-bei-rtl-psychiatrische-steinzeit-a-1258500.html (Zugriff: 18.04.2019) Das Team Wallraff bei RTL suchte verdeckt nach Missständen in psychiatrischen Einrichtungen und wurde fündig.

14. Literaturverzeichnis

Literaturverzeichnis

Literatur vor 1945

Binding, Karl / Hoche, Alfred, Die Freigabe der Vernichtung lebensunwerten Lebens: Ihr Maß und ihre Form, 1920, URL http://sammlungen.ub.uni-frankfurt.de/urn/urn:nbn:de:hebis:30:2-297753.

Bindschädel, Fritz, Die Feststellung, ob eine Berufskrankheit vorliegt, unter der besonderen Berücksichtigung des Pflegepersonals Geisteskranker, in Geisteskrankenpflege, Monatsschrift für Geisteskranken- und Krankenpflege 37, 1933, S. 73.

Doehle, Heinrich, Orden und Ehrenzeichen im Dritten Reich, 2. Auflage, Berlin: Berliner Buch- und Zeitschriften- Verlag, 1940.

Doehle, Heinrich, Die Auszeichnungen des Großdeutschen Reichs, 4. Auflage, Berlin: Berliner Buch- und Zeitschriften- Verlag, 1943.

Faltlhauser, Valentin, Erbpflege und Rassenpflege, Geisteskrankenpflege: Monatsschrift für Geisteskranken- und Krankenpflege zur Belehrung und Fortbildung des Pflegepersonals an Heil- und Pflegeanstalten, 38, Nr. 8, 1934, S. 113.

Faltlhauser, Valentin, Geisteskrankenpflege: Ein Lehr- und Handbuch für Irrenpfleger: Mit 5 Abbildungen, 4. Auflage, Halle an der Saale: Carl Marhold Verlagsbuchhandlung, 1939.

Goebbels, Joseph, Aufzeichnungen 1924-1941, Die Tagebücher von Joseph Goebbels, Band sämtliche Fragmente, (Hrsg.): Elke Fröhlich im Auftrag des Instituts für Zeitgeschichte, München: Saur, 1987.

Karll, Agnes, Statistische Erhebungen über den Gesundheitszustand von 2500 Schwestern der B.O.K.D. Rechnerisch bearbeitet von Schw. Raida Lübben, Besprochen von Schw. Agnes Karll. Unterm Lazaruskreuz: Mitteilungen der Berufsorganisation der Krankenpflegerinnen, 5, Nr. 10, 1910, S. 105.

Kranz, Heinrich Wilhelm, Die Bedeutung der Vererbung und die Erbgesundheitspflege im neuen Staate, Geisteskrankenpflege: Monatsschrift für Geisteskranken- und Krankenpflege zur Belehrung und Fortbildung des Pflegepersonals an Heil- und Pflegeanstalten 38, Nr. 1, 1934, S. 2.

Kühne, Karl, Die Anstellungs- und Besoldungsverhältnisse des Pflegepersonals im Wandel der Zeiten, Landesamtmann, Geisteskrankenpflege, Monatsschrift für Geisteskranken- und Krankenpflege, 40, 1936, S. 165.

Reichsgesetzblatt, Allgemeine Durchführungsverordnung zum Treudienst-Ehreneichen und zu den Dienstauszeichnungen, Vom 30. Januar 1938, URL http://alex.onb.ac.at/cgi-content/alex?aid=dra&datum=l938&page=241&size=20.

Reichsgesetzblatt, Verordnung des Führers und Reichskanzlers über die Stiftung des Treudienst-Ehrenzeichens, URL http://alex.onb.ac.at/cgi-content/alex?aid=dra&datum=1938&page=226&size=45.

Riemann, Ursula, Von der Schwester für die Schwester: Heldisches Dienen, Zeitschrift der Reichsfachschaft Deutscher Schwestern und Pfleger, Nr. 12, 1934, S. 265.

Roos, Georg, Beziehung des Krankenpflegers zum Arzt, in Geisteskrankenpflege: Monatsschrift für Geisteskranken- und Krankenpflege zur Belehrung und Fortbildung des Pflegepersonals an Heil- und Pflegeanstalten 41, Nr.1, 1937, S. 180.

Schedtler, Hermann, Merxhausen, in Bresler, Johannes (Hrsg.): Deutsche Heil und Pflegeanstalten für Psychischkranke in Wort und Bild, Band 1, Halle an der Saale: Marhold, 1910, S. 191-205.

Schedtler, Otto, Was muß ich auf der Tuberkuloseabteilung beachten, um eine eigene Ansteckung zu vermeiden? Geisteskrankenpflege, Monatsschrift für Geisteskranken und Krankenpflege 40, 1936, S. 54.

Schiffmann, Georg, Die rassenhygienischen Aufgaben der Heil- und Pflegeanstalten im neuen Staat: Unter besonderer Berücksichtigung der Mithilfe des Pflegepersonals, Geisteskrankenpflege: Monatsschrift für Geisteskranken- und Krankenpflege zur Belehrung und Fortbildung des Pflegepersonals an Heil- und Pflegeanstalten 37, Nr. 12, 1933, S. 177.

Snell, R, Landes- Heil- u. Pflege- Anstalt Eichberg im Rheing., in Bresler, Johannes (Hrsg.): Deutsche Heil- und Pflegeanstalten für Psychischkranke in Wort und Bild, Band 1, Halle an der Saale: Marhold, 1910.

Tuczek, Die Landesheilanstalt zu Marburg i. H., in Bresler, Johannes (Hrsg.) Deutsche Heil- und Pflegeanstalten für Psychischkranke in Wort und Bild, Band 1, Marhold Halle an der Saale: Marhold, 1910, S. 186-190.

Wickel, Carl, Vorwort, Geisteskrankenpflege: Monatsschrift für Geisteskranken- und Krankenpflege zur Belehrung und Fortbildung des Pflegepersonals an Heil- und Pflegeanstalten, 38, Nr. 1, 1934, S. 1.

Wickel, Carl, Friedrich Klingler: Darfst du töten? Ein Gegenwartsroman, Stuttgart 1935, J.G. Gotta'sche Buchhandlung, Geisteskrankenpflege: Monatsschrift Für Geisteskranken- und Krankenpflege zur Belehrung und Fortbildung des Pflegepersonals an Heil- und Pflegeanstalten 40, 1936, S. 11.

Literatur nach 1945

Albrecht, Gerd, Nationalsozialistische Filmpolitik: Eine soziologische Untersuchung über die Spielfilme des Dritten Reichs, Stuttgart: Ferdinand Enke Verlag, 1969.

Albrecht, Gerd, Der Film im 3. Reich, Karlsruhe: Doku-Verlag, 1979.

Aly, Götz, Reform und Gewissen: »Euthanasie« im Dienst des Fortschritts, Band 2, Beiträge zur nationalsozialistischen Gesundheits- und Sozialpolitik, Berlin: Rotbuch, 1985.

Aly, Götz: Die Belasteten, >Euthanasie< 1939-1945: eine Gesellschaftsgeschichte, Frankfurt am Main: S. Fischer, 2013.

Ankele, Monika, Arbeitsrhythmus und Anstaltsalltag- Eine Einführung in den Sammelband, in Ankele, Monika / Brinkschulte, Eva (Hrsg.): Arbeitsrhythmus und Anstaltsalltag, Stuttgart: Franz Steiner Verlag, 2015, S. 9-18.

Atzl, Isabel, Pflegedinge und Pflegealltag im Krankenhaus, in Nolte, Karen et al. (Hrsg.): Geschichte der Pflege im Krankenhaus, Historia hospitalium, Berlin: Lit, 2017, S. 117-141.

14. Literaturverzeichnis

Aumüller, Gerhard, Die Marburger Medizinische Fakultät und die nationalsozialistische » Rassenhygiene« - Der» Rassenhygieniker« Wilhelm Pfannenstiel, in Hedwig, Andreas / Petter, Dirk (Hrsg.): Auslese der Starken - »Ausmerzung« der Schwachen, Schriften des Hessischen Staatsarchivs Marburg, Marburg: Hessisches Staatsarchiv Marburg, 2017, S. 65-80.

Ayass, Wolfgang, „Asozialer Nachwuchs ist für die Volksgemeinschaft vollkommen unerwünscht": Die Zwangssterilisation von sozialen Außenseitern, in Hamm, Margret (Hrsg.): Lebensunwert, zerstörte Leben, Frankfurt: VAS, Verlag für akademische Schriften, 2005, S. 111-119.

Baader, Gerhard, Heilen und Vernichten: Die Mentalität der NS-Ärzte in Ebbinghaus, Angelika / Dörner, Klaus (Hrsg.): Vernichten und Heilen, Berlin: Aufbau Verlag, 2001, S. 275-294.

Balcke, Jörg, Verantwortungsentlastung durch Organisation: Die „Inspektion der Konzentrationslager" und der KZ-Terror, Tübingen: Ed. diskord, 2001.

Becker, Eduard, Achtzig Jahre kommunale Selbstverwaltung im Regierungsbezirk Kassel: 1867 – 1947, Kassel: Landeshauptmann, 1949.

Behrenbeck, Sabine / Nützenadel, Alexander, Politische Feiern im Nationalstaat: Perspektiven eines Vergleichs zwischen Italien und Deutschland, in Behrenbeck, Sabine / Nützenadel, Alexander (Hrsg.): Inszenierungen des Nationalstaats, Kölner Beiträge zur Nationsforschung, Köln: SH-Verlag, 2000, S. 9-26.

Benedict, Susan, Killing While Caring: The Nurses of Hadamar, Issues in Mental Health Nursing 24, Nr. 1, 2003, S. 59.

Benedict, Susan / Lagerwey, Mary D. / Shields, Linda, Psychiatric Nursing during the Era of National Socialism, in Benedict, Susan/Shields, Linda (Hrsg.): Nurses and Midwives in Nazi Germany, Routledge Studies in Modern European History, Hoboken: Taylor and Francis, 2014, S. 48-70.

Bentmann, Reinhard, Architektur für Irrsinn, Bemerkungen zur Baugeschichte der Psychiatrie auf dem Eichberg, in Vanja, Christina / Deutschle, Gabriela / Haas, Steffen et al. (Hrsg.): Wissen und irren, Quellen und Studien, Kassel: LWV Hessen, Landeswohlfahrtsverband, 1999, Band 6, Historische Schriftenreihe des Landeswohlfahrtsverbandes Hessen, S. 299-329.

Benz, Wolfgang, Der deutsche Widerstand gegen Hitler, Band 2798, Beck'sche Reihe C. H. Beck Wissen, München: Beck, 2014.

Benzenhöfer, Udo, „Kinderfachabteilungen" und „NS-Kindereuthanasie", Band 1, Studien zur Geschichte der Medizin im Nationalsozialismus, Wetzlar: GWAB-Verlag, 2000.

Benzenhöfer, Udo: Der gute Tod? Geschichte der Euthanasie und Sterbehilfe, Göttingen: Vandenhoeck & Ruprecht, 2009.

Bischof, Hans Ludwig, Heil- und Pflegeanstalt Gabersee, in von Cranach, Michael / Siemen, Hans-Ludwig (Hrsg.): Psychiatrie im Nationalsozialismus, Oldenbourg, München, 1999 S. 363-378.

Blasius, Dirk, Der verwaltete Wahnsinn: Eine Sozialgeschichte des Irrenhauses, Band 6726, orig.-ausg. Auflage, Fischer- Taschenbücher Bücher des Wissens, Frankfurt am Main: Fischer Taschenbuch Verlag 1980.

Blasius, Dirk, Umgang mit Unheilbarem: Studien zur Sozialgeschichte der Psychiatrie, Psychiatrie-Verlag, Bonn, 1986.

Blasius, Dirk, »Einfache Seelenstörung«: Geschichte der deutschen Psychiatrie 1800 – 1945, Fischer, Band 11738, Geschichte, Fischer-Taschenbuch Verlag, Frankfurt am Main, 1994.

Boberach, Heinz, Die strafrechtliche Verfolgung der Ermordung von Patienten in nassauischen Heil- und Pflegeanstalten nach 1945, in Vanja, Christina (Hrsg.): Euthanasie in Hadamar, Band 12, Historische Schriftenreihe des Landeswohlfahrtsverbandes Hessen: Kataloge, Kassel: Eigenverlag des LWV Hessen, 1991, S. 165-174.

Bock Gisela, Racism and Sexism in Nazi Germany: Motherhood, Compulsory Sterilization, and the State, in Signs, 8 Nr.3, 1983, S. 400.

Bock Gisela, Zwangssterilisation im Nationalsozialismus: Studien zur Rassenpolitik und Frauenpolitik, Band 48, Schriften des Zentralinstituts für sozialwissenschaftliche Forschung der Freien Universität Berlin, Opladen: Westdeutscher Verlag, 1986.

Bock, Gisela, Ganz normale Frauen: Täter, Opfer, Mitläufer und Zuschauer im Nationalsozialismus, in Heinsohn, Kirsten (Hsg.): Zwischen Karriere und Verfolgung, Frankfurt am Main, New York: Campus Verlag, 1997, S. 245-277.

Bott, Jutta M., „Da kommen wir her, da haben wir mitgemacht...“: Lebenswirklichkeiten und Sterben in der Lippischen Heil- und Pflegeanstalt Lindenhaus während der Zeit des Nationalsozialismus: Zugl.: Bremen, Univ., Diss., 2000 u.d.T.: Bott, Jutta M.: „Da kommen wir her, da haben wir mitgemacht“. Band 16, Lippische Studien, Lemgo: Landesverband Lippe Institut für Lippische Landeskunde, 2001.

Brake, Ludwig, Die Stadt Gießen und die Errichtung der Landes-Heil- und Pflegeanstalt 1900-1911, in George, Uta et al. (Hrsg.): Psychiatrie in Gießen, Band 9, Historische Schriftenreihe des Landeswohlfahrtsverbandes Hessen: Quellen und Studien, Gießen: Psychosozial-Verlag, 2003, S. 93-106.

Braunschweig, Sabine, „Raufereien sind Kunstfehler“: Gewalt im psychiatrischen Pflegealltag in den 1930er Jahren, in Thiekötter, Andrea et al. (Hrsg.): Alltag in der Pflege, Frankfurt am Main: Mabuse-Verlag, 2009, S. 211-230.

Braunschweig, Sabine, Sexuelle Zwischenfälle - ein Störfaktor im psychiatrischen Pflegealltag der ersten Hälfte des 20. Jahrhunderts? In Hähner-Rombach, Sylvelyn (Hrsg.): Alltag in der Krankenpflege, Medizin, Gesellschaft und Geschichte, Beiheft, Stuttgart: Franz Steiner Verlag, 2009, S. 147-167.

Braunschweig, Sabine, Wenn Psychiatriepflegende selbst erkranken: Pflegekrisen im Alltag einer psychiatrischen Anstalt in den 1930er-Jahren, Traverse: Zeitschrift für Geschichte = Revue d'histoire, 19, Nr. 2, 2012, S. 57-66.

Braunschweig, Sabine, Zwischen Aufsicht und Betreuung: Berufsbildung und Arbeitsalltag der Psychiatriepflege am Beispiel der Basler Heil- und Pflegeanstalt Friedmatt, 1886-1960, Zürich: Chronos Verlag, 2013.

Breiding, Birgit, Die Braunen Schwestern: Ideologie, Struktur, Funktion einer nationalsozialistischen Elite, Zugl. Dissertation, Freiburg (Breisgau): Universität, 1997, Band 85, Beiträge zur Wirtschafts- und Sozialgeschichte, Stuttgart: Steiner, 1998.

Bretschneider, Falk, Die Geschichtslosigkeit der „Totalen Institutionen“, Kommentar zu Erving Goffmans Studie „Asyle“ aus geschichtswissenschaftlicher Perspektive, in Scheutz, Martin (Hrsg.):

Totale Institutionen, Wiener Zeitschrift zur Geschichte der Neuzeit, Innsbruck: Studien-Verlag, 2008, S. 135-142.

Brink, Cornelia, Grenzen der Anstalt: Psychiatrie und Gesellschaft In Deutschland 1860-1980, Band 20, Moderne Zeit, Göttingen: Wallstein-Verlag, 2010.

Brinkmann-Frisch, Fritz, Das Kriegsgefangenenkommando der Dynamit AG Allendorf in der Landesheilanstalt Marburg (1940-1942), in Sandner, Peter / Aumüller, Gerhard / Vanja, Christina (Hrsg.): Heilbar und nützlich, Band 8, Historische Schriftenreihe des Landeswohlfahrtsverbandes Hessen: Quellen und Studien, Marburg: Jonas Verlag, 2001, S. 315-320.

Brockhaus, Gudrun / Krauss, Marita (Hrsg.): Sie waren dabei: Mitläuferinnen, Nutznießerinnen, Täterinnen im Nationalsozialismus; Band 8, 2. Auflage, Dachauer Symposien zur Zeitgeschichte, Göttingen: Wallstein-Verlag, 2009.

Bryant, Michael S., Confronting the "Good Death": Nazi Euthanasia on Trial, 1945-1953, PB - University Press of Colorado: Bryant, Michael S. 2005.

Burleigh, Michael, Death and deliverance: 'euthanasia' in Germany, 1900-1945, Repr. Auflage, Cambridge: Cambridge Univ. Press, 1995.

Coché, Stefanie, An der Schwelle von Inklusion und Exklusion: Zur Bedeutung der Kategorie „Arbeit" in der psychiatrischen Einweisungspraxis 1941-1945, in Ankele, Monika / Brinkschulte, Eva (Hrsg.): Arbeitsrhythmus und Anstaltsalltag, Stuttgart: Franz Steiner Verlag, 2015, S. 215-229.

Coché, Stefanie, Psychiatrie und Gesellschaft: Psychiatrische Einweisungspraxis im »Dritten Reich«, in der DDR und der Bundesrepublik 1941-1963, Band 218, Kritische Studien zur Geschichtswissenschaft, Göttingen: Vandenhoeck & Ruprecht, 2017.

Corsten, Michael, Generation, sozialer Kontext und historische Zäsur, in Fasora, Lukas / Hiebl, Ewald / Popelka, Petr (Hrsg.): Generationen in der Geschichte des langen 20. Jahrhunderts, Mitteleuropäische Perspektiven, Wien: Lit Verlag, 2017, S. 7-27.

Dallmann, Hans-Ulrich / Schiff, Andrea, Bedingungen einer guten Pflege. Aktuelle Entwicklungen in der Akademisierung der Pflege und in der Pflegepraxis, in Höffner, Joseph (Hrsg.): Jahrbuch für christliche Sozialwissenschaften, Münster, 2016, S. 171-197.

Daum, Monika, Arbeit und Zwang, das Leben der Hadamarer Patienten im Schatten des Todes, in Roer, Dorothee / Henkel, Dieter (Hrsg.): Psychiatrie im Faschismus, Frankfurt am Main: Mabuse-Verlag, 1996, S. 173-213.

Davies, Christie, Goffman's Concept of the Total Institution: Criticisms and Revisions, Human Studies, 12, Nr. 1/2, 1989, S. 77-95.

Dencker, Friedrich, Strafverfolgung der Euthanasie-Täter nach 1945, in Vormbaum, Thomas (Hrsg.): Jahrbuch der Juristischen Zeitgeschichte, Band 7, Reihe Juristische Zeitgeschichte, Berlin: Berliner Wissenschafts- Verlag, 2006, S. 113-124.

Dickel, Horst, Alltag in einer Landesheilanstalt im Nationalsozialismus: Das Beispiel Eichberg, in Vanja, Christina (Hrsg.): Euthanasie in Hadamar, Band 12, Historische Schriftenreihe des Landeswohlfahrtsverbandes Hessen: Kataloge, Kassel: Eigenverlag des LWV Hessen, 1991, S. 105-113.

Diewald-Kerkmann, Gisela, Denunziantentum und Gestapo: Die freiwilligen 'Helfer' aus der Bevölkerung, in Mallmann, Klaus-Michael / Gerhard, Paul (Hrsg.): Die Gestapo, Darmstadt: Wissenschaftliche Buchgesellschaft, 1995, S. 288-305.

Dörr, Margarete, »Wer die Zeit nicht mit erlebt hat...«: Frauenerfahrungen im Zweiten Weltkrieg und in den Jahren danach: Das Verhältnis zum Nationalsozialismus und zum Krieg, Band 3, 2. Auflage, Das Verhältnis zum Nationalsozialismus und zum Krieg, Frankfurt am Main: Campus-Verlag, 2007.

Duesterberg, Julia, Von der» Umkehr aller Weiblichkeit« Charakterbilder einer KZ Aufseherin, in Eschebach, Insa / Wenk, Silke (Hrsg.): Gedächtnis und Geschlecht, Geschichte 2002-2008, Frankfurt am Main: Campus-Verlag, 2002, S. 227-243.

Ebbinghaus, Angelika, Opfer und Täterinnen: Frauenbiographien des Nationalsozialismus, Band 13094, Fischer-Taschenbücher Die Frau in der Gesellschaft, Frankfurt am Main: Fischer Taschenbuch Verlag, 1997.

Eichmüller, Andreas, Die Strafverfolgung der »Euthanasie«- Morde nach 1945, in Hedwig, Andreas / Petter, Dirk (Hrsg.): Auslese der Starken - »Ausmerzung« der Schwachen, Schriften des Hessischen Staatsarchivs Marburg, Marburg: Hessisches Staatsarchiv Marburg, 2017, S. 139-164.

Eierdanz, Axel, Lebens- und Arbeitsalltag der Wärter in der Irrenpflege im Hospital Haina: Psychiatrische Pflege im 19. Jahrhundert, Diplomarbeit, Hamburg: Bachelor + Master Publ., 2013.

Eller, Peter, Die Ärzte der Heil- und Pflegeanstalt Eichberg von der Gründung bis zum Ersten Weltkrieg, , in Vanja, Christina / Deutschle, Gabriela / Haas, Steffen et al. (Hrsg.): Wissen und irren, Band 6, Historische Schriftenreihe des Landeswohlfahrtsverbandes Hessen: Quellen und Studien, Kassel: LWV Hessen, Landeswohlfahrtsverband, 1999, S. 108-128.

Erckenbrecht, Marieluise, Merxhausen damals ..., 2. Auflage, Emstal-Merxhausen: Psychiatrisches Krankenhaus Merxhausen des Landeswohlfahrtsverbandes Hessen, 1983.

Erpel, Simone, Im Gefolge der SS: Aufseherinnen des Frauen-Konzentrationslagers Ravensbrück, in Brockhaus, Gudrun / Krauss, Marita (Hrsg.): Sie waren dabei, Göttingen: Wallstein-Verlag, 2009, S. 166 -184.

Faber, Anja, Pflegealltag im stationären Bereich zwischen 1880 und 1930, Band 53, Medizin, Gesellschaft und Geschichte, Stuttgart: Franz Steiner Verlag, 2015.

Falk, Georg D., Entnazifizierung und Kontinuität: Der Wiederaufbau der hessischen Justiz am Beispiel des Oberlandesgerichts Frankfurt am Main, Band 86, Veröffentlichungen der Historischen Kommission für Hessen, Marburg: Historische Kommission für Hessen, 2017.

Falkai, Peter Gaston, Mitteilungen der DGPPN, Der Nervenarzt, 82, Nr. 10, 2011, S. 1351-1355.

Falkenstein, Dorothe, „Ein guter Wärter ist das vorzüglichste Heilmittel“: Zur Entwicklung der Irrenpflege vom Durchgangs- zum Ausbildungsberuf, Band 47, Mabuse-Verlag Wissenschaft, Frankfurt: Mabuse-Verlag, 2000.

Falter, Jürgen, Spezifische Erklärungsmodelle und Motive der NSDAP-Mitgliedschaft, in Falter, Jürgen W. (Hrsg.): Junge Kämpfer alte Opportunisten: Die Mitglieder der NSDAP 1919-1945, Campus Verlag, 2016, S. 65-87.

Faulstich, Heinz, Hungersterben in der Psychiatrie 1914-1949: Mit einer Topographie der NS-Psychiatrie, Freiburg im Breisgau: Lambertus-Verlag, 1998.

Faulstich, Heinz, Der Eichberg im Ersten Weltkrieg, in Vanja, Christina / Deutschle ,Gabriela / Haas, Steffen et al. (Hrsg.): Wissen und irren, Quellen und Studien, Band 6, Historische Schriftenreihe des Landeswohlfahrtsverbandes Hessen, Kassel: LWV Hessen, Landeswohlfahrtsverband, 1999, S. 129-141.

Faulstich, Heinz, Der Eichberg in der Nachkriegszeit 1945-1949, in Vanja, Christina / Deutschle, Gabriela / Haas, Steffen et al. (Hrsg.): Wissen und irren, Quellen und Studien, Band 6, Historische Schriftenreihe des Landeswohlfahrtsverbandes Hessen, Kassel: LWV Hessen, Landeswohlfahrtsverband, 1999, S. 224-258.

Faulstich, Heinz, Die Zahl der »Euthanasie«-Opfer, in Frewer, Andreas (Hrsg.): »Euthanasie« und die aktuelle Sterbehilfe-Debatte, Frankfurt: Campus-Verlag, 2000, S. 218-232.

Faulstich, Heinz, Planungs- und Baugeschichte der Landes-Heil- und Pflegeanstalt Gießen, in George, Uta et al. (Hrsg.): Psychiatrie in Gießen, Band 9, Historische Schriftenreihe des Landeswohlfahrtsverbandes Hessen: Quellen und Studien, Gießen: Psychosozial Verlag, 2003, S. 107-124.

Finger, Jürgen / Keller, Sven / Wirsching, Andreas, Einleitung, in Finger, Jürgen/ Keller, Sven (Hrsg.): Vom Recht zur Geschichte, Göttingen: Vandenhoeck & Ruprecht, 2009, S. 9-24.

Form, Wolfgang, Einsatz und Behandlung von Zwangsarbeitern und Zwangsarbeiterinnen in der Landesheilanstalt Marburg, in Sandner, Peter / Aumüller, Gerhard / Vanja, Christina (Hrsg.): Heilbar und nützlich, Band 8, Historische Schriftenreihe des Landeswohlfahrtsverbandes Hessen: Quellen und Studien, Marburg: Jonas Verlag, 2001, S. 321-326.

Form, Wolfgang, Zwangssterilisation im ehemaligen Regierungsbezirk Kassel: Opfer, Akteure, Strukturen, in Hedwig, Andreas / Petter, Dirk (Hrsg.): Auslese der Starken - »Ausmerzung« der Schwachen Schriften des Hessischen Staatsarchivs Marburg, Marburg: Hessisches Staatsarchiv Marburg, 2017, S. 164-200.

Foth, Thomas, Caring and killing: Nursing and psychiatrie practice in Germany, 1931- 1943, Band 7, Pflegewissenschaft und Pflegebildung, Göttingen: V&R umpress, 2013.

Franz, Eckhart G., „Item zu gedenken der spitel halben“: Landgraf Philipps Reformkonzept und die hessischen Hospitäler, in Sahmland, Irmtraut et al. (Hrsg.): „Haltestation Philippshospital“, Band 10, Historische Schriftenreihe des Landeswohlfahrtsverbandes Hessen: Quellen und Studien Marburg: Jonas Verlag, 2004, S. 23-33.

Friedlander, Henry, Der deutsche Strafprozeßakt als historische Quelle, in Kuretsidis-Haider, Claudia / Garscha, Winfried R. (Hrsg.): Keine »Abrechnung«, Leipzig und Wien: AVA Akademische Verlagsanstalt und DÖW, 1998.

Friedrich, Arnd, Die Hohen Samthospitäler in Hessen vom Tode Landgraf Philipps des Großmütigen im Jahre 1567 bis zum Beginn des 19. Jahrhundert, in Psychiatrisches Krankenhaus (Hrsg.): 450 Jahre Psychiatrische Krankenhäuser Haina, Merxhausen, Riedstadt, Haina u. a: Landeswohlfahrtsverband Hessen, 1983.

Friedrich, Arnd / Sahmland, Irmtraut / Vanja, Christina (Hrsg.): An der Wende zur Moderne: die hessischen Hohen Hospitäler im 18. und 19. Jahrhundert, Band 14, Festschrift zum 475, Stiftungsjahr, Petersberg: Michael Imhof Verlag, 2008.

Frietsch, Elke / Herkommer, Christina (Hrsg.): Nationalsozialismus und Geschlecht: Zur Politisierung und Ästhetisierung von Körper, "Rasse" und Sexualität im "Dritten Reich" und nach 1945, Band 6, Gender Codes, Bielefeld: Transcript Verlag, 2009.

Fuchs, Petra, Opfer als Gruppe: Eine kollektivbiographische Skizze auf der Basis empirischer Befunde, in Fuchs, Petra et al. (Hrsg.): »Das Vergessen der Vernichtung ist Teil der Vernichtung selbst«, Göttingen: Wallstein Verlag, 2014, S. 53-79.

Fuchs, Petra et al. (Hrsg.): »Das Vergessen der Vernichtung ist Teil der Vernichtung selbst «: Lebensgeschichten von Opfern der nationalsozialistischen »Euthanasie«, 3. Auflage, Göttingen: Wallstein Verlag, 2014.

Führer, Karl Christian, Mieter, Hausbesitzer, Staat und Wohnungsmarkt: Wohnungsmangel und Wohnungszwangswirtschaft in Deutschland 1914 – 1960, Zugl.: Oldenburg, Universität, Habil.-Schrift, 1993, Band 119, Vierteljahrschrift für Sozial- und Wirtschaftsgeschichte Beihefte, Stuttgart: Steiner, 1995.

Fürstler, Gerhard / Malina, Peter, „Ich tat nur meinen Dienst“: Zur Geschichte der Krankenpflege in Österreich in der NS-Zeit, Wien: Facultas Verlag, 2004.

Fürstler, Gerhard / Malina, Peter, Macht im pflegerischen Alltag zwischen 1938 und 1945: Ein österreichisches Beispiel, in Braunschweig, Sabine (Hrsg.): Pflege - Räume, Macht und Alltag, Zürich: Chronos Verlag, 2006.

Fürstler, Gerhard / Malina, Peter, Macht im pflegerischen Alltag zwischen 1938 und 1945, Geschichte der Pflege, 2012, Nr. 1, S. 29.

Gabriel, Regine / George, Uta, Lernen aus der Geschichte? Die pädagogische Arbeit in der Gedenkstätte Hadamar, in George, Uta / Vanja, Christina / Sandner, Peter (Hrsg.): Hadamar, Band 12, Historische Schriftenreihe des Landeswohlfahrtsverbandes Hessen: Quellen und Studien, Marburg: Jonas, 2006, S. 443-458.

Gaida, Ulrike, Zwischen Pflegen und Töten: Krankenschwestern im Nationalsozialismus: Einführung und Quellen für Unterricht und Selbststudium, 4. Auflage, Frankfurt am Main: Mabuse-Verlag, 2014.

Gailus, Manfred / Nolzen, Armin, Einleitung: Viele konkurrierende Gläubigkeiten- aber eine »Volksgemeinschaft«?, in Gailus, Manfred / Nolzen, Armin (Hrsg.): Zerstrittene Volksgemeinschaft, Göttingen and Oakville: Vandenhoeck Ruprecht, 2011, S. 7-33.

George, Uta, »Die Kosten werden für den Obengenannten bis zur Dauer der unbedingten Notwendigkeit übernommen.«: Zivile Zwangsarbeitskräfte im Nationalsozialismus als Patienten und Patient innen der Heil- und Pflegeanstalt Gießen, in George, Uta et al. (Hrsg.): Psychiatrie in Gießen, Band 9, Historische Schriftenreihe des Landeswohlfahrtsverbandes Hessen: Quellen und Studien, Gießen: Psychosozial-Verlag, 2003, S. 349-364.

George, Uta, Erinnerung und Gedenken in Hadamar, in George, Uta / Vanja, Christina / Sandner, Peter (Hrsg.): Hadamar, Band 12, Historische Schriftenreihe des Landeswohlfahrtsverbandes Hessen: Quellen und Studien, Marburg: Jonas, 2006, S. 429-442.

George, Uta, „Erholte sich nicht mehr. Heute exitus an Marasmus senilis“. Die Opfer der Jahre 1942-1945 in Hadamar, in George, Uta / Vanja, Christina / Sandner, Peter (Hrsg.): Hadamar, Band 12, Historische Schriftenreihe des Landeswohlfahrtsverbandes Hessen: Quellen und Studien, Marburg: Jonas Verlag, 2006, S. 234-258.

George, Uta et al. (Hrsg.): Psychiatrie in Gießen: Facetten ihrer Geschichte zwischen Fürsorge und Ausgrenzung, Forschung und Heilung, Band 9, Historische Schriftenreihe des Landeswohlfahrtsverbandes Hessen: Quellen und Studien, Gießen: Psychosozial-Verlag, 2003.

Germann, Urs, Arbeit, Ruhe und Ordnung: Die Inszenierung der psychiatrischen Moderne. Bildmediale Legitimationsstrategien der schweizerischen Anstaltspsychiatrie im Kontext der Arbeits- und Beschäftigungstherapie in der Zwischenkriegszeit, in: Nolte, Karen / Fangerau, Heiner (Hrsg.): „Moderne Anstaltspsychiatrie" im 19. und 20. Jahrhundert – Legitimation und Kritik , Beiheft 26, Medizin, Gesellschaft und Geschichte, Stuttgart: Steiner, 2006, 283–310.

Gilmour, Colin: Orden und Ehrenzeichen, Universität Freiburg, SFB 948 Helden – Heroisierungen - Heroismen. Transformationen und Konjunkturen von der Antike bis zur Moderne, 2018, doi:\url{10.6094/heroicum/orden}, URL https://freidok.uni-freiburg.de/data/16293.

Goffman, Erving, Asyle: Über die soziale Situation psychiatrischer Patienten und anderer Insassen, Edition Suhrkamp, Band 678, 20. Auflage, Frankfurt am Main: Suhrkamp Verlag, 2016.

Golla, Mona, „Die Dirne kann uns aber gleichgültig sein ...": Die Auswirkungen der Bevölkerungs- und Familienpolitik auf Prostituierte im Nationalsozialismus, in Sozialwissenschaftliche Forschung & Praxis für Frauen e.V. (Hrsg.) Prostitution, Beiträge zur feministischen Theorie und Praxis, Band 24, Köln: Sozialwissenschaftliche Forschung & Praxis für Frauen e. V., 2001, S. 41-56.

Götting, Franz / Witte, Otto (Hrsg.): 80 Jahre Kommunalverband des Regierungsbezirks Wiesbaden, Landeshauptmann, Wiesbaden, 1948.

Gravenhorst, Lerke, NS-Verbrechen und asymmetrische Geschlechterdifferenz: eine kritische Auseinandersetzung mit historischen Analysen zur NS-Täterschaft, in Frietsch, Elke / Herkommer, Christina (Hrsg.) Nationalsozialismus und Geschlecht: zur Politisierung und Ästhetisierung von Körper, "Rasse" und Sexualität im "Dritten Reich" und nach 1945, Bielefeld, 2009, S. 86-103.

Gravenhorst, Lerke, Geleitwort, in Dietrich, Anette / Heise, Lilijana (Hrsg.) Männlichkeitskonstruktionen im Nationalsozialismus, Zivilisationen und Geschichte / Civilizations and History / Civilisations et Histoire, S. 1-6, Frankfurt am Main: Peter Lang, 2013.

Grode, Walter, »Die Sonderbehandlung 14f13« in den Konzentrationslagern des Dritten Reiches: Ein Beitrag zur Dynamik faschistischer Vernichtungspolitik: Zugl.: Hannover, Univ., Diss., 1986,

Europäische Hochschulschriften Reihe 31, Politikwissenschaft, Band 100, Frankfurt am Main: Lang, 1987.

Groeneveld, Berend, Eben-Ezer in der Zeit vor und während der Herrschaft des Nationalsozialismus (1928-1945), in Inge Bauer et al. (Hrsg.): Eben-Ezer, Heilerziehungs- und Pflegeanstalt, Lemgo: Stiftung Eben-Ezer, 1987, S. 95-181.

Groß, Herwig, »Es ist klar, dass ein so mächtiges Ereignis wie der Krieg auf die Psyche der Teilnehmer, wie auch auf die Zivilbevölkerung, einen gewaltigen Eindruck machen muss.«: Das Reservelazarett während des Ersten Weltkrieges und die offene Nervenheilanstalt, in George, Uta et al. (Hrsg.): Psychiatrie in Gießen, Band 9, Historische Schriftenreihe des Landeswohlfahrtsverbandes Hessen: Quellen und Studien, Gießen: Psychosozial-Verlag, 2003, 1987, S. 155-174.

Grübler, Gerd, Euthanasie und Krankenmord in der deutschen Literatur, 1885-1936, Marburg: Tectum, 2011.

Grundmann, Kornelia, Vom Kaiserreich über die Weimarer Zeit bis zum Nationalsozialismus: Die Landesheilanstalt zur Zeit von Prof. Dr. Jahrmärker (1914-1937), in Sandner, Peter / Aumüller, Gerhard / Vanja, Christina (Hrsg.): Heilbar und nützlich, Band 8, Historische Schriftenreihe des Landeswohlfahrtsverbandes Hessen: Quellen und Studien, Marburg: Jonas Verlag, 2001, S. 247-275.

Gudehus, Christian/ Christ, Michaela (Hrsg.): Gewalt: Ein interdisziplinäres Handbuch: mit 7 Abbildungen, Stuttgart: Weimar und Metzler, 2013.

Haar, Ingo, Zur Sozialstruktur und Mitgliederentwicklung der NSDAP, in Benz, Wolfgang (Hrsg.): Wie wurde man Parteigenosse? Die Zeit des Nationalsozialismus, Frankfurt am Main: Fischer Taschenbuch Verlag, 2009, S. 60-73.

Hachmeister, Sylke, Kinopropaganda gegen Kranke: Die Instrumentalisierung des Spielfilms „Ich klage an“ für das nationalsozialistische „Euthanasieprogramm“, Band 2, Nomos Universitätsschriften, Kulturwissenschaft, Baden Baden: Nomos Verlagsgesellschaft, 1992.

Hahn, Susanne, Nursing Issues during the Third Reich, in Michalczyk, John J. (Hrsg.): Medicine, ethics, and the Third Reich, Kansas City, MO: Sheed & Ward, 1994, S. 143-150.

Hähner-Rombach, Sylvelyn (Hrsg.): Alltag in der Krankenpflege: Geschichte und Gegenwart, Band 32, Medizin, Gesellschaft und Geschichte, Beiheft, Stuttgart: Franz Steiner Verlag, 2009.

Hamann, Matthias / Groß, Herwig, Der Eichberg in der Zeit der Weimarer Republik, in Vanja, Christina / Deutschle, Gabriela / Haas, Steffen et al. (Hrsg.): Wissen und irren, Band 6, Historische Schriftenreihe des Landeswohlfahrtsverbandes Hessen, Kassel: LWV Hessen, Landeswohlfahrtsverband, 1999, S. 142-163.

Harrison, Sharon M., The boundaries of knowing: Female nurses and 'medicalised killing' at the Landesheil- und Pflegeanstalt Eichberg, Eras, Nr. 11, 2009.

Harrison, Sharon M., Female killers: Nurses and the implementation of the nazi euthansia program at Hadamar, 1941-1945, Saarbrücken: VDM Verlag, 2011.

Heberer, Patricia,The "Hadamar Murder Factory" Trial, in Heberer, Patricia und Matthäus, Jürgen (Hrsg.): Atrocities on trial, S. 25-47, Lincoln und Washington, DC: University of Nebraska Press and Published in association with the United States Holocaust Museum, 2008.

Hedwig, Andreas, Einleitung, in Andreas Hedwig / Dirk Petter (Hrsg.) Auslese der Starken-»Ausmerzung« der Schwachen, Schriften des Hessischen Staatsarchivs Marburg, Marburg: Hessisches Staatsarchiv Marburg, 2017, S. 7-10.

Hedwig, Andreas / Petter Dirk (Hrsg.): Auslese der Starken - »Ausmerzung« der Schwachen: Eugenik und NS-»Euthanasie« im 20. Jahrhundert, Band 35, Schriften des Hessischen Staatsarchivs Marburg, Marburg: Hessisches Staatsarchiv Marburg, 2017.

Heesch, Eckhard, Die Entsorgung des Menschlichen: "Euthanasie" in ihren historischen und aktuellen Bezügen, in Pflege aktuell Band 53, Nr. 5, 1999, S. 276.

Heinemeyer, Walter, Armen- und Krankenfürsorge in der hessischen Reformation, in Psychiatrisches Krankenhaus in Heinemeyer, Walter / Pünder Tilman (Hrsg.): 450 Jahre Psychiatrische Krankenhäuser Haina, Merxhausen, Riedstadt, Landeswohlfahrtsverband Hessen, Haina u.a. 1983, S. 1-20.

Hering, Rainer, Personalakten in der historischen Forschung: Parteimitgliedschaften Hamburger Hochschullehrer in der Weimarer Republik, in Tiemann, Katharina (Hrsg.): Archivischer Umgang mit Personalakten, Texte und Untersuchungen zur Archivpflege, Landschaftsverband Westfalen-Lippe, Münster: Westfälisches Archivamt, 2004, S. 104-111.

Herzog, Dagmar, Die Politisierung der Lust: Sexualität in der deutschen Geschichte des zwanzigsten Jahrhunderts, München: Siedler, 2005.

Herzog, Dagmar, Gray Bus, in Women's Studies Quarterly, 39, Nr. 1/2, 2011.

Heuvelmann, Magdalene/ Raueiser, Stefan/ von Cranach, Michael (Hrsg.): „Wer in einer Gottesferne lebt, ist im Stande, jeden Kranken wegzuräumen“: „Geistliche Quellen“ zu den NS-Krankenmorden in der Heil- und Pflegeanstalt Irsee, Impulse, Band 7, 2. Auflage, Irsee: Grizeto Verlag, 2015.

Hinz-Wessels, Annette, Die Haltung der Kirchen zur "Euthanasie" im NS-Staat, in Hamm, Margret (Hrsg.): Lebensunwert, zerstörte Leben, Frankfurt: VAS, Verlag für akademische Schriften, 2005, S. 168-182.

Hinz-Wessels, Annette, Tiergartenstraße 4: Schaltzentrale der nationalsozialistischen »Euthanasie«-Morde, Berlin: Ch. Links Verlag, 2015.

Hohendorf, Gerrit, Die Patientenmorde im Nationalsozialismus zwischen »rassenhygienischer Ausmerze«, ökonomischem Kalkül und der vermeintlichen Erlösung vom Leiden, in Hedwig, Andreas / Petter, Dirk (Hrsg.): Auslese der Starken - »Ausmerzung« der Schwachen, Marburg: Hessisches Staatsarchiv Marburg, 2017, Schriftendes Hessischen Staatsarchivs Marburg, S. 83-104.

Hohendorf, Gerrit / Weibel-Shah, Stephan / Roelcke, Volker / Rotzoll, Maike, Die "Kinderfachabteilung" der Landesheilanstalt Eichberg und ihre Beziehung zur Forschungsabteilung der Psychiatrischen Universitätsklinik Heidelberg unter Carl Schneider, in Vanja, Christina / Deutschle, Gabriela / Haas, Steffen et al. (Hrsg.): Wissen und irren, Band 6, Historische Schriftenreihe des Landeswohlfahrtsverbandes Hessen, Kassel: LWV Hessen, Landeswohlfahrtsverband, 1999, S. 221-243.

Hoser, Cornelia / Weber-Diekman, Birgit, Zwangssterilisation an Hadamarer Anstaltsinsassen, in Roer, Dorothee /Henkel, Dieter (Hrsg.): Psychiatrie im Faschismus, Frankfurt am Main: Mabuse-Verlag, 1996, S. 121-172.

Hussong, Ulrich, Die Gründung der „Irrenheilanstalt" und die Stadt Marburg, in Sandner, Peter / Aumüller, Gerhard / Vanja, Christina (Hrsg.): Heilbar und nützlich, Band 8, Historische Schriftenreihe des Landeswohlfahrtsverbandes Hessen: Quellen und Studien, Marburg: Jonas Verlag, 2001, S. 66-79.

Imbusch, Peter, Der Gewaltbegriff, in Heitmeyer, Wilhelm (Hrsg.): Internationales Handbuch der Gewaltforschung, Wiesbaden: Westdeutscher Verlag, 2002.

Junginger, Horst, Die Deutsche Glaubensbewegung und der Mythos einer »dritten Konfession«, in Gailus, Manfred / Nolzen, Armin (Hrsg.): Zerstrittene Volksgemeinschaft, Göttingen and Oakville: Vandenhoeck Ruprecht, 2011, S. 180-203.

Jureit, Ulrike, Generationenforschung, in Bösch, Frank / Danyel, Jürgen (Hrsg.): Zeitgeschichte, Göttingen: Vandenhoeck & Ruprecht, 2012, S. 352-369.

Kaiser, Marian, Rundfunk und Film im Dienste nationaler Kultur: Zur Film- und Medientheorie im ‚Dritten Reich', in Köppen, Manuel / Schütz, Erhard (Hrsg.): Kunst der Propaganda, Publikationen zur Zeitschrift für Germanistik, Bern: Peter Lang, 2008, S. 15-35.

Kaminer, Isidor J., Psychiatrie im Nationalsozialismus: Das Philippshospital in Riedstadt (Hessen), Band 31, Wissenschaft, Frankfurt am Main: Mabuse-Verlag, S. 1996.

Kaminsky, Uwe, Eugenik als Sozialutopie und Gesellschaftspolitik, in Hedwig, Andreas / Petter, Dirk (Hrsg.): Auslese der Starken - »Ausmerzung« der Schwachen, Schriften des Hessischen Staatsarchivs Marburg, Marburg: Hessisches Staatsarchiv Marburg, 2017, S. 13-26.

Kanis-Seyfried, Uta, Wer gab den Ton an? Geschlechterstudien am Beispiel des Personals der Heil- und Pflegeanstalten Weissenau, Schussenried und Zwiefalten zwischen 1875 und 1945, in Müller, Thomas et al. (Hrsg.): Psychiatrie in Oberschwaben, Psychiatrie, Kultur und Gesellschaft in historischer Perspektive, Zwiefalten: Verlag Psychiatrie und Geschichte, 2017, S. 105-138.

Kater, Michael H., Ärzte als Hitlers Helfer, Deutsche Erstausgabe. Hamburg u.a.: Europa Verlag, 2000.

Kaufmann, Holker / Schulmeyer, Klaus, Die polnischen und sowjetischen Zwangsarbeiterin Hadamar, in Roer, Dorothee / Henkel, Dieter (Hrsg.): Psychiatrie im Faschismus, Frankfurt am Main: Mabuse-Verlag, 1996, S. 256-282.

Kaul, Friedrich Karl, Die Psychiatrie im Strudel der „Euthanasie“: Ein Bericht über die erste industriemäßig durchgeführte Mordaktion des Naziregimes, Frankfurt am Main: Europäische Verlagsanstalt, 1979.

Kersting, Franz-Werner, Benötigt die Forschung Personalakten? Ein Erfahrungsbericht aus regional- und psychiatriegeschichtlicher Sicht, in Tiemann, Katharina (Hrsg.): Archivischer Umgang mit Personalakten, Münster: Landschaftsverb, Westfalen-Lippe, Westfälisches Archivamt, 2004, Texte und Untersuchungen zur Archivpflege, S. 90-103.

Kersting, Franz-Werner, Die Landesheilanstalt Hadamar in den ersten Nachkriegsjahren, in George, Uta / Vanja, Christina / Sandner, Peter (Hrsg.): Hadamar, Band 12, Historische Schriftenreihe des Landeswohlfahrtsverbandes Hessen: Quellen und Studien, Marburg: Jonas Verlag, 2006, S. 327-343.

Kiel-Römer, Ursula / Süß, Martina / Steppe, Hilde, Widerstand des Pflegepersonals, in Steppe, Hilde (Hrsg.): Krankenpflege im Nationalsozialismus, 9. Auflage, Frankfurt am Main: Mabuse-Verlag, 2001, S. 189-206.

Kilch, Christine / Steppe, Hilde, Zeittafel Krankenpflege 1933-1944, in Steppe, Hilde (Hrsg.): Krankenpflege im Nationalsozialismus, 9. Auflage, Frankfurt am Main: Mabuse-Verlag, 2001, S. 13-32.

Kingreen, Monica, Jüdische Patienten in der Gießener Anstalt und deren Funktion als »Sammelanstalt« im September 1940, in George, Uta et al. (Hrsg.): Psychiatrie in Gießen, Band 9, Historische Schriftenreihe des Landeswohlfahrtsverbandes Hessen: Quellen und Studien, Gießen: Psychosozial-Verlag, 2003, S. 251-290.

Kingreen, Monica, Jüdische Patienten im Philippshospital und die Ermordung von 29 jüdischen Pfleglingen im Februar 1941, in Sahmland, Irmtraut et al. (Hrsg.): „Haltestation Philippshospital“, Band 10, Historische Schriftenreihe des Landeswohlfahrtsverbandes Hessen: Quellen und Studien, Marburg: Jonas Verlag, 2004, S. 202-224.

Kingreen, Monica, Jüdische Kranke als Patienten der Landesheilanstalt Hadamar (1909-1940) und als Opfer der Mordanstalt Hadamar (1941-1945), in George, Uta / Vanja, Christina / Sandner, Peter (Hrsg.): Hadamar, Band 12, Historische Schriftenreihe des Landeswohlfahrtsverbandes Hessen: Quellen und Studien, Marburg: Jonas Verlag, 2006, S. 189-215.

Kintner, Earl W., Trial of Alfons Klein, Adolf Wahlmann, Heinrich Ruoff, Karl Willig, Adolf Merkle, Irmgard Huber, and Philipp Blum: (The Hadamar Trial); [proceedings of a military commission for the trial of war criminals held at Wiesbaden, Monday 8th Oct. 1945 ...], Band 4, War crimes trials, London u. a.: Hodge, 1949.

Klee, Ernst / Pehle, Walter H. (Hrsg.): Was sie taten, was sie wurden: Ärzte, Juristen und andere Beteiligte am Kranken- oder Judenmord, Die Zeit des Nationalsozialismus- Eine Buchreihe, Frankfurt am Main: Fischer Taschenbuch, 1986.

Klee, Ernst, »Euthanasie« im Dritten Reich: Die »Vernichtung lebensunwerten Lebens «, Band 18674, Die Zeit des Nationalsozialismus, vollständig überarb. Neuausg., Auflage, Frankfurt am Main: Fischer Taschenbuch Verlag, 2010.

Klee, Hedi, Von „nicht zu beschäftigen" bis „arbeitet fleißig" Meldebogen der „T4"Aktion im Philippshospital von 1940 bis 1943, in Sahmland, Irmtraut et al. (Hrsg.): „Haltestation Philippshospital", Band 10, Historische Schriftenreihe des Landeswohlfahrtsverbandes Hessen: Quellen und Studien, Marburg: Jonas Verlag, 2004, S. 225-242.

Kleinhans, Bernd, Ein Volk, ein Reich, ein Kino: Lichtspiel in der braunen Provinz, Band 88, Neue kleine Bibliothek, Köln: PapyRossa-Verlag, 2003.

Klemm, Claudia, Die Philippsfeiern 1904- Gedenken an den „großen Hessenfürsten", in Sahmland, Irmtraut et al. (Hrsg.): „Haltestation Philippshospital", Band 10, Historische Schriftenreihe des Landeswohlfahrtsverbandes Hessen: Quellen und Studien, Marburg: Jonas Verlag, 2004, S. 134-146.

Klietmann, Kurt-Gerhard, Deutsche Auszeichnungen eine Geschichte der Ehrenzeichen und Medaillen, Erinnerungs- und Verdienstabzeichen des Deutschen Reiches, der deutschen Staaten sowie staatl. Dienststellen, Organisationen, Verbände usw. vom 18.-20. Jahrhundert: 2. Deutsches Reich 1871-1945, Berlin: Verlag „Die Ordens-Sammlung", 1971.

Klinksiek, Dorothee, Die Frau im NS-Staat, Band 44, Schriftenreihe der Vierteljahrshefte für Zeitgeschichte, Stuttgart: Deutsche Verlags Anstalt, 1982.

Klüppel, Manfred, ‚Euthanasie' und Lebensvernichtung 1933-1945- Auswirkungen auf die Landesheilanstalten Haina und Merxhausen, in Psychiatrisches Krankenhaus (Hrsg.): 450 Jahre Psychiatrische Krankenhäuser Haina, Merxhausen, Riedstadt, Haina u. a: Landeswohlfahrtsverband Hessen, 1983, S. 321-348.

Klüppel, Manfred, 'Euthanasie' und Lebensvernichtung am Beispiel der Landesheilanstalten Haina und Merxhausen: Eine Chronik der Ereignisse 1933-1945, Band 4, 3. Auflage, Nationalsozialismus in Nordhessen, Kassel: Gesamthochschule Kassel, Fachbereiche 1 und 5, 1985.

Kolling, Hubert, „Zuverlässig nüchtern, sauber und gewissenhaft...“: Zur Entwicklung der psychiatrischen Pflege am Beispiel der Landesheilanstalt Marburg 1876 bis 1930, in Sandner, Peter / Aumüller, Gerhard / Vanja, Christina (Hrsg.): Heilbar und nützlich, Band 8, Historische Schriftenreihe des Landeswohlfahrtsverbandes Hessen: Quellen und Studien, Marburg: Jonas Verlag, 2001, S. 147-162.

Kolling, Hubert (Hrsg.): Biographisches Lexikon zur Pflegegeschichte: 6, Hungen: hpsmedia, 2012.

Kompisch, Kathrin, Täterinnen: Frauen im Nationalsozialismus, Köln: Böhlau, 2008.

Konersmann, Frank / Berger, Klaus, Für ein Leben in Vielfalt: Historische Einblicke und Einsichten in 150 Jahre Stiftung Eben-Ezer (1862 - 2012), Bielefeld: Verlag für Regionalgeschichte, 2012.

Kramer, Nicole, Volksgenossinnen an der Heimatfront. Mobilisierung, Verhalten, Erinnerung, Band 82, Schriftenreihe der Historischen Kommission bei der Bayerischen Akademie der Wissenschaften, Göttingen und Oakville: Vandenhoeck Ruprecht, 2011.

Kramer, Nicole, Haushalt, Betrieb, Ehrenamt: Zu den verschiedenen Dimensionen der Frauenarbeit im Dritten Reich, in Buggeln, Marc / Wildt, Michael (Hrsg.): Arbeit im Nationalsozialismus, München: De Gruyter Oldenbourg, 2014, S. 33-51.

Krause-Vilmar, Dietfried, Breitenau und Hadamar - Orte nationalsozialistischer Verbrechen, in Heidenreich, Bernd / Böhme, Klaus (Hrsg.): Hessen: Geschichte und Politik, Schriften zur politischen Landeskunde Hessens, Stuttgart: Kohlhammer Verlag, 2000, S. 362-375.

Kremer, Gabriele, »[U] ns kann keinen nischt passieren, weil wir pathologisch sind.«: Die Beobachtung und Behandlung »krimineller Psychopathen« in der Heil- und Pflegeanstalt Gießen während der Weimarer Republik, in George, Uta et al. (Hrsg.): Psychiatrie in Gießen, Band 9, Historische Schriftenreihe des Landeswohlfahrtsverbandes Hessen: Quellen und Studien, Gießen: Psychosozial-Verlag, 2003, S. 175-198.

Kremer, Gabriele, Kinder und Jugendliche im Philippshospital der Weimarer Zeit, in Sahmland, Irmtraut et al. (Hrsg.): „Haltestation Philippshospital", Band 10, Historische Schriftenreihe des Landeswohlfahrtsverbandes Hessen, Quellen und Studien, Marburg: Jonas Verlag, 2004, S. 183-201.

Kremer, Gabriele, "In diesem Haus hat sich so manches zugetragen": Die Landesheil und Erziehungsanstalt Hadamar 1906-1932, in George, Uta / Vanja, Christina / Sandner, Peter (Hrsg.): Hadamar, Band 12, Historische Schriftenreihe des Landeswohlfahrtsverbandes Hessen, Quellen und Studien, Marburg: Jonas Verlag, 2006, S. 108-123.

Kuchler, Christian, Bischöflicher Protest gegen nationalsozialistische 'Euthanasie' Propaganda im Kino: 'Ich klage an', Historisches Jahrbuch - Görres-Gesellschaft zur Pflege der Wissenschaft im Katholischen Deutschland, Nr. 126, 2006, S. 269-294.

Kuhlmann, Carola, Erbkrank oder erziehbar? Jugendhilfe als Vorsorge und Aussonderung in der Fürsorgeerziehung in Westfalen von 1933-1945, Beiträge zur Geschichte der Sozialpädagogik, München: Juventa Verlag, 1989.

Lagerwey, Mary D., Nursing Ethics at Hadamar, Qualitative Health Research 9, Nr. 6, 1999, S. 759-772.

Lavern, Wolfram, Weibliches SS-Personal in Konzentrationslagern: überzeugte Parteigängerinnen der NSDAP oder ganz normale deutsche Frauen? in Frietsch, Elke / Herkommer, Christina (Hrsg.): Nationalsozialismus und Geschlecht: zur Politisierung und Ästhetisierung von Körper, "Rasse" und Sexualität im "Dritten Reich" und nach 1945, GenderCodes, Band 6, Bielefeld: transcript Verlag, 2009, S. 312-321.

Leherr, Herbert, Die Geschichte der Psychiatrischen Krankenpflege von 1900 bis 1933. Dissertation, Ulm: Universität Ulm, 2000.

Leifheit, Susanne, Die Geschichte der psychiatrischen Heil- und Pflegeanstalt Philippshospital, unter besonderer Berücksichtigung der Veränderungen während des Nationalsozialismus, Dissertation, Frankfurt am Main, Johann Wolfgang-Goethe-Universität, 2004.

Leonhardt-Braun, Ulrike, Zeitzeugin Frau L. Fr., in Steppe, Hilde (Hrsg.): Krankenpflege im Nationalsozialismus, 9. Auflage, Frankfurt am Main: Mabuse-Verlag, 2001, S. 57-60.

Leonhardt-Braun, Ulrike, Zeitzeugin Katharina Hammel, in Steppe, Hilde (Hrsg.): Krankenpflege im Nationalsozialismus, 9. Auflage, Frankfurt am Main: Mabuse-Verlag, 2001, S. 117-118.

Ley, Astrid, Zwangssterilisation und Ärzteschaft: Hintergründe und Ziele ärztlichen Handelns 1934 - 1945: Zugl. Dissertation, Universität Erlangen-Nürnberg, 2003, Band 11, Kultur der Medizin, Frankfurt am Main: Campus Verlag, 2004.

Ley, Astrid, Vom Krankenmord zum Genozid: Die „Aktion 14f13" in den Konzentrationslagern, in Benz, Wolfgang / Distel, Barbara (Hrsg.): Dachauer Hefte: Die Zukunft der Erinnerung, Band 25, Dachau: Verlag Dachauer Hefte, 2009, S. 36-49.

Ley, Astrid, Die NS-Zwangssterilisation nach dem »Gesetz zur Verhütung erbkranken Nachwuchses« und das Verhalten der Ärzte, in Hedwig, Andreas / Petter, Dirk (Hrsg.): Auslese der Starken - »Ausmerzung« der Schwachen, Schriften des Hessischen Staatsarchivs Marburg, Marburg: Hessisches Staatsarchiv Marburg, 2017, S. 47-64.

Lilienthal, Georg, Die Opfer der NS-„Euthanasie" – Verbrechen, in Sandner, Peter / Aumüller, Gerhard / Vanja, Christina (Hrsg.): Heilbar und nützlich, Band 8, Historische Schriftenreihe des Landeswohlfahrtsverbandes Hessen: Quellen und Studien, Marburg: Jonas Verlag, 2001, S. 276-304.

Lilienthal, Georg, Die Rolle der Heil- und Pflegeanstalt Gießen bei den »T4«-Morden, in George, Uta et al. (Hrsg.): Psychiatrie in Gießen, Band 9, Historische Schriftenreihe des Landeswohlfahrtsverbandes Hessen: Quellen und Studien Gießen: Psychosozial Verlag, 2003, S. 291-302.

Lilienthal, Georg, Patienten des Philippshospitals als Opfer der NS- „Euthanasie": Verbrechen in Eichberg, Hadamar und Idstein, in Sahmland, Irmtraut et al. (Hrsg.): „Haltestation Philippshospital",

Band 10, Historische Schriftenreihe des Landeswohlfahrtsverbandes Hessen: Quellen und Studien, Marburg: Jonas Verlag, 2004, S. 243-264.

Lilienthal, Georg, Gaskammer und Überdosis, Die Landesheilanstalt Hadamar als Mordzentrum (1941-1945), in George, Uta / Vanja, Christina / Sandner, Peter (Hrsg.): Hadamar, Band 12, Historische Schriftenreihe des Landeswohlfahrtsverbandes Hessen: Quellen und Studien, Marburg: Jonas Verlag, 2006, S. 156-175.

Lilienthal, Georg, Personal einer Tötungsanstalt: Acht biographische Skizzen, in George, Uta / Vanja, Christina / Sandner, Peter (Hrsg.): Hadamar, Band 12, Historische Schriftenreihe des Landeswohlfahrtsverbandes Hessen: Quellen und Studien, Marburg: Jonas Verlag, 2006, S. 267-292.

Lilienthal, Georg, Von der »zentralen« zur »kooperativen Euthanasie«: Die Tötungsanstalt Hadamar und die »T4« (1942-45), in Hohendorf, Gerrit et al. (Hrsg.): Die nationalsozialistische »Euthanasie« -Aktion »T4 « und ihre Opfer, Paderborn: Ferdinand Schöningh Verlag, 2010.

Lilienthal, Georg, Der Gasmord in Hadamar, in Morsch, Günter / Perz, Bertrand (Hrsg.): Neue Studien zu nationalsozialistischen Massentötungen durch Giftgas, Schriftenreihe der Stiftung Brandenburgische Gedenkstätten, Berlin: Metropol Verlag, 2012, S. 140-150.

Lilienthal, Georg, Eine Personalakte - Spiegel eines (Berufs-) Lebens und zeitgeschichtliches Dokument: Die Personalakte Dr. Friedrich Stöffler, in Vanja, Christina (Hrsg.): Reichtum der Quellen. Vielfalt der Forschung. 30 Jahre Archiv des Landeswohlfahrtsverbandes, Band 17, Historische Schriftenreihe des Landeswohlfahrtsverbandes Hessen: Quellen und Studien, Petersberg: Dr. M. Imhof, 2017, S. 72-74.

Linde, Otfried K., Cardiazolschocktherapie, in Linde, Otfried K. / Defren, Günter (Hrsg.): Pharmakopsychiatrie im Wandel der Zeit, Klingenmünster: Tilia-Verlag Mensch u. Medizin, 1988, S. 104-113.

Linde, Otfried K., Fiebertherapien, in Linde, Otfried K. / Defren, Günter (Hrsg.): Pharmakopsychiatrie im Wandel der Zeit, Klingenmünster: Tilia-Verlag Mensch u. Medizin, 1988, S. 80-95.

Linde, Otfried K., Insulinschocktherapie, in Linde, Otfried K. / Defren, Günter (Hrsg.): Pharmakopsychiatrie im Wandel der Zeit, Klingenmünster: Tilia-Verlag Mensch u. Medizin, 1988, S. 96-103.

Loewenberg, Peter, The Psychohistorical Origins of the Nazi Youth Cohort, The American Historical Review 76, 1971, S. 1457-1502.

Lohmann, Eberhard, Die Geschichte der Pfarrei Hofheim (802-1529), in Sahmland, Irmtraut et al. (Hrsg.): „Haltestation Philippshospital", Band 10, Historische Schriftenreihe des Landeswohlfahrtsverbandes Hessen, Quellen und Studien, Marburg: Jonas Verlag, 2004.

Lower, Wendy, Hitlers Helferinnen: Deutsche Frauen im Holocaust, Band 03239, Lizenzausgabe Auflage, Fischer, Frankfurt am Main: Fischer Taschenbuch, 2016.

Luther, Tammo, Volkstumspolitik des Deutschen Reiches 1933-1938, Die Auslanddeutschen im Spannungsfeld zwischen Traditionalisten und Nationalsozialisten, Band 55, Historische Mitteilungen im Auftrag der Ranke-Gesellschaft, Wiesbaden: Franz Steiner, 2004.

Mailänder Koslov, Elissa, Gewalt im Dienstalltag: Die SS-Aufseherinnen des Konzentrations- und Vernichtungslagers Majdanek, Hamburg: Hamburger Edition, 2009.

McFarland-Icke, Bronwyn Rebekah, Zur beruflichen Erziehung des psychiatrischen Pflegepersonals im Nationalsozialismus: Ethische und administrative Perspektiven, in Hamann, Mathias / Asbek, Hans (Hrsg.): Halbierte Vernunft und totale Medizin, Beiträge zur nationalsozialistischen Gesundheits- und Sozialpolitik, Berlin und Göttingen: Schwarze Risse und Rote Strasse, 1997, S. 131-148.

McFarland-Icke, Bronwyn Rebekah, Nurses in Nazi Germany: Moral choice in history, Princeton und NJ u. a.: Princeton University Press, 1999.

McFarland-Icke, Bronwyn Rebekah, Das Personal der Heil- und Pflegeanstalt Gießen in der Zeit des Nationalsozialismus, in George, Uta et al. (Hrsg.): Psychiatrie in Gießen, Band 9, Historische Schriftenreihe des Landeswohlfahrtsverbandes Hessen: Quellen und Studien, Gießen: Psychosozial-Verlag, 2003, S. 365-378.

Meßner, Jonas, Warum treten Menschen Parteien bei und warum verlassen manche sie wieder? Theoretische Ansätze zur Erklärung von Parteibeitritten und Parteiaustritten am Beispiel der NSDAP, in Falter, Jürgen W. (Hrsg.): Junge Kämpfer, alte Opportunisten: die Mitglieder der NSDAP 1919-1945, Frankfurt am Main und New York: Campus Verlag, 2016, S. 41-64.

Meusch, Matthias, Die strafrechtliche Verfolgung der Hadamarer "Euthanasie"-Morde, in George, Uta / Vanja, Christina / Sandner, Peter (Hrsg.): Hadamar, Band 12, Historische Schriftenreihe des Landeswohlfahrtsverbandes Hessen, Quellen und Studien, Marburg: Jonas Verlag, 2006, S. 305-326.

Meyer, Winfried, Beseitigung eines Zeugen des nationalsozialistischen Krankenmords: Die Ermordung des Gendarmeriemeisters a. D. Jakob Küchle im KZ Sachsenhausen, Zeitschrift für Geschichtswissenschaft 60, Nr. 1, 2012, S. 28-53.

Meyendorf, Rudolf / Neundörfer, Gabriele, Die Geschichte der Elektrokonvulsionstherapie, in Baghai, Thomas C. et al. (Hrsg.): Elektrokonvulsionstherapie, Wien: Springer, 2004, S. 3-21.

Mollet, Kirsten Ulrike, Merxhausen: Alltag in einer Frauenanstalt in der ersten Hälfte des 20. Jahrhunderts, Dissertation, Mainz, Johannes-Gutenberg-Universität: 2004.

Morgenbrod, Birgitt / Merkenich, Stephanie, Das Deutsche Rote Kreuz unter der NS-Diktatur 1933 – 1945, Paderborn: Schöningh Verlag, 2008, URL:\url{http://deposit.d-nb.de/cgibin/dokserv?id=3038985&prov=M&dok_var=1&dok_ext=htm}.

Mosse, George L., Nationalismus und Sexualität: Bürgerliche Moral und sexuelle Normen, Band 448, Rowohlts Enzyklopädie, Reinbek bei Hamburg: Rowohlt Taschenbuch-Verlag, 1987.

Müller, Roland, Militärpsychiatrie im Zweiten Weltkrieg: Die Reservelazarette III und IV in der Landesheilanstalt, in Sandner, Peter / Aumüller, Gerhard / Vanja, Christina (Hrsg.): Heilbar und nützlich, Band 8, Historische Schriftenreihe des Landeswohlfahrtsverbandes Hessen: Quellen und Studien, Marburg: Jonas Verlag, 2001, S. 305-314.

Noack, Thorsten, NS-Euthanasie und internationale Öffentlichkeit: Die Rezeption der deutschen Behinderten- und Krankenmorde im Zweiten Weltkrieg, Frankfurt am Main und New York: Campus Verlag, 2017.

Noll, Natascha, Pflege im Hospital: Die Aufwärter und Aufwärterinnen von Merxhausen (16. - Anfang 19. Jh.), Band 2, Beiträge zur Wissenschafts- und Medizingeschichte: Marburger Schriftenreihe, Frankfurt am Main: Peter Lang, 2015.

Nolte, Karen: Einführung: Pflegegeschichte- Fragestellungen und Perspektiven, Medizinhistorisches Journal, Nr. 47, 2012, S. 115-128.

Nowak, Kurt, Widerstand, Zustimmung, Hinnahme. Das Verhalten der Bevölkerung zur „Euthanasie", in Frei, Norbert (Hrsg.): Medizin und Gesundheitspolitik in der NS-Zeit, Band Sondernummer München: R. Oldenbourg, 1991, S. 235-252.

O' Donnell, Alison J. et al., Nursing During National Socialism: Complicity in Terror, and Heroism, in Clucas, Bev / Johnstone, Gerry /Ward, Tony (Hrsg.): Torture: Moral Absolutes and Ambiguities, Baden-Baden: Nomos Verlagsgesellschaft, 2009, S. 147-162.

Oehlenschläger, Ulrich, "Die freieste Anlage in Deutschland": Heinrich Cramer, der erste Direktor der Irrenanstalt Marburg, in Sandner, Peter / Aumüller, Gerhard / Vanja, Christina (Hrsg.): Heilbar und nützlich, Band 8, Historische Schriftenreihe des Landeswohlfahrtsverbandes Hessen: Quellen und Studien, Marburg: Jonas Verlag, 2001.

Oehler-Klein, Sigrid, »[...] als gesunder Mensch kam ich nach Gießen, krank kam ich wieder nach Hause [...]«: Die Durchsetzung des eugenischen Programms der Nationalsozialisten in Gießen: - die Psychiatrische Universitätsklinik und das Institut für Erb- und Rassenpflege 1933-1945, in George, Uta et al. (Hrsg.): Psychiatrie in Gießen, Band 9, Historische Schriftenreihe des Landeswohlfahrtsverbandes Hessen: Quellen und Studien, Gießen: Psychosozial-Verlag, 2003, S. 199-250.

Oehler-Klein, Sigrid, Auf- und Ausbau der Rassenhygiene unter Heinrich Wilhelm Kranz, in Oehler-Klein, Sigrid (Hrsg.): Die Medizinische Fakultät der Universität Gießen im Nationalsozialismus und in der Nachkriegszeit: Personen und Institutionen, Umbrüche und Kontinuitäten, Die Medizinische Fakultät der Universität Gießen, Stuttgart: Franz Steiner Verlag, 2007.

Osterbrink, Jürgen / Andratsch, Franziska (Hrsg.): Gewalt in der Pflege: Wie es dazu kommt, wie man sie erkennt, was wir dagegen tun können, Band 6210, C.H. Beck Paperback, München: C.H. Beck Verlag, 2015.

Pohlmann, Karl-Heinz / Wicker, Daniel, Die Krankenpflege nach der Machtübernahme der Nationalsozialisten, in Hübener, Kristina / Heinze, Martin (Hrsg.): Brandenburgische Heil- und Pflegeanstalten in der NS-Zeit, Schriftenreihe zur Medizin-Geschichte des Landes Brandenburg, Band 3, Berlin: Be.bra Wissenschaft im Be.bra Verlag, 2002 , S. 61-76,.

Quinkert, Babette / Rauh, Philipp / Winkler, Ulrike, Einleitung, in Quinkert, Babette / Rauh, Philipp / Winkler, Ulrike (Hrsg.) Krieg und Psychiatrie 1914 - 1950, Band 26, Beiträge zur Geschichte des Nationalsozialismus, Göttingen: Wallstein Verlag, 2010 S. 9-28.

Raim, Edith, Justiz zwischen Diktatur und Demokratie: Wiederaufbau und Ahndung von NS-Verbrechen in Westdeutschland 1945-1949, Quellen und Darstellungen zur Zeitgeschichte, Band 96, München: Oldenbourg, 2013.

Recker, Marie-Luise: „Stark machen zum Einsatz von Gut und Blut für Volk und Vaterland"- Die Nationalsozialistische Volkswohlfahrt (NSV), in Becker, Stephanie / Studt, Christoph (Hrsg.): „Und sie werden nicht mehr frei sein ihr ganzes Leben", Schriftenreihe der Forschungsgemeinschaft 20. Juli 1944 e.V, Berlin: LIT-Verlag, 2012, S. 269-279.

Rehm, Clemens / Treffeisen, Jürgen, Perspektiven der Personalaktenbewertung- Zwischen Samplebildung und Totalüberlieferung. Erfahrungen aus Baden-Württemberg, in Tiemann, Katharina (Hrsg.): Archivischer Umgang mit Personalakten, Texte und Untersuchungen zur Archivpflege, Münster: Landschaftsverband Westfalen-Lippe, Westfälisches Archivamt, 2004, S. 34-49.

Reichelt, Bernd, Von der Verwahrung zur Fürsorge: Der Pflegealltag und die sich wandelnde psychiatrische Praxis am Beispiel der Psychiatrie in Weissenau und in Südwürttemberg 1892 bis 1975, in Müller, Thomas et al. (Hrsg.): Psychiatrie in Oberschwaben, Psychiatrie, Kultur und Gesellschaft in historischer Perspektive, Zwiefalten: Verlag Psychiatrie und Geschichte, 2017, S. 61-103.

Reinke, Vanessa / Bertram, Linda / Grözinger, Michael, Geschichte der Elektrokonvulsionstherapie, in Michael, Grözinger et al. (Hrsg.): Elektrokonvulsionstherapie kompakt: Für Zuweiser und Anwender, Berlin: Springer, 2013, S. 4-14.

Reverby, Susan M., Ordered to care: The dilemma of American nursing, 1850 – 1945, transferred to digital printing Auflage, Cambridge history of medicine, Cambridge: Cambridge University Press, 2004.

Richarz, Bernhard, Heilen, pflegen, töten: Zur Alltagsgeschichte einer Heil- und Pflegeanstalt bis zum Ende des Nationalsozialismus, Göttingen: Verlag für Medizinische Psychologie, 1987.

Richter, Dirk / Sauter, Dorothea, Patiententötungen und Gewaltakte durch Pflegekräfte: Beweggründe, Hintergründe, Auswege, Werkstattheft, Eschborn: DBfK, Deutscher Berufsverband für Pflegeberufe, 1997.

Roelcke, Volker, Psychiatrie um 1900 und die Gründung der Anstalt Hadamar, in George, Uta / Vanja, Christina / Sandner, Peter (Hrsg.): Hadamar, Band 12, Historische Schriftenreihe des Landeswohlfahrtsverbandes Hessen: Quellen und Studien, Jonas Verlag, Marburg, 2006 S. 78-89.

Rohnert-Koch, Friedgard, Zwischen Therapie und Strafe: Die Dauerbäder im Philippshospital, in Sahmland, Irmtraut et al. (Hrsg.): „Haltestation Philippshospital", Band 10, Historische Schriftenreihe des Landeswohlfahrtsverbandes Hessen, Quellen und Studien, Marburg: Jonas Verlag, 2004.

Rohr, Barbara, Die allmähliche Schärfung des weiblichen Blicks: Eine Bildungsgeschichte zwischen Faschismus und Frauenbewegung, Band 25, Edition Philosophie und Sozialwissenschaften, Hamburg: Argument-Verlag, 1992.

Rost, Karl Ludwig, Sterilisation und Euthanasie im Film des „Dritten Reiches": Nationalsozialistische Propaganda in ihrer Beziehung zu rassenhygienischen Maßnahmen des NS-Staates: Zugl. Dissertation, Berlin: Freie Universität, 1986, Band 55, Abhandlungen zur Geschichte der Medizin und der Naturwissenschaften, Husum: Matthiesen Verlag, 1987.

Roth, Angela, Würdig einer liebevollen Pflege: Die württembergische Anstaltspsychiatrie im 19. Jahrhundert, Zwiefalten: Psychiatrie und Geschichte, 1999.

Roth, Jamila A., Die Pflegerinnen der Landesheilanstalt Merxhausen in der Zeit des Nationalsozialismus: Wissenschaftliche Hausarbeit im Rahmen der Ersten Staatsprüfung für das Lehramt an Gymnasien im Fach Geschichte, Universität Kassel, Kassel: 2015.

Rotzoll, Maike, Rhythmus des Lebens. Arbeit in psychiatrischen Institutionen im Nationalsozialismus zwischen Normalisierung und Selektion, in Ankele, Monika / Brinkschulte, Eva (Hrsg.): Arbeitsrhythmus und Anstaltsalltag, Stuttgart: Franz Steiner Verlag, 2015, S. 189-214.

Sachsse, Rolf, Die Erziehung zum Wegsehen: Fotografie im NS-Staat, Dresden: Philo Fine Arts, 2003.

Sahmland, Irmtraut, Ein Institut für das Leben. Die Hebammenlehranstalt für das Herzogtum Nassau (1828-1872), in George, Uta / Vanja, Christina / Sandner, Peter (Hrsg.): Hadamar, Band 12, Historische Schriftenreihe des Landeswohlfahrtsverbandes Hessen: Quellen und Studien, Marburg: Jonas Verlag, 2006, S. 27-55.

Sahmland, Irmtraut, Eugenik und Rassenhygiene im medizinischen Diskurs während der Weimarer Republik, in Hedwig, Andreas / Petter, Dirk (Hrsg.): Auslese der Starken - »Ausmerzung« der Schwachen, Schriften des Hessischen Staatsarchivs Marburg, Marburg: Hessisches Staatsarchiv Marburg,2017, S. 27-46.

Sahmland, Irmtraut et al. (Hrsg.): „Haltestation Philippshospital“: Ein psychiatrisches Zentrum - Kontinuität und Wandel 1535-1904-2004; eine Festschrift zum 500. Geburtstag Philipps von Hessen, Band 10, Historische Schriftenreihe des Landeswohlfahrtsverbandes Hessen, Quellen und Studien, Marburg: Jonas Verlag, 2004.

Sammet, Kai, Gute Arbeit: „pflichtmäßige Führung“ und „höhere Anforderungen“ Beurteilungsmuster des Wärterverhaltens und die Einführung des Non Restraint in der Charité in den 1860er Jahren, Sudhoffs Archiv: Zeitschrift für Wissenschaftsgeschichte, 88, Nr. 2, 2004, S. 210-225.

Sammet, Kai, Sozialistenfurcht, Psychiatriekritik, Arbeit am Kranken und das Feld der Anstaltspsychiatrie: L. Scholz' (1868-1918) „Leitfaden für Irrenpfleger“ (1900), in Bock, Wolfgang Joachim / Holdorff, Bernd (Hrsg.): Schriftenreihe der Deutschen Gesellschaft für Geschichte der Nervenheilkunde, 10, Würzburg: K & K Königshausen & Neumann, 2004, S. 165-186.

Sandner, Peter, Der Eichberg im Nationalsozialismus: Die Rolle einer Landesheilanstalt zwischen Psychiatrie, Gesundheitsverwaltung und Rassenpolitik, in Vanja, Christina / Deutschle, Gabriela / Haas, Steffen et al. (Hrsg.): Wissen und irren, Band 6, Historische Schriftenreihe des

Landeswohlfahrtsverbandes Hessen, Kassel: LWV Hessen, Landeswohlfahrtsverband, 1999, S. 164-220.

Sandner, Peter, Eine preußische Gründung: Die Entstehung der „Irrenheilanstalt Marburg" im Spannungsfeld von Staatsinteressen und Selbstverwaltungsbestrebungen (1866-1876), in Sandner, Peter / Aumüller, Gerhard / Vanja, Christina (Hrsg.): Heilbar und nützlich, Band 8, Historische Schriftenreihe des Landeswohlfahrtsverbandes Hessen: Quellen und Studien, Marburg: Jonas Verlag, 2001, S. 40-65.

Sandner, Peter, Die nationalsozialistische Anstaltspolitik in Hessen-Darmstadt unter Medizinalreferent Dr. Jakob Schmitt, in George, Uta et al. (Hrsg.): Psychiatrie in Gießen, Band 9, Historische Schriftenreihe des Landeswohlfahrtsverbandes Hessen: Quellen und Studien, Gießen: Psychosozial-Verlag, 2003, S. 303-328.

Sandner, Peter, Verwaltung des Krankenmordes: Der Bezirksverband Nassau im Nationalsozialismus, Band 2, Reihe »Forschung psychosozial«, Gießen: Psychosozial Verlag, 2003.

Sandner, Peter, Die Landesheilanstalt Hadamar 1933-1945 als Einrichtung des Bezirksverbands Nassau (Wiesbaden), in George, Uta / Vanja, Christina / Sandner, Peter (Hrsg.): Hadamar, Band 12, Historische Schriftenreihe des Landeswohlfahrtsverbandes Hessen: Quellen und Studien, Marburg: Jonas, 2006, S. 136-155.

Sandner, Peter, Planwirtschaft und Krankenmord, in Hedwig, Andreas / Petter, Dirk (Hrsg.): Auslese der Starken - »Ausmerzung« der Schwachen, Schriften des Hessischen Staatsarchivs Marburg, Marburg: Hessisches Staatsarchiv Marburg, 2017, S. 105-116.

Sandner, Peter / Aumüller, Gerhard / Vanja, Christina (Hrsg.): Heilbar und nützlich: Ziele und Wege der Psychiatrie in Marburg an der Lahn, Band 8, Historische Schriftenreihe des Landeswohlfahrtsverbandes Hessen, Quellen und Studien, Marburg: Jonas Verlag, 2001.

Schäffler, Eva, Zeitgeschichte als Generationengeschichte: Chancen und Risiken aus theoretischer Perspektive und am Beispiel der ,Wendegeneration', in Fasora, Lukas / Hiebl, Ewald / Popelka, Petr (Hrsg.): Generationen in der Geschichte des langen 20. Jahrhunderts, Mitteleuropäische Perspektiven, Wien: Lit Verlag, 2017, S. 181-196.

Scheer, Rainer, Die nach Paragraph 42 b RStGB verurteilten Menschen, in Roer, Dorothee / Henkel, Dieter (Hrsg.): Psychiatrie im Faschismus, Frankfurt am Main: Mabuse-Verlag, 1996, S. 237-255.

Scherr, Albert, Körperlichkeit, Gewalt und soziale Ausgrenzung in der >postindustirellen Wissensgesellschaft<, in Heitmeyer, Wilhelm / Soeffner, Hans-Georg (Hrsg.): Gewalt, Edition suhrkamp, Frankfurt am Main: Suhrkamp Verlag, 2004, S. 202-223.

Scheutz, Martin, „Totale Institutionen"- missgeleiteter Bruder oder notwendiger Begleiter der Moderne? Eine Einführung, in Scheutz, Martin (Hrsg.): Totale Institutionen, Wiener Zeitschrift zur Geschichte der Neuzeit, Innsbruck: Studien-Verlag, 2008, S. 3-19.

Schlosser, Horst Dieter, Es wird zwei Deutschlands geben, Zeitgeschichte und Sprache in Nachkriegsdeutschland 1945-1949, Frankfurter Forschungen zur Kultur- und Sprachwissenschaft, Band 10, Frankfurt am Main: Peter Lang, 2005.

Schmidt, Martin / Kuhlmann, Robert / von Cranach, Michael, Heil- und Pflegeanstalt Kaufbeuren, in von Cranach, Michael / Siemen, Hans-Ludwig (Hrsg.): Psychiatrie im Nationalsozialismus, München: Oldenbourg, 1999, S. 265-325.

Schmidt-von Blitterdorf, Heidi / Debus, Dieter / Kalkowsky, Birgit, Die Geschichte der Anstalt Hadamar von 1933 bis 1945 und ihre Funktion im Rahmen von T4, in Roer, Dorothee / Henkel, Dieter (Hrsg.): Psychiatrie im Faschismus, Frankfurt am Main: Mabuse-Verlag, 1996, S. 58-120.

Schmuhl, Hans-Walter, Von der Verhütung zur Vernichtung „lebensunwerten Lebens", - Zur Radikalisierung der Erb- und Rassenpolitik im Nationalsozialismus, in Mundt, Christoph / Hohendorf, Gerrit / Rotzoll, Maike (Hrsg.): Psychiatrische Forschung und NS-"Euthanasie": Beiträge zu einer Gedenkveranstaltung an der Psychiatrischen Universitätsklinik Heidelberg, Heidelberg: Verlag Das Wunderhorn, 2001, 179-192.

Schneider, Michael, „Organisation aller schaffenden Deutschen der Stirn und der Faust". Die Deutsche Arbeitsfront (DAF), in Becker, Stephanie / Studt, Christoph (Hrsg.): „Und sie werden nicht mehr frei sein ihr ganzes Leben", Schriftenreihe der Forschungsgemeinschaft 20. Juli 1944 e.V., Berlin: LIT-Verlag, 2012, S. 159-178.

Schneider, Silke, Verbotener Umgang: Ausländer und Deutsche im Nationalsozialismus: Diskurse um Sexualität, Moral, Wissen und Strafe, Band 2, Historische Grundlagen der Moderne. Autoritäre Regime und Diktaturen, Baden-Baden: Nomos Verlagsgesellschaft, 2010.

Schöfert, Arne, Der Reichskolonialbund und seine kolonialrevisionistische Propagandatätigkeit zwischen 1933 – 1943, Greiz: König.

Schoppmann, Claudia, Lesbische Frauen und weibliche Homosexualität im Dritten Reich: Forschungsperspektiven, in Schwartz, Michael (Hrsg.): Homosexuelle im Nationalsozialismus: neue Forschungsperspektiven zu Lebenssituationen von lesbischen, schwulen, bi-, trans- und intersexuellen Menschen 1933 bis 1945, Zeitgeschichte im Gespräch, München: De Gruyter Oldenbourg, 2014, S. 85-91.

Schoska, Manuela, Pflegerische Verantwortung in der Zeit des Nationalsozialismus - Eine Analyse von Aspekten der Verantwortlichkeit im pflegerischen Berufsalltag, in Thiekötter, Andrea et al. (Hrsg.): Alltag in der Pflege, Frankfurt am Main: Mabuse-Verlag, 2009, S. 245-259.

Schott, Heinz, Heilkonzepte um 1800 und ihre Anwendung in der Irrenbehandlung, in Glatzl, Johann / Haas, Steifen / Schott, Heinz (Hrsg.): Vom Umgang mit Irren, Regensburg: Roderer, 1990, S. 17-35.

Schröder, Wilhelm Heinz , Kollektivbiographie als interdisziplinäre Methode in der Historischen Sozialforschung, Eine persönliche Retrospektive, Köln: Historical Social Research – Historische Sozialforschung, 2011.

Schröder, Wilhelm Heinz, "Kollektive Biographien in der historischen Sozialforschung: Eine Einführung", in: Schröder, Wilhelm Heinz (Hrsg.): Lebenslauf und Gesellschaft: zum Einsatz von kollektiven Biographien in der historischen Sozialforschung, Stuttgart, Klett-Cotta 1985, S. 7-17.

Schubert-Lehnhardt, Viola, Zur Beteiligung von Frauen an nationalsozialistischen Verbrechen im Gesundheitswesen: Fallstudien aus der Region des heutigen Sachsen-Anhalt, in Frietsch, Elke / Herkommer, Christina (Hrsg.): Nationalsozialismus und Geschlecht, GenderCodes, Bielefeld: Transcript-Verlag, 2009, S. 298-311.

Schulte, Jan Erik, Die »Euthanasie«-Tötungsanstalt Hadamar und die Ausdehnung der Mordaktionen 1942 bis 1945, in Hedwig, Andreas / Petter, Dirk (Hrsg.): Auslese der Starken -

»Ausmerzung« der Schwachen, Schriften des Hessischen Staatsarchivs Marburg, Marburg: Hessisches Staatsarchiv Marburg, 2017, S. 117-136.

Schulz, Peter-Michael, Gewalterfahrungen in der Pflege: Das subjektive Erleben von Gewalt in Pflegebeziehungen, Band 13, Bonner Schriftenreihe „Gewalt im Alter“, Frankfurt am Main: Mabuse, 2006.

Schuster, Armin, Die Entnazifizierung in Hessen 1945-1954: Vergangenheitspolitik in der Nachkriegszeit: Zugl. Dissertation: Gießen: Justus-Liebig-Universität, 1997, Band 29, Vorgeschichte und Geschichte des Parlamentarismus in Hessen, Wiesbaden: Historische Kommission für Nassau, 1999.

Schwartz, Johannes, »Weibliche Angelegenheiten«: Handlungsräume von KZ Aufseherinnen in Ravensbrück und Neubrandenburg, Studien zur Gewaltgeschichte des 20. Jahrhunderts, Hamburg: Hamburger Edition HIS, 2018.

Schwartz, Michael, „Euthanasie“-Debatten in Deutschland (1895-1945), Vierteljahrshefte für Zeitgeschichte, 46, Nr. 4, 1998, S. 617-665.

Schweikardt, Christoph, Ärzteschaft und Pflege im Spannungsfeld der Gesundheitspolitik Hauptströmungen ihrer Berufsgeschichte im 19. und 20. Jahrhundert, in Schäfer, Daniel et al. (Hrsg.): Gesundheitskonzepte im Wandel, Geschichte und Philosophie der Medizin Stuttgart: Steiner, 2008, S. 79-97.

Schweikardt, Christoph, Zur Popularisierung nationalsozialistischer Erb- und Rassenlehren in den amtlichen Krankenpflegelehrbüchern zwischen 1933 und 1945, in Westermann, Stefanie et al. (Hrsg.): Medizin im Dienst der „Erbgesundheit“, Berlin: Lit, 2009, Medizin und Nationalsozialismus, S. 127-141.

Siemen, Hans-Ludwig, Menschen blieben auf der Strecke-: Psychiatrie zwischen Reform und Nationalsozialismus, Gütersloh: J. van Hoddis, 1987.

Siemen, Hans-Ludwig, Psychiatrie im Nationalsozialismus, in Cranach, Michael von / Siemen, Hans-Ludwig (Hrsg.): Psychiatrie im Nationalsozialismus, München: Oldenbourg, 1999.

Speitkamp, Winfried, Jugend in der Neuzeit: Deutschland vom 16. bis zum 20. Jh. Göttingen: Sammlung Vandenhoeck, Göttingen: Vandenhoeck & Ruprecht, 1998.

Speitkamp, Winfried, Ohrfeige, in Gudehus, Christian / Christ, Michaela (Hrsg.): Gewalt, Stuttgart: Weimar und Metzler, 2013, S. 147-151.

Speitkamp, Winfried, Eschwege: Eine Stadt und der Nationalsozialismus, Band 81, Veröffentlichungen der Historischen Kommission für Hessen, Marburg: Historische Kommission für Hessen, 2015.

Speitkamp, Winfried (Hrsg.): Gewaltgemeinschaften in der Geschichte: Entstehung, Kohasionskraft Und Zerfall, Göttingen: Vandenhoeck & Ruprecht, 2017.

Spicer, Kevin P, »Tu ich unrecht, ... ein guter Priester und ein guter Nationalsozialist zu sein?« Zum Verhältnis zwischen Katholizismus und Nationalsozialismus, in Gailus, Manfred / Nolzen, Armin (Hrsg.): Zerstrittene Volksgemeinschaft, Göttingen und Oakville: Vandenhoeck Ruprecht, 2011, S. 66-95.

Spohn, Wolfgang, Betriebsgemeinschaft und innerbetriebliche Herrschaft, in Sachse, Carola et al. (Hrsg.): Angst, Belohnung, Zucht und Ordnung: Herrschaftsmechanismen im Nationalsozialismus, Band 41, Opladen: Westdeutscher Verlag, 1982, S. 140-208.

Stahr, Gerhard, Volksgemeinschaft vor der Leinwand? Der nationalsozialistische Film und sein Publikum, Berlin: Verlag Hans Theissen, 2001.

Stepanek, Marcel, Wahlkampf im Zeichen der Diktatur: Die Inszenierung von Wahlen und Abstimmungen im nationalsozialistischen Deutschland, Leipzig: Leipziger Universitätsverlag, 2014

Stephenson, Jill, Women's Labor Service in Nazi Germany, Central European History 15, Nr. 3, 1982, S. 241-265.

Steppe, Hilde, „Mit Tränen in den Augen haben wir dann diese Spritzen aufgezogen“, in Krankenpflege im Nationalsozialismus 9. Auflage, Frankfurt am Main: Mabuse-Verlag, 2001, S. 137-176.

Steppe, Hilde, Krankenpflege ab 1933, in Krankenpflege im Nationalsozialismus 9. Auflage, Frankfurt am Main: Mabuse-Verlag, 2001, S. 61-86.

Steppe, Hilde, Krankenpflege bis 1933, in Steppe, Hilde (Hrsg.): Krankenpflege im Nationalsozialismus, 9. Auflage, Frankfurt am Main: Mabuse-Verlag, 2001, S. 33-56.

Steppe, Hilde / Billinger-Salathé: In den Trümmern des Dritten Reichs: Entnazifizierung und Gesundheitsversorgung nach Kriegsende, in Steppe, Hilde (Hrsg.): Krankenpflege im Nationalsozialismus, 9. Auflage, Frankfurt am Main: Mabuse-Verlag, 2001, S. 207-223.

Steppe, Hilde / Koch, Franz / Weisbrod-Frey, Herbert, Krankenschwester Mordgehilfin, in Benz, Ute (Hrsg.): Frauen im Nationalsozialismus, Beck'sche Reihe, München: C.H Beck Verlag, 1997, S. 140-147.

Tischer, Achim, Das Psychiatrie-Museum Philippshospital: Ein kulturhistorischer Rundgang durch Sammlung und Ausstellung, in Sahmland, Irmtraut et al. (Hrsg.): „Haltestation Philippshospital“, Band 10, Historische Schriftenreihe des Landeswohlfahrtsverbandes Hessen, Quellen und Studien, Marburg: Jonas-Verlag, 2004, S. 345-357.

Toussaint, Jeanette, Nichts gesehen - nichts gewusst. Die juristische Verfolgung ehemaliger SS-Aufseherinnen durch die Volksgerichte Wien und Linz, in Gehmacher, Johanna / Hauch, Gabriella (Hrsg.): Frauen- und Geschlechtergeschichte des Nationalsozialismus, Innsbruck: Studien-Verlag, 2007, S. 222—239.

Trosse, Sabine, Planvoll und in bürokratischer Ordnung: Leben und Sterben im Philippshospital während des Nationalsozialismus, in Sahmland, Irmtraut et al. (Hrsg.): „Haltestation Philippshospital“, Historische Schriftenreihe des Landeswohlfahrtsverbandes Hessen, Band 10, Quellen und Studien, Marburg: Jonas Verlag, 2004, Band 10, Historische Schriftenreihe des Landeswohlfahrtsverbandes Hessen: Quellen und Studien, S. 265-291.

Trus, Armin, Der »Heilige Krieg« der Eugeniker, in Freiling, Gerhard / Schärer-Pohlmann, Günter (Hrsg.): Geschichte und Kritik, Gießen: Focus-Verlag, 2002, S. 245-286.

Vanja, Christina (Hrsg.): Euthanasie in Hadamar: Die nationalsozialistische Vernichtungspolitik in hessischen Anstalten; eine Ausstellung des Landeswohlfahrtsverbandes Hessen; Begleitband, Band 1, Historische Schriftenreihe des Landeswohlfahrtsverbandes Hessen: Kataloge, Kassel: Eigenverlag des LWV Hessen, 1991.

Vanja, Christina, "Die Irrenanstalt muss in einer anmuthigen Gegend liegen". Über die Gründung der Herzoglich Nassauischen Heil- und Pflegeanstalt Eichberg, in Vanja, Christina / Deutschle, Gabriela / Haas, Steffen et al. (Hrsg.): Wissen und irren, Band 6, Historische Schriftenreihe des Landeswohlfahrtsverbandes Hessen: Quellen und Studien, Kassel: LWV Hessen, Landeswohlfahrtsverband, 1999, S. 11-35.

Vanja, Christina, Das »Feste Haus«- Eine Institution zwischen Strafvollzug und Psychiatrie, in George, Uta et al. (Hrsg.): Psychiatrie in Gießen, Band 9, Historische Schriftenreihe des Landeswohlfahrtsverbandes Hessen: Quellen und Studien, Gießen: Psychosozial-Verlag, 2003, S. 125-154.

Vanja, Christina, Zwischen Armenfürsorge und Heilkunde, Tradition und Wandel- Das Landeshospital Hofheim, in Sahmland, Irmtraut et al. (Hrsg.): „Haltestation Philippshospital". , Band 10, Historische Schriftenreihe des Landeswohlfahrtsverbandes Hessen: Quellen und Studien, Marburg: Jonas Verlag, 2004, S. 46-64.

Vanja, Christina, Die Hadamarer „Corrigendenanstalt" (1883-1906), in George, Uta / Vanja, Christina / Sandner, Peter (Hrsg.): Hadamar, Band 12, Historische Schriftenreihe des Landeswohlfahrtsverbandes Hessen: Quellen und Studien, Marburg: Jonas Verlag, 2006, S. 56-77.

Vanja, Christina, Heilanstalten, in Aumüller, Gerhard (Hrsg.): Der Dienst am Kranken, Marburg: Elwert, 2007, Veröffentlichungen der Historischen Kommission für Hessen, S. 243-270.

Vanja, Christina, Das Irrenhaus als „Totale Institution"? Erving Goffmans Modell aus psychiatriehistorischer Perspektive, in Scheutz, Martin (Hrsg.): Totale Institutionen, Wiener Zeitschrift zur Geschichte der Neuzeit, Innsbruck: Studien-Verlag, 2008, S. 120-129.

Vanja, Christina, Orte der Verwahrung- Metaphern und soziale Wirklichkeit, in Ammerer, Gerhard (Hrsg.): Orte der Verwahrung, Geschlossene Häuser, Leipzig: Leipziger Universitätsverlag, 2010, S. 31-60.

Vanja, Christina: Plädoyer für eine Geschichte der Heilanstalten, in Stollberg, Gunnar / Vanja, Christina / Kraas, Ernst (Hrsg.): Krankenhausgeschichte heute, Historia hospitalium, Berlin und Münster: Lit, 2011, S. 95-104.

Vanja, Christina, Wickel, Karl (1870-1949), in Kolling, Hubert (Hrsg.): Biographisches Lexikon zur Pflegegeschichte: 6, Hungen: hpsmedia, 2012, S. 295-297.

Vanja, Christina / Vogt, Martin, „Zu melden sind sämtliche Patienten ...", in Vanja, Christina (Hrsg.): Euthanasie in Hadamar: Die nationalsozialistische Vernichtungspolitik in hessischen Anstalten; eine Ausstellung des Landeswohlfahrtsverbandes Hessen; Begleitband, Historische Schriftenreihe des Landeswohlfahrtsverbandes Hessen: Kataloge, Kassel: Eigenverlag des LWV Hessen, 1991, S. 13-50.

Veltin, Alexander, Die Anstaltsfamilie, Forschung für die Praxis – Hochschulschriften, Köln: Psychiatrie Verlag, 2013.

Vollnhals, Clemens / Schlemmer, Thomas, Entnazifizierung: Politische Säuberung und Rehabilitierung in den vier Besatzungszonen 1945-1949, Band 2962; dtv Dokumente, Dtv. Originalausgabe Auflage, München: Dt. Taschenbuch-Verlag, 1991.

Wagner, Leonie, Nationalsozialistische Frauenansichten: Vorstellungen von Weiblichkeit und Politik führender Frauen im Nationalsozialismus, Frankfurt am Main: Dipa, 1996.

Wagner, Leonie: „Hüterinnen der Rasse"- Die Frauenorganisation der NSDAP, in Becker, Stephanie / Studt, Christoph (Hrsg.): „Und sie werden nicht mehr frei sein ihr ganzes Leben", Schriftenreihe der Forschungsgemeinschaft 20. Juli 1944 e.V., Berlin: LIT-Verlag, 2012, S. 249-267.

Watzka, Carlos, Zur Interpendenz von Personal und Insassen in „Totalen Institutionen": Probleme und Potentiale von Erving Goffmans „Asyle", in Bretschneider, Falk (Hrsg.): Personal und Insassen von „Totalen Institutionen" - zwischen Konfrontation und Verflechtung, , Geschlossene Häuser, Leipzig: Leipziger Universitätsverlag, 2011, S. 25-53.

Weber, Matthias M., Die Entwicklung der Psychopharmakologie im Zeitalter der naturwissenschaftlichen Medizin: Ideengeschichte eines psychiatrischen Therapiesystems: Zugl.: München, Univ., Habil.-Schrift, 1999 überarbeitete Fassung, Band 4, Angewandte Neurowissenschaft, München: Urban & Vogel, 1999.

Weber, Matthias M., Die Entstehung der modernen Psychopharmakologie. Medizin, Gesellschaft und Geschichte, Nr. 19, 2000, S. 23-142.

Weber-Reich, Traudel, «Wir sind die Pionierinnen der Pflege...»: Krankenschwestern und ihre Pflegestätten im 19. Jahrhundert am Beispiel Göttingen: Zugl. Dissertation, Berlin: Humboldt-Universität, 2001, Reihe Pflegewissenschaft, Bern: Huber, 2003.

Weckel, Ulrike / Wolfrum, Edgar, NS-Prozesse und ihre öffentliche Resonanz aus geschichtlicher Perspektive, in Weckel, Ulrike / Wolfrum, Edgar (Hrsg.): >Bestien< und >Befehlsempfänger<, Göttingen: Vandenhoeck & Ruprecht, 2003.

Weigel, Björn, »Märzgefallene« und Aufnahmestopp im Frühjahr 1933: Eine Studie über den Opportunismus, in Benz, Wolfgang (Hrsg.): Wie wurde man Parteigenosse?, Die Zeit des Nationalsozialismus, Frankfurt am Main: Fischer Taschenbuch Verlag, 2009, S. 91-109.

Weindling, Paul, Health, race and German politics between national unification and Nazism, 1870 – 1945, Cambridge u. a.: Cambridge University Press, 1989.

Weisbrod-Frey, Herbert, Krankenpflegeausbildung im Dritten Reich, in Steppe, Hilde (Hrsg.): Krankenpflege im Nationalsozialismus, 9. Auflage, Frankfurt am Main: Mabuse-Verlag, 2001, S. 87-110.

Werner, Frank, „Noch härter, noch kälter, noch mitleidloser". Soldatische Männlichkeit im deutschen Vernichtungskrieg 1941-1944, in Dietrich, Anette / Heise, Ljiljana (Hrsg.): Männlichkeitskonstruktionen im Nationalsozialismus, Zivilisationen und Geschichte / Civilizations and History / Civilisations et Histoire, Frankfurt am Main: Peter Lang, 2013, S. 45-63.

Wettlaufer, Antje, Die Beteiligung von Schwestern und Pflegern an den Morden in Hadamar, in Roer, Dorothee / Henkel, Dieter (Hrsg.): Psychiatrie im Faschismus, Frankfurt am Main: Mabuse-Verlag, 1996, S. 283-330.

Wiedemann, Bernhard, Die Vergangenheit wurde nur mühsam bewältigt, Pflegezeitschrift; Fachzeitschrift für stationäre und ambulante Pflege, Nr. 52, 1999, S. 201-204.

Wildt, Michael, Geschichte des Nationalsozialismus, Band 2914, UTB, Göttingen: Vandenhoeck & Ruprecht, 2008.

Winau, Rolf, Die Freigabe der Vernichtung „lebensunwerten Lebens", in Bleker, Johanna / Jachertz, Norbert (Hrsg.): Medizin im „Dritten Reich", 2. erweiterte Auflage, Köln: Deutscher Ärzte-Verlag, 1993, S. 162-174.

Winkler-Mayerhöfer, Andrea, Starkult als Propagandamittel? Studien zum Unterhaltungsfilm im Dritten Reich, Band 14, Kommunikation audiovisuell, München: Ölschläger, 1992.

Winter, Bettina, Anstaltspsychiatrie im Nationalsozialismus 1933-1939, in Winter, Bettina (Hrsg.): „Verlegt nach Hadamar“, Band 2, Historische Schriftenreihe des Landeswohlfahrtsverbandes Hessen: Kataloge, Kassel: Eigenverlag des LWV Hessen, 1994, S. 29-35

Winter, Bettina, Bürokratie des Massenmordes- die Planung und Durchführung der NS-„Euthanasie“-Aktion 1939-1941, in Winter, Bettina (Hrsg.): „Verlegt nach Hadamar“, Band 2, Historische Schriftenreihe des Landeswohlfahrtsverbandes Hessen: Kataloge, Kassel: Eigenverlag des LWV Hessen, 1994, S. 68-117.

Winter, Bettina, Das Morden geht weiter- die zweite Phase der „Euthanasie“ 1942-1945, in Winter, Bettina (Hrsg.): „Verlegt nach Hadamar“, Band 2, Historische Schriftenreihe des Landeswohlfahrtsverbandes Hessen: Kataloge, Kassel: Eigenverlag des LWV Hessen, 1994, , S. 118-154.

Winter, Bettina, „Befreiung“ und Nachkriegsprozesse, in Winter, Bettina (Hrsg.): „Verlegt nach Hadamar“, Band 2, Historische Schriftenreihe des Landeswohlfahrtsverbandes Hessen: Kataloge, Kassel: Eigenverlag des LWV Hessen, 1994, S. 166-187

Wolff, Horst-Peter / Wolff, Jutta, Geschichte der Krankenpflege, Basel und Eberswalde: Recom, 1994.

Wolff, Horst-Peter / Kalinich, Arno, Zur Geschichte der Krankenhausstadt Berlin Buch, 2. überarbeitete und erweiterte Auflage, Frankfurt am Main: Mabuse-Verlag, 2006.

Zimmermann, Robert, Wer war Dr. Malcus? Eine täterorientierte Betrachtung des verantwortlichen Direktors und Oberstabsarztes der Landesheilanstalt Merxhausen, Fachbereich Polizei, Kassel, 2017, URL www.geschichtsverein-bademstal.de/pdf/Thesis_Dr_Malcus.pdf. 435.

Weiterführende Literatur:

Berger, Christiane, Die „Reichsfrauenführerin" Gertrud Scholtz-Klink: zur Wirkung einer nationalsozialistischen Karriere in Verlauf, Retrospektive und Gegenwart, Dissertation, Universität Hamburg, 2006, URL http,//www.sub.uni-hamburg.de/opus/volltexte/2006/3044/pdf/Dissertation.pdf.

Domes, Robert, Nebel im August: Die Lebensgeschichte des Ernst Lossa, Band 30475, Originalausgabe, C.-Bertelsmann-Taschenbuch, München: cbt, 2008.

Hirsch, Marianne, Täter-Fotografien in der Kunst nach dem Holocaust Geschlecht als ein Idiom der Erinnerung, in Eschebach, Insa / Wenk, Silke (Hrsg.): Gedächtnis und Geschlecht, Frankfurt am Main: Campus Verlag, 2002, Geschichte 2002-2008, S. 203-226.

Höll, Thomas / Schmidt-Michel, Paul-Otto, Irrenpflege im 19. Jahrhundert: Die Wärterfrage in der Diskussion der deutschen Psychiater, Band 44, Werkstattschriften zur Sozialpsychiatrie, Originalausgabe Auflage, Bonn: Psychiatrie-Verlag, 1989.

Jaiser, Constanze, Irma Grese: Zur Rezeption einer KZ-Aufseherin, in Erpel, Simone (Hrsg.): Im Gefolge der SS: Aufseherinnen des Frauen-KZ Ravensbrück, Schriftenreihe der Stiftung Brandenburgische Gedenkstätten, Berlin: Metropol, 2007.

Kater, Michael H., The Nazi party: A social profile of members and leaders, 1919 -1945, Oxford: Blackwell, 1983.

Kreimeier, Klaus, Die Ufa-Story: Geschichte eines Filmkonzerns, München u. a.: Hanser, 1992.

Lilienthal, Georg, Der »Lebensborn e.V. «, Ein Instrument nationalsozialistischer Rassenpolitik, 2. Auflage, Frankfurt am Main: Fischer Verlag, 2008.

Przyrembel, Alexandra, Der Bann eines Bildes Ilse Koch, die »Kommandeuse von Buchenwald, in Eschebach, Insa / Wenk, Silke (Hrsg.): Gedächtnis und Geschlecht, Geschichte 2002-2008, Frankfurt am Main: Campus Verlag, 2002, S. 245-268.

Reiter-Zatloukal, Ilse / Rothländer, Christiane / Schölnberger, Pia, Einleitung, in Reiter-Zatloukal, Ilse et al. (Hrsg.): Österreich 1933 - 1938, Böhlau, Wien, 2012.

Schäfer, Wolfram, Die Anfänge psychiatrischer Beobachtung und Behandlung von Zwangs- und Fürsorgezöglingen in der Landesheilanstalt Marburg 1900 bis 1924, in Sandner, Peter / Aumüller, Gerhard / Vanja, Christina (Hrsg.): Heilbar und nützlich, Band 8, Historische Schriftenreihe des Landeswohlfahrtsverbandes Hessen: Quellen und Studien, Marburg: Jonas Verlag, 2001, S. 214-239.

Schmitz-Berning, Cornelia, Vokabular des Nationalsozialismus, 2. Auflage, Berlin und New York: de Gruyter, 2010.

Schmitz-Köster, Dorothee, »Deutsche Mutter, bist du bereit ... « Der Lebensborn und seine Kinder, 2. Auflage, Berlin: Aufbau TB, 2011.

Schröm, Oliver / Röpke, Andrea, Stille Hilfe für braune Kameraden: Das geheime Netzwerk der Alt- und Neonazis, Berlin: Links, 2001.

Sticker, Anna, Agnes Karll, die Reformerin der deutschen Krankenpflege: Ein Wegweiser für heute zu ihrem 50. Todestag am 12. Februar 1927, 3. durchgesehene und verbesserte Auflage, Stuttgart: Kohlhammer, 1984.

Wenninger, Florian / Dreidemy, Lucile (Hrsg.): Das Dollfuß/Schuschnigg-Regime 1933 - 1938: Vermessung eines Forschungsfeldes, Wien: Böhlau, 2013.

Werner, Wolfgang Franz, Die Rheinischen Zwischenanstalten und die Mordanstalt Hadamar, in George, Uta / Vanja, Christina / Sandner, Peter (Hrsg.): Hadamar, Band 12, Historische Schriftenreihe des Landeswohlfahrtsverbandes Hessen, Quellen und Studien, Marburg: Jonas Verlag, 2006, S. 216-233.

Wenk, Silke, Rhetoriken der Pornografisierung Rahmungen des Blicks auf die NS Verbrechen, in Eschebach, Insa / Wenk, Silke (Hrsg.): Gedächtnis und Geschlecht, Frankfurt am Main Campus Verlag, 2002, Geschichte 2002-2008, S. 269-296.

Sonstige Quellen:

Archiv und Öffentlichkeitsarbeit des Landeswohlfahrtsverbandes Hessen, Erinnern und Gedenken: Einrichtungen des LWV Hessen und der Vitos GmbH: Fachbereich Archiv, Gedenkstätten, Historische Sammlungen, 2016.

Deschka, Marc, Wörterbuch Medizin pocket: Kleines Lexikon - medizinische Fachbegriffe, Fremdwörter und Terminologie, 3. Auflage, Grünwald: Börm Bruckmeier, 2012.

Gedenkstätte Hadamar, Besucherstatistik: E-Mail, 2018-28-02.

Jansky, Hannelore, Der Historische Pfad in der Vitos Marburg: Persönliches Gespräch, 2019-07-Juni.

Mai, Ulrike, Historische Führung über das Gelände der Vitos- Rheingau: Persönliches Gespräch, 2019-13-Mai.

Pschyrembel Klinisches Wörterbuch, Eintrag: Marasmus, S. 1118, De Gruyter, 267. Auflage 2017.

Weiß, Joachim, Lit – Norc, in: Der Brockhaus in zehn Bänden: Band 6, Leipzig: F.A. Brockhaus, 2005.

15. Verzeichnis der Abbildungen und Tabellen

Abbildungsverzeichnis

4.1. Landesheil- und Pflegeanstalt, Philippshospital, altes Dauerbad für eine Patientin, um 1930 (LWV-Archiv, Bestand 18, F 146). 109

5.1. Diensthierarchie der Landesheilanstalten 184
5.2. Abbildung: Diensthierarchie der Pflegerinnen 186
5.3. Abbildung: Treudienst-Ehrenzeichen (Quelle: Reichsgesetzblatt 1983 I) . . 213
5.4. Zeitungen und Zeitschriften in der Landesheilanstalt Merxhausen 1938 (Quelle: LWV-Archiv, Bestand 17, B 321, Bd. II) 228

6.1. Gruppenbild Merxhäuser Pflegerinnen aus dem Jahr 1939 (Erckenbrecht, Merxhausen, S. 167.) 243
6.2. Stoffprobe für die Dienstkleidung in der LHA aus dem Jahr 1939 (Quelle: LWV-Archiv, Bestand 16, B 105) 244
6.3. Abbildungen von Formvorlagen für Dienstkleider (Quelle: LWV-Archiv, Bestand 16, B 10) 245
6.4. Abbildung Dienstuniform des Roten Kreuzes (Quelle: LWV-Archiv, Bestand 18, unverzeichnet) 246

8.1. Bahnhof Herborn, Pflegerinnen der Landesheilanstalt Merxhausen, Tranns-port von Kranken nach Eichberg und Herborn, Mai 1941 (LWV-Archiv, Bestand 17, F 170). 314

9.1. Minna Zachow zeigt auf Heinrich Ruoff, der die Todesspritzen gab (Quelle: HHStAW, Abt. 3008/33, Nr. 2177.) 329

10.1. Oberpflegerin Irmgard Huber 338
10.2. Pflegerin Pauline Kneissler (LWV-Archiv, Bestand 12, F 119) 344

Tabellenverzeichnis

3.1. Sterberate: LHA Marburg . . . 71
3.2. Sterberate: LHA Merxhausen . . . 77
3.3. Sterberate: HUPA Gießen . . . 84
3.4. Sterberate: HUPA Philippshospital . . . 91

5.1. Soziale Herkunft der Pflegerinnen insgesamt . . . 161
5.2. Berufe der Väter insgesamt . . . 162
5.3. Geburtskohorten insgesamt . . . 163
5.4. Eintrittsalter . . . 164
5.5. Einzugsgebiet insgesamt . . . 165
5.6. Einzugsgebiet: LHA Merxhausen . . . 166
5.7. Einzugsgebiet: LHA Marburg . . . 167
5.8. Einzugsgebiet: HUPA Gießen . . . 167
5.9. Einzugsgebiet: HUPA Philippshospital . . . 168
5.10. Einzugsgebiet: LHA Hadamar . . . 169
5.11. Konfession der Pflegerinnen insgesamt . . . 172
5.12. Durchschnittliche Beschäftigungsdauer . . . 174
5.13. Durchschnittliches Austrittsalter der Pflegerinnen . . . 174
5.14. NSDAP-Mitgliedschaft der Pflegerinnen insgesamt . . . 177
5.15. Familienstand der Pflegerinnen insgesamt . . . 178
5.16. Prozentsatz der Pflegerinnen mit Kind in der LHA Merxhausen . . . 179
5.17. Prozentsatz der Pflegerinnen mit Kind(ern) in der HUPA Gießen . . . 179
5.18. Soziale Herkunft der Pflegerinnen der LHA Hadamar . . . 180
5.19. Ausbildung zur „Irrenkrankenpflegerin“ in Merxhausen nach Mollet. . . . 194
5.20. Prozentsatz der Pflegerinnen mit Kind(ern) insgesamt . . . 220
5.21. Prozentsatz der Pflegerinnen mit Kind(ern) in der LHA Merxhausen . . . 221
5.22. Prozentsatz der Pflegerinnen mit Kind(ern) in der HUPA Gießen . . . 221
5.23. Prozentsatz der Mütter in der Landesheil- und Pflegeanstalt Philippshospital 1939 und 1944 . . . 222

FSC
www.fsc.org
MIX
Papier | Fördert gute Waldnutzung
FSC® C083411

Kolibri 360 GmbH
Ferdinand-Jühlke-Straße 7
99095 Erfurt, Deutschland
produktsicherheit@kolibri360.de